JN041338

看護実習ポケットマニュアル

clinical training for nursing students

［編集］岡田佳詠，大村知子，神谷摂子，林 静子

医学書院

謹告
著者，編集者並びに出版社として，本書に記載されている内容が最新かつ正確であるように最善の努力をしておりますが，薬剤の情報等は，ときに変更されることがあります．したがって，実際に使用される際には，読者御自身で十分に注意を払われることを要望いたします．

株式会社　医学書院

看護実習ポケットマニュアル

発　行　2021年10月15日　第1版第1刷©

編　集　岡田佳詠，大村知子，神谷摂子，林 静子

発行者　株式会社　医学書院
代表取締役　金原　俊
〒113-8719　東京都文京区本郷1-28-23
電話　03-3817-5600(社内案内)

印刷・製本　アイワード

ISBN978-4-260-04789-0

編集

- 岡田佳詠　国際医療福祉大学成田看護学部精神看護学・教授
- 大村知子　中部大学生命健康科学部保健看護学科小児看護学・教授
- 神谷摂子　愛知県立大学大学院看護学研究科ウィメンズヘルス助産学・准教授
- 林　静子　富山県立大学看護学部基礎看護学・准教授

執筆者一覧（執筆順）

●成人・老年，その他，付録

- 林　静子　富山県立大学看護学部基礎看護学・准教授
- 山本麻理奈　富山県立大学看護学部基礎看護学・講師
- 河田萌生　聖路加国際大学大学院看護学研究科老年看護学・助教
- 江藤祥恵　聖路加国際大学大学院看護学研究科老年看護学・助教

●小児

- 大村知子　中部大学生命健康科学部保健看護学科小児看護学・教授
- 清水いづみ　中部大学生命健康科学部保健看護学科小児看護学・助教

●母性

- 神谷摂子　愛知県立大学大学院看護学研究科ウィメンズヘルス助産学・准教授
- 勝村友紀　愛知県立大学大学院看護学研究科ウィメンズヘルス助産学・助教

●精神

- 岡田佳詠　国際医療福祉大学成田看護学部精神看護学・教授
- 天野敏江　国際医療福祉大学成田看護学部精神看護学・准教授
- 根本友見　国際医療福祉大学成田看護学部精神看護学・講師

岡田佳詠先生からの応援メッセージ

精神看護学実習では，患者さんの困っていることや，つらい・苦しいと思っていることに寄り添い，一緒に考え，患者さんとの関係をつくっていくことが何よりも大切です．

情報収集や看護過程の展開を行うことも必要ですが，まずは目の前にいる患者さんを一人の人として理解しようとする姿勢をもち，その人の困っていることに耳を傾け，どうなりたいかなど将来の希望を共有し合い，関係性を築くなかで，希望が実現できるように働きかけることを心がけてください．

実習の期間は 2 週間程度と短いため，「患者さんに大したことができない，何かやれた気がしない」と感じることもあるかもしれません．そんなときは，実習の終わりに，患者さんに「私は何かお役に立てましたか？」「こうしてもらったらもっとよかったという点はありますか？」などとフィードバックをもらってほしいと思います．このような振り返りを患者さんとともに行うことで，あなたは実習で自分のやったことの意味を見いだせるでしょう．

患者さんとのかかわりを大切にし，よい関係をつくる——まず，そこに重きをおき，精神看護学実習に臨んでほしいと思います．

大村知子先生からの応援メッセージ

小児看護学実習で出会う患児さんは，病気や検査，治療，慣れない入院環境などによって，心身ともにさまざまな苦痛を抱えています．そのため，検温やケアの際に「イヤ」「あっちいけ」などの言葉を投げかけることもあり，学生は「嫌われてしまったかも……」と落ち込んでしまうこともあるかもしれません．そのようなときは，「どうして嫌なんだろう？　何が不安なのだろう？」と，まずは患児の言葉に耳を傾けてみてください．そして，患児の好きなことは何か，大切にしていることは何かをリサーチし，患児が興味を示してくれるよう，遊びの要素を取り入れてかかわってみましょう．そうしたかかわりから，徐々に患児との信頼関係が築かれていくと思います．

小児看護学実習は，成長発達途上にある子どもが，どのような支援を受けて，つらい検査や治療，入院に対して患児なりに前に向かおうとしているのかを学ぶことのできる貴重な経験となります．看護師さんや教員，親御さんという先生から，たくさんのヒントや学びをいただけると思います．

子どもが入院することは，家族にも大きな影響を及ぼします．家族の不安に寄り添い，家族の負担にも配慮したかかわりを大切にしてもらいたいと思います．学生が患児に笑顔でかかわり，楽しそうな子どもの表情を見られることは，親御さんにとっても安心をもたらすことと思います．

実習での一期一会を大切にし，患児・ご家族と真摯に向き合い，たくさんの学びをしてください．そのためには，自身の心身の健康にも留意し，実習メンバーで励まし合いながらみんなで乗り越えていってください．

神谷摂子先生からの応援メッセージ

母性看護学実習では，学生から「妊産婦褥婦さんは日常生活が自立しているため，何をケアしたらよいのか？」という声をよく耳にします．妊娠・出産は生理的な出来事であり，多くは順調に経過します．

しかし，現代の社会情勢・環境から子育てに悩み，孤独を感じている母親は多くいます．また，初産婦はすべてが初めての経験であり，経産婦も子どもを複数もつ経験が初めてであるため，大きな不安を抱えています．さらに，出産年齢の高年齢化に伴い，ハイリスク妊産褥婦も増加しています．

母性看護では，確かな知識をもち，予測して予防的にかかわることや，異常の早期発見・対応が重要です．同時に，対象者に寄り添い，その人がもつ力を引き出すこと，そして母子と家族を中心とした切れ目ない支援が大切になります．

学生も初めて目にする場面や状況に戸惑うことがあるかもしれませんが，誠実な態度で話をじっくり聞き，一緒に考え，寄り添い，児の誕生や母親になったことをともに喜ぶことができる存在になってほしいと思います．

この世に誕生する過程は誰もが通ってきた道筋です．おそらく実習は自分自身を振り返る貴重な機会になるでしょう．また，赤ちゃんからエネルギーをもらい，母子の成長を身近に感じながら自分自身も成長できると思います．本書を活用して，楽しく笑顔で実習に臨んでください．

林静子先生からの応援メッセージ

実習はさまざまな疾患や症状，社会的・心理的背景などをもつ患者さんに出会い，知識や経験を増やし，成長していく場になります．患者さんのことをよく知るためには，根拠に基づく知識が必要であることはわかっているものの，なかなか根拠となる情報を見つけ出すことができず，途方に暮れてしまうこともあると思います．

本書には，実習の場において重要な知識となる症候・疾患やバイタルサイン，援助方法，検査方法・検査データなど，ポイントとなる情報が凝縮され，また関連する情報も見つけやすくなっています．さらに，付録には，実習に向けた身だしなみや持ち物のチェックリスト，カンファレンスのすすめ方，看護師さんへの報告・連絡・相談のコツなど，「ちょっと知りたい」「ちょっと困った」というときに役立つ情報が掲載されています．

患者さんに援助をする前や，看護師さんへの報告前など不安な気持ちになるときに，「調べてみよう」「確認してみよう」と本書を広げると，知りたい情報に簡単にあたることができ，安心して前向きな気持ちで行動できると思います．

本書を活用して，皆さんが安心して実習に臨み，知識や経験を増やしていけることを願っております．

目次

小児

装丁・デザイン　hotz design inc.

成人・老年

体温

- 初診患者の場合，「体温→脈拍→呼吸→血圧」の順に測定する

▶▶ 体温測定のチェック

- 腋窩，口腔，鼓膜，直腸で測定
  直腸温＞鼓膜温＞口腔温＞腋窩温

基準値
腋窩温　36～37℃未満

a. 特殊な状況での腋窩温の測定

- 側臥位の場合→上側で測定
- 意識障害などで自力で体温計が保持できない→看護師が上腕と脇を密着させる

▶▶ 体温の異常（高体温・低体温）（文献 1 より転載，一部改変）

分類			℃	症状・徴候・疾患
高熱		39.0℃以上	42	悪性高熱症：吸入麻酔薬や筋弛緩薬の投与後
			41	熱中症　　：炎天下での運動や作業
			40	中枢性高熱：脳血管障害，頭部外傷，脳腫瘍
			39	など
中等熱		38～39℃	38	各種感染症
微熱		37～38℃	37	内分泌・代謝性疾患
平熱		35～37℃	36	血液疾患など
低体温<35℃	軽度	34～35℃	35	
	中等度	27.5～33.9℃	34	シバリング*
			33	頻脈，過換気
			32	
			31	
			30	反射の消失
			29	瞳孔拡大
			28	
	高度	17～27.4℃	27	
			26	低血圧，低灌流
			25	意識消失
			24	
			23	無呼吸
			22	
			21	
			20	心停止
			19	
			18	
	著明	16.9℃以下		

＊シバリング shivering：筋肉を不随意に収縮させることで熱を発生させて体温を調節しようとする生理現象

主な熱型と熱型に特徴的な疾患

熱型	症状と特徴的な疾患
稽留（けいりゅう）熱	体温上昇が持続して，1 日の体温差が 1℃以内 例）肺炎，腸チフスなど
弛張（しちょう）熱	1 日の体温差が 1℃以上で，低い時でも平熱までは下がらない 例）敗血症，化膿性疾患，ウイルス感染症，悪性腫瘍，気管支肺炎など
間欠熱	日内変動が 1℃以上で，とくに周期性はみられない 例）膿瘍形成，マラリアなど
二峰熱	発熱が数日みられ，その後いったん下がるが，再び上昇し，のちに解熱する 例）マラリアなど

発熱・解熱のプロセスと症状（文献 2 より転載）

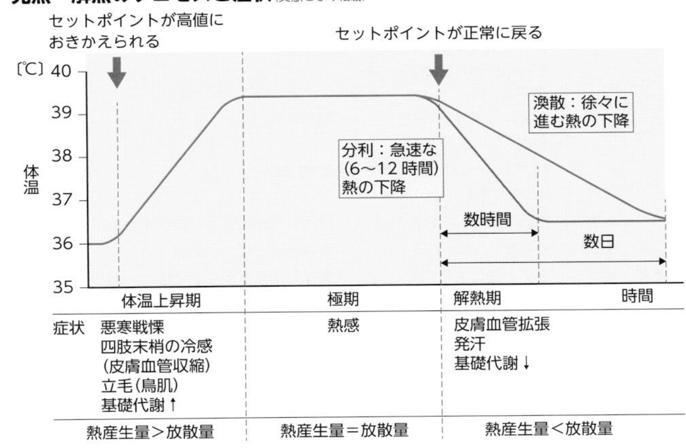

脈拍

脈拍の観察項目と基準値 (文献 3 より転載，一部改変)

項目	基準値および観察内容
脈拍数	60〜80 回/分 ・脈拍数には個人差がある．また，年齢，運動，疾患，発熱，精神状態などの要因によって異なる
脈拍のリズム	・一定の間隔で規則正しく拍動しているかをみる (整・不整)
脈拍の大きさ	・動脈の拍動の振幅をみる (測定している指先を拍動が押し上げる力として感じる) ・収縮期血圧と拡張期血圧の差である脈圧に影響される
立ち上がりの遅速	・脈拍の立ち上がりが急に大きくなったり，遅くなったりしていないかを観察する ・動脈壁が上下に動く速さとしてとらえる
緊張度	・動脈が外からの力に圧迫されやすいかを観察する ・橈骨 (とうこつ) 動脈を圧迫し，脈拍を触れなくなるのに必要な力で判断する

脈拍の異常 (文献 3 をもとに作成)

状態			疑われる症状・疾患
脈拍数の異常	頻脈	脈拍数　100 回/分以上	発熱，貧血，運動，低酸素血症，甲状腺機能亢進，ショック，発作性頻拍，WPW 症候群など
	徐脈	脈拍数　60 回/分未満	洞房ブロック・房室ブロックなどの興奮伝導障害，頭蓋内圧亢進症，薬剤の使用など
リズム・大きさの異常	不整脈	脈拍と脈拍の間隔すべてが一定でなく，強弱も大小不同	心房細動
		リズムが不整になったり，結滞*になったりする	心房期外収縮
		結滞であったり，弱い脈であったりする	心室期外収縮
	大脈	脈拍の振幅が大きく振れる	大動脈弁閉鎖不全症，動脈硬化症
	小脈	振幅が小さく振れる	大動脈弁狭窄症，心不全
立ち上がりの遅速	速脈	脈拍が急に大きくなって急に小さくなる	大動脈弁閉鎖不全症，発熱，甲状腺機能亢進症
	遅脈	脈拍の立ち上がりが遅く，ゆっくり大きくなる	大動脈弁狭窄症，甲状腺機能低下症
緊張度の異常	硬脈	緊張度の強いもの	高血圧症
	軟脈	緊張度の弱いもの	低血圧症，ショックなど

*結滞：一定のリズムをきざんでいるのに，突然脈拍が抜けるリズムの異常．欠代，欠滞とも書く

▶▶ 脈拍測定のチェック

- 脈拍を触知できる部位は全身で左右それぞれ10か所[図]
- 一般には橈骨（とうこつ）動脈で測定することが多い
- 測定時間は1分間
- 脈拍が触れにくい場合は総頸動脈または上腕動脈を用いる
- 初診患者や動脈疾患（疑いも含む）患者の場合は両方の動脈を同時に測定して左右差の有無を確認する

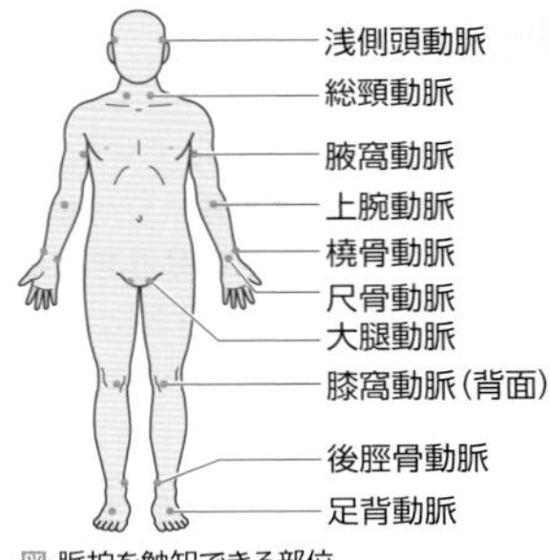

図 脈拍を触知できる部位

POINT

- 脈拍数，リズムのほか，脈の大きさ（心拍出量が少ないと脈の触れ方が小さい），脈のかたさ（動脈壁の弾力性）についても観察する

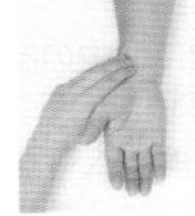
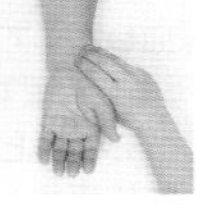

両手での触知
初診の場合などでは，両手で触知し，左右差がないかを確認する

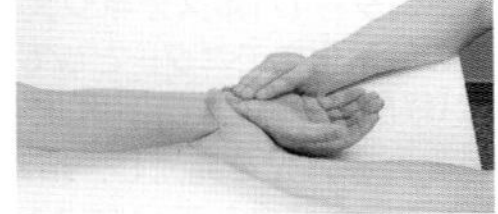

触知方法
動脈の走行に沿って示指・中指・環指を当てて触知する．患者の手首をやや背屈させると触知しやすくなる

▶▶ 脈拍の触知部位（文献4より転載，一部改変）

動脈	触知部位の探し方
浅側頭動脈	頬骨弓と耳珠（外耳道入り口顔側にある突出部）の上側
総頸動脈	甲状軟骨の高さで胸鎖乳突筋手前のみぞ付近
腋窩動脈	腕を挙上する
上腕動脈	最もよく触れる部位は肘窩のやや尺骨側．肘関節をしっかり伸展させると，肘窩の尺骨側の上腕二頭筋停止部付近で触れる
橈骨動脈	看護者の左手で対象者の手をとり，患者の手関節を背屈ぎみにし，右手の示指・中指・環指をそろえ，橈骨に沿わせて触れる
尺骨動脈	橈骨動脈と同様，手関節を後屈ぎみにして看護者の示指・中指・環指を尺骨に沿わせて触知する
大腿動脈	仰臥位で股関節を伸展させた状態で，鼠径部を触知する
後脛骨動脈	患者にやや外旋位をとってもらい，内果のやや後方に触れる
足背動脈	足背の中央部，内果と第3指を結ぶ線上の中央に触れる

呼吸 (文献 5，6 をもとに作成)

呼吸測定のチェック

- 日常のバイタルサインの観察では，脈拍の測定に続いて患者にわからないように自然に胸郭の動きを観察する
- 吸息・呼息運動を 1 回として 1 分間の呼吸回数を測定しながら，呼吸のリズムや深さを観察する

呼吸の異常

- 呼吸の異常は，①呼吸数と深さの異常，②リズムの異常，③努力呼吸（通常では使用しない補助呼吸筋を動員した呼吸様式）の 3 つに大別できる［表］
- 補助呼吸筋の動員がみられる場合，本人の呼吸困難感や，起座呼吸の有無，全身への酸素供給状態を知るために，経皮的動脈血酸素飽和度（Spo_2）の測定と，チアノーゼの観察などを総合的に行う

a. Spo_2 モニター（パルスオキシメーター）

- 体内の酸素化のモニターとして，動脈血を採血しなくても簡便に血中の酸素飽和度（経皮的動脈血酸素飽和度；Spo_2）を連続して測定できる非侵襲的モニター
- 赤色光と赤外光を発光し，酸素と結合したヘモグロビン（酸素化ヘモグロビン）と酸素と結合していないヘモグロビン（脱酸素化ヘモグロビン）の光の吸収度の違いを利用して測定する
- 基準値（Spo_2）：96～98%

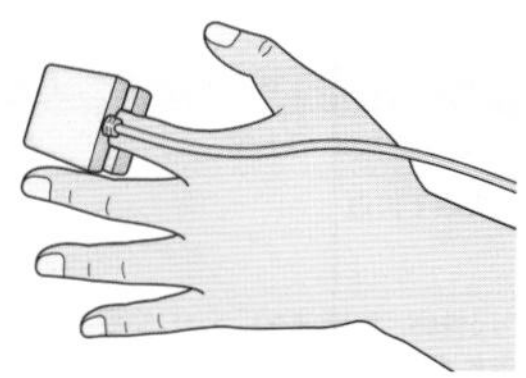

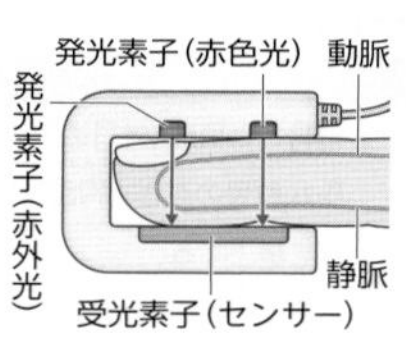

b. チアノーゼの観察

- チアノーゼとは，血液中の脱酸素化ヘモグロビンの増加によって，皮膚や粘膜が青紫色に見える状態．爪床や口唇で観察されやすい
- 脱酸素化ヘモグロビンが 5 g/100 mL 以上になると観察される
- 強度の貧血がある場合は，全身が蒼白となっても紫色にならないこともある
- 一般に，ヘモグロビン値が正常であれば，動脈血酸素飽和度が 80%以下，または酸素分圧（Pao_2）が 50 mmHg 以下でチアノーゼは明らかになる

表 呼吸の異常（文献7より転載）

状態			呼吸の型	症状出現時の状況・代表疾患
正常	成人：約12～20回/分 (1回換気量500 mL程度，規則的)		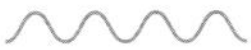	
①呼吸数と深さの異常	頻呼吸	呼吸数：増加（24回/分以上） 呼吸の深さ：変化なし	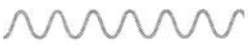	発熱，肺炎，呼吸不全，代償性呼吸性アルカローシスなど
	徐呼吸	呼吸数：減少（12回/分未満） 呼吸の深さ：変化なし	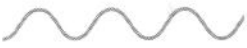	頭蓋内圧亢進 麻酔・睡眠薬投与時など
	多呼吸	呼吸数：増加 呼吸の深さ：増加	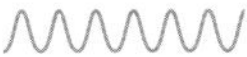	過換気症候群，肺塞栓など
	少呼吸	呼吸数：減少 呼吸の深さ：減少	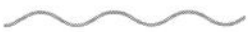	死亡直前，麻痺
	過呼吸	呼吸数：ほとんど変化なし 呼吸の深さ：増加	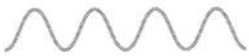	神経症
	無呼吸	安静呼息位で呼吸が一時的に停止した状態	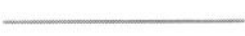	睡眠時無呼吸症候群
②リズムの異常	チェーン・ストークス呼吸	呼吸の深さが周期的に変化する．数秒～数十秒の無呼吸の後，徐々に呼吸が深くなり，過呼吸からまた浅い呼吸を経て無呼吸というサイクルを繰り返す	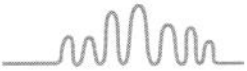	脳出血，脳腫瘍，尿毒症，重症心不全
	ビオー呼吸	深く速い呼吸が突然中断して無呼吸となったり元の呼吸に戻ったりする．周期性はなく不規則である	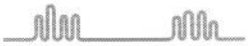	脳腫瘍，髄膜炎，脳外傷
	クスマウル呼吸	深く，かつ深さのわりには速い呼吸である	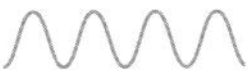	糖尿病性ケトアシドーシス
③努力呼吸	鼻翼呼吸	気道を広げるために鼻翼がはって鼻孔が大きくなり，喉頭を下に大きく動かすように呼吸する		重篤な呼吸不全
	下顎呼吸	口や下顎をパクパクして気道を広げ，空気を体内に取り入れようと呼吸する		死亡直前，重篤な呼吸不全
	口すぼめ呼吸	呼息時に口唇をすぼめて呼吸する		慢性閉塞性肺疾患
	陥没呼吸	胸腔内が強い陰圧となるため，吸息時に胸壁（肋間腔・胸骨部など）がへこむ		呼吸窮迫症候群，慢性閉塞性肺疾患，気管支喘息

血圧

血圧測定のチェック

- 測定の際，食事や運動，入浴，喫煙などの直後でないことを確認する
  →身体活動や精神状態などによって血圧は容易に変動する
- 仰臥位または座位をとらせ，測定まで数分間安静にしてもらう
  →通常，収縮期血圧は仰臥位が最も高く，座位，立位の順で血圧値は低下する
  →拡張期血圧は立位＞座位＞臥位となる

a. 注意が必要な場合

- 乳がんの手術後は，患側の上肢で血圧測定を行わない
- 片麻痺がある場合，麻痺側で血圧測定を行わない
- 末梢静脈内持続点滴やギプス固定をしている上肢は選択しない
- 血液透析のためバスキュラーアクセスを造設している場合，造設側での血圧測定は禁忌

血圧値の分類（成人）（文献 8 より転載）

分類	診察室血圧（mmHg）			家庭血圧（mmHg）		
	収縮期血圧		拡張期血圧	収縮期血圧		拡張期血圧
正常血圧	<120	かつ	<80	<115	かつ	<75
正常高値血圧	120〜129	かつ	<80	115〜124	かつ	<75
高値血圧	130〜139	かつ/または	80〜89	125〜134	かつ/または	75〜84
Ⅰ度高血圧	140〜159	かつ/または	90〜99	135〜144	かつ/または	85〜89
Ⅱ度高血圧	160〜179	かつ/または	100〜109	145〜159	かつ/または	90〜99
Ⅲ度高血圧	≧180	かつ/または	≧110	≧160	かつ/または	≧100
（孤立性）収縮期高血圧	≧140	かつ	<90	≧135	かつ	<85

降圧目標（文献 9 より転載）

	診察室血圧（mmHg）	家庭血圧（mmHg）
75 歳未満の成人[*1] 脳血管障害患者（両側頸動脈狭窄や脳主幹動脈閉塞なし） 冠動脈疾患患者 CKD 患者（蛋白尿陽性）[*2] 糖尿病患者 抗血栓薬服用中	<130/80	<125/75
75 歳以上の高齢者[*3] 脳血管障害患者（両側頸動脈狭窄や脳主幹動脈閉塞あり，または未評価） CKD 患者（蛋白尿陰性）[*2]	<140/90	<135/85

＊1　未治療で診察室血圧 130-139/80-89 mmHg の場合は，低・中等リスク患者では生活習慣の修正を開始または強化し，高リスク患者ではおおむね 1 か月以上の生活習慣修正にて降圧しなければ，降圧薬治療の開始を含めて，最終的に 130/80 mmHg 未満を目指す．すでに降圧薬治療中で 130-139/80-89 mmHg の場合は，低・中等リスク患者では生活習慣の修正を強化し，高リスク患者では降圧薬治療の強化を含めて，最終的に 130/80 mmHg 未満を目指す．

＊2　随時尿で 0.15 g/gCr 以上を蛋白尿陽性とする．

＊3　併存疾患などによって一般に降圧目標が 130/80 mmHg 未満とされる場合，75 歳以上でも忍容性があれば個別に判断して 130/80 mmHg 未満を目指す．

降圧目標を達成する過程ならびに達成後も過降圧の危険性に注意する．過降圧は，到達血圧のレベルだけでなく，降圧幅や降圧速度，個人の病態によっても異なるので個別に判断する．

▶▶ 血圧測定の実際（アネロイド型血圧計による測定）

a. 触診法

1 マンシェットの位置

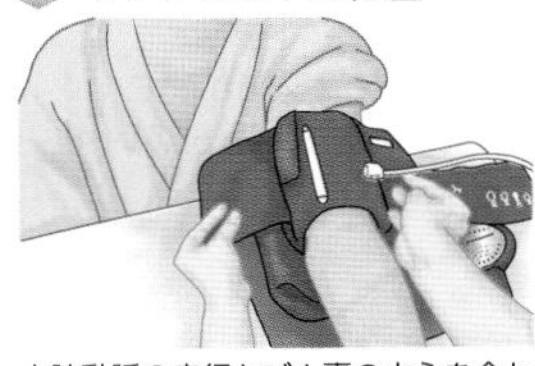

上腕動脈の走行とゴム嚢の中心を合わせる．マンシェットの下端は肘窩より 2 cm ほど上になるようにする

2 マンシェットの巻き方

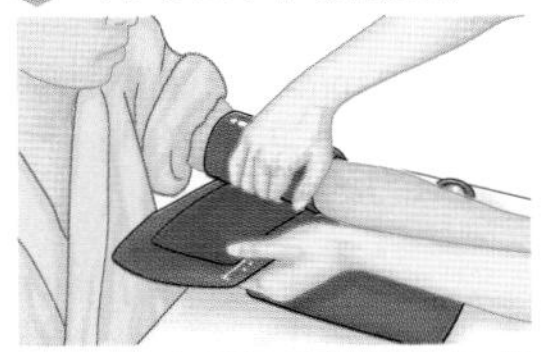

マンシェットを腕に密着するように押さえながらゴム嚢の位置がずれないように巻く

3 マンシェットを巻く固さ

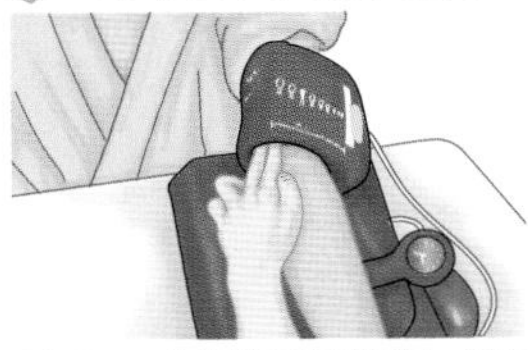

マンシェットと腕の間に指が 1～2 本入る程度の固さに巻く

■マンシェットのサイズ

	幅	長さ
成人用	12～13 cm	22～24 cm
太い腕	16～17 cm	30～32 cm
細い腕	9～11 cm	18～20 cm

※治療や年齢により筋力が低下し，腕が細い場合は積極的にマンシェットのサイズを変更

※※やせている高齢者の場合，細い腕用のマンシェットを選択

4 橈骨動脈または上腕動脈を触知し，加圧する

5 送気球の調節ねじを緩めて徐々に空気を排出し，拍動を触れ始めた時の値を読む（収縮期血圧）

b. 聴診法（1 ～ 3 までは触診法と同様）

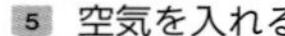

4 聴診器のチェストピースを当てる

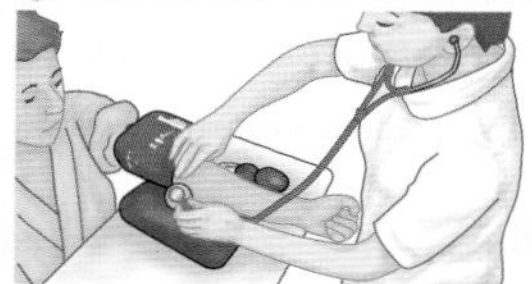

上腕動脈の拍動部位を確認し，真上にチェストピースを当てる

5 空気を入れる

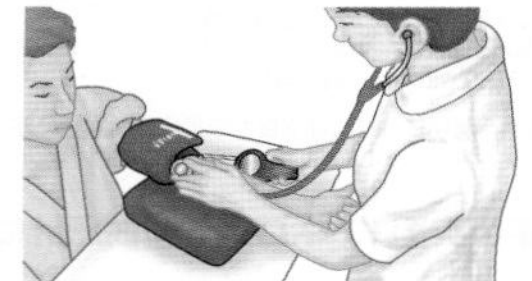

普段の収縮期血圧より約 30 mmHg 高い圧まで空気を入れる

6 収縮期血圧

1 拍動につき 2〜3 mmHg の速度で減圧していく．コロトコフ音が聞こえ始めた時の圧力が収縮期血圧

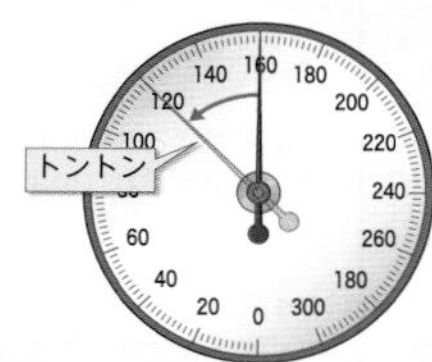

7 拡張期血圧

減圧を続け，コロトコフ音が聞こえなくなった時（スワンの第 5 点）の圧力が拡張期血圧

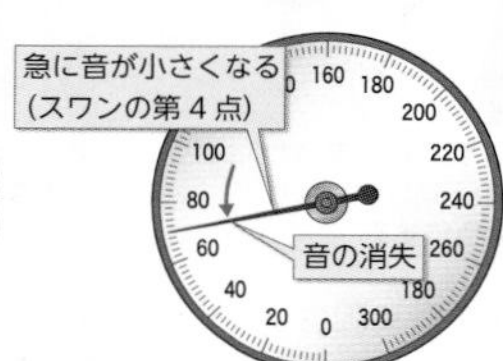

▶▶ コロトコフ音の変化

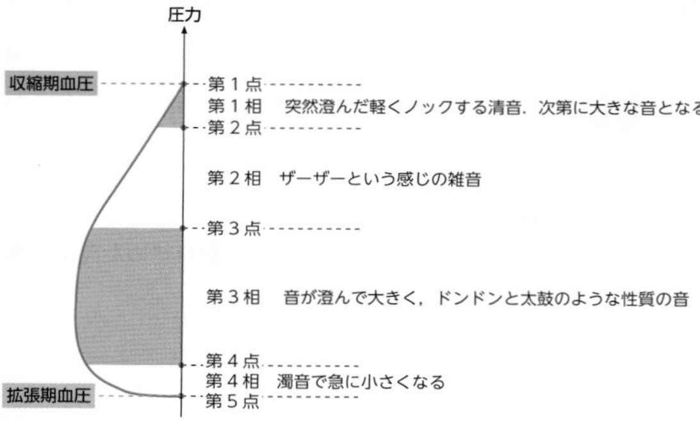

電子血圧計

- 自動測定が可能な電子血圧計が普及している
- 右写真の製品の場合，自動測定モードおよび聴診器を用いた聴診法による血圧測定用モードを搭載しており，患者の病態に応じて選択できる
- 送気球と本体が一体化したコンパクト設計のため，片手で簡単に操作できる

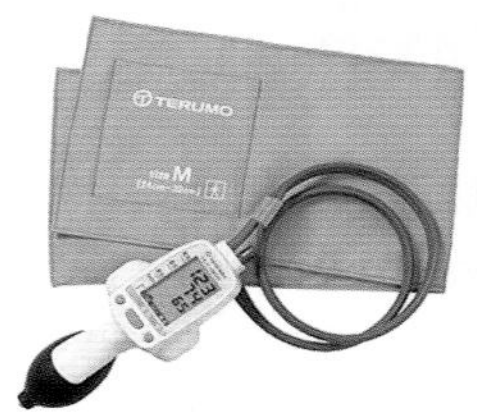

（エレマーノ® 血圧計，写真提供：テルモ株式会社）

低血圧

a. 定義

- 低血圧とは，収縮期血圧 100 mmHg 以下を指すが，それに基づく臨床症状（めまい，立ちくらみ，悪心，頭痛，腹痛，動悸，息切れ，朝起きられない，倦怠感など）があってはじめて問題となる．以下のように分類される

b. 分類（文献 10 より転載）

本態性低血圧	・明らかな原因・基礎疾患がなく，体位変化に影響されず，収縮期血圧が 100 mmHg 未満である慢性的な低血圧
二次性低血圧	・循環血液量減少：貧血，出血，脱水など ・心拍出量減少：うっ血性心不全，心筋梗塞，心筋炎，心タンポナーデ，不整脈，大動脈弁狭窄症など ・内分泌性：甲状腺機能低下，下垂体前葉機能低下症，アジソン病，副腎機能不全など ・代謝異常：栄養失調，悪性腫瘍，神経性食欲不振症 ・薬剤：降圧薬，向精神薬など ・末梢血管抵抗低下 ・その他：血液透析（循環血液量減少）
一過性低血圧	・起立性低血圧 ・食後血圧低下 ・その他：飲酒後，入浴中/後

呼吸器系

自覚症状の確認

自覚症状のアセスメント (文献 11 をもとに作成)

呼吸困難，息切れ	・呼吸をするのに不快や苦痛を感じる状態 ・呼吸器系疾患，または循環器系疾患や精神的な要因などから生じる 【確認のポイント】 ・具体的にどのように感じているか (例：息が吸えない感じ，息苦しい) ・いつからあるか，持続的か，どのような時に出現あるいは増強するか，など (次頁の「呼吸困難の評価スケール」参照)
咳嗽	・気道粘膜や胸膜，横隔膜などの炎症やさまざまな刺激 (温度刺激，化学的刺激，機械的刺激など) によって生じる 【確認のポイント】 ・いつ頃からか，どのような時に出現するか ・痰を伴うか ・湿性咳嗽 (痰や喀血を伴うもの) か，乾性咳嗽か
喀痰	・気管支の粘膜から分泌される気道粘液が，気道内の炎症などで増加すると，咳嗽とともに喀出される ・気管支拡張症，慢性気管支炎，びまん性汎細気管支炎，肺化膿症などでは粘液性痰または膿性痰が多くなる 【確認のポイント】 ・性状，痰の色，粘稠度，臭気，量はどうか ・性状は外見上，漿(しょう)液性，粘液性，膿性，混合性に分けられる [下表]
胸痛	・胸痛は，呼吸器疾患だけでなく，心臓疾患や消化器疾患などのさまざまな原因によって生じる ※ p14 参照

痰の分類 (Miller-Jones)

M1 (粘液性 1 度)	瓶を傾けても流動しにくく，粘稠で透明
M2 (粘液性 2 度)	粘稠で混濁しているが，明らかな膿性部分はない
P1 (膿性 1 度)	M1 または M2 の性状を呈するが，ごく一部に明らかな膿を認める
P2 (膿性 2 度)	全体の 1/3〜2/3 が膿性である
P3 (膿性 3 度)	痰のほぼ全体が膿性で，粘稠度はかえって低下している

呼吸困難の評価スケール

a. MRC 息切れスケール

0　激しい運動をした時だけ息切れがある
1　平坦な道を速足で歩く，あるいは緩やかな上り坂を歩く時に息切れがある
2　息切れがあるので，同年代の人よりも平坦な道を歩くのが遅い，あるいは平坦な道を自分のペースで歩いている時，息切れのために立ち止まることがある
3　平坦な道を約 100 m，あるいは数分歩くと息切れのために立ち止まる
4　息切れがひどく家から出られない，あるいは衣服の着替えをする時にも息切れがある

b. フレッチャー・ヒュー＝ジョーンズ分類

Ⅰ度　同年齢の健常者とほとんど同様に仕事ができ，歩行，階段の昇降も健常者とほぼ同様にできる
Ⅱ度　平地では同年齢の健常者と同様に歩行できるが，坂や階段では息切れを感じる
Ⅲ度　平地でも健常者並みに歩けないが，自分のペースなら約 1,500 m 以上歩ける
Ⅳ度　休み休みでなければ約 50 m 以上歩けない
Ⅴ度　話をしたり着物を脱いだり，身の回りのことをするのも息切れがする．このため外出できない

c. 修正版ボルグスケール

10	最大
9	大変大変きつい
8	
7	大変きつい
6	
5	きつい
4	いくぶんきつい
3	中ぐらい
2	軽い
1	ごくわずか
0.5	ごくごくわずか
0	まったくなし

使用法

- MRC 息切れスケールでは，医療者が患者に問診などを行い，運動の強度に基づく呼吸困難の程度を 0〜4 で評価する
- フレッチャー・ヒュー＝ジョーンズ分類では，医療者が患者に問診などを行い，運動の強度に基づく呼吸困難の程度をⅠ〜Ⅴ度で評価する
- 修正版ボルグスケールでは，患者自身に息切れ(呼吸困難)の程度を「まったくなし(0)」から「最大(10)」までの数字で評価してもらう

胸痛の問診 (文献 12 をもとに作成)

- 胸痛を起こす原因は，呼吸器疾患から心臓疾患や消化器疾患など多種多様
- 多項目にわたる情報収集を行う

	部位/性質	考えられる原因・誘因
発生部位	前胸部	心膜炎，心筋炎，心筋梗塞，狭心症など
	胸骨下	食道・胃・十二指腸疾患，膵炎，胆石・胆嚢炎，心筋梗塞，狭心症など
	心窩部	胃炎，胃潰瘍，胆嚢炎，胆石症，急性膵炎
	側胸部	自然気胸，胸膜炎，肺炎，気管支炎，帯状疱疹
	背部	急性膵炎，気管支炎，肺炎，急性大動脈解離
	不定	心臓神経症
放散痛	首，肩，歯	狭心症，心膜炎
発生状況	発作性	自然気胸，心筋梗塞，狭心症，肺血栓塞栓症，急性大動脈解離
	非発作性	肺炎，胸膜炎，肋間神経痛
疼痛の性状	激痛	膵炎，胆石症，心筋梗塞，急性大動脈解離
	鈍痛	胸膜炎，肺炎，肺がん，自然気胸
	圧迫感	狭心症，心筋梗塞
	絞扼(こうやく)感	狭心症，心筋梗塞，急性大動脈解離
	灼熱感	逆流性食道炎，心筋梗塞
発現時間帯	早朝	異型狭心症
	安静時，睡眠中	心筋梗塞
増強因子	呼吸で増強	胸膜炎，心膜炎，自然気胸(吸気時に痛み，呼気時に改善)
	体動で増強	筋肉痛，肋間神経痛
持続時間と頻度	数分間持続する胸痛が比較的一定の頻度で発生	狭心症
	30 分以上持続する胸痛が突然発生	心筋梗塞，急性大動脈解離，急性心膜炎，肺血栓塞栓症，気胸

※呼吸の異常(①呼吸数と深さの異常，②リズムの異常，③努力呼吸)については，バイタルサインの p7 参照

呼吸器の視診・触診

▶▶ 胸郭の形状の視診 (文献 13 をもとに作成)

項目	正常所見	異常所見・考えられる疾患	
左右対称性	肩の位置，鎖骨の位置，肩甲骨の左右の高さに違いはない	→正面・背面から左右対称性を確認した後，胸郭の前後径と横径，肋骨角，肋骨の傾きなどの異常の有無を観察する	
胸郭の前後径と横径	前後径と横径の比は，1：1.5〜2.0	前後径が拡大し，横径との差がない（樽状胸）	慢性呼吸器疾患（COPD など）の可能性
肋骨角の角度（彎曲の角度）	90 度以下	90 度以上	
肋骨の傾き	側面から見た肋骨は脊柱に対し約 45 度の傾き	肋骨の傾きが水平に近い	
胸郭の形態（「循環器系の視診」p23）	正常な胸郭は円錐状	漏斗（ろうと）胸，鳩胸，側彎症などの変形 →呼吸器疾患が原因ではないが，その変形が呼吸状態に影響を与えていないか観察する	

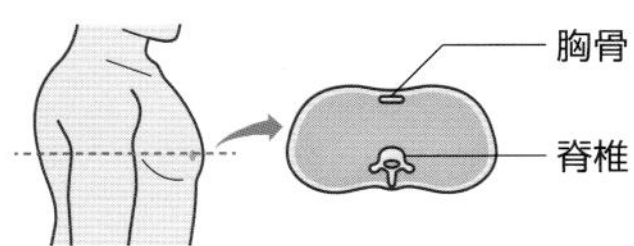

a. 正常な胸郭

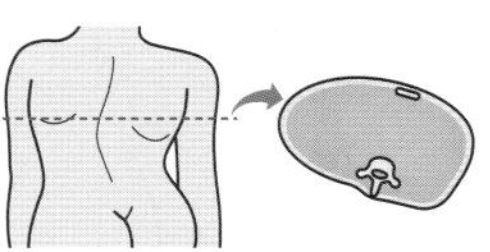
b. 側彎症

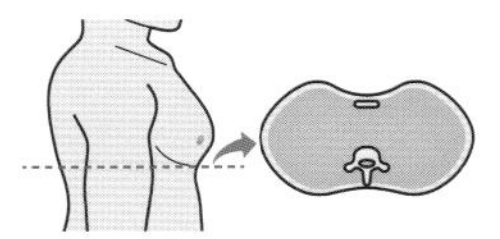
c. 漏斗胸
胸骨下部が陥凹する

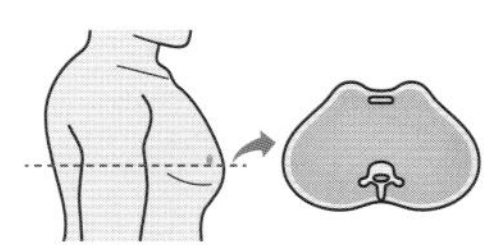
d. 鳩胸
胸骨下部が前方に突出する

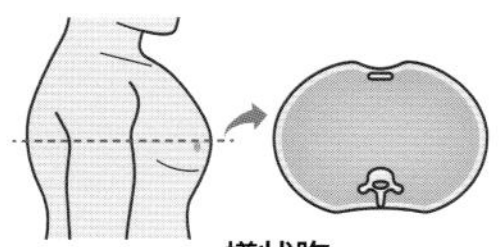
e. 樽状胸
胸骨下部が後方に陥凹する

胸郭の触診

胸部前面	剣状突起に両母指を当て，他の指を肋骨下縁に沿わせて胸郭を包み込むようにし，患者に深呼吸をしてもらう
胸部背面	両母指を第 10 肋骨に沿わせ，他の指を肋骨に沿わせて胸郭を包み込むようにし，患者に深呼吸をしてもらう
正常所見	正常では胸郭に左右差はなく，深吸気に伴い，肋骨下縁では 5〜7 cm 程度拡大する
異常所見	胸郭の動きが低下したり，左右差が認められる →閉塞性換気障害，胸膜炎，胸水貯留，無気肺などの可能性

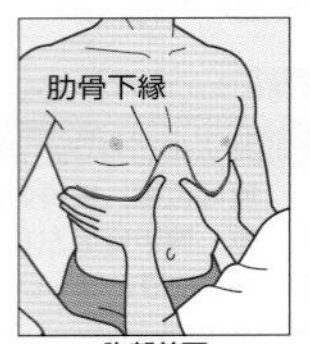

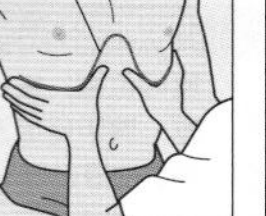
a. 胸部前面

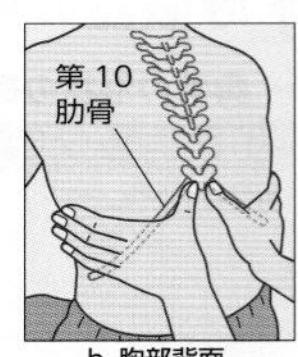

b. 胸部背面

呼吸器の聴診

正常呼吸音の聴取部位

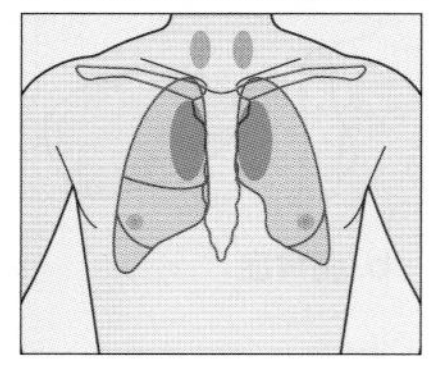
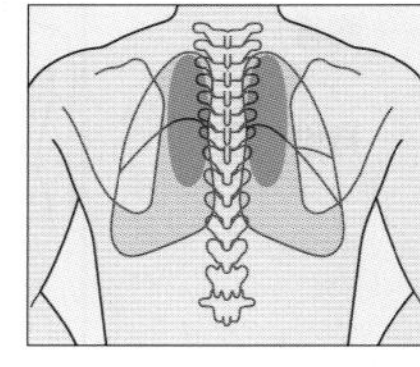
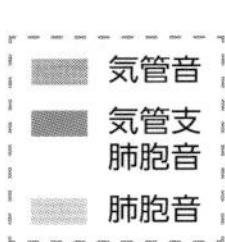

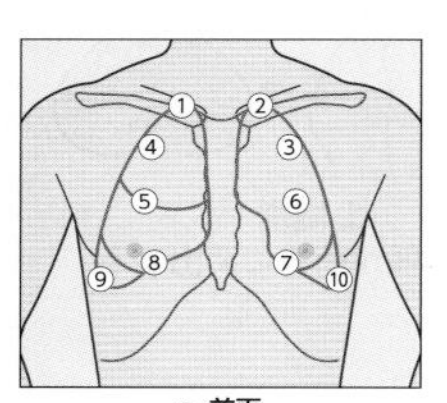

a. 前面

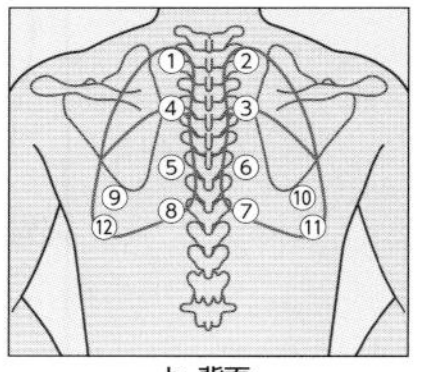

b. 背面

呼吸音の聴取においては，聴診器の膜面を使用し，左右差を確認するため左右交互に 1 呼吸ごと聴診していく

POINT

- はじめに気管上で気管音を聞き，次に第 2 肋間胸骨縁の周囲で気管支肺胞音を聞く
- その後，肺野全体を聴診し，肺胞音を聞く
- 1 か所につき，必ず吸気・呼気を 1 呼吸以上聴取する

正常呼吸音（文献 14 をもとに作成）

- 正常な呼吸音には，気管音，気管支肺胞音，肺胞音の 3 つがある［左図］

気管音	・気管の周囲で聴取される高調な音で，吸気・呼気ともによく聞こえる ・吸気と呼気が聞こえる長さの比は，約 2：3 ・吸気と呼気の切れ目ははっきりとわかる
気管支肺胞音	・前胸部では第 2 肋間胸骨縁周囲，背部では肩甲骨間部で聴取される ・吸気・呼気ともに聞こえるが，気管音よりもやや小さい ・吸気と呼気の長さの比は，約 1：1 ・吸気と呼気の切れ目ははっきりとしない
肺胞音	・肺野全体で聴取される低調な音 ・吸気のはじめに聞こえるが音は小さく，呼気ではかすかな音 ・吸気と呼気の長さの比は，約 2：1

異常呼吸音（正常呼吸音の変化）（文献 15 より転載）

呼吸音の異常	聴診のポイント	推測される異常・疾患
呼吸音の減弱・消失	気道の狭窄や閉塞，換気量の低下によって起こる．左右対称に聞き，全肺野で減弱しているのか，片側の減弱・消失なのか，またどこの部位で減弱・消失しているかを確認する	・気道の閉塞（分泌物・腫瘍・その他誤嚥による異物） ・胸水・気胸
呼吸音の増強	必ずしも疾病に伴うものでない．また代償性に換気量を増やしている場合，気道の部分的な狭窄により空気の通過時に乱流を生じ，呼吸音が増強する場合もある	・過換気症候群 ・酸素不足を補うために換気量を増やす（運動時・疾患に伴うもの） ・気道の部分的狭窄（腫瘍や異物に伴うもの）
呼気延長	呼気が正常呼吸音よりはるかに長くなる．多くは連続性副雑音を伴う	・気管支喘息発作時
気管支呼吸音化	本来，気管支肺胞音が聴取されない部位で聞かれるのは異常である．十分に聞き分ける	・肺炎 ・肺うっ血

▶▶ 副雑音 (文献 15 より転載)

副雑音の種類		発生機序と音の特徴	関連する疾患
連続性副雑音	高調性連続性副雑音 (笛声(てきせい)音, 笛音)	・気道を狭窄する因子 (分泌物など) があり, そこに空気が通過することで発生する ・高調な音で, 笛を吹いた時の音と似ている. 吸気・呼気ともに聞かれるが, 呼気のほうが強い	・気管支喘息 ・腫瘍による気道の閉塞
	低調性連続性副雑音 (類鼾(るいかん)音, いびき様音)	・笛声音より太い気管支で発生 ・いびきのように低調な音で, 呼気のほうが強い	・気管支喘息
断続性副雑音	細かい断続性副雑音 (捻髪(ねんぱつ)音)	・呼息時に閉塞していた気道が吸気によって再開放する際に発生する ・高調でバリバリという音である. 吸息時後半に聴取される	・肺線維症 ・肺炎初期 ・肺水腫初期
	あらい断続性副雑音 (水泡音)	・液体が多く貯留している末梢の気管支を空気が通る際に生じる音. コップの水にストローで空気を吹き入れる時に生じる音と同じ原理である ・低調でブツブツという音である. 吸気・呼気ともに聴取される	・肺うっ血 ・気管支炎

呼吸器の打診

▶▶ 胸部の打診

・打診の際には, 左右対称かつ左右交互に, 左右差を確認しながら濁音や鼓音などの有無を確認していく

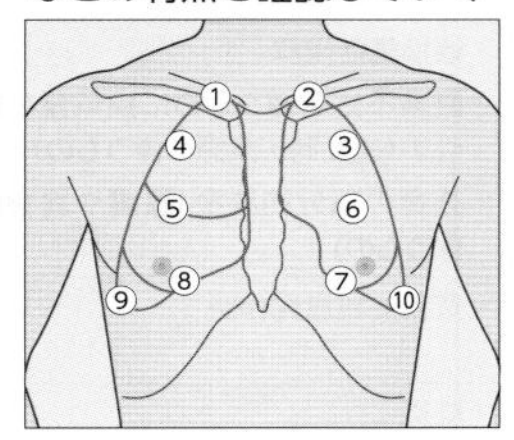

a. 前面

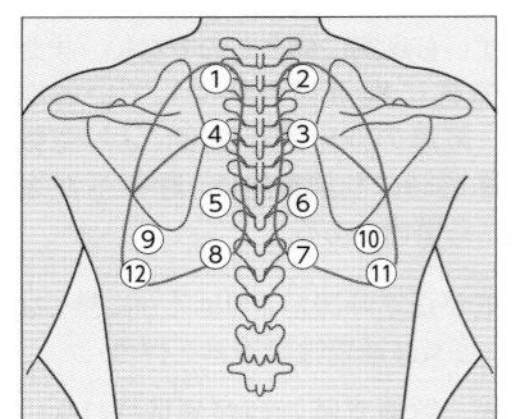

b. 背面

血液ガスデータ

主な血液ガスデータ

Sa_{O_2}	動脈血酸素飽和度	・動脈血の全ヘモグロビンにおける酸素化ヘモグロビンの割合 ・動脈血を採血して，血液ガス分析装置を用いて測定する実測値
Sp_{O_2}	経皮的動脈血酸素飽和度	・パルスオキシメーターを用いて経皮的に測定する動脈血酸素飽和度の推測値
Pa_{O_2}	動脈血酸素分圧	・肺での血液の酸素化の指標 ・動脈血を採血して，血液ガス分析装置を用いて測定
Pa_{CO_2}	動脈血二酸化炭素分圧	・肺胞換気量の指標 ・Pa_{O_2}と同時に測定する

動脈血液ガスデータの基準値

項目	正常値
pH	7.35〜7.45
Pa_{O_2}（動脈血酸素分圧）	80〜100 Torr（mmHg）
Pa_{CO_2}（動脈血二酸化炭素分圧）	36〜44 Torr（mmHg）
HCO_3^-（重炭酸イオン）	22〜26 mEq/L
Sa_{O_2}（動脈血酸素飽和度）	96〜99%
BE（塩基過剰）	−2.2〜+2.2 mEq/L
O_2Hb（酸素化ヘモグロビン）	95〜98%
Na^+	135〜149 mEq/L
K^+	3.6〜5.0 mEq/L
アニオンギャップ	12 mEq/L
乳酸	0.8〜1.2 mmol/L
血糖	70〜110 mg/dL

酸素解離曲線

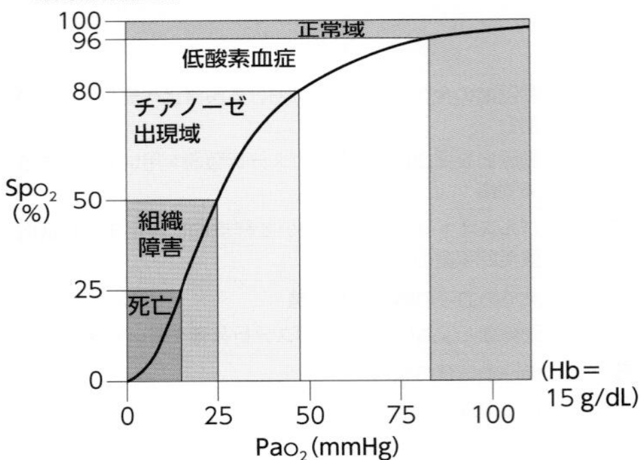

POINT

- Pa_{O_2} が 80 mmHg 以上（正常値）になると酸素解離曲線はほぼ平坦になり，Pa_{O_2} がさらに上昇しても Sa_{O_2} (Sp_{O_2}) はほとんど変化しない
- これに対して，Pa_{O_2} が 60 mmHg 以下（呼吸不全）の状態では，Sa_{O_2} (Sp_{O_2}) は Pa_{O_2} の変化を鋭敏に反映する

酸塩基平衡障害

酸塩基平衡障害の簡易診断法 (文献 16 より転載)

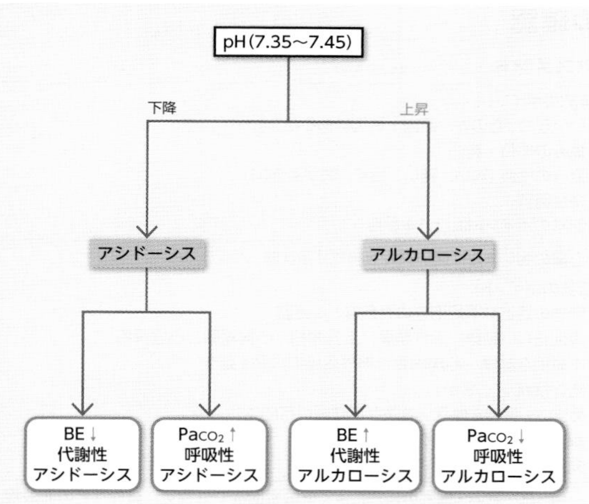

アシドーシスとアルカローシスの分類と原因

分類	主な症状	考えられる原因
代謝性アシドーシス	クスマウル呼吸，意識障害，昏睡など	乳酸アシドーシス，ショック，糖尿病，腎不全，飢餓，フルクトース急速輸液など
呼吸性アシドーシス	徐脈，意識障害 (CO_2 ナルコーシス)，血圧低下など	中枢性呼吸抑制 (脳血管障害，脳外傷，麻酔薬，鎮静薬)，慢性閉塞性肺疾患 (COPD)，喘息発作，肺水腫など
代謝性アルカローシス	けいれん，不整脈，意識障害，低カルシウム血症など	胃液の大量嘔吐や胃内容の持続吸引，下痢，腎からの酸排泄増加，重炭酸ナトリウムの過剰投与，血液製剤の多量投与など
呼吸性アルカローシス	意識障害，四肢のしびれ，テタニーなど	過換気症候群 (不安，興奮などによる)，肺水腫，気管支喘息，呼吸中枢 (中枢神経系) 障害など

循環器系

自覚症状の確認

自覚症状のアセスメント (文献 17〜19 をもとに作成)

胸痛	【確認のポイント】 ・いつ起こったのか，原因・誘因はあるか ・痛みの部位・範囲 ・痛みの性質（鋭い，鈍い，疼く，刺すような） ・持続時間 ※問診のポイントは，p14 参照
動悸	・心臓の強いまたは速い鼓動を自覚する状態 【確認のポイント】 ・動悸の速さや不規則性の有無などを確認 ・規則正しい動悸→洞性頻脈，上室頻拍，心房粗動，心室頻拍 ・不規則な動悸→心房細動か期外収縮の頻発を疑う ・随伴症状 めまい・失神を伴う→危険な不整脈の可能性 胸痛を伴う→狭心症の可能性 発熱を伴う→感染症の可能性
呼吸困難 (p132)	・心臓・肺・気道・胸郭の疾患による低酸素血症や低換気，貧血などの血液疾患，心因性の疾患など多様な原因 【確認のポイント】 ・いつから，どのような状況で起こったか（労作時・安静時・夜間） ・呼吸困難の程度や頻度はどのくらいか，体位による違いはあるかなど
チアノーゼ (次頁参照)	・皮膚や粘膜が紫〜暗紫色に見える状態．口唇・耳朶・爪床などで観察される 【確認のポイント】 ・中心性か末梢性かで介入方法が異なるため，症状の出現部位や持続時間，酸素投与による症状の変化などからタイプを判別 ・中心性：口唇や口腔粘膜，爪床などに生じる ・末梢性：四肢末梢や顔面などに生じる
倦怠感	・十分に休息をとっても軽減しない倦怠感（同義語として易疲労感，だるさ，身体的違和感，脱力感など）を確認 【確認のポイント】 ・いつ頃から感じているか ・急激に発症したか（時間〜日単位） ・徐々に発症したか（週〜月単位） ・1 日のうちいつ頃感じられるか

浮腫 (p24,「触診」参照)	・血管内の水分が血管外へ濾出し，組織間液が異常に増加した状態 【確認のポイント】 ・部位と原因：下肢→心不全，顔→腎性の浮腫，四肢→リンパ管閉塞など ・浮腫の程度 ・いつから，どれくらい続いているのか ・皮膚温 ・その他の自覚症状（冷感・倦怠感など）

循環器系の視診

チアノーゼ（写真は文献 20 より転載）

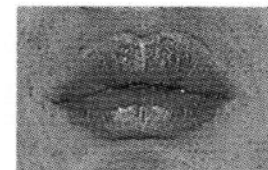

口唇のチアノーゼ：口唇が紫〜暗紫色に見える

骨格・胸郭の変形と爪の形状

・胸郭の変形がないか観察する．必ず左右対称かどうかを確認する
漏斗（ろうと）胸：胸骨の異常な陥没
樽状胸：肺気腫などでみられる肺過膨張による胸郭前後径の増大

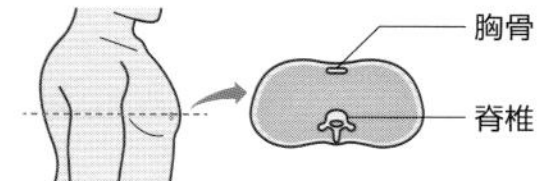

a. 正常な胸郭

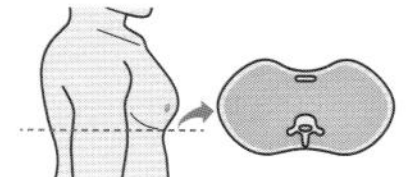

b. 漏斗胸
胸骨下部が陥凹する

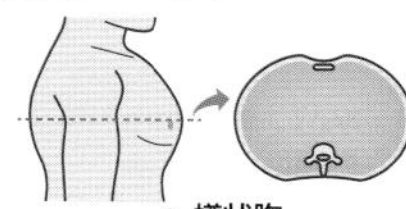

c. 樽状胸
胸骨下部が後方に陥凹する

・ばち状指がみられないか観察する．チアノーゼを有する先天性心疾患や肺疾患の場合，長期の低酸素状態の結果みられる

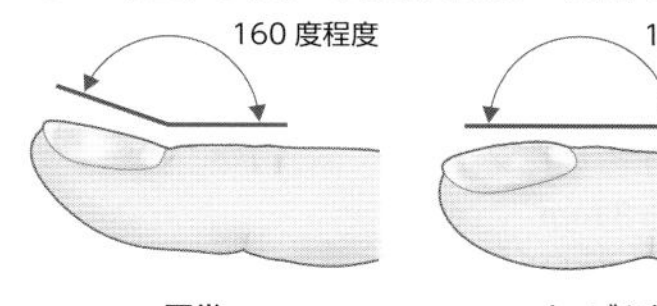

a. 正常　　b. ばち指

循環器系の触診

皮膚温の観察

- 四肢の皮膚温の左右差をみる
  →左右差や部分的な低温がみられる場合，動脈閉塞やレイノー病などの可能性

浮腫の有無と程度の確認（写真は文献 21 より転載）

- 患者の前脛骨部の皮膚を指で 5 秒間圧迫し，陥没するか，また戻り方（元に戻るまでの時間など）を観察し，浮腫の有無・程度を確認する
  →圧痕が残る場合，明らかな浮腫の存在を示す（圧痕浮腫）

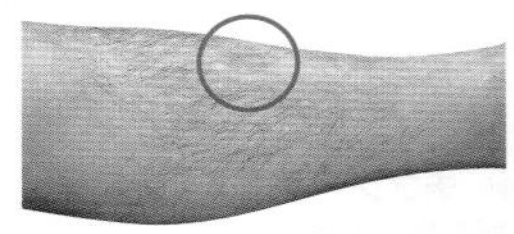

a. 圧痕による浮腫の判定（文献 22 をもとに作成）

①浮腫　+1

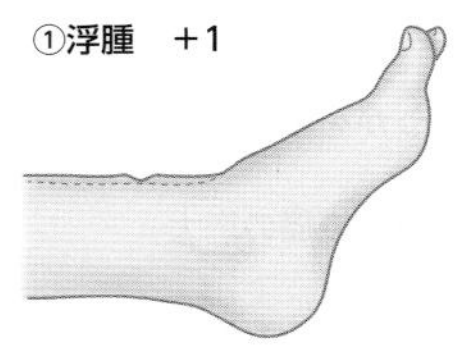

陥凹：約 2 mm
外観はほぼ正常

②浮腫　+2

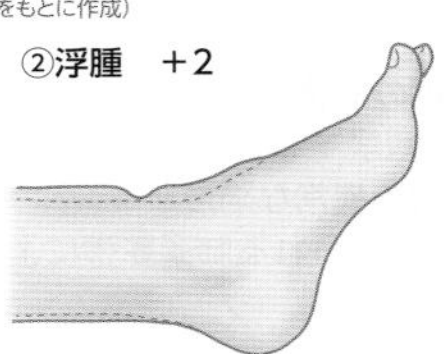

陥凹：約 4 mm

③浮腫　+3

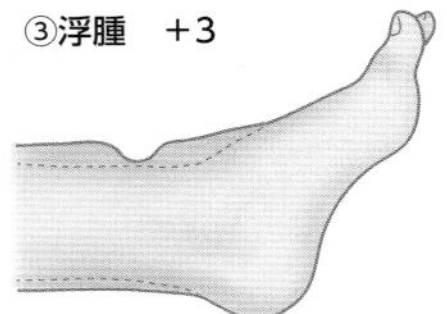

陥凹：約 6 mm
指圧痕あり

④浮腫　+4

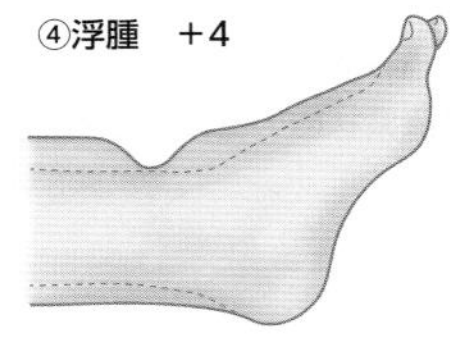

陥凹：約 8 mm
指圧痕がしばらく残る

Memo

心音の聴診

心音の聴診部位

・聴診器の膜面を胸壁に密着させ，肋間をすべるように①～⑤の順番で聴診
・次にベル面を用いて①の領域でⅢ音，Ⅳ音を聴取する

①大動脈弁領域（第 2 肋間胸骨右側）
②肺動脈弁領域（第 2 肋間胸骨左側）
③エルブ領域（第 3 肋間胸骨左側）
④三尖弁領域（第 4 肋間胸骨左側）
⑤僧帽弁領域（左第 5 肋間と鎖骨中線の交点）

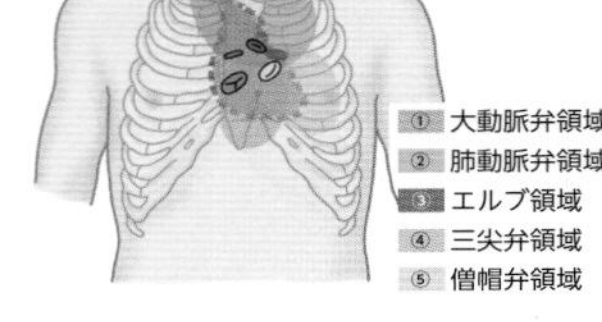

心音の分類（文献 23 をもとに作成）

a. 正常音

Ⅰ音（S_1：first sound）	・房室弁（僧帽弁と三尖弁）の閉鎖音 ・収縮初期に出現．低調で大きい音
Ⅱ音（S_2：second sound）	・半月弁（大動脈弁と肺動脈弁）の閉鎖音 ・収縮後期に出現．S_1 より短く高調ですんだ音

b. Ⅰ音・Ⅱ音の異常

Ⅰ音	亢進	僧帽弁狭窄，三尖弁狭窄，甲状腺機能亢進症など
	減弱	僧帽弁閉鎖不全，三尖弁閉鎖不全，甲状腺機能低下症など
	分裂	完全右脚ブロック・左脚ブロック
Ⅱ音	亢進	高血圧，肺高血圧症
	減弱	大動脈弁狭窄，肺動脈弁狭窄
	分裂	吸気時のみ聴取される分裂→生理的分裂（異常ではない） 呼気時にも確認される分裂→肺動脈弁狭窄など

c. 過剰心音

Ⅲ音 （S_3：third sound）	・Ⅱ音の後に聞かれる低調な心音 ・若年者では左側臥位にするとⅢ音が聴取されるのが正常 ・40 歳以上でⅢ音を聴取する場合→心拡大，心肥大が疑われる
Ⅳ音 （S_4：fourth sound）	・Ⅰ音の直前（拡張後期）に聞かれる弱く低調な心音 ・Ⅳ音の聴取は病的な所見→心筋が肥厚し，左室機能が低下 ・Ⅳ音は心房の収縮に伴って生じる ・心房細動が存在し，心房が十分に収縮しない場合は聴取されない ・Ⅳ音が存在するべき病態でもⅣ音が聴取されない場合がある
ギャロップリズム	・Ⅲ音，Ⅳ音ともに聞かれる場合をギャロップリズムという ・心不全，虚血性心疾患，拡張型心筋症（DCM）や過剰輸液のサイン

心雑音のタイミングとパターン（文献24より転載）

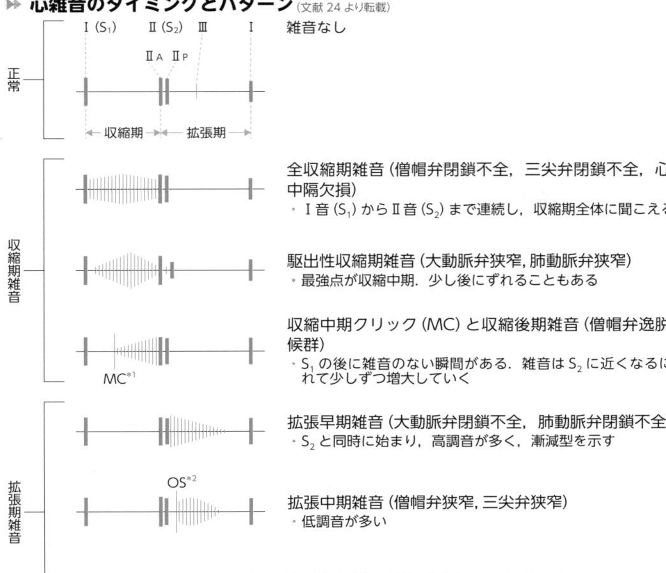

＊1　MC (mid-systolic click)：収縮中期クリック．大動脈弁領域や肺動脈弁領域で聞かれる高調の短い音
＊2　OS (opening snap)：開放音．S_2の後の拡張期のはじめに生じる高調の短い音

心雑音の強さ：レバイン分類

強度	聞こえ方
1度	聴診器でかろうじて聞こえる
2度	聴診器で普通に聞こえる
3度	聴診器で大きく聞こえる
4度	聴診器で大きく聞こえ，聴診器を一部離しても聞こえる
5度	聴診器で聞こえる最も大きい雑音で，聴診器を離すと聞こえない
6度	聴診器を胸壁から離しても聞こえる

心電図

基本波形

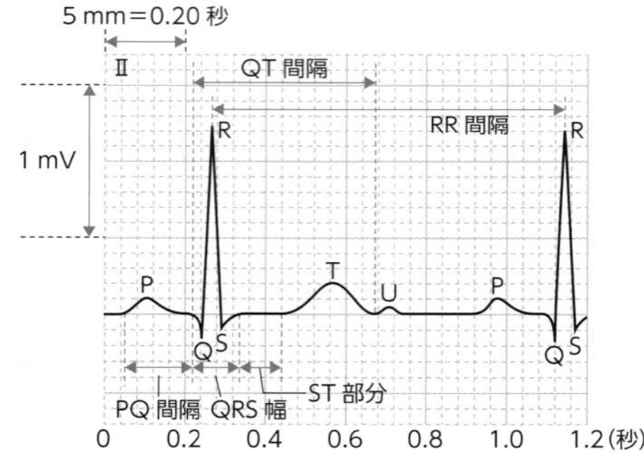

基本波形の目安

波形	正常値	意味
P 波	幅 0.10 秒未満，高さ 2.5 mm 未満（第Ⅱ誘導で）	心房筋の興奮（収縮）
QRS 群	幅 0.10 秒以内，高さ 25 mm 未満（V_5 で）	心室の興奮（収縮）
T 波	幅 0.10～0.25 秒，高さ変動多い	心室の興奮からの回復過程
U 波	—	T 波後の小さな緩やかな波．成因不明
ST 部分	幅 0.05～0.15 秒	心室興奮の極期（全心室筋が興奮状態）
PQ 間隔	0.12～020 秒	房室興奮伝導時間
QT 間隔	0.32～0.44 秒	電気的心室収縮時間
RR 間隔	0.75～1.00 秒	1 心拍にかかる時間

12 誘導心電図の電極装着部位

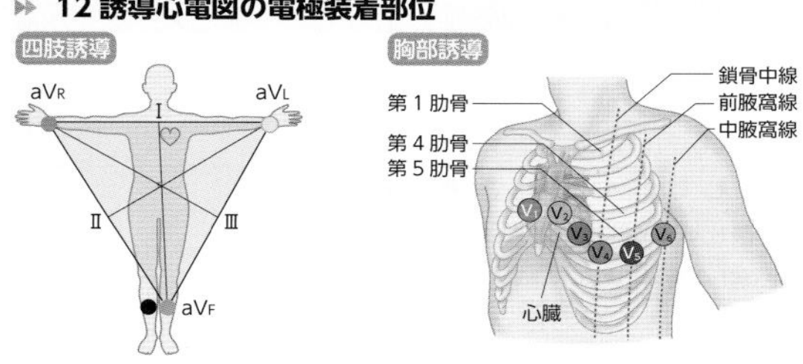

心拍数の求め方（記録用紙で求める）

・通常，心電図は紙送り速度 25 mm/秒で記録される．1（秒）÷25 mm＝0.04（秒）となる
・細い線（1 コマ）1 mm → 0.04 秒に相当，太い線（5 コマ）5 mm → 0.2 秒に相当

a. 心拍数の算出

・規則正しく周期的に心室が収縮している場合，RR 間隔（心室の興奮周期）がわかれば心拍数を算出できる

心拍数＝60÷（RRmm×25）　　※カッコ内が「秒」に換算する計算

　　　＝60×25÷RR（mm）

例）RR 間隔が 15 mm とすると，60×25÷15＝100（回/分）という計算になる

b. 心拍数の算出の簡易法（300-150-100-75-60-50 法）（文献 25 より転載）

・方眼紙の 5 mm（5 コマ）ごとに着目すると，
心拍数＝60×25÷5＝300（回/分）
・同様に 10 mm，15 mm，20 mm……と計算していくと，
300，150，100，75，60，50……となる

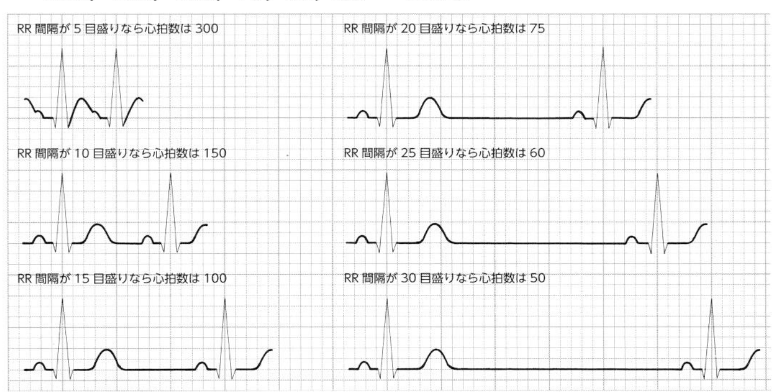

代表的なモニター心電図の誘導法

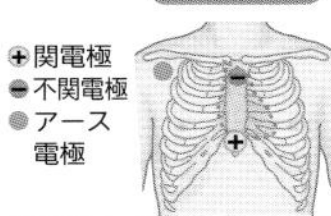

P 波がよく見え，体位の影響が少なくノイズが少ない

CM$_5$ 誘導

波形が大きく，P 波がよく見える

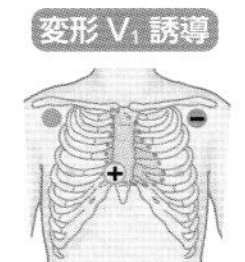

P 波がよく見える．脚ブロックの鑑別がしやすい

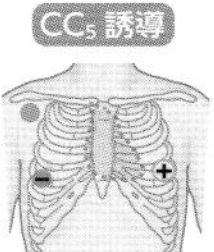

波形が大きく，体位の影響が少ない

不整脈 (文献 26 をもとに作成)

a. 心房期外収縮 (PAC)

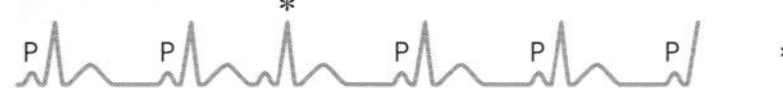

＊：心房期外収縮を示す

- 基本調律である洞調律より早期に出現する 1 拍～数拍の不整脈であり，心房が起源
- 健常者にもみられ，臨床的意義は乏しい
- 動悸を認めるが，無症状のことも多い
- 症状がなければ薬物治療など行わず様子をみる

b. 心室性期外収縮 (PVC)

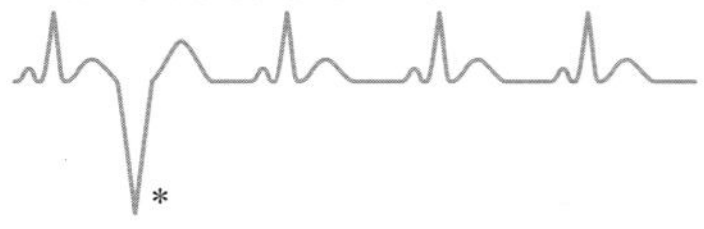

＊：心室性期外収縮を示す

- 基本調律である洞調律より早期に出現する 1 拍～数拍の不整脈であり，心室が起源
- QRS 波の幅は広く，先行する P 波を認めない
- 自身で脈を測ると脈の抜けとして自覚することが多く，動悸を訴えることもある
- 単発で出現頻度が低く，自覚症状を認めない場合は特に治療の必要はない
- 症状を伴う場合は，抗不整脈薬や交感神経遮断薬などの薬物治療

c. 心房細動 (AF，Af)

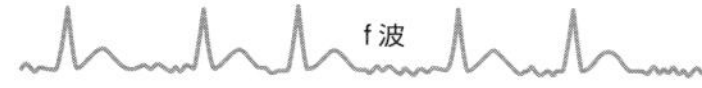

- P 波は消失し，f 波と呼ばれる基線の動揺を認め，RR 間隔は不規則
- 動悸やめまい，心不全をきたすと息切れ，易疲労感，呼吸困難など
- 左房内に血栓を形成し，脳梗塞など塞栓症の可能性
- ずっと続いており，止める必要がある場合は，抗不整脈薬，電気的除細動，カテーテルアブレーションのほか，抗凝固療法

d. 心室細動（VF）（致死性・重症度が高い）

- QRS 波は幅広く，規則性がない
- 失神・痙攣などの脳循環不全症状
- 速やかに心肺蘇生法を開始する

e. 1 度房室ブロック

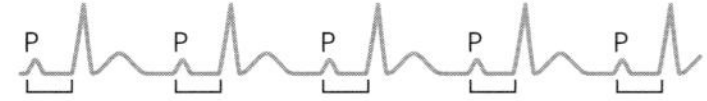

- PQ 時間が 0.21 秒以上に延長
- 明らかな自覚症状は伴わない
- 経過観察

f. 2 度房室ブロック

- **ウェンケバッハ型房室ブロック**

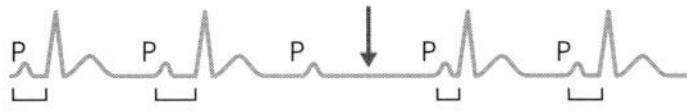

- PQ 時間が徐々に延長し，QRS 波が脱落（↓）
- 無症状がほとんど
- 通常，治療必要なし

g. モビッツⅡ型房室ブロック

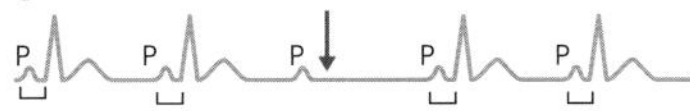

- PQ 時間の延長を伴わず，突然 QRS 波が脱落（↓）
- 無症状のこともあるが，ふらつき，失神などを呈することもある
- ペースメーカー植込み術の適応

消化器系

自覚症状の確認 (文献 27，28 をもとに作成)

自覚症状のアセスメント

腹痛	【確認のポイント】 ・発熱や下痢，悪心・嘔吐の有無を確認→感染性のものか判断 ・いつから，どの程度の痛みがどのくらい続いているか ・部位・範囲 ・痛みの性状（鈍痛，強い痛み，鋭い痛み，間欠性，持続性） ※腹痛の分類，出現部位，出現状況と考えられる原因は次頁以降参照
食欲不振	・明らかな体重減少を伴う食欲不振→悪性腫瘍や抑うつ状態などの可能性 【確認のポイント】 ・いつから始まったか ・食事量はどのくらいか ・1 日の食事の回数や時間 ・随伴症状（体重減少，栄養障害，体力低下，気力減退，倦怠感，頭重感など）の有無
悪心・嘔吐	・吐物による気道閉塞が疑われる場合は，直ちに気道確保を行う 【確認のポイント】 ・どんなときに起こるか（食事内容，食事時間との関係） ・どのくらい続いているか ・急激に始まったか，前駆症状があったか ・服薬との関係：抗がん剤，抗炎症薬，抗菌薬，降圧薬，ジギタリス製剤，利尿薬，経口避妊薬，喘息治療薬，中枢神経作動薬，免疫抑制薬など ・吐物の性状：消化状態，におい，血液混入の有無など
便秘	【確認のポイント】 ・患者の入院前の排便習慣 ・入院患者のおかれている環境：トイレの環境，病室の環境 ・排便状態：回数，量，性状，臭気，混入物，排便間隔 ・便秘の原因や誘因の有無 ①疾患，摂取食物の内容・量，運動量 ②生活リズムと入院によるストレスの有無 ③薬物の使用

下痢	【確認のポイント】 ・いつから始まったか ・下痢の程度：排便回数，量，性状（泥状・水様性），臭気，混入物の有無 ・随伴症状の有無と状態 ①脱水症状：バイタルサイン・口渇・意識状態・倦怠感，血液検査データ，尿検査（尿の比重） ②肛門部痛，肛門周囲の粘膜の状態，出血の有無 ③全身状態：食欲不振，体重減少 ・下痢の原因や誘因の有無 ①食生活の内容：食事の量，回数，時間帯，摂取食品の衛生状態，冷たい飲料の過剰摂取，アルコール摂取 ②生活上の問題：寝冷え，ストレス ③薬物の使用：抗菌薬，ステロイド薬，緩下剤など
腹部膨満感	【確認のポイント】 ・いつから始まったか ・急激に始まったか，前駆症状があったか ・随伴症状（食欲不振，腹痛，悪心・嘔吐，便通障害，発熱，動悸など）の有無 ・腹部膨満感の原因や誘因の有無 ①疾患，摂取食物の内容・量，運動量 ②生活リズムと入院によるストレスの有無 ③薬物の使用

▶▶ 腹痛の分類（文献 29 より転載）

	内臓痛	体性痛（腹壁痛）	関連痛（放散痛）
発生機序	管腔臓器の伸展・攣縮，虚血，化学的刺激	壁側腹膜・腸間膜・横隔膜の炎症	体性知覚神経への刺激
発生時期	病初期	進行期	内臓痛の増悪期
部位	腹部正中，局在は不定	炎症臓器の近傍，局在は明瞭	刺激を受けた体性知覚神経の支配領域の皮膚・筋肉
性状	鈍痛，間欠性	強い痛み，持続性	鋭い痛み
求心性線維	自律神経	脳脊髄神経	
受容体	平滑筋受容体・化学受容体	髄膜受容体	
有効薬物	鎮痙薬，酸分泌抑制薬	鎮痛薬（非ステロイド系・非オピオイド系）	

▶▶ 腹痛の出現部位，出現状況と考えられる原因

痛みの部位	主な疾患
腹部全体の痛み	急性腹膜炎，急性膵炎，急性胃炎，食中毒
心窩部痛，臍周囲痛	胃十二指腸潰瘍，逆流性食道炎，胆石・胆嚢炎，膵炎，狭心症，心筋梗塞，解離性大動脈瘤
右季肋部痛，右側腹部痛	虫垂炎，胆石・胆嚢炎，胆管炎，胆嚢がん，胆管がん，肝がん，帯状疱疹
左季肋部痛，左側腹部痛	急性膵炎，慢性膵炎，膵がん，腸疾患（クローン病，大腸がん，過敏性腸症候群，虚血性大腸炎）
回盲部痛	腸疾患（クローン病，大腸がん，過敏性腸症候群，大腸憩室症，大腸結核），右尿路結石
左下腹部痛	腸疾患（便秘，急性大腸炎，薬剤性大腸炎，潰瘍性大腸炎，過敏性腸症候群，虚血性大腸炎），左尿路結石，女性生殖器疾患（異所性妊娠，卵巣嚢腫，子宮付属器炎）
下腹部痛	女性生殖器疾患，腸疾患（潰瘍性大腸炎，クローン病，大腸がん，憩室炎），泌尿器疾患（急性膀胱炎，膀胱がん，尿路結石），鼠径ヘルニア

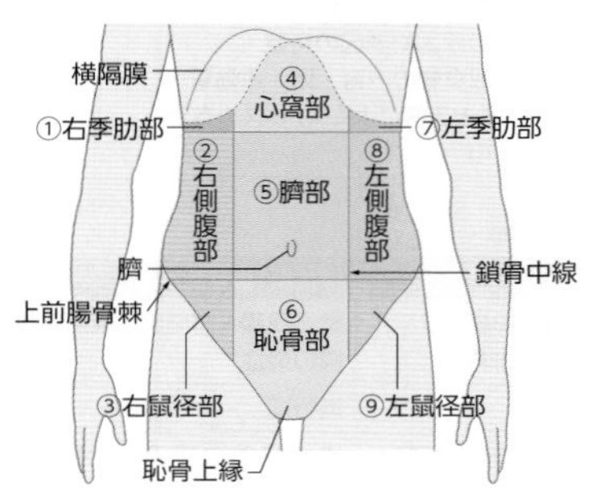

視診 (文献 30，31 をもとに作成)

- 腹部のアセスメントは，仰臥位で視診，聴診，打診，触診の順に実施する
- 視診では，表情や顔色の変化に注意しながら，
  ①皮膚表面の外観（皮膚の色や発疹，静脈の怒張の有無や皮膚線条の有無など）
  ②腹壁の形状（腹部の左右対称性，手術痕の有無，陥没や膨隆の有無）
  ③腹壁の拍動や腸蠕動不穏の有無
  を確認する

皮膚表面の状態 (写真は文献 32 より転載)

項目	異常所見と考えられる原因
乾燥，湿潤，発汗の有無	・皮膚の乾燥や弾力性の低下 →下痢や嘔吐など消化液の喪失に伴う脱水状態の可能性 ・皮膚の湿潤や発汗 →炎症などに起因する発熱に伴う発汗や湿潤の可能性
皮膚の黄染，色素沈着や発疹の有無	・皮膚に黄染がある →血中ビリルビン値が 3 mg/dL 以上で皮膚に黄疸が，2 mg/dL 以上で眼球結膜や口腔粘膜に黄疸が出現 ・手掌紅斑がある →肝硬変や慢性肝障害の可能性 ・頸部や胸部，手の甲などに直径数ミリの小さな血管拡張がみられる →クモ状血管腫（中心部を圧迫すると血管が消失し，圧迫解除で元に戻る）で肝硬変などでみられる ・神経の走行に沿って一側に出現する疼痛を伴う発疹 →帯状疱疹の可能性 図 クモ状血管腫
腹壁静脈の拡張の有無	・臍を中心とした放射状の血管の拡張（メドゥーサの頭） →門脈の閉塞や狭窄が原因
皮膚線条の有無	・下腹部に縦長の皮膚線条を認める →急な体重変化，腹水貯留，妊娠 ・赤紫色で幅が 1 cm 以上の皮膚線条 →クッシング症候群の可能性
腹壁の膨隆の有無	・腹部膨隆が認められる →肥満，腹水，腸内ガス，便塊，妊娠など ・表在性の腹壁膨隆 →腹壁ヘルニアの可能性

聴診 (文献 33 をもとに作成)

▶▶ 腸蠕動音の聴診

- 聴診器の膜面を用いて聴診する
- 聴診部位は 4 区分[図]の右下腹部の 1 か所
- 15 秒程度聴診し，蠕動音が減弱している場合は 1 分間聴診
- 1 分間で聴取されない場合は，さらに 3〜4 分聴診する

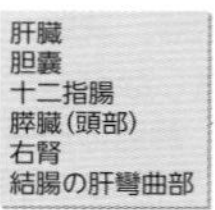

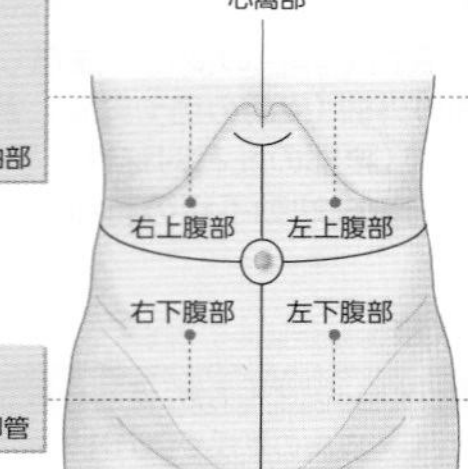

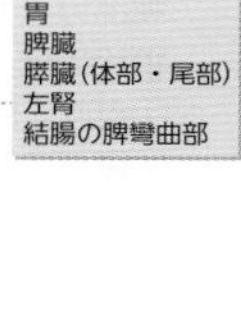

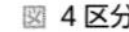
図 4 区分

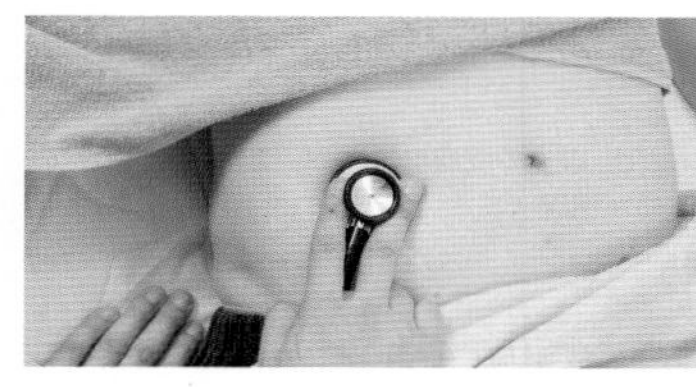

右下腹部の 1 か所に膜面を 1 分間軽く当てて聴診

▶▶ 腸蠕動音の正常所見と異常所見

	異常所見	考えられる疾患や状態
正常所見	・腸蠕動音(グル音)が 1 分間に 4〜12 回程度(ときどき聞こえる程度) ・血管雑音：腹大動脈領域で血管雑音が聴取されない	
腸蠕動音	腸蠕動音が 1〜3 回/分以下	腸の蠕動運動が低下した状態
	3〜4 分以上聴診しても聴取できない	腸の蠕動運動が停止している状態 →麻痺性腸閉塞(イレウス)や腹膜炎の可能性
	腸蠕動音が 13 回/分以上(常に腸雑音が聴取される)	腸蠕動が亢進している状態
	金属性の高い腸雑音	腸の一部が狭窄している(多量に貯留した腸液や空気が通過するときに発生する音) →機械的腸閉塞の可能性
血管雑音	腹部大動脈や腎動脈領域で収縮期雑音が聴取される	血管壁の異常によって血流に変化が起きている →動脈瘤や動脈狭窄の可能性

打診

▶▶ 打診の方法 (文献 34 をもとに作成)

・腹部の 4 区分[前頁図]を，右上腹部から時計回りに打診する

1. 利き手でない側の中指第 1・2 関節を伸展させて，打診する部位に密着させる
2. 利き手の示指・中指をそろえ，力を抜いて手首を背屈させる (ⓐ)
3. スナップをきかせて第 1 関節から爪床の部分をたたく (ⓑ)

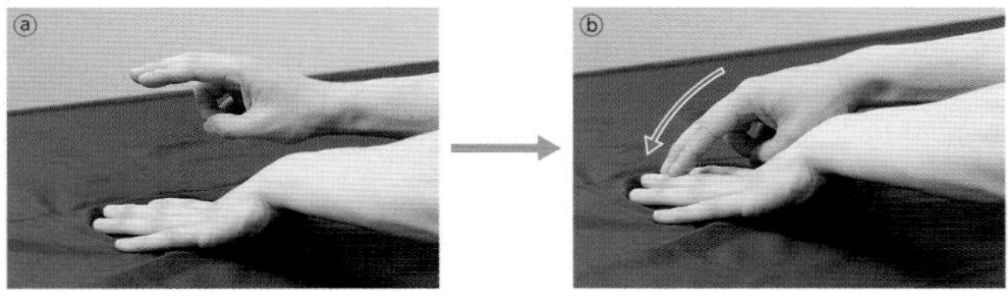

▶▶ 打診音の分類 (文献 35 をもとに作成)

	音の大きさ・性質	聴取される部位
清音 (共鳴音)	よく響く大きな音	正常な肺野
鼓音	鼓をたたいた時に発するような音	胃や腸など，閉じた袋状のものの中に空気が存在する部位
濁音	音量は小さく，持続も短い	心臓や肝臓など含気量が少ない実質臓器

▶▶ 腹水の有無の確認の手順 (文献 36 をもとに作成)

1. 介助者は片手を手刀の形にして患者の腹部正中線上に少し強く押し当てる
2. 実施者は両手を患者の両側腹部に当て，一方の手で患者の側腹部を軽く数回叩く
3. 叩いた振動が他方の手に感じられるか観察する
4. 腹水が貯留していれば，与えた振動が波動となって他方の手に感じられる

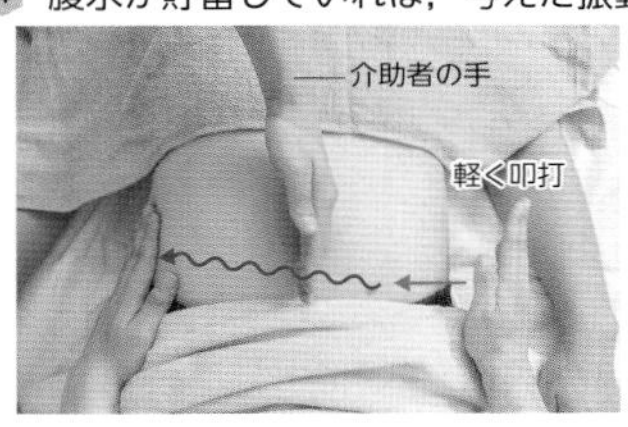

触診

浅い触診と深い触診（文献 37 をもとに作成）

- 浅い触診（ⓐ）：手の指（第 2～4 指）をのばしてそろえ，皮膚が 1～2 cm 沈む程度に軽く押さえながら，手の力を抜いて軽く触診する
- 深い触診（ⓑ）：腹部を 4～5 cm 沈む程度に触診する．両手を使うことも多く，その場合には利き手を下側にして行う

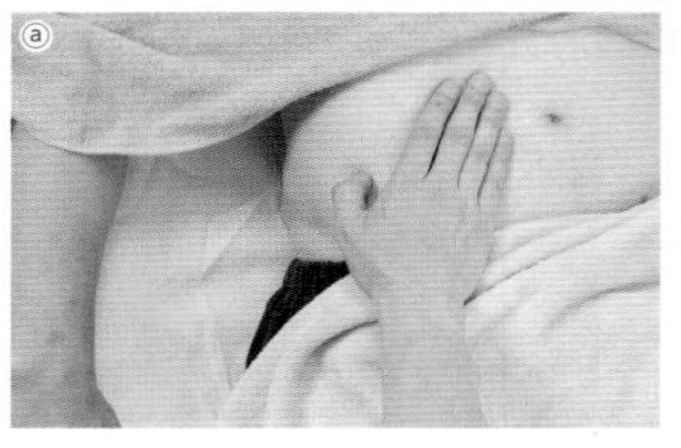

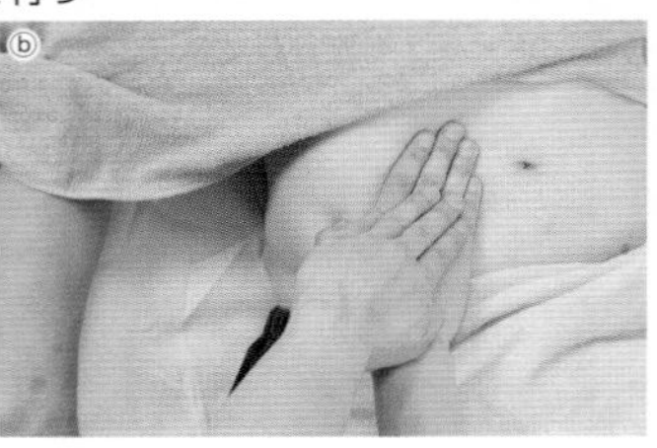

触診によって得られる情報（文献 38 より転載）

浅触診によって得られる情報	・圧痛（腹壁を圧迫した時に生じる痛み）の有無と部位 ・反跳圧痛（圧迫した手を急に離すことで生じる痛み）の有無と部位 ・腹壁の筋性防御（罹患部位を軽く触診した際に生じる，筋肉の収縮による腹壁筋の緊張）の有無 ・腹部硬直（刺激を与えなくても常に筋の緊張が認められる状態）の有無 ・表在性の腫瘤の有無と大きさ，硬さ，表面の滑らかさ，可動性の有無と位置
深触診によって得られる情報	・腹部臓器の形状 ・深い部位の腫瘤の有無，形状，大きさ ・ヘルニアの有無，形態

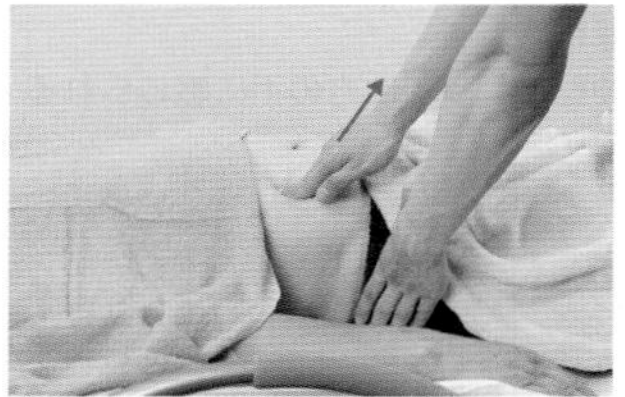

反跳圧痛（ブルンベルグ徴候）の確認
右下腹部を深く押し，急に離す

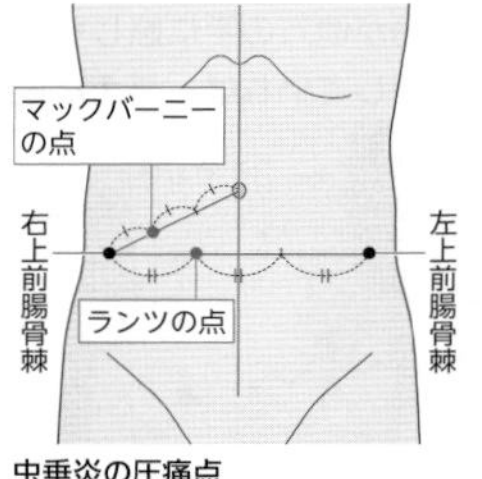

虫垂炎の圧痛点

腸閉塞

腸閉塞の分類 (文献 39 をもとに作成)

機械的腸閉塞	閉塞性 (単純性) 腸閉塞	・開腹手術後の癒着 ・腫瘍 (大腸がんなど) ・潰瘍瘢痕 ・異物 (結石, 寄生虫, 誤飲した異物) など
	絞扼 (こうやく) 性 (複雑性) 腸閉塞	・腸捻転 ・ヘルニア嵌頓 ・開腹手術後の癒着 など
機能的腸閉塞	麻痺性腸閉塞 (イレウス)	・開腹手術後 ・長期臥床 ・腹膜炎による炎症の波及 ・腹腔内出血の影響 ・麻薬や抗精神病薬の内服 など
	痙攣性腸閉塞	・神経因性：外傷, ヒステリー ・薬物中毒：ニコチン, モルヒネ など

腸閉塞とイレウス (麻痺性腸閉塞) の区別

- これまで, わが国では腸閉塞とイレウスは同義語として扱われてきた. しかし, 欧米ではイレウスは機能的腸閉塞 (麻痺性腸閉塞) のみを意味しており, わが国でも『急性腹症診療ガイドライン 2015』の提言に基づき区別されるようになった

腸閉塞

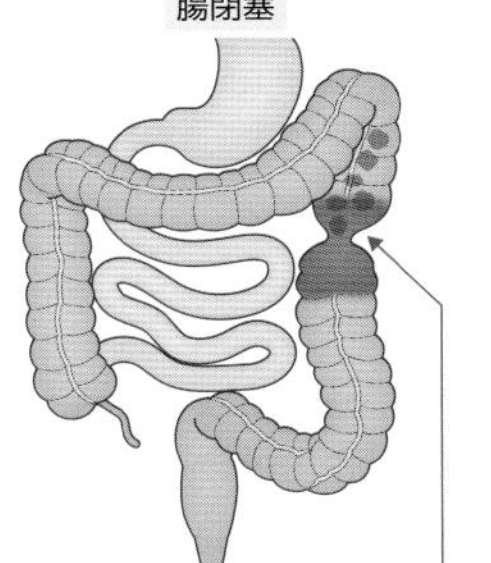

腸管内腔の閉塞により生じる

イレウス (腸管麻酔)

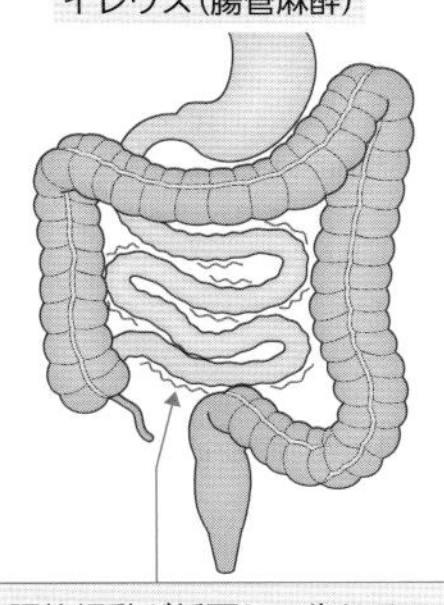

腸管蠕動が低下して生じる

脳・神経系

自覚症状の確認

・神経系の症状の場合，本人から十分な確認ができないこともあるため，家族などからも情報を収集することが大切

確認すべき自覚症状・徴候 (文献 40 より転載，一部改変)

項目	内容
頭痛	・いつからか (はじめて/1～2 週間前から/長い間) ・どの程度の痛みか (突然の激しい痛み/これまであった痛みが徐々に増強した/繰り返していた痛みが突然増強した)
めまい	・めまいが発生するきっかけの有無 ・めまいの持続時間 ・めまいの種類 (回転性：自分自身や周囲がぐるぐると上下・前後左右に動く，非回転性：ふらつき，浮遊感，脱力感)
運動障害	・いつからか ・どのような症状か (動かない，動かしにくい，力が入らない，ふるえる) ・どのように経過しているか (進行している/改善してきている/一過性である)
感覚障害	・感覚障害の部位 ・どのように知覚しているか (しびれ，痛み，感覚鈍麻・消失など) ・どのように経過しているか (進行している/改善してきている/変化はない)
その他	・言語障害，理解力や記憶力の低下：いつからか，どのような状況か ・ADL の状況：ADL が以前に比べて低下しているか，どのような動作が困難であるか

頭痛のアセスメント (文献 41 をもとに作成)

頭痛の性質・発現様式	原因・誘因 (赤字は緊急対応が必要な場合)
拍動性頭痛 (脈を打つような痛み)	片頭痛，群発頭痛，血管腫，動静脈奇形，高血圧性頭痛など
圧迫性，絞扼 (こうやく) 性頭痛 (ベルトで締めつけられるような痛み)	緊張型頭痛，眼精疲労，副鼻腔炎，頸椎異常など
電撃性，灼熱性頭痛 (電気が走るような，焼けつくような痛み)	三叉神経痛，舌咽神経痛など
激烈な痛み (バットで殴られたような，頭が割れるような痛み)	くも膜下出血，急性髄膜炎，緑内障，脳腫瘍など
一過性の頭痛	急性一酸化炭素中毒，発熱，急性アルコール中毒，低髄液圧症候群など
亜急性の進行性頭痛，頭蓋内圧亢進性頭痛 (目覚め型)	脳腫瘍，慢性硬膜下血腫，亜急性髄膜炎，副鼻腔炎や中耳炎の急性増悪期など
慢性の頭痛	反復性：片頭痛，群発頭痛，高血圧性頭痛など 持続性：緊張型頭痛，混合性頭痛，心因性頭痛，眼精疲労，慢性副鼻腔炎，頸椎症など

意識障害

▶▶ 意識障害の原因・誘因

分類	原因・誘因	
一次性中枢神経障害	頭蓋内病変	脳内出血，脳梗塞，くも膜下出血，腫瘍
	外傷	脳挫傷，頭蓋内血腫
	その他	てんかん，など
二次性中枢神経障害	代謝・内分泌	糖代謝異常，電解質異常，肝・腎障害など
	循環・呼吸	心不全，肺疾患など
	中毒	薬物，アルコール，一酸化炭素
	その他	体温異常など

意識状態の評価

▶▶ ジャパン・コーマ・スケール（Japan Coma Scale：JCS）（3-3-9 度方式による分類）

0	意識清明
Ⅰ	**刺激しないでも覚醒している状態**
1	だいたい意識清明だが，いまひとつはっきりしない
2	見当識障害がある
3	自分の名前，生年月日が言えない
Ⅱ	**刺激すると覚醒し，刺激をやめると眠り込む状態**
10	ふつうの呼びかけで開眼する
20	大きな声，または身体を揺さぶることにより開眼する
30	痛み刺激を加え，呼びかけを繰り返すと，かろうじて開眼する
Ⅲ	**刺激をしても覚醒しない状態**
100	痛み刺激に対し，払いのけるような動作をする
200	痛み刺激で少し手足を動かしたり，顔をしかめる
300	痛み刺激に反応しない

使用法と留意点

- JCS では，まず覚醒度によってⅠ～Ⅲ（「Ⅰ．刺激しなくても覚醒している状態」「Ⅱ．刺激すると覚醒し，刺激をやめると眠り込む状態」「Ⅲ．刺激をしても覚醒しない」）の 3 段階で判別し，次にその意識の内容により 3 段階で判定する
- 記録には「Ⅰ-3」「Ⅱ-30」「Ⅲ-300」などと記載する
- R：不穏（restlessness），I：尿失禁（incontinence），A：無動無言症（akinetic mutism），失外套（しつがいとう）状態（apallic state）がある場合には，スケールの後にそれぞれ R，I，A をつける．　例）Ⅲ-100-R など

グラスゴー・コーマ・スケール（Glasgow Coma Scale：GCS）

開眼	E（eye opening）
4	自発的に開眼する
3	呼びかけにより開眼する
2	痛み刺激により開眼する
1	まったく開眼しない

最良言語反応	V（best verbal response）
5	見当識あり
4	混乱した会話
3	混乱した言葉
2	理解不明の音声
1	まったくなし

最良運動反応	M（best motor response）
6	命令に従う
5	疼痛部を認識する
4	痛みに対して逃避する
3	異常屈曲
2	伸展する
1	まったくなし

使用法と留意点

- GCS では，3 つの要素〔開眼（E），言語（V），運動機能（M）〕をそれぞれの分類ごとに評点し，合計点（3～15 点）で総合評価を行う
- 記録には「E：2，V：1，M：4　計 7 点」などと記載する

瞳孔の正常と異常所見

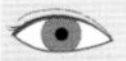
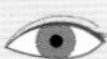

正常

- 3～4 mm
- 左右差なし
- 形は正円

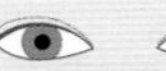
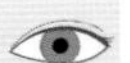

中間位

- 4～5 mm
- 形は不正円形
- 対光反射（－）
- 中脳障害

両側縮瞳（軽度）

- 2～3 mm
- 対光反射（＋）
- 低血糖などの代謝異常，間脳障害

両側散瞳

- 5～6 mm
- 対光反射（－）：重度の低酸素状態
- 対光反射（＋）：交感神経作動薬の可能性

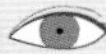

両側縮瞳（重度）

- 2 mm 以下
- 対光反射（＋）
- 橋出血，脳幹部梗塞，モルヒネなどの中毒

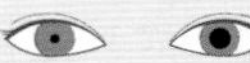
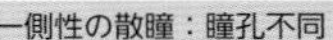

一側性の散瞳：瞳孔不同

- 左右で 0.5 mm 以上の差
- 動眼神経麻痺，脳浮腫や出血などの頭蓋内圧亢進

a. 瞳孔の観察方法

・自然光下で瞳孔計を眼の下に当て，①左右の瞳孔径（mm），②左右差，③瞳孔の形を観察する

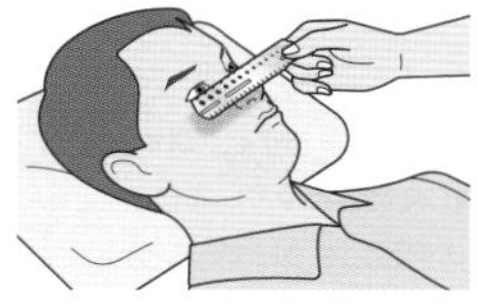

b. 直接・間接対光反射の観察方法

❶片方の眼の外側から正面へペンライトを移動させ，瞳孔に光を当て，①縮瞳の有無，②反射はスムーズか，③左右差を観察する（直接対光反射）．反対側の眼も同様に行う

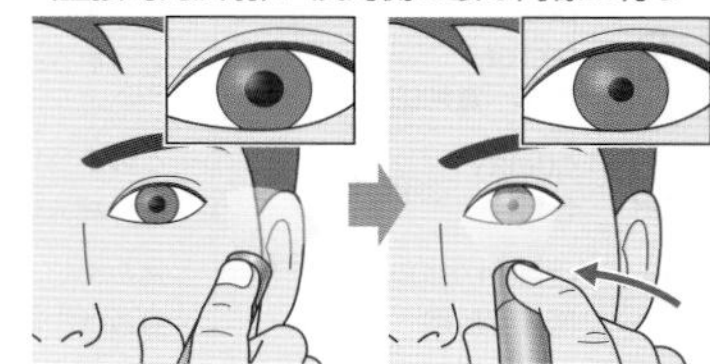

❷上記❶と同じように瞳孔に光を当て，反対側の瞳孔反射を観察する（間接対光反射）．もう一方の眼も同様に行う

感覚機能の評価

感覚の分類（体性感覚・特殊感覚・内臓感覚）

感覚
体性感覚
表在感覚
触覚・痛覚・温覚・冷覚
深部感覚
運動覚・位置覚・振動覚
複合感覚
立体感覚・2 点識別覚・皮膚書字覚
特殊感覚
視覚・聴覚・味覚・嗅覚・平衡感覚
内臓感覚
内臓痛覚・臓器感覚

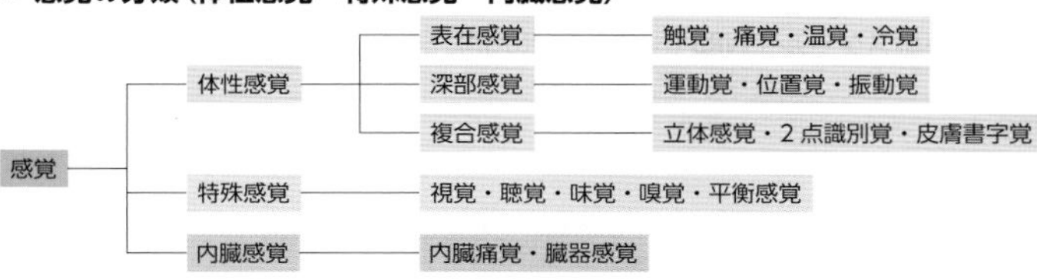

a. 表在感覚の検査

・皮膚にある表在感覚（皮膚感覚）とは，皮膚や粘膜でとらえられる感覚であり，触覚，痛覚，温度覚（温覚，冷覚）がある．これらの検査法は以下のとおり

触覚検査	軟らかな筆などを皮膚に軽く触れて，触れられたのがわかったら返事をしてもらう
温度覚検査	温水（約 45℃）の入った試験管と冷水（約 20℃）の入った試験管を 2 本用意し，皮膚に触れて温かいか冷たいかを尋ねる
痛覚検査	先端のとがったものなどで，皮膚を遠位から近位に刺激し，感覚の消失を調べる

運動機能の評価

・運動機能は徒手筋力テスト（manual muscle test：MMT）などによって評価する．MMT の詳細は，p50 参照

痛みの評価

痛みの PQRST（痛みのアセスメント項目）

		問診内容（例）
P	provocative/palliative factor 増悪・寛解因子	・どうすると痛みが悪化するか ・どうすると楽になるか
Q	quality 性質	・どのような痛みか（鈍い，鋭い，うずく，刺すような） ・その痛みはかつて経験した痛みと似ているか
R	region/radiation 部位・放散	・痛む部位はどこか（人体図に印をつけてもらう） ・痛みは放散するか（顎，背部，腕など）
S	severity 強さ	・痛みの評価スケール（NRS，VAS，フェイススケール）で回答してもらう
T	time course 時間	・いつ始まったか，どのくらい持続しているか ・痛みが最も強い時間はいつか

痛みの評価スケール

a. 数値評価スケール：NRS (Numeric Rating Scale)

1　2　3　4　5　6　7　8　9　10

使用法と留意点

・スケールを見せて，現在感じている痛みの程度に該当する数字（1～10）を指さしてもらう．または，1～10 の数字を口頭で言ってもうらう

・簡便ではあるが，数的表現が難しい人には不向き

b. 視覚的アナログスケール：VAS (Visual Analogue Scale) 10 cm

まったく痛みはない　　　これ以上の痛みは考えられない

使用法と留意点

・スケールを見せて，現在感じている痛みの程度に該当する部分を指さしてもらう

・細やかな評価が可能であるが，視力障害のある人には不向き

c. フェイススケール

0
まったく
痛みがない
1
ほんの少し
痛い
2
もう少し
痛い
3
もっと
痛い
4
とても
痛い
5
これ以上ないほど
痛い

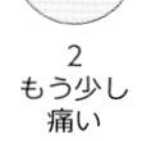

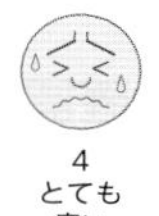

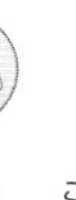

使用法と留意点

- スケールを見せて，現在感じている痛みの程度に該当する顔を指さしてもらう
- 小児や高齢者にも使用しやすいが，痛み以外の気分を反映する可能性があることに留意する

Memo

筋・骨格系

自覚症状の確認 (文献42，43をもとに作成)

自覚症状のアセスメント

疼痛	全身の骨・関節・筋肉に関する痛みの有無を確認する ①痛みの部位：どこか，表面か深部か ②痛みの程度 ③タイミング：始まったのはいつか，持続時間は，頻度はどの程度か ④発症と経過：どの方向に向かい，どの部位まで放散するか，左右対称性に痛むか
炎症症状	自覚的炎症症状の有無を確認する ・発赤，腫脹，熱感など
しびれ	知覚鈍麻，知覚過敏，知覚消失などを確認する ①知覚や運動感覚でわかるもの 「触れてもわからない」といった手足の知覚の異常 「力が入らない」といった手足の動かしにくさ(脱力) 筋のこわばり(過度の筋の緊張) ②異常な感覚の訴えとして表現されるもの 「ビリビリする」「ジンジンする」などと訴える ③その他 「温度を感じない」と訴えることもある ※患者のしびれについては，その原因を鑑別するうえでも，訴えの内容をできるだけ具体的に把握することが重要
関節の可動性	動かしにくい関節の有無を確認する ・可動域に制限のある関節の有無・程度を把握する ・動かしにくい関節があるか，その部位と動かしにくさの程度はどうか ・動かしにくい時間帯や天候との関連についても確認する
筋力低下	筋力低下の有無を確認する ・力の入りにくい部位と程度
関節運動時の音	関節を動かす際に音がしないか ・膝関節の運動時に聞かれる異常音→運動中に膝関節内の軟部組織(半月板，関節包，滑膜など)が関節軟骨に挟まれたり，関節外で筋肉や靱帯が骨の隆起を乗り越えて発する音といわれる

自覚症状が確認された時の情報収集のポイント

- 自覚症状が確認された場合には，下記の点についてさらに情報収集していく

> - いつ頃からその症状が出現したか
> - 左右両方にみられるか
> - 常にその症状があるか
> - 軽減・増強するのはどのようなときか
> - その症状のために日常生活動作で不自由を感じる動作はないか

関節可動域の測定

測定方法

- 基本軸を 0 度とし，動作後の角度（移動軸）を測定する
- 基本的には他動運動による測定値を記録として記載する（自動運動による測定の場合はその旨を明記する）
- 各関節での開始肢位（starting position）は次頁の「ROM の基準」を参照

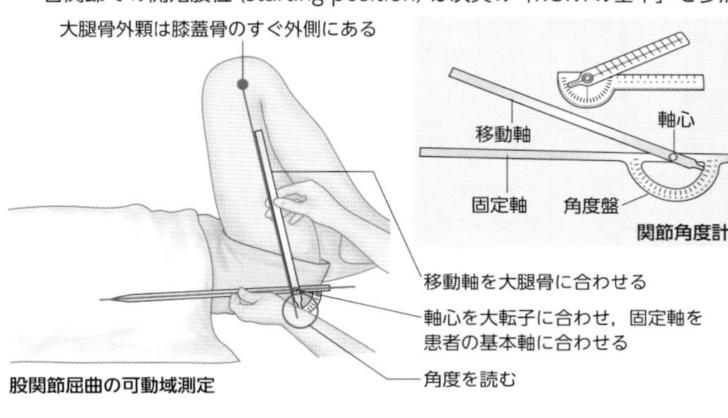

股関節屈曲の可動域測定

測定結果の記載方法

- 測定時の運動の種類：自動運動か，他動運動か
- 運動の方向：伸展，屈曲など
- 体位：どのような体位で測定したのか
- 測定値：5 度単位で記録する
- 測定時の痛みなどの症状を記載する

ROM の基準 (文献 44 をもとに作成)

a. 上肢の基準

関節名	運動方向	参考可動域角度	参考図
肩甲帯	屈曲	20	
	伸展	20	
	挙上	20	
	引き下げ(下制)	10	
肩(肩甲帯の動きを含む)	屈曲(前方挙上)	180	
	伸展(後方挙上)	50	
	外転(側方挙上)	180	
	内転	0	
	外旋	60	
	内旋	80	
	水平屈曲	135	
	水平伸展	30	
肘	屈曲	145	
	伸展	5	
前腕	回内	90	
	回外	90	
手	屈曲(掌屈)	90	
	伸展(背屈)	70	
手	橈屈	25	
	尺屈	55	

b. 手指の基準

関節名	運動方向	参考可動域角度	参考図
母指	橈側外転	60	
	尺側内転	0	
	掌側外転	90	
	掌側内転	0	
	屈曲(MCP)	60	
	伸展(MCP)	10	
	屈曲(IP)	80	
	伸展(IP)	10	
指	屈曲(MCP)	90	
	伸展(MCP)	45	
	屈曲(PIP)	100	
	伸展(PIP)	0	
	屈曲(DIP)	80	
	伸展(DIP)	0	
	外転		
	内転		

c. 下肢の基準

関節名	運動方向	参考可動域角度	参考図
股	屈曲	125	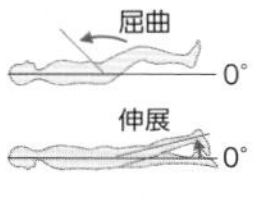
	伸展	15	
	外転	45	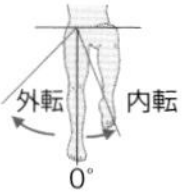
	内転	20	
	外旋	45	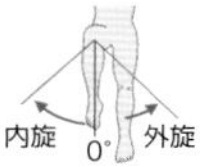
	内旋	45	
膝	屈曲	130	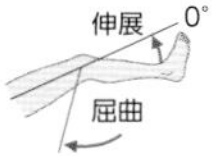
	伸展	0	
足	屈曲(底屈)	45	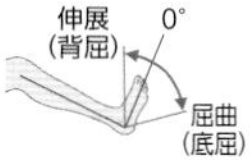
	伸展(背屈)	20	
足部	外返し	20	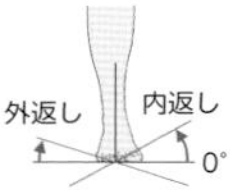
	内返し	30	
	外転	10	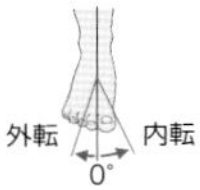
	内転	20	
母指(趾)	屈曲(MTP)	35	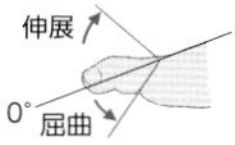
	伸展(MTP)	60	
	屈曲(IP)	60	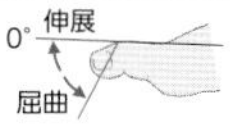
	伸展(IP)	0	

関節名	運動方向	参考可動域角度	参考図
足指(趾)	屈曲(MTP)	35	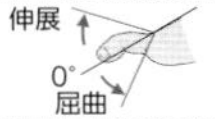
	伸展(MTP)	40	
足指(趾)	屈曲(PIP)	35	
	伸展(PIP)	0	
	屈曲(DIP)	50	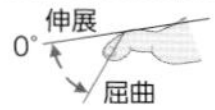
	伸展(DIP)	0	

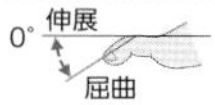

d. 体幹の基準

関節名	運動方向		参考可動域角度	参考図
頸部	屈曲(前屈)		60	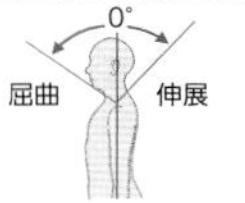
	伸展(後屈)		50	
	回旋(捻転)	左回旋	60	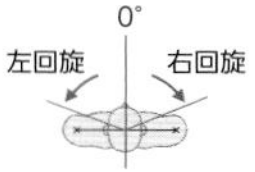
		右回旋	60	
	側屈	左側屈	50	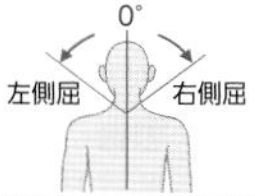
		右側屈	50	
胸腰部	屈曲(前屈)		45	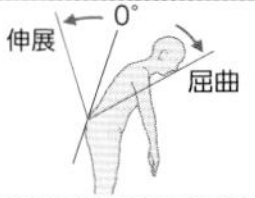
	伸展(後屈)		30	
	回旋	左回旋	40	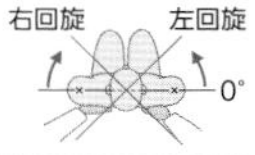
		右回旋	40	
	側屈	左側屈	50	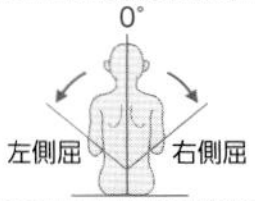
		右側屈	50	

徒手筋力テスト(manual muscle test：MMT)

- 「筋収縮が認められない」から「強い抵抗を加えても運動ができる」までを6段階で評価し，各関節の筋または筋群の筋力を量的に測定する方法

■ MMTの判定基準

段階(表示方法)	判定する基準
正常(N：normal，5)	健常筋と同じ筋力を有する．強い抵抗を加えても運動ができる
優(G：good，4)	正常より弱いが，抵抗力・重力に抗して運動ができる
良(F：fair，3)	重力に抗して運動ができる
可(P：poor，2)	重力を除くと運動ができる
不可(T：trace，1)	視診や触診によって筋収縮は認められるが運動はできない
ゼロ(0：zero，0)	視診や触診によっても筋収縮が認められない

▶▶ 測定方法 (次頁表参照)

- まず段階3(MMT3)「重力に抗して運動ができるかどうか」の評価から行う．その後，MMT3の結果によって，MMT4・5，またはMMT2・1・0の評価を行っていく．MMT4・5の評価において抵抗を加える時は，運動が起こる関節の遠位端に力を加えることが基本．また，左右差の評価も必要

a. 測定方法の例(上腕二頭筋の場合) (文献45をもとに作成)

1. 手掌を上に向けた状態で両腕を挙げ，屈曲してもらう
   - この運動ができれば，MMT3以上である(図a，b)．図bの状態から腕が下がるようであればMMT2以下である
2. 患者に肘を屈曲した状態で力を入れてもらい，看護師は前腕を引っ張り，抵抗を加える
   - 少し引っ張ると動く場合はMMT4(図c)，動かない場合はMMT5である

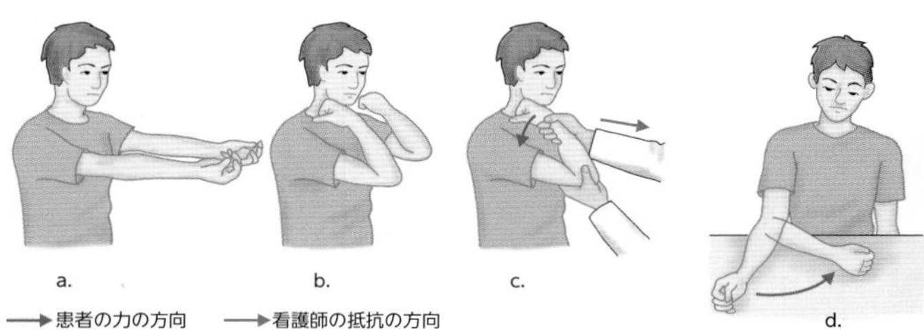

図 上腕二頭筋のMMT

3 1 で屈曲ができない場合は，図 d のように机の上に手を置き，水平移動ができるか確認する

- 水平移動ができれば MMT2．筋の収縮だけがある場合は MMT1，筋の収縮もない場合は MMT0 とする

MMT の方法（文献 46 より転載）

部位	筋力	支配筋	方法
手指	外転力	背側骨間筋	机の上に手指を開いた状態で置いてもらう 看護師の手で母指と小指をつかんで力を入れ，抗力をみる
手首	掌屈力	手根屈筋群	拳をつくって上肢を前方に挙上してもらう 看護師の手で拳を下から押し上げ，抗力をみる
	背屈力	手根伸筋群，指伸筋	拳をつくって上肢を前方に挙上してもらう 看護師の手で拳を上から押し下げ，抗力をみる
肘関節	屈筋力	上腕二頭筋	上肢を前方に挙上し，肘関節を 90 度屈曲してもらう 患者の手首をつかんで自分の方へ引き，抗力をみる
	伸展力	上腕三頭筋	上肢を前方に挙上し，肘関節を 90 度屈曲してもらう 患者の手首をつかんで患者の方へ押し，抗力をみる
肩関節	屈曲力	三角筋	上肢を前方に挙上してもらう 患者の上腕を押し下げ，抗力をみる
	伸展力	三角筋	上肢を前方に挙上してもらう 患者の上腕を下から押し上げ，抗力をみる
股関節	屈曲力	大腿四頭筋，恥骨筋，腸腰筋	仰臥位で膝関節を曲げるか座位で大腿を上げてもらう 患者の大腿を手で押し，抗力をみる
	内転力	内転筋群	仰臥位で広げた下肢を閉じるか座位で膝を閉じてもらう 患者の両膝内側に両手を入れ，広げるように引っ張り抗力をみる
	外転力	中殿筋，小殿筋	仰臥位で下肢を広げるか，座位で膝を広げてもらう 患者の両膝外側に両手を置き，閉じるように押して抗力をみる
膝関節	屈曲力	大腿二頭筋，下腿三頭筋	仰臥位で膝を曲げるか，座位になってもらう 患者の下腿後面を手で持ち，看護師のほうへ引いて抗力をみる
	伸展力	大腿四頭筋	仰臥位で膝を曲げるか，座位になってもらう 患者の下腿前面に手を置き，患者の方へ押して抗力をみる
足関節	背屈力	下腿伸筋群	足関節を 90 度にしてもらう 患者の足背に手を置き，足底の方へ押して抗力をみる
	底屈力	下腿屈筋群，腓骨筋群	足関節を 90 度にしてもらう 患者の足底に手を置き，足背の方へ押して抗力をみる

a. 三角筋（肩関節の外転）

検査者が力を加える方向
対象者が力を加える方向

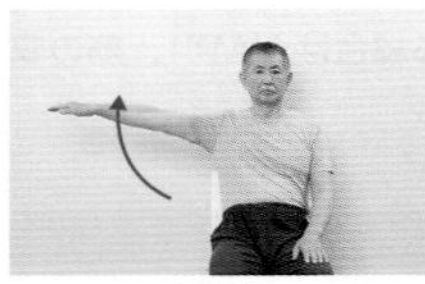

MMT3

抵抗がなければすべての可動域を運動でき，かつその位置を保持できる（端座位）

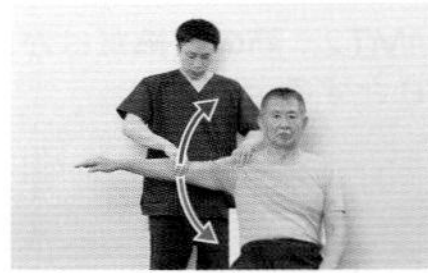

MMT5

全可動範囲を運動でき，最大の抵抗に抗し上肢を持ち上げた状態を維持できる（端座位）

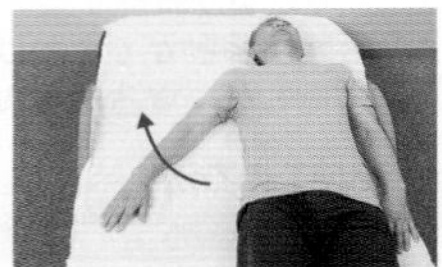

MMT2

仰臥位であれば，上肢をすべての運動範囲で動かせる

b. 手根屈筋群（手関節の屈曲）

※端座位にて実施

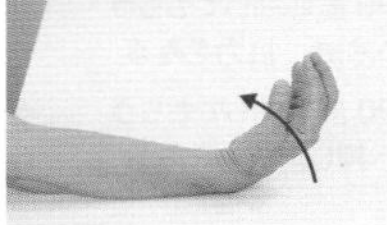

MMT3

抵抗がなければすべての可動域を運動でき，かつ最終点を保持できる

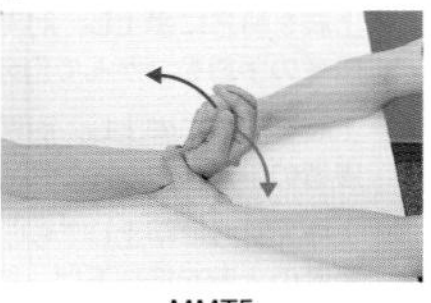

MMT5

全可動範囲を運動でき，かつ最大の抵抗に抗し最終点を維持できる

c. 足関節の背屈

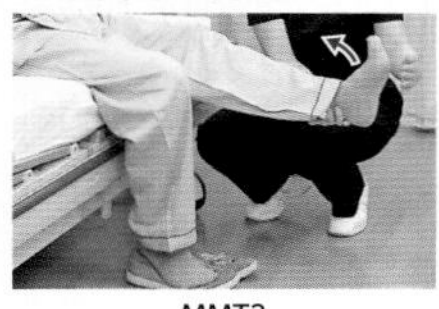

MMT3

抵抗がなければすべての可動域を運動でき，かつ最終到達位置を保持できる

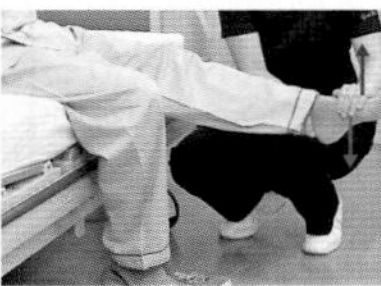

MMT4

強～中等度の抵抗に抗し，全可動域で運動ができる

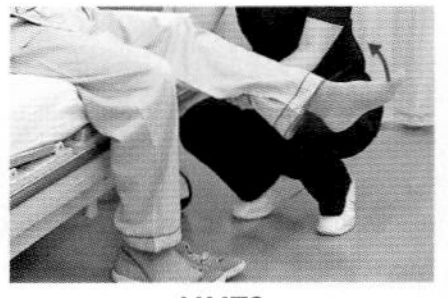

MMT2

運動範囲の一部だけが可能

POINT

- 検査者は，いつも同じ手（利き手）を用い，同等の力で抵抗を加えるようにする
- 検査者の主観により判定するため，検査者によって評価が変わる場合があることに留意する

Memo

基本的活動

基本動作

- 日常生活動作 (activities of daily living：ADL) とは，日々の生活を送るために最低限必要な動作 (起居動作，移動，食事，更衣，排泄，入浴など) のこと
- ADL には，基本的日常生活動作 (basic ADL：BADL) と手段的日常生活動作 (instrumental ADL：IADL) がある
- BADL とは，一般的には ADL のことを指す
- IADL とは，掃除・料理・洗濯・買い物などの家事や交通機関の利用，電話対応などのコミュニケーション，服薬管理，金銭管理などの複雑な ADL のこと

BADL の評価

- Barthel Index (バーセルインデックス), Katz Index (カッツインデックス), FIM，DASC-21 (ダスク 21) などのツールが活用される
- DASC-21 は，地域包括ケアシステムにおける認知症アセスメントシートで，認知機能と生活機能を総合的に評価できる．入浴，着替え，トイレ，身だしなみ，食事，移動など 21 項目から構成され，「できる～全介助」までの 4 段階評価となっている

a. Barthel Index (バーセルインデックス) (文献 47 より翻訳・転載)

使用法と留意点

- 食事，移動，整容，トイレ，入浴，歩行，階段，着替え，排便，排尿の 10 項目で構成されている
- 自立度に応じて点数が設定されており，満点を 100 点 (完全に自立している) としてそれぞれの動作を評価する．点数が高いほど自立している
- 声かけや見守りは自立としてよい
- 評価の結果は環境により左右されることに留意する
- 評価のタイミングは，初診時や入院時，退院時など．定期的評価により BADL の問題を早期にとらえ，アプローチを検討する

食事	10：自立，必要に応じて自助具を使用して，食物を切ったり，調味料をかけたりできる 5：食物を切ってもらう必要があるなど，ある程度介助を要する 0：上記以外
車椅子とベッド間の移動	15：移動のすべての段階が自立している（ブレーキやフットレストの操作を含む） 10：移動の動作のいずれかの段階で最小限の介助や，安全のための声かけ，監視を要する 5：移動に多くの介助を要する 0：上記以外
整容	5：手洗い，洗顔，髪すき，歯みがき，ひげそりができる 0：上記以外
用便動作	10：用便動作（便器への移動，衣服のしまつ，ふき取り，水洗トイレ操作）が介助なしにできる 5：安定した姿勢保持や衣服の着脱，トイレットペーパーの使用などに介助を要する 0：上記以外
入浴	5：すべての動作を他人の存在なしに遂行できる（浴槽使用でもシャワーでもよい） 0：上記以外
平地歩行	15：少なくとも 45 m，介助や監視なしに歩ける（補助具や杖の使用は可，車輪つき歩行器は不可） 10：最小限の介助や監視下で少なくとも 45 m 歩ける 5：歩行不可能だが，自力で車椅子を駆動し少なくとも 45 m 進める 0：上記以外
階段昇降	10：1 階分の階段を介助や監視なしに安全に上り下りできる（手すりや杖の使用は可） 5：介助や監視を要する 0：上記以外
更衣	10：すべての衣服（靴のひも結びやファスナーの上げ下ろしも含む）の着脱ができる（治療用の補装具の着脱も含む） 5：介助を要するが，少なくとも半分以上は自分で，標準的な時間内にできる 0：上記以外
排便コントロール	10：随意的に排便でき，失敗することはない，坐薬の使用や浣腸も自分でできる 5：ときに失敗する，もしくは坐薬の使用や浣腸は介助を要する 0：上記以外
排尿コントロール	10：随意的に排尿できる，必要な場合は尿器も使える 5：ときに失敗する，もしくは尿器の使用などに介助を要する 0：上記以外

※代表的な ADL 評価法である．100 点満点でも 1 人住まいが可能というわけではない

b. Katz Index (カッツインデックス) (文献 48 より翻訳・転載)

入浴 (洗体, シャワー, 浴槽に入る)	自立	完全に 1 人で入浴が可能. または, 背部や障害のある手足 1 か所のみを洗うために介助が必要
	介助	1 か所以外にも洗えない部位がある. 浴槽の出入りが 1 人でできない
更衣	自立	タンスや引き出しから衣類を出し, 服・コート・装具を身につける (ファスナーを閉めることや靴ひもを結ぶことは除外する)
	介助	全部または一部の行為動作ができない
トイレ	自立	トイレに行き, 便器に近付いたり離れたり, 衣類を操作し, 後始末ができる (夜間のみベッドで便器や自助具を使用してもよい)
	介助	トイレの使用に介助が必要, あるいは常にベッドで便器を使用する
移動	自立	自力でベッドに入り, ベッドから離れる. 椅子に腰かけ, 椅子から離れる (自助具を使用してもよい)
	介助	ベッドや椅子への移動が 1 つ以上できない
排泄コントロール	自立	排尿・排便操作が完全に自分でできる
	介助	完全または不完全な失禁状態 (浣腸・カテーテル・便器・尿器の使用について部分的介助または管理・監視が必要)
食事	自立	食事を皿からとり, 口に入れる
	介助	一部または全部の摂食行為ができず, 介助が必要

【補遺】

A	食事, 排尿・排便自制, 移乗, トイレに行く, 更衣および入浴のすべてにおいて自立
B	上記の 1 つを除いてすべて自立
C	入浴および他の 1 つを除いてすべて自立
D	入浴, 更衣および他の 1 つを除いてすべて自立
E	入浴, 更衣, トイレに行くおよび他の 1 つを除いてすべて自立
F	入浴, 更衣, トイレに行く, 移乗および他の 1 つを除いてすべて自立
G	6 つの活動すべてに介助を要する
その他	2 つ以上の活動で介助を要するが, 上記の C, D, E, F に分類できない

使用法と留意点

- 入浴, 更衣, トイレの使用, 移動, 排尿・排便, 食事の 6 領域の ADL に関して, いくつ自立して行えるかどうかで最終的な評価結果 (A~G) を判断する
- 自立の定義は「監視・指導・介助がない状態」

IADL の評価

・Lawton (ロートン) の尺度，老研式活動能力指標，などが活用される

a. Lawton (ロートン) の尺度 (文献 49 より翻訳・転載)

項目	採点 男性	女性
A 電話を使用する能力		
1. 自分から電話をかける (電話帳を調べたり，ダイアル番号を回すなど)	1	1
2. 2，3 のよく知っている番号をかける	1	1
3. 電話に出るが自分からかけることはない	1	1
4. 全く電話を使用しない	0	0
B 買い物		
1. 全ての買い物は自分で行う	1	1
2. 小額の買い物は自分で行える	0	0
3. 買い物に行くときはいつも付き添いが必要	0	0
4. 全く買い物はできない	0	0
C 食事の準備		
1. 適切な食事を自分で計画し準備し給仕する		1
2. 材料が供与されれば適切な食事を準備する		0
3. 準備された食事を温めて給仕する，あるいは食事を準備するが適切な食事内容を維持しない		0
4. 食事の準備と給仕をしてもらう必要がある		0
D 家事		
1. 家事を一人でこなす，あるいは時に手助けを要する (例：重労働など)		1
2. 皿洗いやベッドの支度などの日常的仕事はできる		1
3. 簡単な日常的仕事はできるが，妥当な清潔さの基準を保てない		1
4. 全ての家事に手助けを必要とする		1
5. 全ての家事にかかわらない		0
E 洗濯		
1. 自分の洗濯は完全に行う		1
2. ソックス，靴下のゆすぎなど簡単な洗濯をする		1
3. 全て他人にしてもらわなければならない		0
F 移送の形式		
1. 自分で公的機関を利用して旅行したり自家用車を運転する	1	1
2. タクシーを利用して旅行するが，その他の公的輸送機関は利用しない	1	1
3. 付き添いがいたり皆と一緒なら公的輸送機関で旅行する	1	1
4. 付き添いか皆と一緒で，タクシーか自家用車に限り旅行する	0	0
5. まったく旅行しない	0	0
G 自分の服薬管理		
1. 正しいときに正しい量の薬を飲むことに責任がもてる	1	1
2. あらかじめ薬が分けて準備されていれば飲むことができる	0	0
3. 自分の薬を管理できない	0	0
H 財産取り扱い能力		
1. 経済的問題を自分で管理して (予算，小切手書き，掛金支払い，銀行へ行く) 一連の収入を得て，維持する	1	1
2. 日々の小銭は管理するが，預金や大金などでは手助けを必要とする	1	1
3. 金銭の取り扱いができない	0	0

※採点法は各項目ごとに該当する右端の数値を合計する (男性 0～5，女性 0～8 点)

使用法と留意点

- 電話，買い物，食事の準備，家事，洗濯，交通手段，服薬管理，財産管理の 8 項目から構成される
- 各項目を 3～5 段階で評価し，その評価に応じた点数を右欄につける
- 点数が高いほど自立度が高い

b. 老研式活動能力指標

毎日の生活についてうかがいます．以下の質問のそれぞれについて，「はい」「いいえ」のいずれかに○をつけて，お答えください．質問が多くなっていますが，ごめんどうでも全部の質問にお答えください．

(1)	バスや電車を使って 1 人で外出できますか	1．はい	2．いいえ
(2)	日用品の買い物ができますか	1．はい	2．いいえ
(3)	自分で食事の用意ができますか	1．はい	2．いいえ
(4)	請求書の支払いができますか	1．はい	2．いいえ
(5)	銀行預金・郵便貯金の出し入れが自分でできますか	1．はい	2．いいえ
(6)	年金などの書類が書けますか	1．はい	2．いいえ
(7)	新聞を読んでいますか	1．はい	2．いいえ
(8)	本や雑誌を読んでいますか	1．はい	2．いいえ
(9)	健康についての記事や番組に関心がありますか	1．はい	2．いいえ
(10)	友だちの家を訪ねることがありますか	1．はい	2．いいえ
(11)	家族や友だちの相談にのることがありますか	1．はい	2．いいえ
(12)	病人を見舞うことができますか	1．はい	2．いいえ
(13)	若い人に自分から話しかけることがありますか	1．はい	2．いいえ

使用法と留意点

- バスや電車の利用，買い物，食事の用意，請求書の支払い，預金・貯金の出し入れ，書類記入，新聞を読む，本や雑誌を読む，健康についての関心，友人宅への訪問，相談にのる，お見舞いに行く，若い人に話しかける，の 13 項目から構成される
- 各項目は「はい」「いいえ」で答える
- 点数が高いほど自立度が高い

≫ リハビリテーションや介護の分野で活用される ADL 評価のツール

a. FIM (Functional Independence Measure：機能的自立度評価表)

FIM 運動項目	
セルフケア	
①食事	咀嚼・嚥下を含めた食事動作
②整容	口腔ケア・整髪・手洗い・洗顔など
③入浴	風呂・シャワーなどで首から下 (背中以外) を洗う
④更衣 (上半身)	腰より上の更衣および義肢装具の装着
⑤更衣 (下半身)	腰より下の更衣および義肢装具の装着
⑥トイレ動作	衣服の着脱，排泄後の清潔
排泄コントロール	
⑦排尿コントロール	排尿コントロール，器具や薬剤の使用を含む
⑧排便コントロール	排便コントロール，器具や薬剤の使用を含む
移乗	
⑨移乗：ベッド・椅子・車椅子	それぞれの間の移乗，起立動作を含む
⑩移乗：トイレ	便器へ (から) の移乗
⑪移乗：浴槽・シャワー	浴槽，シャワー室へ (から) の移乗
移動	
⑫歩行，車椅子	屋内での歩行，または車椅子移動
⑬階段	12～14 段の階段昇降
FIM 認知項目	
コミュニケーション	
⑭理解	聴覚または視覚によるコミュニケーションの理解
⑮表出	言語的または非言語的
社会的認知	
⑯社会的交流	ほかの患者，スタッフなどとの交流，社会的状況への順応
⑰問題解決	日常生活上での問題解決，適切な判断能力
⑱記憶	日常生活に必要な情報の記憶

評価		
自立	7 点	完全自立 (時間，安全性含めて)
	6 点	修正自立 (補装具など使用)
部分介助	5 点	監視または準備
	4 点	最小介助 (自身で 75%以上)
	3 点	中等度介助 (自身で 50%以上)
完全介助	2 点	最大介助 (自身で 25%以上)
	1 点	全介助 (自身で 25%未満)

使用法と留意点

- 食事や移動などの「運動 ADL」13 項目と「認知 ADL」5 項目から構成され，7 段階で評価する.「している動作」を評価でき，介助度の把握が可能
- 18 項目すべて自立ならば 126 点，すべてに全介助を要する場合は 18 点になる
- ADL について細かい評価ができるが，熟練が必要

b. 介護必要度区分 (文献 50 をもとに作成)

- 介護の必要度に応じて定められた区分．介護保険制度では，被保険者の要介護状態または要支援状態に応じて保険給付される
- 要支援とは，日常生活は自分で行えるが，多少の支援を継続して必要とする状態
- 要介護とは，自分 1 人では日常生活を送ることは難しく，介護が必要である状態
- 要介護状態・要支援状態にあるかどうかは，市区町村が審査・判定する

区分	状態	状態 (例)
要支援 1	社会的支援を要する	・基本的な日常生活動作はほぼすべて行うことが可能 ・要介護状態になるのを予防するための手立て (買い物，掃除などにおける何らかの支援) が必要
要支援 2	部分的な介護を要する	・日常生活動作 (食事，排泄，入浴，移動など) のごく一部に介護が必要 ・基本的な日常生活動作はほぼ自分で行うことが可能だが，要支援 1 よりやや低下
要介護 1	部分的な介護を要する	・日常生活動作 (食事，排泄，入浴，移動など) のごく一部に介護が必要 ・上記に加え，認知症や思考・感情の障害で介護予防が理解しづらいと思われる状態，または病気やけがによって不安定な状態
要介護 2	軽度の介護を要する	・立ち上がりや歩行などが自力ではできない場合が多い ・排泄や入浴などに一部介護が必要 ・問題行動や理解の低下がみられることがある
要介護 3	中等度の介護を要する	・生活のどの場面 (立ち上がり，歩行，入浴，排泄，衣類の着脱) でも何らかの介護・介助が必要な状態 ・いくつかの問題行動や理解の低下がみられることがある
要介護 4	重度の介護を要する	・すべての生活が介護なしではできない状態 ・立ち上がりや歩行などがほとんどできず，入浴や排泄，衣服の着脱などに全面的な介助が必要 ・多くの問題行動や理解の低下がみられることがある
要介護 5	最重度の介護を要する	・日常生活全般について，全面的な介助が必要 (寝たきりの状態または重症な認知症ですべてにおいて頻回な介護が必要など) ・食事，排泄，衣類着脱のすべてにおいて全面的な介助が必要 ・多くの問題行動や全般的な理解の低下がみられる

▶▶ 基本動作が低下した患者への看護・ケア（文献 51〜54 をもとに作成）

a. 活動

〔歩行における援助のポイント〕

- 患者の歩行を妨げない位置で援助する
- 歩行の安全確保のために障害のある側や不安定な側に付き添う
- 看護師の位置は患者の身体に触れるか触れないかの距離で，後方に，場合によっては横に位置する［表］
- 歩行する場所に障害物があれば取り除く
- 歩行速度は患者に合わせ，急がせない
- 衣類，履物が歩行に適しているかどうかを確認する

表 患者に対する看護師の位置の原則

条件	看護師の位置
患者に障害がある場合	患者の患側
特に障害はないが，不安定な側がある場合	不安定な側
患者が手すりを持って移動する場合	手すりの反対側
患者が杖を使用する場合	杖を持たない側
特に条件がない場合	患者の利き手でない側

- 3 点杖歩行・2 点杖歩行を援助する場合，踏み出す順番などの基本となる動作を適切にとれるようにする．本人が杖歩行に慣れるまで，「杖，右，左」や「1，2，3」などと声をかけるとわかりやすい

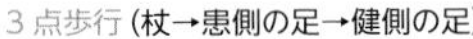

3 点歩行（杖→患側の足→健側の足）

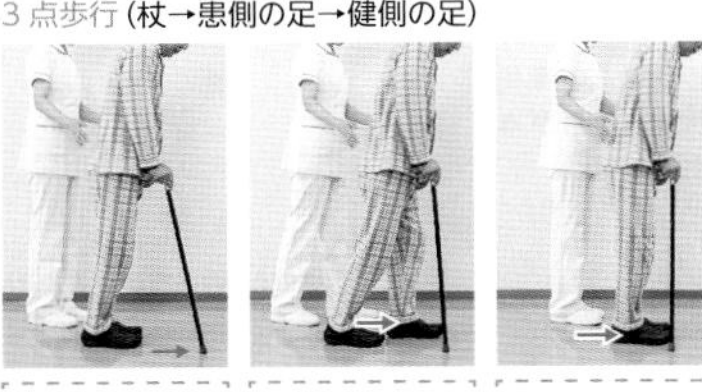

杖を前方に出す

杖を持っていない側（患側）の足を前に出す

杖を持っている側（健側）の足を前方に出し，両足をそろえる

2 点歩行（杖と同時に患側の足→健側の足）

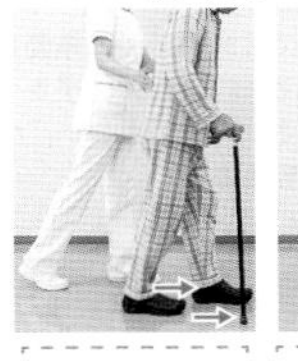

杖を前に出すと同時に患側の足も前方に出す

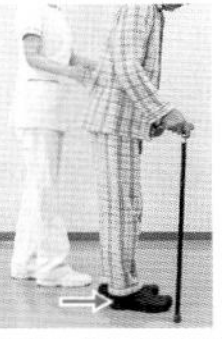

健側の足を前に出し，両足をそろえる

〔車椅子の種類と選択のポイント〕

- 体格や全身状態を考慮して適切な車椅子を選択する
- 普通型車椅子，介助型車椅子，リクライニング式車椅子，ティルト型車椅子，電動車椅子などがある

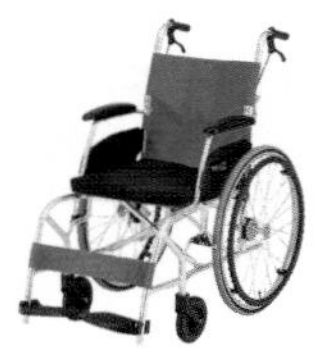

普通型：少しでも自力操作したいという本人の希望があり，それが可能と判断される場合などに選択

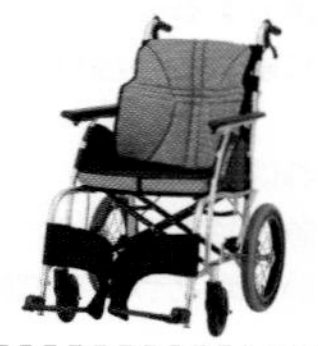

介助型：自力で車椅子を駆動できない場合などに選択

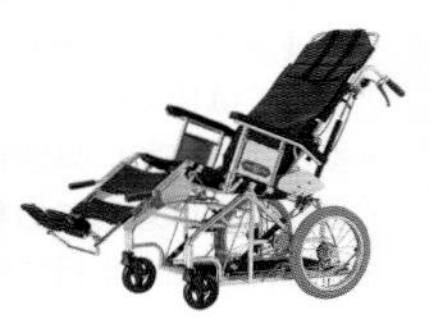

リクライニング式：起立性低血圧や神経疾患により頭部・頸部の座位バランスが不安定であり，長時間の座位保持が困難で臥位になる必要がある場合などに選択

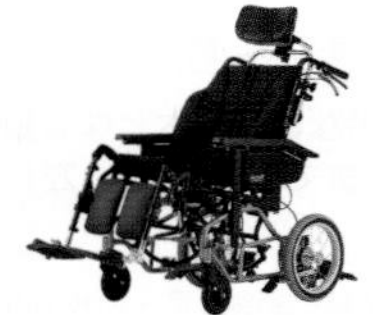

ティルト型：同じ姿勢で長時間座ることが困難である，四肢麻痺で体幹を支持する力がない，心不全などの循環障害がある，などの場合に選択

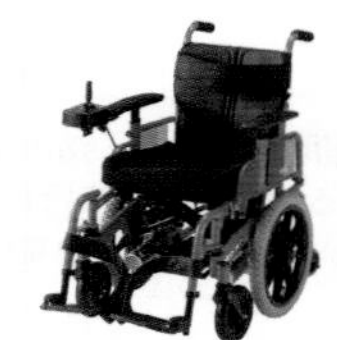

電動：四肢障害がある，車椅子を自走できる体力がない，などの場合に選択

〔写真提供：日進医療器株式会社〕

b. 食事

- 摂食動作を代行するのではなく，患者本人の力が発揮できるよう環境・条件を整えることが重要
- 食事環境，自立度，摂食・嚥下能力の具体的なアセスメント項目は，pp86～87 参照

〔食事セッティングのポイント〕

- 食事環境を整える．騒音，人の出入り，臭いなど確認し，食事に集中できるようにする
- 椅子やテーブルの高さを調整する

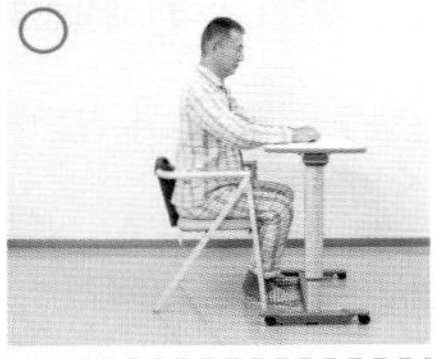

肘を軽く曲げた状態で，上肢が安定する高さにテーブルを調整

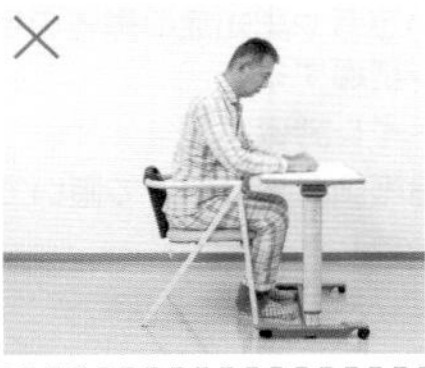

テーブルが低いと過度な前屈位となり，食べ物を口に運びづらくなる

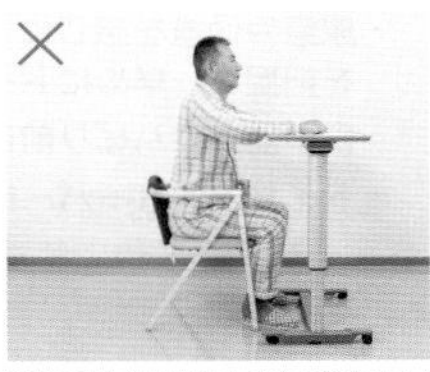

反対に高いと頸部が伸展し，誤嚥しやすい姿勢となる

- 食膳の配置を適切に整える

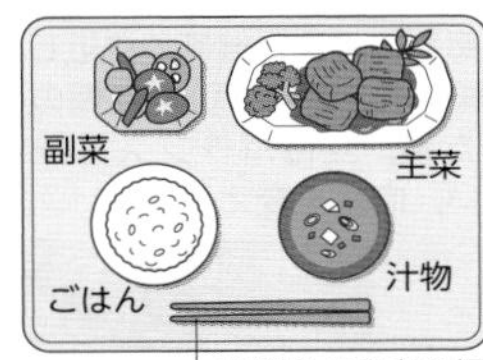

右利きの患者の場合のはしの向き

- 麻痺患者では，座位バランスをとるための固定枕や，片手でも食物をすくったり，つまんだりできるような摂食自助具を用意する．また，滑り止め加工をした食器やマットを用いる
- 嚥下に適した食形態に調整する．必要に応じてとろみ調整剤（増粘剤）を用いる

〔食事介助（部分的介助，全介助）のポイント〕

- 座位を保持できない時は，30～45 度のファウラー位で頸部を少し前傾させる
- 嚥下障害がある時は，30 度ファウラー位を基本として患者の嚥下能力に合わせて調節する
- 片麻痺がある場合は健側から介助する
- 患者の食べるペースに合わせ食べ物を口に運ぶ
- 誤嚥に注意する．気管に食べ物が入っても咳嗽反射が起きないこともあるため，一口ずつ嚥下を確認する．嚥下障害に応じて頸部を前屈させるうなずき嚥下を実施してもらう．麻痺がある場合，麻痺側に頸部を回旋させる横向き嚥下を促す

c. 排泄

- おむつ交換，床上排泄援助（尿器・便器の挿入など）の手順・ポイントは，p104，p106 参照

〔トイレ誘導・介助のポイント〕

- 尿意や便意を感じにくい患者や認知症の患者の場合は，排泄しやすい時間帯を把握し，早めにトイレ誘導する
- 食事前，リハビリ前にトイレ誘導する
- トイレットペーパーは看護師が先に切って置いておく

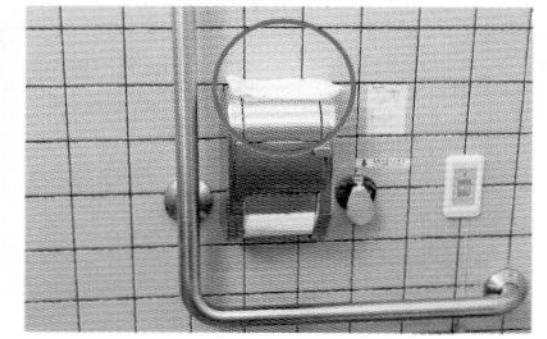

- 麻痺や筋力低下により車椅子を使用している患者の場合，健側で接近し，便器の立ち位置に対して 30～45 度の位置に車椅子を置く（ⓐ）．健側の手で手すりをつかみ（ⓑ），立ち上がってもらった後，立位バランスを保ちつつ，健側の下肢を軸に回転運動を行ってもらい，向きを変える（ⓒ）

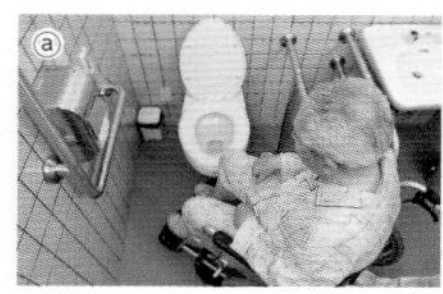
ⓐ

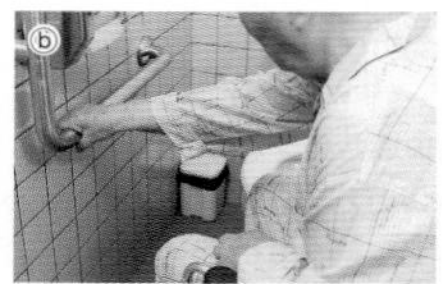
ⓑ

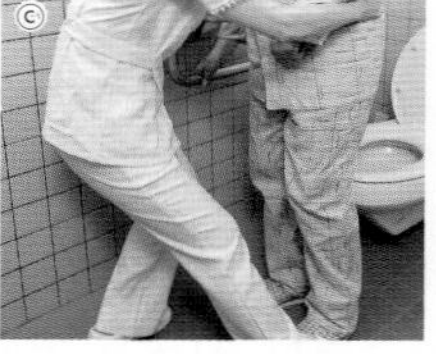
ⓒ

- 上記の動作を行う前に，転倒・転落を防ぐために，必ず車椅子のブレーキをかけ（ⓓ），フットサポートを左右とも上げておく（ⓔ）

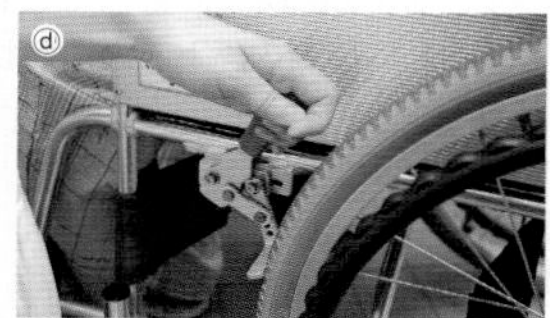
ⓓ

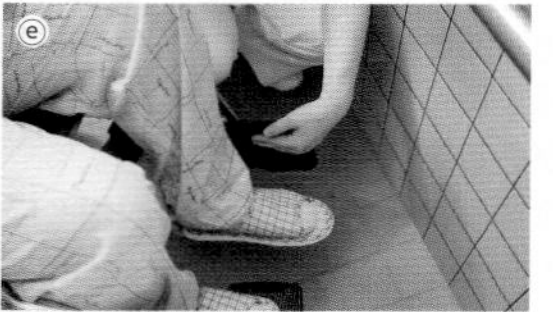
ⓔ

Memo

廃用症候群（褥瘡を中心として）

廃用症候群とは

- 廃用症候群は，何らかの疾患や障害により過度の安静を続けたり，本来もっている機能を長期間使わないことによって身体活動が低下することで生じる［表］
- 予防として，良肢位の保持や体位変換を行う．また，関節可動域訓練・筋力強化訓練などの他動運動を行い，可能であれば自動運動へと段階的に進めていく

表 廃用症候群の主な症状

局所的症状	褥瘡，筋萎縮，筋力低下，関節拘縮など
全身症状	起立性低血圧，心拍出量低下，沈下性肺炎，肺活量低下，消化管の蠕動運動低下，便秘，食欲低下など
精神・神経症状	知的活動の低下，意欲・感情の鈍麻，抑うつ状態，認知機能低下など

良肢位の保持［図］

- 良肢位とは，関節拘縮が起こる可能性がある時に筋萎縮と関節拘縮・癒着を最小限に抑えつつ，日常生活において支障の少ない肢位のこと
- すべての関節機能を温存するために，良肢位の保持が必要
- ただし，良肢位は対象者の年齢・性別・生活様式などによって異なるため，個々の状況に応じて調整することが重要

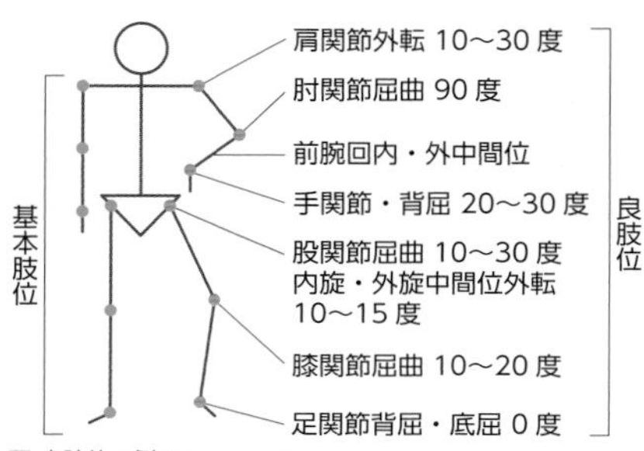

図 良肢位の例（文献 55 より転載）

他動的関節可動域訓練（文献 56 をもとに作成）

- 他動的な運動は拘縮している部位では痛みを生じさせるため，痛みや苦痛の表情の有無を確認しながら，ゆっくりと丁寧に行う
- 関節可動域の詳細は p47 参照

a. 肩関節 ※目安は10回．理学療法で提供されている回数を参考にする

〔屈曲〕

・患者の手首を持ち，もう一方の手で肩峰付近を支え(ⓐ)，垂直に頭のほうへ上げていく(ⓑ)．同様にしてゆっくりと元の位置に戻す

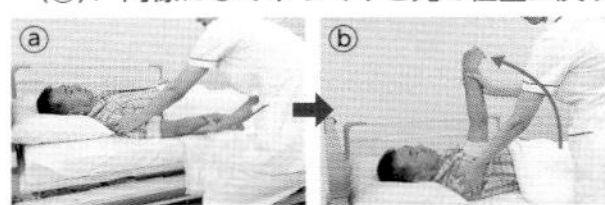

〔外転〕

・患者の手を持ち，肩関節にもう一方の手を添え(ⓐ)，水平に頭のほうへ動かす(ⓑ)．同様にしてゆっくりと戻す

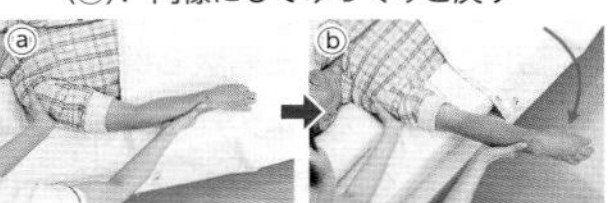

b. 肘関節 ※目安は10回．理学療法で提供されている回数を参考にする

〔伸展〕

・患者の手首を持ち，もう一方の手で肘関節を支えて伸ばす

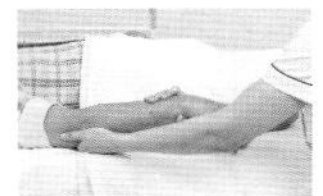

〔屈曲〕

・同様にして，伸展させた肘関節をゆっくりと曲げる

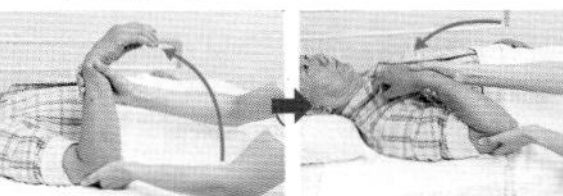

c. 指関節 ※目安は10回．理学療法で提供されている回数を参考にする

〔伸展〕

・患者の手首を持ち，もう一方の手で手指をまとめて持ち，手背側に伸ばす

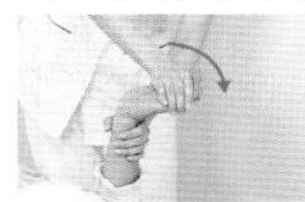

〔屈曲〕

・伸展時と同じように支え持ち，手指をまとめて曲げる

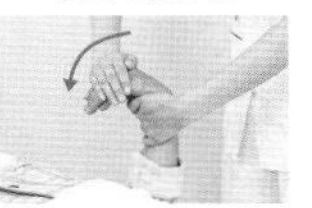

d. 足関節 ※目安は10回．理学療法で提供されている回数を参考にする

〔背屈〕

・踵部を支え，もう一方の手で足底部を持ち(ⓐ)，頭部側へ押して曲げていく(ⓑ)．ゆっくりと元の位置に戻す

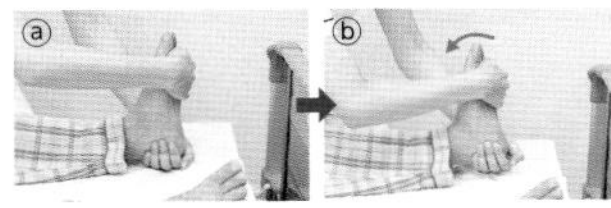

〔底屈〕

・踵部を支え，もう一方の手で足背を抑え，背屈とは逆の方向に押して伸ばしていく

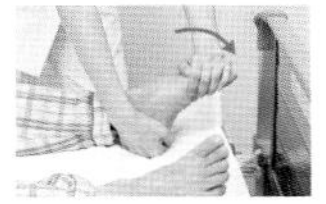

褥瘡

a. 褥瘡リスクアセスメントスケール

- 代表的なリスクアセスメントスケールには，厚生労働省危険因子評価，ブレーデンスケール，OH スケール，K 式スケールなどがある［表］
- ブレーデンスケールにおいては小児版も開発されている．また，K 式スケールにおいては在宅版も開発されている

表 褥瘡リスクアセスメントスケールの種類と評価項目

スケールの種類	特徴	評価項目								
		知覚の認知	活動性	可動性	摩擦とずれ	骨突出	浮腫	関節拘縮	湿潤	栄養
厚生労働省危険因子評価	日常生活自立度を判定し，自立度の低い患者に褥瘡対策を立案するために作成された．褥瘡発生のリスクの程度ははかれない		○	○		○	○	○	○	○
ブレーデンスケール	褥瘡発生要因の概念図より構成されている．予防対策としての看護介入が行いやすい	○	○	○	○				○	○
ブレーデン Q スケール	小児の特徴をふまえた上記ブレーデンスケールの改変版	○	○	○	○				○	○
OH スケール	日本人の寝たきり高齢者用のスケール			○		○	○	○		
K 式スケール	日本語版ブレーデンスケールとして，寝たきり高齢者を対象に開発された		○	○	○	○			○	○
在宅版 K 式スケール	上記 K 式スケールの前段階要因に「介護知識がない」を，引き金要因に「栄養」を追加		○	○	○	○			○	○

〔厚生労働省危険因子評価〕(文献 57 より転載)

	日常生活自立度[*1] J (1, 2) A (1, 2) B (1, 2) C (1, 2)			対処
危険因子の評価	・基本的動作能力 (ベッド上 自力体位変換)	できる	できない	「あり」もしくは「できない」が 1 つ以上の場合, 看護計画を立案し実施する
	(イス上 座位姿勢の保持, 除圧)	できる	できない	
	・病的骨突出	なし	あり	
	・関節拘縮	なし	あり	
	・栄養状態低下	なし	あり	
	・皮膚湿潤 (多汗, 尿失禁, 便失禁)	なし	あり	
	・皮膚の脆弱性 (浮腫)	なし	あり	
	・皮膚の脆弱性 (スキン-テア[*2] の保有, 既往)	なし	あり	

＊1：日常生活自立度のランクは以下のとおりである
ランク J (生活自立) ：1. 交通機関などを利用して外出する
2. 隣近所へなら外出する
ランク A (準寝たきり)：1. 介助により外出し, 日中はほとんどベッドから離れて生活する
2. 外出の頻度少なく, 日中も寝たり起きたりの生活
ランク B (寝たきり) ：1. 車椅子に移乗し, 食事・排泄をベッドから離れて行う
2. 介助により車椅子に移乗する
ランク C (寝たきり) ：1. 自力で寝がえりをうつ
2. 自力では寝返りもうたない

＊2：スキンテアとは, 摩擦やずれによって皮膚が裂けて生じる真皮深層までの損傷 (部分層損傷) である. 2018 (平成 30) 年度の診療報酬改定によって, 入院時に行う褥瘡に関する危険因子評価に加わった. スキン-テアの保有, 既往のありの場合, 皮膚の脆弱性のリスクがありと判断する

使用法

- 日常生活自立度が B または C の患者が対象
- 7 項目の危険因子を「できる・できない」または「なし・あり」で評価
- 1 つでも該当項目があれば看護計画を立案し, 予防ケアに努める

〔ブレーデンスケール〕

患者氏名＿＿＿＿　評価者氏名＿＿＿＿　評価年月日＿＿＿＿

知覚の認知 圧迫による不快感に対して適切に対応できる能力	**1. 全く知覚なし** 痛みに対する反応（うめく，避ける，つかむなど）なし．この反応は，意識レベルの低下や鎮静による，あるいは体のおおよそ全体にわたり痛覚の障害がある	**2. 重度の障害あり** 痛みのみに反応する．不快感を伝える時には，うめくことや身の置き場なく動くことしかできない．あるいは，知覚障害があり，体の1/2以上にわたり痛みや不快感の感じ方が完全ではない
湿潤 皮膚が湿潤にさらされる程度	**1. 常に湿っている** 皮膚は汗や尿などのため，ほとんどいつも湿っている．患者を移動したり，体位変換するごとに湿気が認められる	**2. たいてい湿っている** 皮膚はいつもではないが，しばしば湿っている．各勤務時間中に少なくとも1回は寝衣寝具を交換しなければならない
活動性 行動の範囲	**1. 臥床** 寝たきりの状態である	**2. 座位可能** ほとんど，または全く歩けない．自力で体重を支えられなかったり，椅子や車椅子に座る時は介助が必要であったりする
可動性 体位を変えたり整えたりできる能力	**1. 全く体動なし** 介助なしでは，体幹または四肢を少しも動かさない	**2. 非常に限られる** 時々体幹または四肢を少し動かす．しかし，しばしば自力で動かしたり，または有効な（圧迫を除去するような）体動はしない
栄養状態 普段の食事摂取状況	**1. 不良** 決して全量摂取しない．めったに出された食事の1/3以上を食べない．蛋白質・乳製品は1日2皿（カップ）分以下の摂取である．水分摂取が不足している．消化態栄養剤（半消化態，経腸栄養剤）の補充はない．あるいは，絶食であったり，透明な流動食（お茶，ジュースなど）なら摂取したりする．または，末梢点滴を5日間以上続けている	**2. やや不良** めったに全量摂取しない．普段は出された食事の約1/2しか食べない．蛋白質・乳製品は1日3皿（カップ）分の摂取である．時々消化態栄養剤（半消化態，経腸栄養剤）を摂取することもある．あるいは，流動食や経管栄養を受けているが，その量は1日必要摂取量以下である
摩擦とずれ	**1. 問題あり** 移動のためには中等度から最大限の介助を要する．シーツでこすれずに体を移動することは不可能である．しばしば床上や椅子の上でずり落ち，全面介助で何度も元の位置に戻すことが必要となる．痙攣，拘縮，振戦は持続的に摩擦を引き起こす	**2. 潜在的に問題あり** 弱々しく動く．または，最小限の介助が必要である．移動時皮膚は，ある程度シーツや椅子，抑制帯，補助具などにこすれている可能性がある．たいがいの時間は，椅子や床上で比較的よい体位を保つことができる

※14～17点が褥瘡発生の危険点（配点は各項目の頭の数字）

使用法

・①知覚の認知，②湿潤，③活動性，④可動性，⑤栄養状態，⑥摩擦とずれの6項目で評価する

3. 軽度の障害あり 呼びかけに反応する．しかし不快感や体位変換のニードを伝えることが，いつもできるとは限らない．あるいは，いくぶん知覚障害があり，四肢の 1，2 本において痛みや不快感の感じ方が完全でない部位がある	**4. 障害なし** 呼びかけに反応する．知覚欠損はなく，痛みや不快感を訴えることができる	
3. 時々湿っている 皮膚は時々湿っている．定期的な交換以外に，1 日 1 回程度，寝衣寝具を追加して交換する必要がある	**4. めったに湿っていない** 皮膚は通常乾燥している．定期的に寝衣寝具を交換すればよい	
3. 時々歩行可能 介助の有無にかかわらず，日中時々歩くが，非常に短い距離に限られる．各勤務時間中に，ほとんどの時間を床上で過ごす	**4. 歩行可能** 起きている間は少なくとも 1 日 2 回は部屋の外を歩く．そして少なくとも 2 時間に 1 回は室内を歩く	
3. やや限られる 少しの動きではあるが，しばしば自力で体幹または四肢を動かす	**4. 自由に体動する** 介助なしで頻回にかつ適切な (体位を変えるような) 体動をする	
3. 良好 たいていは 1 日 3 回以上食事をし，1 食につき半分以上は食べる．蛋白質・乳製品を 1 日 4 皿 (カップ) 分摂取する．時々食事を拒否することもあるが，勧めれば通常補食する．あるいは，栄養的におおよそ整った経管栄養や高カロリー輸液を受けている	**4. 非常に良好** 毎食おおよそ食べる．通常は蛋白質・乳製品を 1 日 4 皿 (カップ) 分以上摂取する．時々間食 (おやつ) を食べる．補食する必要はない	
3. 問題なし 自力で椅子や床上を動き，移動中十分に体を支える筋肉を備えている．いつでも，椅子や床上でよい体位を保つことができる		
Total		(点)

訳 : 真田弘美 (東京大学大学院医学系研究科) / 大岡みち子 (North West Community Hospital. IL. USA)

- 合計点は 6～23 点 (配点は各項目の頭の数字) で，点数が低いほど，褥瘡発生リスクが高いと判断する
- 褥瘡発生の危険点は，病院 14 点，施設・在宅 17 点とされる

b. 褥瘡の局所状態を評価するためのスケール

〔DESIGN-R® 2020　褥瘡経過評価用〕(文献 58 より転載)

Depth[*1] 深さ　創内の一番深い部分で評価し，改善に伴い創底が浅くなった場合，これと相応の深さとして評価する					
d	0	皮膚損傷・発赤なし	D	3	皮下組織までの損傷
	1	持続する発赤		4	皮下組織を超える損傷
	2	真皮までの損傷		5	関節腔，体腔に至る損傷
				DTI	深部損傷褥瘡 (DTI) 疑い[*2]
				U	壊死組織で覆われ深さの判定が不能
Exudate 滲出液					
e	0	なし	E	6	多量：1 日 2 回以上のドレッシング交換を要する
	1	少量：毎日のドレッシング交換を要しない			
	3	中等量：1 日 1 回のドレッシング交換を要する			
Size 大きさ　皮膚損傷範囲を測定：[長径 (cm) ×短径[*3] (cm)][*4]					
s	0	皮膚損傷なし	S	15	100 以上
	3	4 未満			
	6	4 以上 16 未満			
	8	16 以上 36 未満			
	9	36 以上 64 未満			
	12	64 以上 100 未満			
Inflammation/Infection 炎症/感染					
i	0	局所の炎症徴候なし	I	3C[*5]	臨界的定着疑い (創面にぬめりがあり，滲出液が多い．肉芽があれば，浮腫性で脆弱など)
				3[*5]	局所の明らかな感染徴候あり (炎症徴候，膿，悪臭など)
	1	局所の炎症徴候あり (創周囲の発赤，腫脹，熱感，疼痛)		9	全身的影響あり (発熱など)
Granulation 肉芽組織					
g	0	創が治癒した場合，創の浅い場合，深部損傷褥瘡 (DTI) 疑いの場合	G	4	良性肉芽が創面の 10%以上 50%未満を占める
	1	良性肉芽が創面の 90%以上を占める		5	良性肉芽が創面の 10%未満を占める
	3	良性肉芽が創面の 50%以上 90%未満		6	良性肉芽が全く形成されていない
Necrotic tissue 壊死組織　混在している場合は全体的に多い病態をもって評価する					
n	0	壊死組織なし	N	3	柔らかい壊死組織あり
				6	硬く厚い密着した壊死組織あり
Pocket ポケット　毎回同じ体位で，ポケット全周 (潰瘍面も含め) [長径 (cm) ×短径[*3] (cm)] から潰瘍の大きさを差し引いたもの					
p	0	ポケットなし	P	6	4 未満
				9	4 以上 16 未満
				12	16 以上 36 未満
				24	36 以上

日本褥瘡学会 (2020)

＊1：深さ (Depth：d/D) の点数は合計には加えない
＊2：深部損傷褥瘡 (DTI) 疑いは，視診・触診，補助データ (発生経緯，血液検査，画像診断等) から判断する
＊3：“短径” とは “長径と直交する最大径” である
＊4：持続する発赤の場合も皮膚損傷に準じて評価する
＊5：「3C」 あるいは 「3」 のいずれかを記載する．いずれの場合も点数は 3 点とする

使用法

- 褥瘡の①深さ，②滲出液，③大きさ，④炎症/感染，⑤肉芽組織，⑥壊死組織，⑦ポケットの 7 項目を評価する
- 「深さ (d，D)」 を除いた合計点で重症度を判定する (合計点が高いほど重症)

〔各項目の評価のポイント〕(文献 59 をもとに作成)

深さ (Depth：d，D)

- 創内の一番深い部分で評価する
- 合計点には加えないよう注意する

滲出液 (Exudate：e，E)

- ガーゼにおよそ換算し，1 日 1 回以下の交換は e (少量・中等量)，1 日 2 回以上の交換は E (多量) と評価する

大きさ (Size：s，S)

- 大きさは「長径 (cm) ×短径 (cm)」で求める
- 長径とは，楕円の直交する 2 つの軸のうち長いほうの軸 (下記写真の a)
- 短径とは，長径と直交する最大径 (下記写真の b)

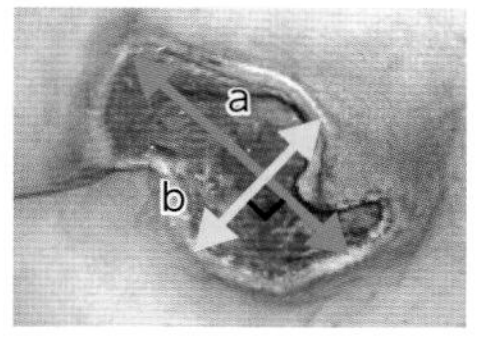

【例】
長径 (a) が 6 cm，短径 (b) が 4 cm の褥瘡の場合，大きさは「6 cm×4 cm=24 cm^2」となる．これを DESIGN-R® の評点基準にあてはめると，8 点 (16 cm^2 以上　36 cm^2 未満) となる

炎症/感染 (Inflammation/Infection：i，I)

- 炎症徴候 (創周囲の発赤，腫脹，熱感，疼痛) の有無を注意深く観察する
- 手袋をして創周囲に触れ，硬さや温度，色などを健常皮膚と比較し，評価する

肉芽組織 (Granulation：g，G)

- 良性肉芽が占める割合により 6 段階で評価する
- 良性肉芽の特徴は鮮紅色 (牛肉色)，適度な湿潤，表面が平坦．反対に，不良肉芽の特徴は白っぽく (豚肉色)，浮腫状，過度な湿潤

壊死組織 (Necrotic tissue：n，N)

- 壊死組織は，「あり」「なし」とその性状 (柔らかい，硬く厚い) で評価する

ポケット (Pocket：p，P)

- 毎回同じ体位で測定する．体位が異なると，計測値に差が出る
- 「潰瘍面を含めたポケットの大きさ (c×d) −潰瘍面の大きさ (a×b)」で求める

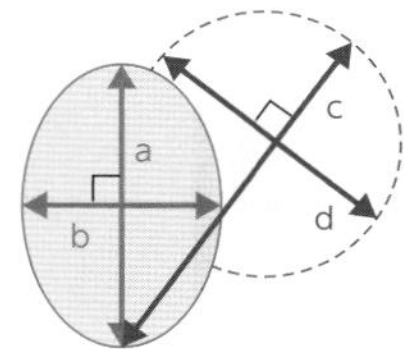

【例】
c が 8 cm，d が 4 cm，a が 5 cm，b が 3 cm の褥瘡の場合，「(8 cm×4 cm) − (5 cm×3 cm) =17 cm^2」となる．これを DESIGN-R® の評点基準にあてはめると，12 点 (16 cm^2 以上 36 cm^2 未満) となる

▶▶ 褥瘡に対する看護・ケア

- 褥瘡は皮膚に加わる圧迫・ずれ，摩擦によって組織が壊死を起こした状態であるため，原因である圧迫とずれの解除が最優先される
- ポジショニング，定期的な体位変換，圧抜きなどによって皮膚への圧迫とずれを解除する

a. ポジショニングのポイント

〔ファウラー位（セミファウラー位）〕

- ベッドの足側を挙上するか，膝関節を少し屈曲する．これにより，上半身のずれを防止でき，下肢の筋緊張も和らぐ
- 頭部から肩の下にポジショニングピローを挿入し，頸部が前屈したり，胸部が伸展しすぎないように高さを調節する（①）
- 両上肢の下にポジショニングピローを挿入し，身体を安定させる（②）
- 尖足を防ぐため，足底はポジショニングピローなどを当てる（③）

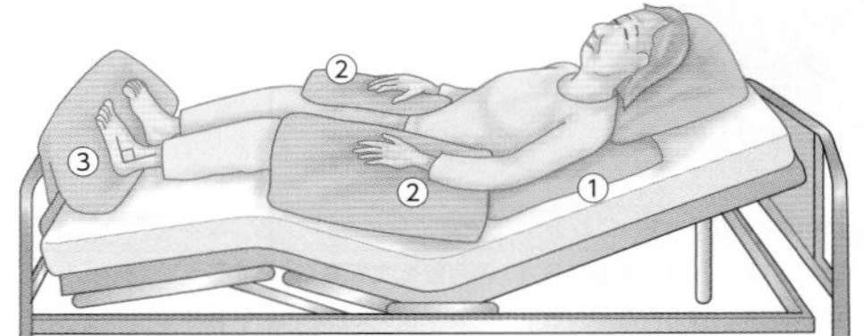

〔側臥位〕

- 背部から殿部にかけてポジショニングピローを挿入する（①）
- 上側・下側の股関節と膝関節を屈曲させ，下側の下肢にクッションを挿入し（②），上側の下肢はポジショニングピローの上に乗せる（③）
- 殿部にクッションを挿入する（④）
- 胸部前面にポジショニングピローを挿入し，上側の上肢で軽く抱えるようにする（⑤）

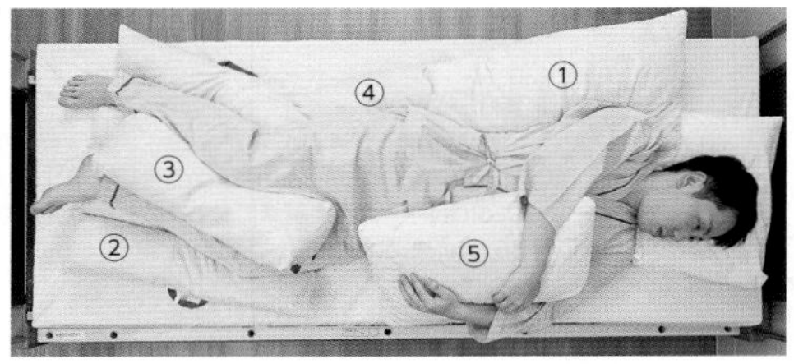

b. 体位変換のポイント

- 体位変換は 2 時間ごとに行う（一定の圧力が特定部位に 2 時間以上かかると組織が損傷されると考えられている）
- 褥瘡発生のリスクが高い場合は 1 時間ごとに行う
- 体位変換は，点滴ラインやルート類が外れないよう注意して行う
- ボディメカニクスの原理やトルクの原理［下図］を活用して看護師の身体的負担を軽減する

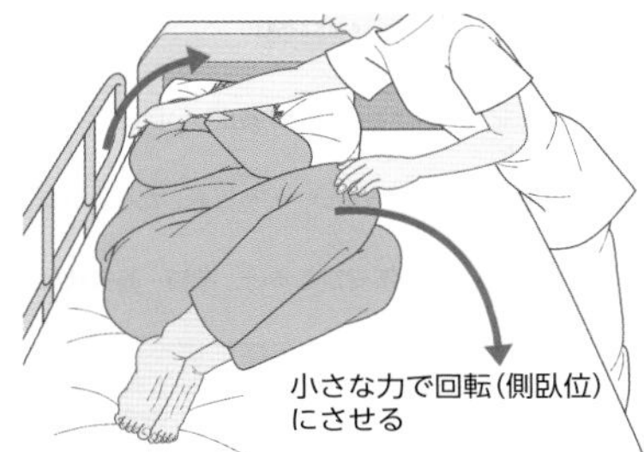

トルクとは対象を回転させる力のこと．回転させたい対象（患者の上体）と回転のために力を加える点（両膝）が離れているほど，回転が大きくなり，容易に回転させやすくなる

c. 圧抜き

- 身体とベッドや枕などとの接触をいったん解除することで，皮膚やその下の組織にかかった圧やずれをなくすことを圧抜きという
- 下記のように背部や足部の圧抜きを行う方法のほか，高すべり性グローブを用いる方法もある

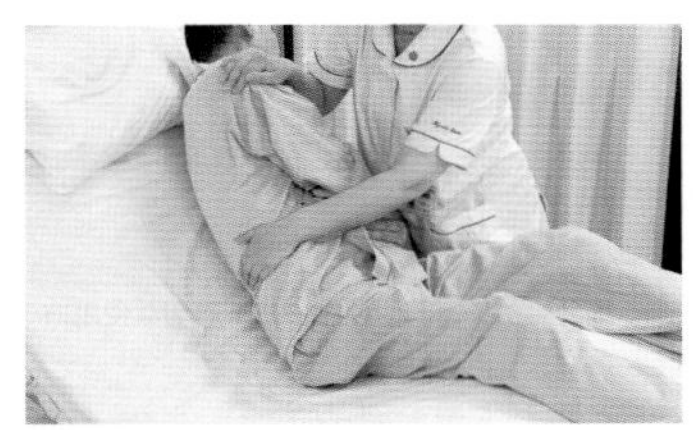

a. 背部の圧抜き

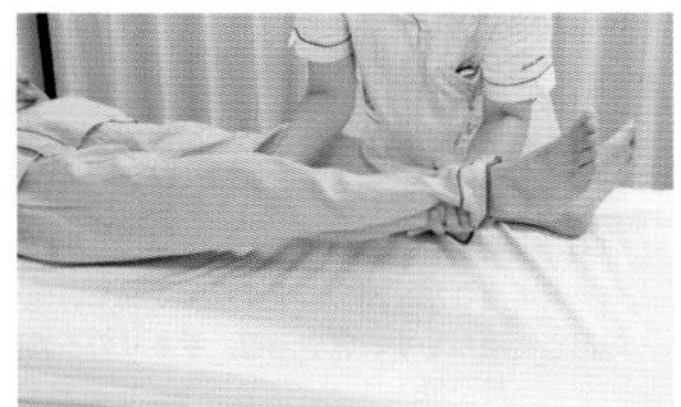

b. 足部の圧抜き

転倒

▶▶ 転倒要因のアセスメント (文献 60 をもとに作成)

・転倒はさまざまな原因や危険因子が複雑に絡み合って生じると考えられ，主な要因は，転倒の内的要因と外的要因の 2 つに大きく分けられる［表1，2］

・患者にそれらの要因が該当しないか確認し，リスク要因があれば，要因の除去や予防ケアを行う

表1 転倒の内的要因

加齢変化	認知症に関連した要因
・運動機能の低下 ・防衛反射の遅延 ・危険察知能力の低下 ・平衡感覚の失調	・運動能力・身体機能に対する正しい自己認識ができない ・障害物を認識できない，どう行動したらよいかわからない ・ひとり歩きでの不安定な歩行，不穏・興奮状態での激しい動き
運動機能に影響する疾患	**薬物による影響**
・循環器系（虚血性心疾患，起立性低血圧） ・脳・神経系（脳血管疾患，パーキンソン症候群，運動失調症，てんかん発作，認知症） ・筋骨格系（関節リウマチ，変形性関節症，脊柱管狭窄症） ・感覚器系（白内障，緑内障，屈折異常，老人性難聴）	・降圧薬，血糖降下薬→失神やめまいをきたす ・向精神薬（睡眠薬・抗不安薬），抗アレルギー薬→眠けやふらつきを引き起こす ・抗うつ薬，降圧薬，排尿障害治療薬→起立性低血圧を起こす

表2 転倒の外的要因

屋内の物理的環境	屋外の物理的環境
・段差：数 cm 程度の低い室内の段差，敷居 ・床：濡れている，滑りやすい ・照明：明るさが不適切 ・ベッド：高さが不適切，手すりの不備や調節不良 ・風呂：滑りやすい床や浴槽，手すりの不備や調節不良 ・障害物：電気器具のコード類の散乱，ワゴンなどの可動式家具	・歩道：凍った路面，路面の凸凹，段差，障害物 **歩行補助具に関するもの** ・補助具：歩行器や車椅子の不適切な使用方法，調節不良 **高齢者自身に関するもの** ・履物：脱げやすい（スリッパなど），滑りやすい，サイズが合っていない ・服装：すその長いズボン

▶▶ 転倒のリスクアセスメントツール（文献 61 より転載）

・病院・施設で使用されているリスクアセスメントツールなどを活用し，転倒のリスクを評価する

1. 転倒歴
□あり（　　年間に　　回）　　□なし

2. 転倒状況（「あり」の場合）：

3. 転倒のリスク
□身体機能のリスク大　□認知機能のリスク大　□環境リスク大

1）患者の要因・特徴

①歩き方→該当するものをチェック
□遅い　□歩幅が狭い　□足底全体で接地する　□膝が曲がっている
□手が振れない　□すり足歩行　□ちょこちょこ歩き
□下を見て歩く　□跛行

②身体の特徴→該当するものをチェック
□筋力低下　□関節可動域縮小　□平衡機能低下
□麻痺　□視覚障害　□起立性低血圧
□外反母趾　□痛み　□扁平足
□（りんご型）肥満　□円背　□不眠
□動作が緩慢

③疾患→該当するものをチェック
□パーキンソン　□脳血管疾患　□筋・骨格疾患
□白内障　□心疾患・呼吸器疾患　□脂質異常症

④服薬→該当するものをチェック
□睡眠薬　□降圧薬　□向精神薬
□服薬数が多い・増加した

⑤認知・情動→該当するものをチェック
□認知症　□せん妄　□抑うつ
□転倒への無関心　□身体機能の過信

⑥転倒恐怖感　□あり　□なし

2）環境の要因・特徴

①つまずき・滑りの誘因の排除→問題があったところをチェック
□滑りやすい床　□敷居や段差　□不安定な家具
□通路の障害物　□不適切な照明　□絨毯のめくれ
□滑るラグマット

②アクセシビリティ（近づきやすさ，使いやすさ）の確保→問題があったところをチェック
□手すり　□歩行補助具　□ナースコール
□照明スイッチ　□ベッドとトイレ（ポータブルトイレ）の位置

③運動を妨げる服装・装飾品の制限→問題があったところをチェック
□足にフィットしない履物　□履物をきちんと履かない　□滑る靴下
□メガネ（遠近両用メガネ）　□長いズボン・スカート

POINT

・状態の変化により転倒の危険性は変化する可能性があるため，入院 1 日目，3 日目などと定期的にアセスメントする

▶▶ 転倒リスクのある患者への看護・ケア

a. 療養環境の安全の確保

- ベッド周りの転倒・転落事故が多いため，ベッドの配置の検討やベッド柵の設置をするなどして事故を防止する
- 移動時などオーバーベッドテーブルなどにつかまろうとしてバランスを崩し，転倒することがある．ストッパーをかけ，動かないようにする
- 床がぬれていないか常に確認する
- コード類などがないか確認する
- 認知症患者や意識レベルが低下している患者では，離床センサーなどの使用を検討する．ただし，離床センサーは身体拘束の一部となるため，安易には用いず，使用する場合には定期的に必要性を評価する
- 歩行時はスリッパは使用しない

b. 転倒予防体操（文献 62 をもとに作成）

- 転倒予防の訓練として，日本整形外科学会が推奨しているロコモーショントレーニングがある

〔片脚立ち─平衡機能の維持・向上〕

1. 床につかない程度に片脚を上げる．この際，転倒しないよう，必ずつかむ物がある場所で実施する
2. 左右とも 1 分間で 1 セット，1 日 3 セットを目安に行う

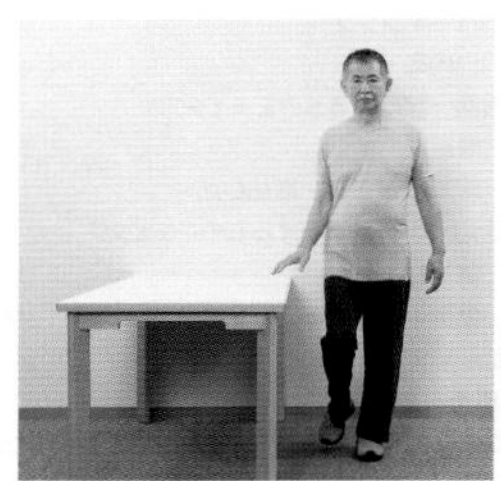

POINT

- 支えが必要な人は，あらかじめ机に手や指先をつけたうえで実施する

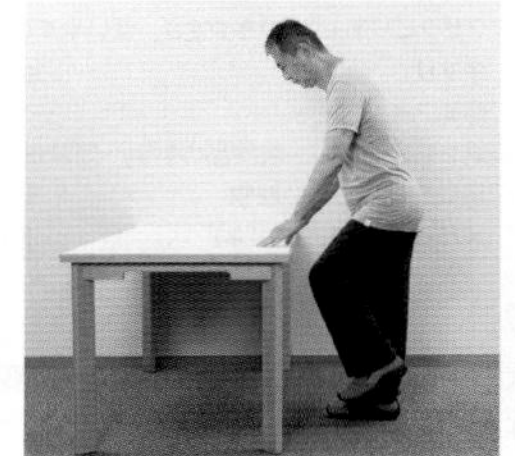

〔スクワット－下肢の筋力の維持・向上〕

1 足を肩幅に広げて立ち，殿部を後ろに引くように，2～3 秒間かけて膝を曲げる

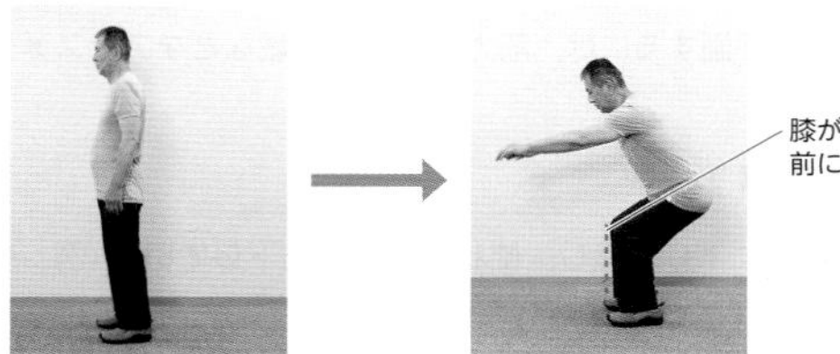

2 1 の状態からゆっくり元に戻る

3 5～6 回で 1 セット，1 日 3 セット行う

POINT

- 動作中は息を止めないようにする
- 膝は 90 度を超えて曲げないようにする
- 支えが必要な人は，机に手をつけて行う

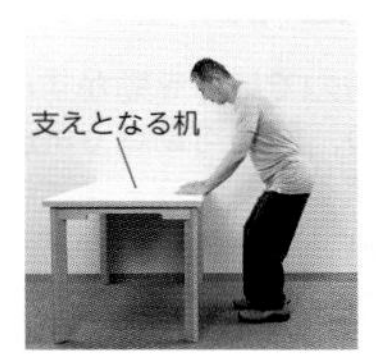

※スクワットができない場合は，椅子に腰をかけ，机に手をつき，立ち座りの動作を繰り返す

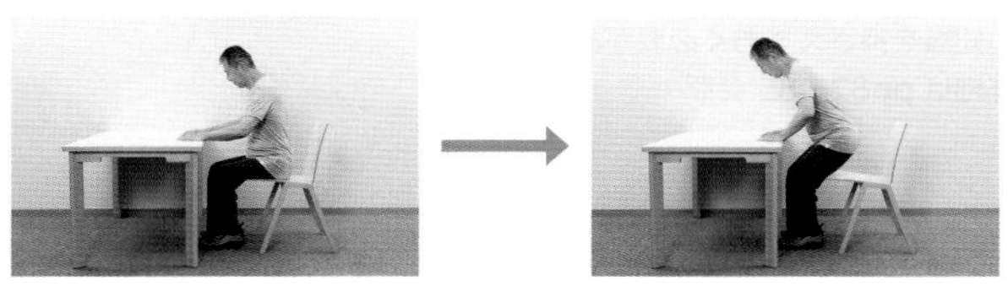

運動

- 患者の運動機能を評価するには，筋力や関節可動域などをアセスメントする必要がある

筋力のアセスメント

- 筋力は鍛えることにより増強し，使わなければ低下していく（例：廃用症候群）
- 筋力を評価する方法として徒手筋力テスト（manual muscle testing：MMT）がある
- MMT の詳細は，「筋・骨格系」の項目（p50）参照

関節可動域のアセスメント

- 自力で身体を動かすことが困難な患者が，関節の拘縮・変形を起こさないよう，関節可動域（range of motion：ROM）訓練を行い，廃用症候群を予防する
- ROM の詳細は，「筋・骨格系」の項目（p48）参照
- ROM 訓練の詳細は，「廃用症候群」の項目（p66）参照

運動機能の低下によるさまざまな病態

- ロコモティブシンドロームや運動器不安定症，フレイル，サルコペニアなどの知識を押さえておく必要がある
- 詳細は pp82～85 参照

ロコモティブシンドローム，運動器不安定症，フレイル，サルコペニア

ロコモティブシンドローム（運動器症候群）（文献 62 をもとに作成）

a. 定義

- 運動器の障害のために移動機能の低下をきたした状態
- 原因は，加齢による運動器の機能低下によるものと運動器疾患によるものがある［図］

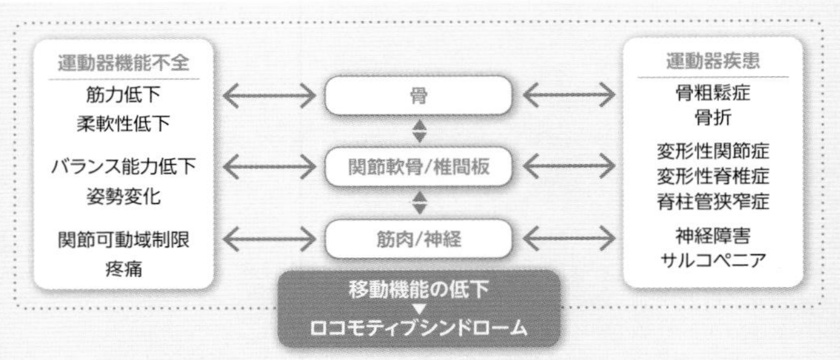

図 ロコモティブシンドロームの構成

b. 判定基準

- 下記 7 項目のうち 1 つでもあてはまれば，その可能性がある

1

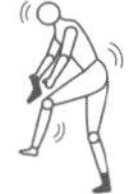

片脚立ちで靴下がはけない

2

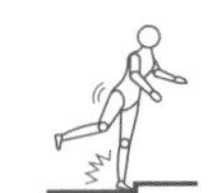

家の中でつまずいたりすべったりする

3

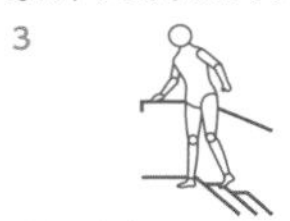

階段を上がるのに手すりが必要である

4

家のやや重い仕事が困難である（掃除機の使用，布団の上げ下ろしなど）

5

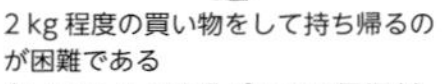

2 kg 程度の買い物をして持ち帰るのが困難である（1 リットルの牛乳パック 2 個程度）

6

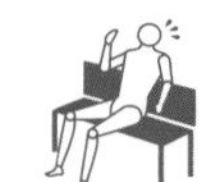

15 分くらい続けて歩くことができない

7

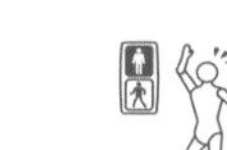

横断歩道を青信号で渡りきれない

▶▶ 運動器不安定症

a. 定義

- 高齢化に伴って運動機能低下をきたす運動器疾患により，バランス能力および移動歩行能力の低下が生じ，閉じこもり，転倒リスクが高まった状態
- ロコモティブシンドロームが進行した状態といえる．何かにつかまらないと椅子から立ち上がれない，ふらふらして歩くときよろける，転びやすくなった，手すりがないと階段の上がり下りができないなどが主な症状

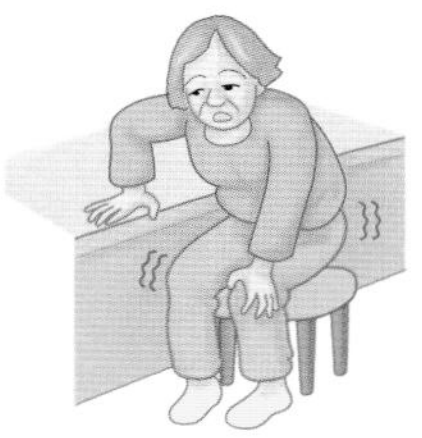
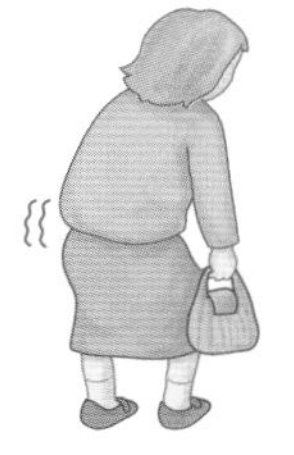
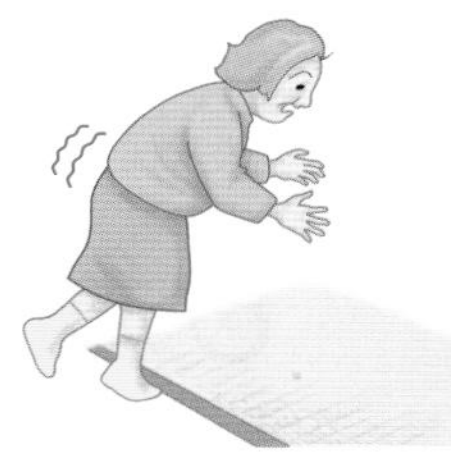

b. 判定基準（文献 63 より転載）

- 下記の，高齢化に伴って運動機能低下をきたす 11 疾患の既往があるか，または罹患している者で，日常生活自立度あるいは運動機能が以下の機能評価基準に該当する者

高齢化に伴って運動機能低下をきたす 11 の運動器疾患または状態
脊椎圧迫骨折および各種脊柱変形（亀背，高度腰椎後彎・側彎など），下肢骨折（大腿骨頸部骨折など），骨粗鬆症，変形性関節症（股関節，膝関節など），腰部脊柱管狭窄症，脊髄傷害（頸部脊髄症，脊髄損傷など），神経・筋疾患，関節リウマチおよび各種関節炎，下肢切断，長期臥床後の運動器廃用，高頻度転倒者
機能評価基準
1. 日常生活自立度ランク J または A に相当（要支援+要介護 1，2） ・ランク J：生活自立 何らかの障害等を有するが，日常生活はほぼ自立しており独力で外出する (1) 交通機関等を利用して外出する (2) 隣近所へなら外出する ・ランク A：準寝たきり 屋内での生活はおおむね自立しているが，介助なしには外出しない (1) 介助により外出し，日中はほとんどベッドから離れて生活する (2) 外出の頻度が少なく，日中も寝たり起きたりの生活をしている
2. 運動機能：(1) または (2) (1) 開眼片脚起立時：15 秒未満 (2) 3 m Timed up and go (TUG) テスト※：11 秒以上

※椅子から立ち上がり，3 m 先の目標まで歩行したあと方向を転換し，もとの椅子まで戻り腰掛けるまでの時間を測定する

フレイル

a. 定義

・フレイルは frailty（フレイルティ）が語源で，「虚弱」や「老衰」「脆弱」などを意味し，日本老年医学会により 2014 年に提唱された

・「加齢とともに心身の活力（運動機能や認知機能等）が低下し，複数の慢性疾患の併存などの影響もあり，生活機能が障害され心身の脆弱性が出現した状態であるが，適切な介入・支援により生活機能の維持向上が可能な状態像」とされ，健康な状態と日常生活でサポートが必要な介護状態の中間を意味する［図］

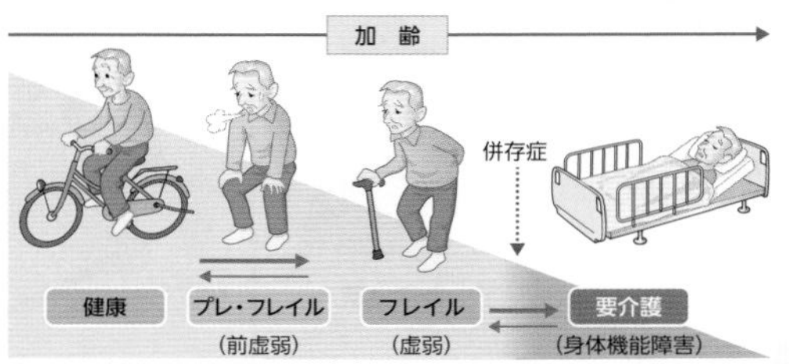

健康⇒生活習慣予防
歩く・動く，バランスのよい食事．ただし，高齢期における減量に潜むリスクに注意
プレ・フレイル⇒介護予防，早期予防重視型
歩く・動く，しっかり噛んでしっかり食べる，社会貢献・社会参加（閉じこもらない）
フレイル⇒自立支援に向けたケア，多職種協働
リハビリテーション，しっかり口腔ケア，しっかり栄養管理，少しでも外へ出る
要介護⇒虚弱期のケアシステムの確立，医療・介護や住まいも含めたトータルなケアシステム
地域包括ケア・在宅療養の推進，医療介護連携の総合的な提供，生活の質（QOL）を重視

図 フレイルの位置づけと流れ（文献 64 より転載，一部改変）

b. 診断基準

・フリードが提唱した判定基準が用いられることが多い．5 項目あり，3 項目以上が該当するとフレイル，1 または 2 項目だけの場合は，フレイルの前段階であるプレ・フレイルと判断する［表］

表 フリードによるフレイルの基準

❶体重減少：意図しない年間 4.5 kg または 5%以上の体重減少，❷疲れやすい：何をするのも面倒だと週に 3〜4 日以上感じる，❸歩行速度の低下，❹握力の低下，❺身体活動量の低下

▸▸ サルコペニア

a. 定義

- サルコペニア（筋肉減少症）とは，加齢や疾患により，骨格筋量の低下と筋力もしくは身体機能（歩行速度，杖や手すりが必要になるなど）の低下が起こること
- 加齢が原因で起こる「一次性サルコペニア」と，加齢以外にも原因がある「二次性サルコペニア」とに分類される［表］

表 原因によるサルコペニアの分類

分類		原因
一次性サルコペニア（加齢性サルコペニア）		加齢（加齢以外に明らかな原因がない）
二次性サルコペニア	活動に関連するサルコペニア	寝たきり，不活発な生活スタイル，無重力状態など
	疾患に関連するサルコペニア	重症臓器不全，炎症性疾患，悪性腫瘍，内分泌疾患など
	栄養に関連するサルコペニア	摂取エネルギー不足，吸収不良，消化管疾患，食欲不振を起こす薬剤使用など

b. 診断基準（文献 65 をもとに作成）

- サルコペニアの診断には，AWGS（Asian Working Group for Sarcopenia）によって作成された基準などが用いられる
- サルコペニアの予防には，栄養療法と運動療法が有効

〔一般の診療所における診断のフロー〕

1. 症例を抽出する
   ①下腿周囲長：男性＜34 cm　女性＜33 cm，② SARC-F※≧4，③ SARC-Calf※≧11
2. 抽出した症例が以下に該当するかアセスメントする
   ①握力：男性＜28 kg　女性＜18 kg，②身体機能：5 回椅子立ち上がり≧12 秒
3. 該当した場合，サルコペニアの可能性があると判定する
   介入を行う，またはより詳細な評価を設備の整った施設で行う
4. （より詳細な評価を設備の整った施設で行う場合は）以下をアセスメントし，重症度を評価する
   ①握力：男性＜28 kg　女性＜18 kg，②身体機能：6 m 歩行速度＜1 m/秒，5 回椅子立ち上がりテスト≧12 秒，SPPB※※≧9，③骨格筋量：DEXA：男性＜7.0 kg/m²，女性＜5.4 kg/m²，BIA：男性＜7.0 kg/m²，女性＜5.7 kg/m²
5. 上記の結果をもとに，サルコペニア（低骨格筋量＋低筋力 or 低身体機能）か重度サルコペニア（低骨格筋量＋低筋力＋低身体機能）かを判定する

※サルコペニアのスクリーニングのための質問票　※※身体機能のスクリーニングテスト

食事・食生活

自立度，食事環境

・運動麻痺などにより食事姿勢の保持や食事動作が自力ではできない患者や，認知症などにより食べ物を認識できなかったり適正な食事ペースが保てない患者などにおいては，個々の自立度をアセスメントし，それに合わせた食事計画を立案する

・食事をおいしくかつ安全にとれるような食事環境が整っているか評価する

アセスメント項目

□上肢の運動機能

・手指の巧緻性・握力，関節の動き，関節の変形，麻痺やしびれなどの有無を把握する

□姿勢保持能力

・安定した座位を保てるか，頸部を保持できるかを観察し，介助の必要性を判断する

□食器・自助具

・食器・食具のサイズや形状，自助具の活用による食べやすさ，おいしさを引き立てる食器に盛り付けられているか

□テーブルや椅子

・患者の体格に適したテーブル，椅子かどうか．高さが不適切であれば食べにくく，また疲労しやすい

□車椅子

・車椅子利用者の姿勢（足を床に下せるか，椅子に移ることができるか）

□食事の場・空間

・食事に集中しやすい場・空間か．集中しにくい場合は個別になるような食事場面を設定する

・ベッド周りが片づいているか，臭気はないか

□適時・適温

・適切な時刻（夕食は原則として午後 6 時以降）に適温の食事が提供されているか

□食べ物の工夫

・味，香り，温度，形態，量，献立，調理法，盛りつけが工夫されているか

摂食・嚥下能力

摂食・嚥下能力のアセスメント

- 食事援助方法を決定する際に重要なのは，摂食・嚥下能力のアセスメントである．どのような食べ物（食品内容や形状）を食べられるのかや，摂食・嚥下機能低下の有無を把握する

a. 摂食・嚥下のメカニズム

- 摂食・嚥下能力をアセスメントするためには，摂食・嚥下のメカニズムを理解しておく必要がある［図］

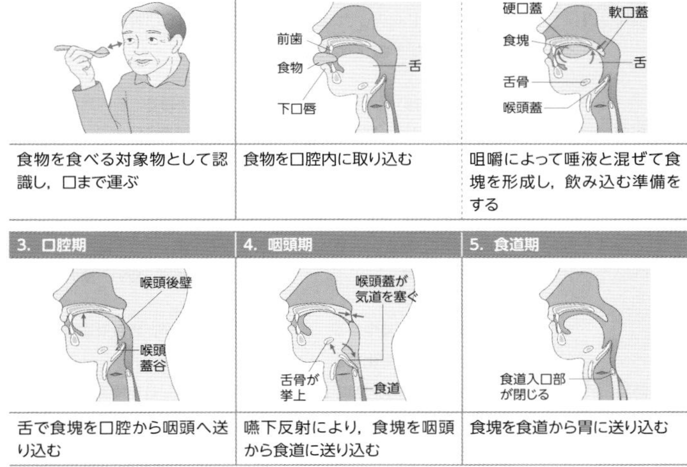

図 摂食・嚥下の過程（5 期モデル）

b. 嚥下・摂食の観察内容 (文献 66 より転載，一部改変)

- 正常な摂食・嚥下のメカニズムと，患者の病態・病状を理解したうえで，食事動作をよく観察し，問題の有無などをアセスメントする

観察項目・症状	観察ポイント	考えられる主な病態・障害
食物の認識	ボーッとしている．キョロキョロしている	食物の認知障害，注意散漫
食器・食具の使用	口に到達する前にこぼす	麻痺，失調，失行，失認
食事内容	特定のものを避けている	口腔期・咽頭期・味覚の障害，唾液分泌低下，口腔内疾患
一口量	一口量が極端に多い癖，習慣，口腔内の感覚低下	
口からのこぼれ	こぼれてきちんと口に入っていない	取り込み障害，口唇・頰の麻痺
咀嚼	下顎の上下運動だけで，回旋運動がない	咬筋の障害
	硬いものが噛めない	う歯，義歯不適合，歯周病など
嚥下反射が起こるまで	長時間口にため込む．努力して嚥下している	口腔期・咽頭期の障害
	上を向いて嚥下している	送り込み障害
むせ	特定のもの (汁物など) でむせる	誤嚥，咽頭残留
	食事のはじめにむせる	誤嚥，不注意
	食事の後半にむせる	誤嚥，咽頭残留，疲労，筋力低下，胃食道逆流
咳	食事中，食後に咳が集中する	誤嚥，咽頭残留，胃食道逆流
声	食事中，食後に声が変化する	誤嚥，咽頭残留
食事時間，摂取のペース	1 回の食事に 30〜45 分以上かかる．極端に早く口に頰張る	認知障害，取り込み障害，送り込み障害
食欲	途中から食欲がなくなる	認知障害，誤嚥，咽頭残留，体力低下
疲労	食事の途中から元気がない，疲れる	誤嚥，咽頭残留，体力低下

c. 検査

〔ベッドサイドでできる摂食・嚥下障害のスクリーニング検査〕

反復唾液嚥下テスト (RSST)	【目的】随意的な嚥下反射を起こす能力をみる 【方法】示指と中指で甲状軟骨を触知し，30 秒間に何回空嚥下が行えるかを数える 【判定】30 秒間に 3 回未満の場合は問題あり
改訂水飲みテスト (MWST)	【目的】液体を使って嚥下機能を評価する 【方法】3 mL の冷水を嚥下してもらう．可能であれば空嚥下を 2 回行ってもらう．4 点以上であれば，最大で 2 回繰り返し，最も悪い点を評点とする 【判定】 1 点：嚥下反射なし，むせる and/or 呼吸切迫，2 点：嚥下あり，呼吸切迫，3 点：嚥下あり，呼吸良好，むせる and/or 湿性嗄声，4 点：嚥下あり，呼吸良好，むせなし，5 点：4 点に加え，空嚥下が 30 秒以内に 2 回できる
フードテスト (FT)	【目的】食物を使って嚥下機能を評価する 【方法】ティースプーン 1 杯（約 4 g）のプリンまたはゼリーを嚥下させる 【判定】 1 点：嚥下反射なし，むせる and/or 呼吸切迫，2 点：嚥下あり，呼吸切迫，3 点：嚥下あり，呼吸良好，むせる and/or 湿性嗄声，口腔内に中等度残留あり，4 点：嚥下あり，呼吸良好，むせなし，口腔内の残留はほぼなし，5 点：4 点に加え，空嚥下が 30 秒以内に 2 回できる
頸部聴診音	【目的】誤嚥や下咽頭部の貯留を聴診音によって判定し，嚥下障害をスクリーニングする 【方法】嚥下する際に咽頭部で生じる嚥下音と嚥下前後の呼吸音を頸部から聴診する

〔詳細な検査〕

嚥下造影検査 (VF)	X 線透視下で造影剤を嚥下することで，口腔，咽頭，食道の動き，形態を観察でき，嚥下障害の原因や障害部位を視覚的に確認できる
嚥下内視鏡検査 (VE)	VF と比較して被曝がなく，嚥下器官，唾液・食塊の動きを実際の食事場面で直接的に観察が可能

摂食・嚥下能力が低下した患者へのケア

口腔ケア体操，嚥下体操（文献 67 をもとに作成）

a. あごの運動（自動運動ができる場合）

- 顎関節の拘縮を予防し，可動域を改善させる
- 各運動は 5〜10 回で 1 セット．本人の疲労度に応じて 1 日の回数を調整

1. 口を大きく開けたり，ぎゅっと閉じたりを繰り返す

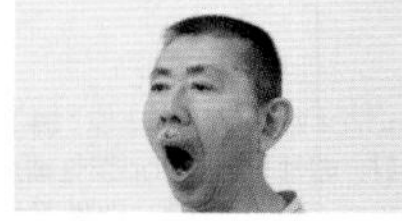

2. 舌圧子や棒状のガーゼを噛んでもらう

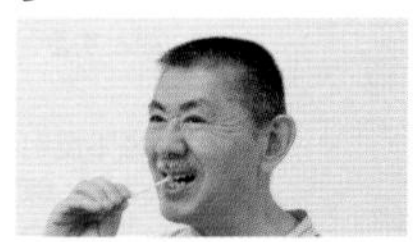

b. 口唇の運動

- 口唇周囲の筋力を高めて，食物摂取時の口腔内保持と，送り込みの時の口腔内圧を高められるようにする
- 本人の疲労度に応じながら，自動・他動運動ともに 5〜10 回ずつ行う

〔自動運動〕

1. 「あ〜ん」「ん〜あ」，「う〜い」「い〜う」の順に言ってもらう

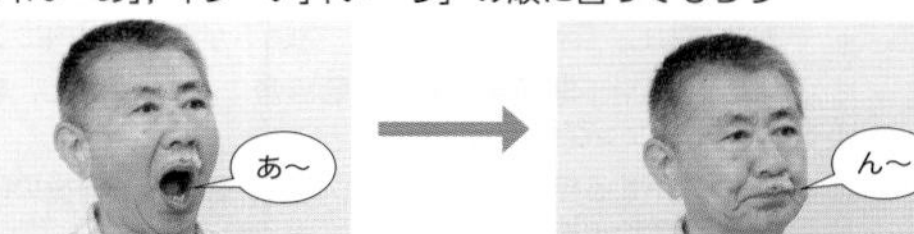

〔他動運動〕

1. 手洗いをしてディスポーザブル手袋を装着する
2. 口を軽く閉じてもらう
3. 上唇を母指と示指でつまみ，前方にやさしく引っ張る．次いで下唇を同様に引っ張る

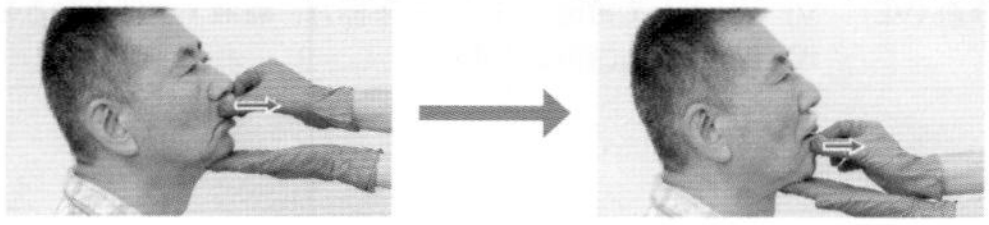

注意　口唇が乾燥している時はひび割れを防ぐためワセリンなどで保湿を行ってから実施する

c. 舌の運動

- 舌の緊張度を和らげて，舌が円滑に動く準備をしておくことで，食塊を形成し，咽頭への送り込みをスムーズにする
- 各運動を本人の疲労度に応じながら，2〜3 回ずつ行う
- 麻痺がある場合は他動運動で実施する

〔自動運動〕

1 舌を前後に動かす

- 舌を突き出す，引っ込めるという動作を繰り返してもらう

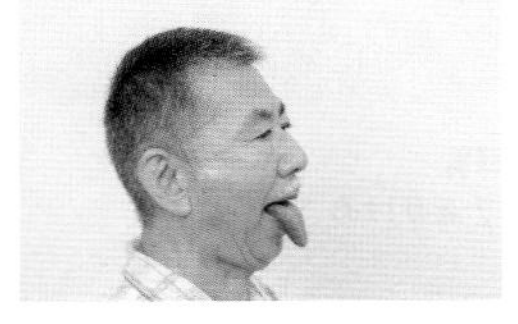

2 舌を左右に動かす

- 舌を突き出して，左右の口角をなめる動きを繰り返してもらう

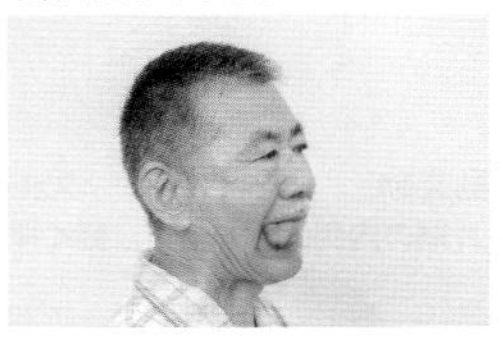

3 舌を上下に動かす

- 舌を突き出し，上下の唇をなめる動きを繰り返してもらう

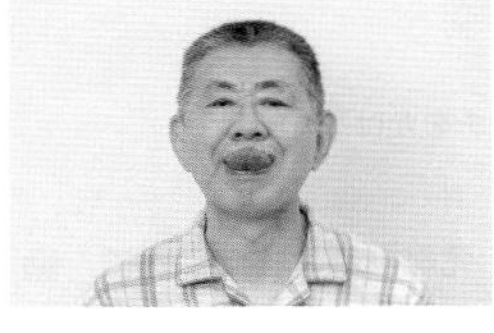

4 舌の抵抗運動を行う

- 口の前に舌圧子を準備する
- 舌先で舌圧子を押してもらう

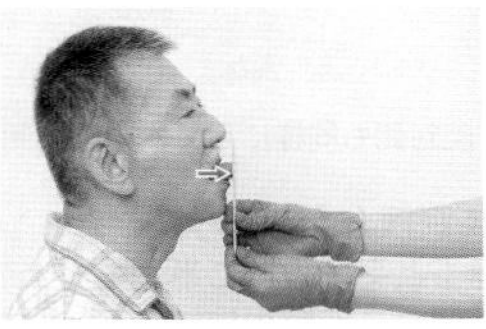

〔他動運動〕　※手洗いをしディスポーザブル手袋を装着

1 可能な限り舌を突き出してもらい，さらにガーゼを使用して舌を引き出す

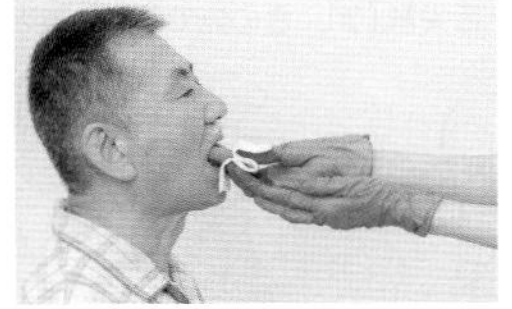

2 ガーゼごと舌を軽く持ち，左右に動かす

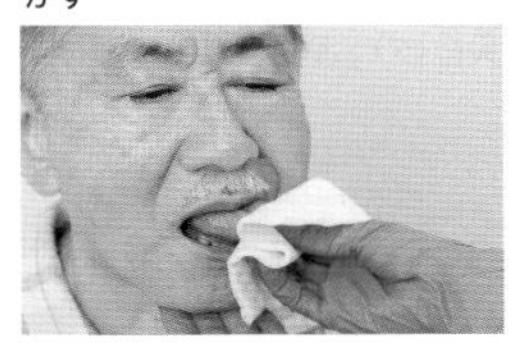

3 同様にして舌を上下に動かす

d. 頬の運動

・各運動を本人の疲労度に応じながら，自動・他動運動ともに 2〜3 回ずつ行う
・麻痺がある場合は他動運動で実施する

〔自動運動〕

1 両頬を膨らませる，しぼめるという動きを繰り返す

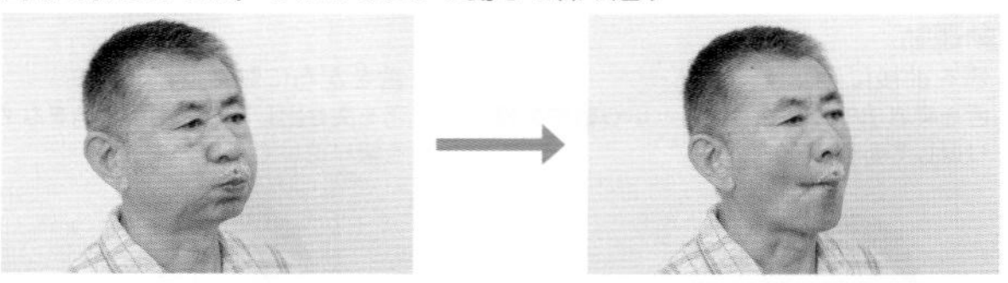

〔他動運動〕 ※手洗いをしディスポーザブル手袋を装着

1 片頬の内側に指を当て，軽く押してストレッチをかける

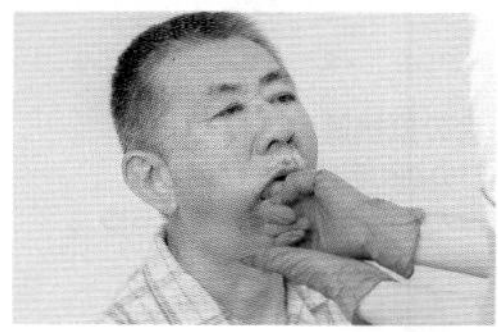

2 反対側も同様にして，頬の内側からストレッチをかける

e. 発声訓練（パタカラ体操）

・嚥下と発声は同じ器官を使っているため，発声訓練をすることで，嚥下運動に関わる器官の機能の改善につながる

①パ・タ・カ・ラを各々，5 回ずつ発音し，5 回を 1 セットとして 1 日 3 セット行う
例）パ・パ・パ・パ・パ，タ・タ・タ・タ・タ，カ・カ・カ・カ・カ，ラ・ラ・ラ・ラ・ラ

・口唇音（パ）：口唇がしっかり閉じている
・舌尖音（タ）：舌の先が前歯の裏につき，離れる
・奥舌音（カ）：舌の奥が口蓋につく
・舌尖音（ラ）：舌の先で前歯の裏をはじく

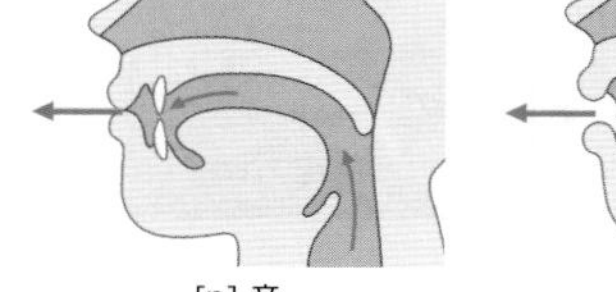
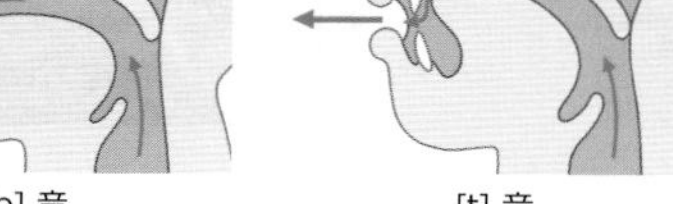
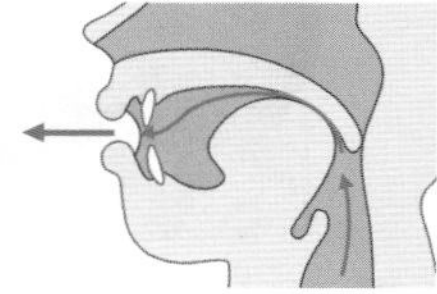

[p] 音　[t] 音　[k] 音

図 パ・タ・カの発音と構音器官の動き

口腔のアセスメントとケア

基本的な口腔のアセスメントとケアの手順

1 口唇・口腔内の状態を観察する

- □口唇：乾燥やひび割れ，口角の発赤，出血，腫脹などの有無
- □舌：舌苔(ぜったい)付着，不整，亀裂，発赤，腫脹，潰瘍などの有無
- □歯肉・粘膜：乾燥，光沢，発赤，出血，腫脹，圧痛などの有無
- □唾液：乾燥，高い粘性，少量の唾液，口渇感などの有無
- □義歯：破損，不適合などの有無
- □口腔清掃：食渣，歯石，プラーク，口臭などの有無
- □歯痛の有無

2 水で湿らせたスポンジブラシで，口唇・口腔内を濡らし，乾燥によるひび割れや出血を防止する

3 口蓋や頬粘膜などに大きな汚れが付着している場合は，粘膜ブラシを用いて除去する

4 歯ブラシを小刻みに動かしながら，奥歯の頬側から，咬合面，舌側面の順に１本ずつていねいに磨く

POINT

・歯の部位によってブラッシングの方法を変え，汚れや歯垢を除去する

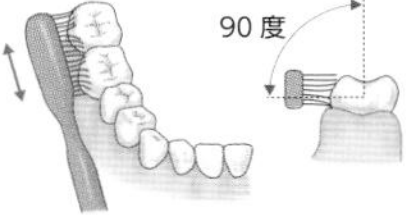

スクラビング法：歯の表面や咬合面に適したブラッシング法

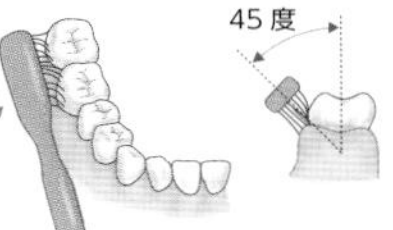

バス法：歯と歯肉の間に適したブラッシング法

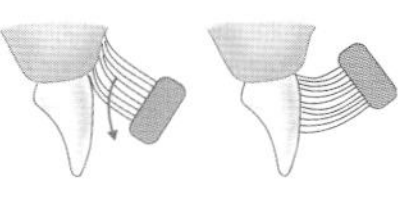

ローリング法：歯肉のマッサージに適したブラッシング法

5 歯間ブラシやデンタルフロスで歯間や歯茎の汚れを取り除く

6 水で湿らせた舌ブラシを奥から手前に向けて引き，舌苔を除去する

7 口腔内を水ですすいでもらう

8 口腔内の乾燥が強い場合は保湿剤を塗布する

9 口腔ケアが終了したら，患者の状態を観察する

- □むせや咳嗽などの誤嚥の徴候の有無
- □呼吸状態
- □疲労度

義歯の清掃と装着（文献68をもとに作成）

a. 総義歯の外し方

・可能な場合は本人に取り外してもらう．義歯を外すことを拒否している場合，無理に行わない

1 下顎の義歯を外す

・前歯部分を母指と示指でつまみ，反時計回りに少し回転させながら引き上げて外す

・下顎の義歯は上顎の義歯に比べ小さいため，開口時の負担が少ない

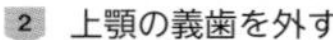

2 上顎の義歯を外す

・前歯部分を母指と示指でつまみ，押し下げる

・奥歯側の義歯が外れたら，回転させながら外す

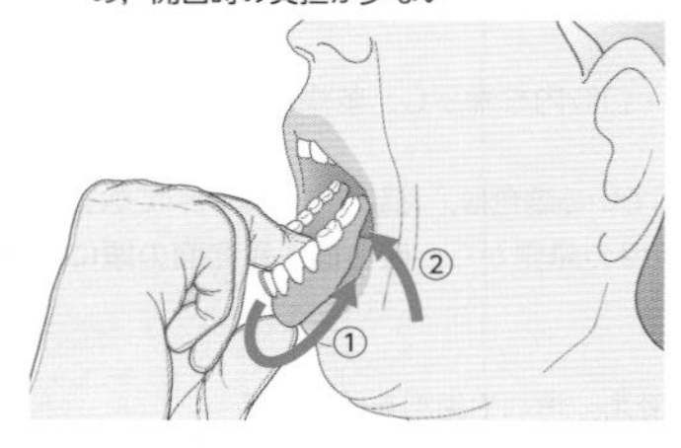

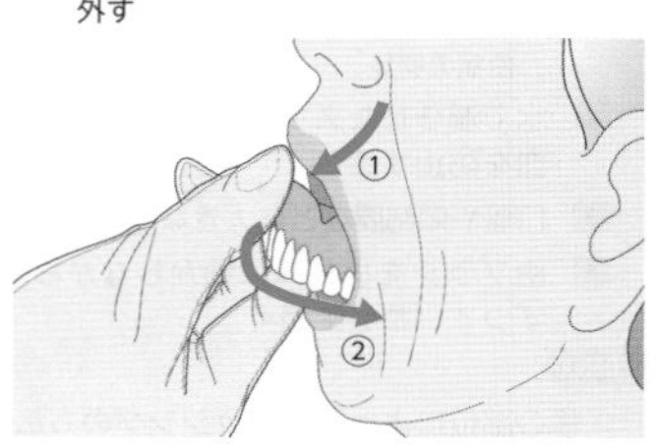

b. 部分床義歯の外し方

1 歯が動かないようにクラスプのかかっている歯冠に指を当て，下顎の場合はクラスプに指をかけて歯冠方向に押し上げる

・再装着のために，外す前にクラスプの位置を覚えておく

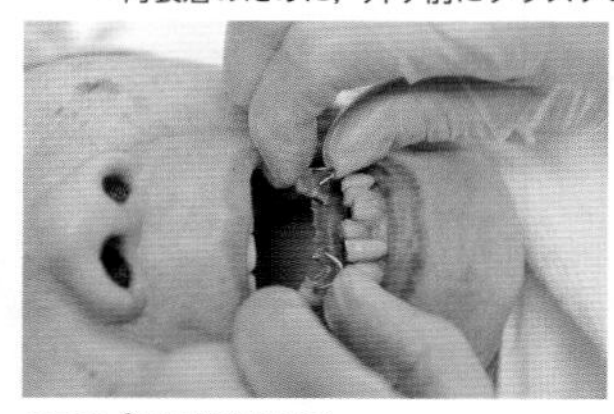

クラスプに母指をかける

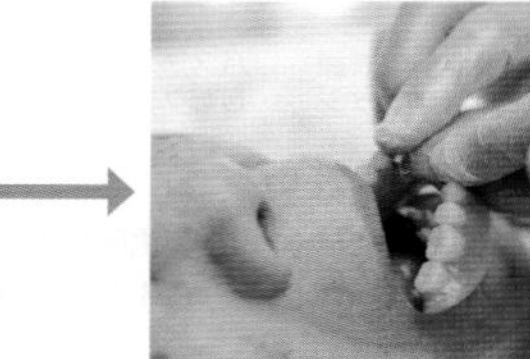

外す方向に押し上げる

2 上顎の場合は，同様に義歯に指をかけて歯冠方向に押し上げる

c. 義歯の清掃

1 水を張った洗面器を下に置き，水を流しながら義歯についた大きな汚れを洗い流す

2 同様にして義歯用ブラシで残った汚れを落とす

> 禁忌　義歯に歯磨き剤を使用してはいけない．歯磨き剤には研磨剤が含まれており，義歯を傷つけて適合状態が悪くなる

d. 義歯の保存

1 就寝前は義歯保存用ケースに義歯専用洗浄剤と水を入れ，義歯を漬ける

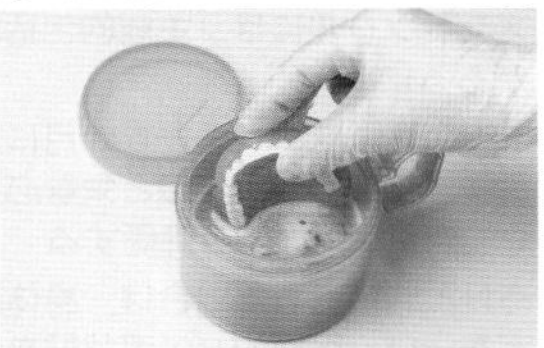

根拠　歯肉を休ませるとともに，義歯の誤飲を防止するため，就寝時は必ず義歯を外す

e. 総義歯の装着

- 可能な場合は本人に装着してもらう

1 上顎の義歯の前歯部分を持つ

2 軽く口を開けてもらい，口角側から回転させるように義歯を口の中に入れる

3 義歯床の中央部分を指で押し，口腔粘膜に吸着させる．下顎の義歯は両手の示指を左右の奥歯部分に当て，頬の粘膜に沿って静かに押し込む

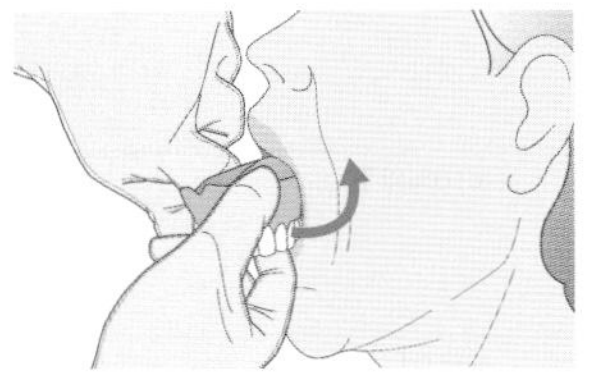

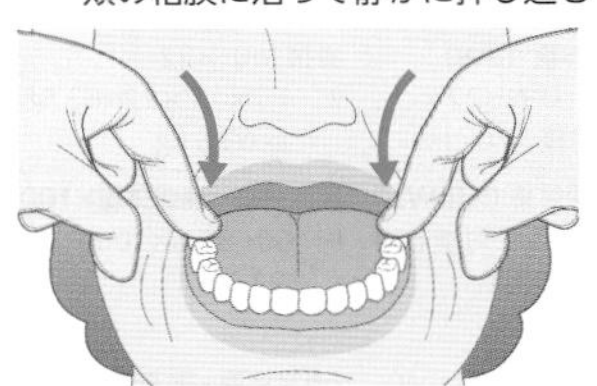

f. 部分床義歯の装着

1 義歯を回転させながら口の中に挿入する

2 クラスプがかかっていた歯にクラスプを合わせ，義歯を指でゆっくり押す

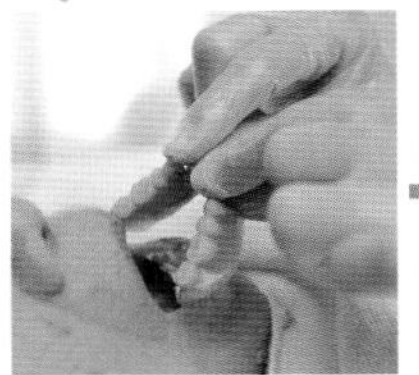

義歯を口腔内に入れる

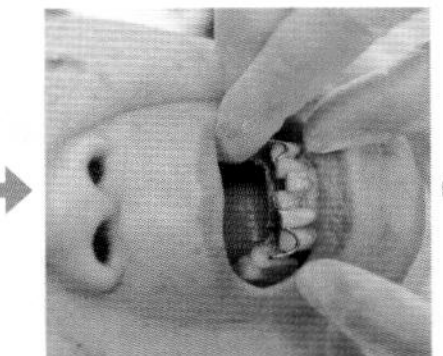

クラスプがかかっていた歯にクラスプを合わせる

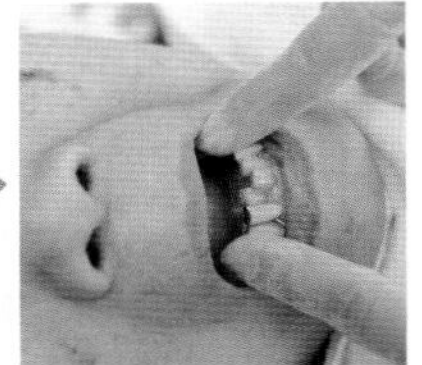

義歯を指でゆっくり押す

3 義歯が安定するところまで入れる

栄養状態

- 栄養状態を評価するための代表的なアセスメントツールには，主観的包括的栄養評価（SGA）と客観的栄養評価（ODA）がある
- 主観的包括的栄養評価（SGA）（p141）：標準的な評価基準．過去 6 か月における体重変化，食物摂取量の変化，消化器症状，身体機能，疾患と栄養必要量の関係を評価する．身体状況では，脂肪や筋肉喪失，浮腫を評価する
- 客観的栄養評価（ODA）：SGA で栄養障害ありと判定された場合は，身体計測や血液検査，エネルギー摂取量の確認などを行い，客観的な栄養状態を評価する

▶▶ 身体測定による栄養状態の評価（文献 69 をもとに作成）

項目名	計算式，測定法	基準値
体格指数（BMI） 例：体重 60 kg 身長 170 cm	**体重（kg）/身長（m）^{2}** 例：60÷（1.7×1.7）＝ 20.76≒20.8	**18.5〜25** 18.5 未満：やせ 25 以上　：肥満
理想体重（IBW）（kg）：BMI=22 例：身長 170 cm	**身長（m）^{2}×22** 例：1.7×1.7×22=63.58 ≒63.6 kg	
%理想体重（%IBW）：理想体重に対する実測体重の比率 例：上記例	**実測体重÷理想体重×100（%）** 例：60÷63.6×100= 94.3%	**±10%以下**
体重減少率（%LBW）	**（通常体重−実測体重）÷通常体重×100（%）**	**変化なし** 低リスク：減少 3%未満 中リスク：1 か月に 3〜5%未満 高リスク：1 か月に 5%以上
上腕三頭筋皮下脂肪厚（TSF）：体脂肪量の指標	皮下脂肪厚測定器（キャリパー）などを用いて測定 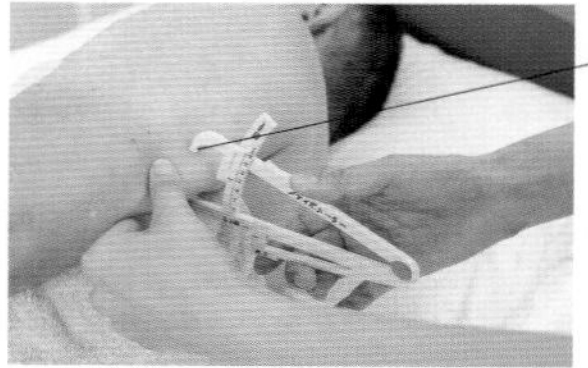	男性：18.3 mm 女性：15.8 mm

測定位置は肘頭と肩峰の中点

項目名	計算式，測定法	基準値
上腕周囲長（AC）	肘頭と肩峰の中点を測定位置とし，計測する 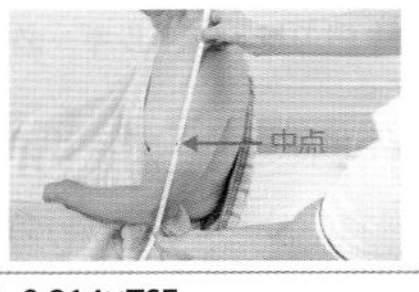 	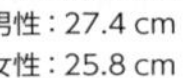 男性：27.4 cm 女性：25.8 cm 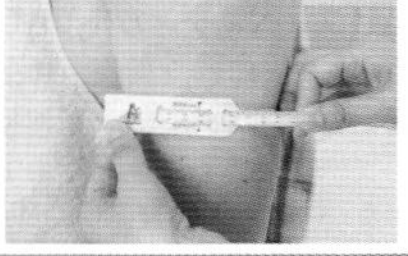
上腕筋囲（AMC）： 筋蛋白量の指標	**AC−0.314×TSF**	男性：24.8 cm 女性：21.0 cm

▶▶ 血液検査による栄養状態の評価

項目名	略称	基準値	半減期	評価
アルブミン	Alb	3.8～5.2 g/dL	14～21 日	栄養障害 軽度 3.0～3.5 中等度 2.1～2.9 高度 2.1 未満
プレアルブミン（トランスサイレチン）	PA（TTR）	21～43 mg/dL	2 日	栄養障害 軽度 10～15 中等度 5～9 高度 5 未満
レチノール結合蛋白	RBP	男性：3.4～7.7 mg/dL 女性：2.2～6.0 mg/dL	0.5 日	栄養指標となる蛋白のなかで最も半減期が短く，鋭敏．腎不全で高値となる
トランスフェリン	Tf	男性：190～300 mg/dL 女性：200～340 mg/dL	7～10 日	栄養障害 軽度 150～200 中等度 100～149 高度 100 未満
総コレステロール	T-cho	130～220 mg/dL	9 日	栄養障害は 120 mg/dL 以下．日動変動が少なく，透析の影響を受けにくい
コリンエステラーゼ	ChE	200～450 U/L	—	栄養障害で低下する．肝蛋白合成能の指標となる
総リンパ球数	TLC	>2,000/μL	—	栄養障害 中等度 800～1,200 高度 800 未満
亜鉛	Zn	70～110 μg/dL	—	70 未満は生理活性物質の機能低下を考慮

▶▶ 1日の推定エネルギー必要量（kcal/日）

- 1日の推定エネルギー必要量（kcal/日）を算出し，その値のエネルギー摂取ができているか評価する

a. ハリス・ベネディクトの式を用いた1日の推定エネルギー必要量（kcal/日）の求め方

1. 性別，年齢，身長，体重を確認する
2. 以下の式を用いて，基礎エネルギー消費量（BEE）を算出する

男性：BEE（kcal）＝66.5＋13.75×体重（kg）＋5.0×身長（cm）－6.76×年齢
女性：BEE（kcal）＝655.1＋9.56×体重（kg）＋1.85×身長（cm）－4.86×年齢

3. 上記の 2 で算出した値に，その人に当てはまる活動係数とストレス係数を乗じる．活動係数とストレス係数の基準は下記のとおり

【活動係数】
寝たきり：1.0
歩行可　：1.2
労働　　：1.4～1.8

【ストレス係数】
ストレスなし（術前や退院直前などの状態）：1.0
手術：小手術 1.1　中等度手術 1.2～1.4　大手術 1.3～1.5
感染症：軽度 1.2　中等度 1.5　重度 1.8
発熱：37℃で 1.2，38℃で 1.4，39℃で 1.6

（例） 30 歳，170 cm，体重 60 kg，活動係数：歩行可，ストレス係数：小手術，の男性の場合
BEE＝66.5＋13.75×60＋5.0×170－6.76×30 ⇒ 1538.7
1日の推定エネルギー必要量＝1538.7×1.2×1.1 ⇒約 2031 kcal

b. エネルギーの食事摂取基準における推定エネルギー必要量（kcal/日）

- 「日本人の食事摂取基準」において，身体活動レベルごとに，推定エネルギー必要量が示されている
- レベルⅡは自立している者，レベルⅠは自宅にいてほとんど外出しない者に相当する．レベルⅠは高齢者施設で自立に近い状態で過ごしている者にも適用できる値

性別	男性			女性		
身体活動レベル	Ⅰ（低い）	Ⅱ（ふつう）	Ⅲ（高い）	Ⅰ（低い）	Ⅱ（ふつう）	Ⅲ（高い）
18～29（歳）	2,300	2,650	3,050	1,700	2,000	2,300
30～49（歳）	2,300	2,700	3,050	1,750	2,050	2,350
50～64（歳）	2,200	2,600	2,950	1,650	1,950	2,250
65～74（歳）	2,050	2,400	2,750	1,550	1,850	2,100
75 以上（歳）	1,800	2,100	—	1,400	1,650	—

排泄

排尿

尿量・回数・性状

- 健康な成人の 1 日当たりの尿量は 1,000～1,500 mL 程度で，回数は 4～6 回[表]
- 高齢者の場合は，1 日の尿量は減少し，回数が増える傾向がある
- 尿の色，におい，量などで，身体の状態を推測することができる

表 尿量・性状の一般的基準と逸脱（一般成人）（文献 70 より転載）

		基準値	逸脱
量（1 日量）		1,000～1,500 mL	100 mL/日以下　：無尿 400 mL/日以下　：乏尿 2,500 mL/日以上：多尿
回数		4～6 回	10 回/日以上：頻尿（回数は必ずしも特定できない）
性状	色調	透明 淡い黄色～淡い黄褐色	赤褐色，にごった褐色，肉汁様
	比重	1.010～1.025	>1.025：高張尿（脱水，糖尿病など） <1.010：低張尿（尿崩症など）
	におい	無臭（排尿直後） アンモニア臭（時間経過）	アセトン臭 （排出直後の）アンモニア臭など
その他		—	膀胱内に貯留しているが排出できない：尿閉

尿の色調

- 健康人の尿の色は淡黄色から淡黄褐色である
- 疾患や食事，服用している薬剤によっても変化する

正常	異常	異常の原因・疾患	色調
淡黄色	水様透明 （希釈尿）	尿崩症，萎縮腎，糖尿病	
	黄褐色 （濃縮尿）	脱水症，高熱時	
	赤褐色 （血尿）	腎炎，結石症，尿路感染症，がん，出血性素因，特発性腎出血，溶血性貧血	
	ダイダイ色 （ビリルビン尿）	肝炎，肝硬変，胆道閉塞	
	乳白色 （乳び尿）	尿路感染症，転移がん，フィラリア症	

排尿障害

- 尿意の感知から排尿抑制の解除（排尿反射）のプロセスで何らかの障害が生じると，尿失禁などの排尿障害が起こる
- 排尿障害は，頻尿や尿失禁，尿意切迫感，夜尿症などの蓄尿障害と，遷延性排尿障害や苒延（ぜんえん）性排尿障害などの排出障害に大別できる
- 膀胱と尿道で構成される下部尿路の機能に何らかの障害が起きた状態を下部尿路機能障害といい，その障害により生じる症状を下部尿路症状という
- 下部尿路症状は，蓄尿症状，排尿症状，排尿後症状に分類される［表］

表 主な下部尿路症状とその特徴

症状		症状の特徴
蓄尿症状	昼間頻尿	日中の排尿回数が多く，一般的には覚醒時の排尿回数が 8 回以上のもの．いわゆる頻尿
	夜間頻尿	就寝後，排尿のために 1 回以上起きる状態
	尿意切迫感	突然に起こる，がまんしていると漏らしてしまうのではないかと思われるような強い尿意
	尿失禁	尿が不随意に漏れる状態
排尿症状	尿勢低下	尿の勢いが弱いこと
	尿線途絶	排尿中に尿の流出が途切れること
	排尿遅延	排尿開始が困難で，排尿準備ができてから開始までに時間がかかること
	腹圧排尿	排尿の開始，排尿の維持または改善のために腹圧を要すること
排尿後症状	残尿感	排尿後，膀胱内に尿が残ったような感じ．客観的な残尿量とは一致していないこともある
	排尿後尿滴下	排尿直後に不随意に尿が出てくること

▶▶ 尿失禁

・尿失禁は，原因となる疾患により，機能性尿失禁，切迫性尿失禁，腹圧性尿失禁，溢流性尿失禁，反射性尿失禁に分類される［表］

表 尿失禁のパターンと対応

失禁パターン	特徴	原因疾患の例	対応のポイント
機能性尿失禁	膀胱内に蓄尿はできるものの，トイレの場所がわからない，トイレをほかの場所と間違える，排尿しようとする意志がないなどのために尿失禁をきたす	・認知症 ・精神疾患などによる意欲低下	・排尿間隔を確認する．適切なタイミングでトイレに誘導し，排泄を促す
切迫性尿失禁	強く切迫した尿意を感じた直後に，不随意の排尿が起こり，トイレに行くまで抑制できない	・脳血管疾患，脊椎疾患 ・前立腺肥大症 ・膀胱結石 ・膀胱炎	・排尿間隔を確認する．適切なタイミングでトイレに誘導し，排泄を促す
腹圧性尿失禁	咳，くしゃみ，重いものを持った時などのように，急に腹圧が加わった際に不随意に尿が漏れる状態	・骨盤底筋群の筋力低下 ・尿道括約筋の筋力低下 ・加齢 ・出産	・尿意を感じたら早めに排尿する ・腹圧が加わる作業の前に，事前に排尿をすませておく ・骨盤底筋訓練を行う
溢流性尿失禁	膀胱内に尿が充満した時，膀胱の収縮を伴わずに尿が少しずつ漏れ出てくる状態	・骨盤内手術 ・糖尿病による末梢神経障害 ・前立腺肥大症	・腹圧をかけやすい体位で，定期的な排泄を試みる ・膀胱内での貯留が長時間にわたるため，細菌繁殖に注意する．排尿時，尿混濁などの感染徴候がないか十分に確認する
反射性尿失禁	尿意を感じない．膀胱内に一定量の尿がたまると排尿反射が起き，大量に漏れる	・脊髄損傷	・下腹部や鼠径部を指先で軽く叩くと，脊髄排尿反射が誘発され，排尿できる場合がある

排便

便の量・回数・性状

- 排便回数は個人差が大きい．通常は 1 日に 1〜2 回であるが，人によっては 2 日に 1 回のこともある
- 下痢，便秘の判断は回数のみではできないため，性状についても観察する

表 便の量・性状の一般的基準と逸脱（一般成人）（文献 71 より転載）

		基準値	逸脱
量（1 日量）・回数		100〜250 g・1〜2 回	下痢 便秘
性状	形状	有形軟便	ウサギの糞のように，ぽろぽろと乾燥していてかたい：兎糞（とふん）状 泥のような，液体に近く形にならない：泥状便 液体状：水様便
	色調	黄褐色	黒色（タール様）：上部消化管出血 鮮紅色：下部消化管出血 灰白色：胆汁分泌不全，閉塞性黄疸 黒褐色：鉄剤服用
	におい	スカトール・インドールによるにおい	酸臭：消化不良，胆汁分泌不全 腐敗臭：慢性腸炎

ブリストル便性状スケール

- 便を形状と硬さで 7 段階に分類する．便の状態を客観的に判断でき，排便調整を行う際の指標となる

タイプ	特徴
1. コロコロ便	木の実のようなコロコロした硬い固まりの便，または兎糞状の便
2. 硬い便	短いソーセージ様の塊の便（塊便）
3. やや硬い便	表面にひび割れのあるソーセージ様の便
4. 普通便	表面がなめらかで軟らかいソーセージ，あるいはヘビのようなとぐろを巻く便

タイプ	特徴
5. 軟便	はっきりとした境界のある，水分の多い軟らかい半固形の便
6. 泥状便	境界が不明瞭でふにゃふにゃの不定形の小片便，泥状・粥状の便
7. 水様便	固形物を含まない液体状の便

▶▶ 便秘 [表] (文献 72 より転載，一部改変)

- 便秘は加齢とともに増加し，高齢者の 3 人に 1 人は便秘がある

表 便秘の分類

排便障害		分類			メカニズム	原因
便秘	急性	機能性			ストレスにより自律神経が影響を受ける	旅行や生活環境の変化，ストレスなど
		器質性			疾患が原因となり，腸管が塞がれる	イレウス，腸捻転，腸重積
	慢性	器質性			器質的な疾患により腸管の狭窄や閉塞をきたす	大腸がん，クローン病
		症候性			自律神経や代謝に異常をきたす疾患により，腸管運動が低下する	パーキンソン病，甲状腺機能低下症，糖尿病
		機能性(常習性)	結腸性	弛緩性	腸管の緊張低下により蠕動運動が鈍化し，便が停滞する．便秘のほとんどがこのタイプにあてはまり，高齢者に多い	筋力・運動量の低下，食事の偏り(食物繊維や発酵食品の不足)，薬剤の副作用(抗コリン薬など)など
				痙攣性	腸管の緊張が強く，便を送ることができない	過敏性腸症候群や腸刺激性下剤の乱用，ストレスなど
			直腸性		便が降りてきても直腸壁の刺激感受性の低下により便意をもよおさず，直腸に便が停滞する．嵌入便もこれにより起こる	便意を習慣的に我慢した結果，便意を感じなくなることや腹筋の筋力低下，寝たきりにより腹圧をかけられない

▶▶ 下痢 (文献 73 より転載，一部改変)

- 発症から約 1 週間以内に症状が落ち着く急性下痢と，下痢が 1 か月以上続く慢性下痢に大別される [表]

表 下痢の分類

分類			原因
急性下痢	感染性腸炎	細菌感染	サルモネラ菌，赤痢菌，カンピロバクター，クロストリジウム，病原性大腸菌，黄色ブドウ球菌など
		ウイルス感染	ノロウイルス，ロタウイルス，アデノウイルスなど
		原性動物感染	赤痢アメーバなど
	薬剤による下痢		下剤，抗生物質，抗がん剤など
慢性下痢	過敏性腸症候群		食事やストレスの刺激に対する腸管運動と腸管分泌の変化，腸管の知覚過敏，消化管からのシグナルなどに対する中枢神経系の調整(脳腸相関)の不順
	炎症性疾患	潰瘍性大腸炎	原因不明
		クローン病	
	生活習慣による下痢		下剤乱用，アルコール，肉類・脂肪分の過食
	腸管外器質的疾患による下痢		甲状腺機能亢進症，糖尿病，アミロイドーシス，強皮症など

排泄障害のある患者への看護・ケア

おむつ交換（文献 74 をもとに作成）

a. 汚れたおむつを外す　※テープ型おむつの交換の場合

1 殿部の下にディスポーザブルシーツを敷き，必要物品を使用しやすい場所に配置する

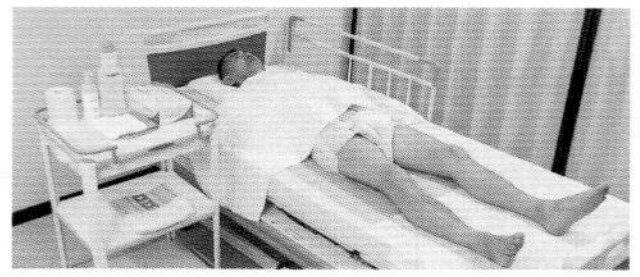

注意　新しいおむつであっても患者の枕元に置かない．下着と同じように扱い，患者の心情に配慮する

2 使用中のおむつのマジックテープを外して，開く

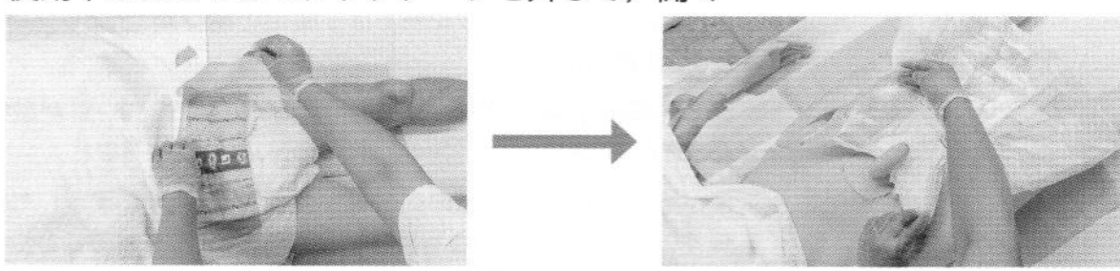

排泄物の性状，患者の皮膚の状態を観察する

3 陰部を清拭する（または洗浄して水分を拭き取る）

4 使用したおむつは汚染した側を中にしてまとめておく

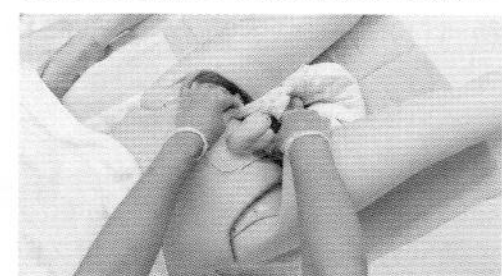

5 腰上げができない場合，患者を側臥位にし，使用中のおむつを取り除く

- この時，ディスポーザブルシーツも一緒に取り除く

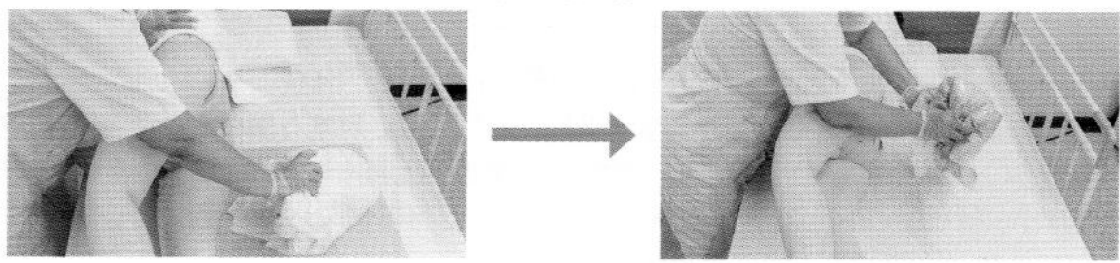

6 使用済みのおむつとシーツを専用のビニール袋に入れる

- 排泄物による感染予防のため，おむつをビニール袋に入れた後，新しい手袋に交換する
- 使用済みのおむつを床に置かないよう注意する

7 おむつを取り除いて殿部側を清拭する

b. 新しいおむつに交換する

1 新しいおむつを開き，殿部は患者の身体中央とおむつの中央が一致するように当てる

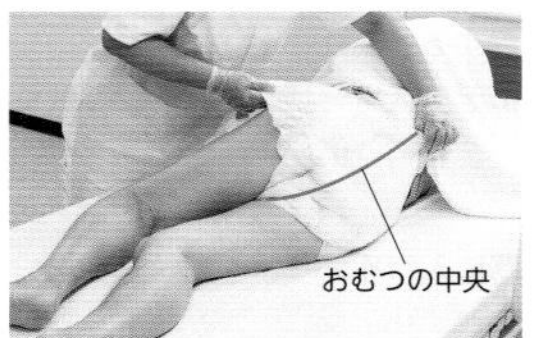

根拠　おむつの中央部分には高分子吸収体が入っており，吸水ポイントとなっている．ここを陰部に当て排泄物の漏れを防止する

2 仰臥位に戻す

〈腰上げができる場合〉

- 患者に膝を立てて腰を浮かしてもらった状態で使用したおむつを取り除く．新しいおむつの中央と身体の正中ラインを合わせる

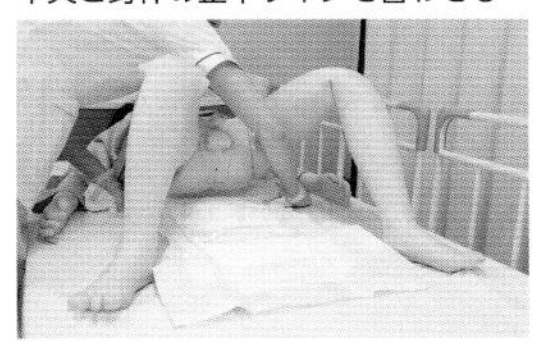

3 陰部はおむつの吸水ポイントに重なるように当てる．または尿とりパッドを着ける

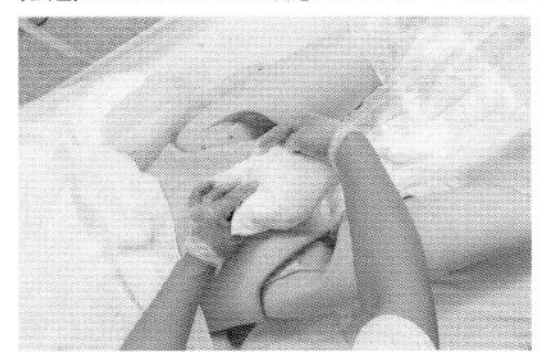

- 女性は恥骨部を尿とりパッドで覆うように当てる．男性は尿とりパッドの面積が大きいほうが陰茎に重なるように当てるか，陰茎を男性用尿とりパッドで包む

4 おむつのギャザーを外に立てるようにして当て，マジックテープを留める

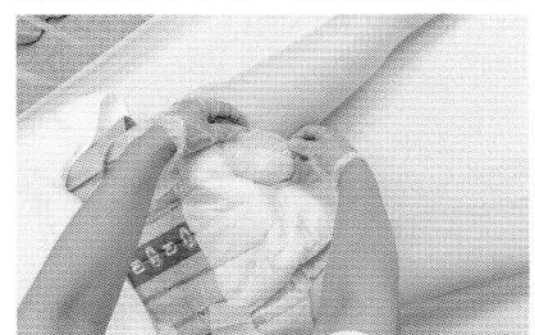

- 指でギャザーを立てながら，皮膚にフィットさせる．ギャザーが内側に入り込むと，皮膚を圧迫しトラブルの原因となる

▶▶ 排泄援助（尿器・便器）（文献 75 をもとに作成）

a. 床上排泄援助の準備

1. 手指消毒後，ビニールエプロンと手袋を装着する
2. 体位は仰臥位とし，下着を取り，殿部の下にディスポーザブルシーツを敷く

b. 尿器の挿入

〈男性の場合〉

1. 患者が排尿しやすい体位に整え，陰茎を尿器に入れる

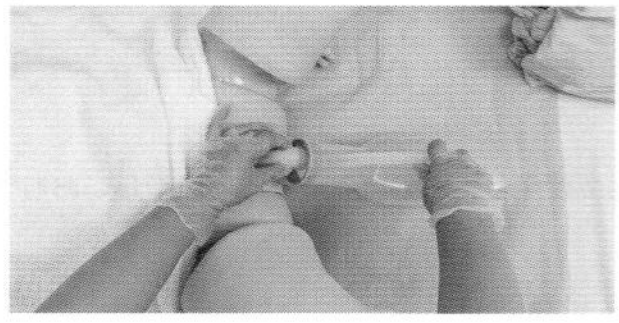

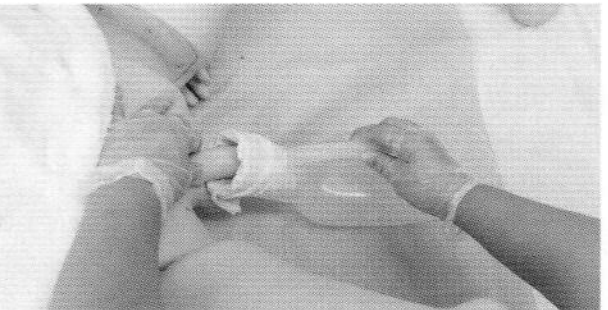

陰茎が固定しにくい場合：尿器の口と陰茎の間にトイレットペーパーを充填して固定

2. 自分で行える場合は，ベッドをギャッチアップして，自分の手で持って挿入する

〈女性の場合〉

1. 会陰部に密着させるよう尿器を当てる

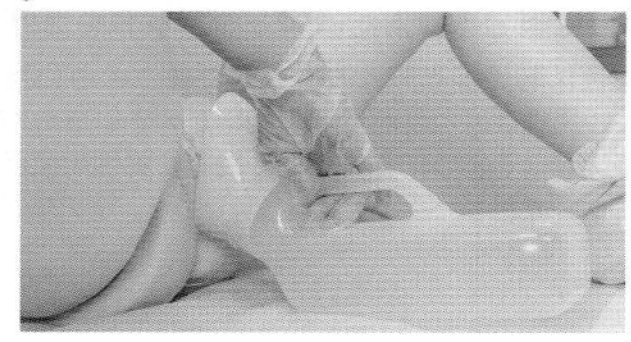

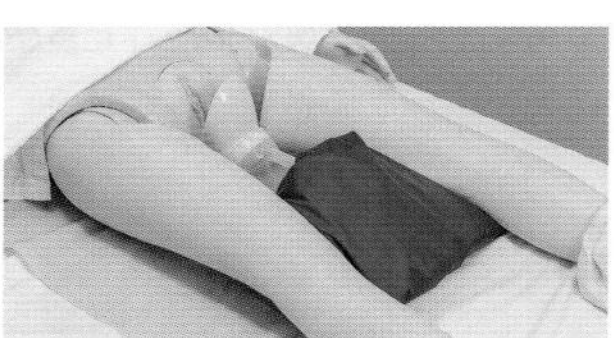

尿器を患者自身で保持できない場合：砂のうを用いて固定

2. 尿が飛散しないよう，また消音効果もかねてトイレットペーパーを陰部から尿器内へ垂らす

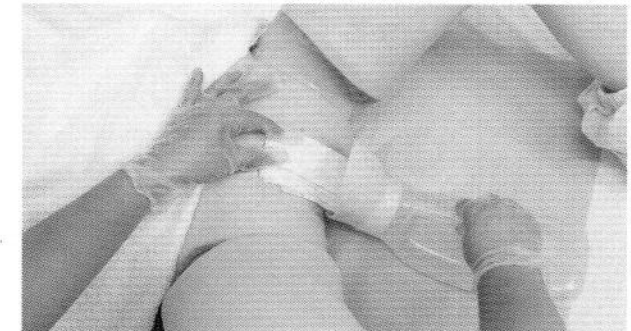

c. 便器の挿入

1 肛門部が中央にくるように便器を挿入する

- 必要以上に便器に体重がかかることで，疼痛を訴える場合もある．そのため，便器を挿入したことで生じた腰部の隙間にタオルを丸めて差し込み，接触面（基底面）を拡大して体重を分散させるとよい

〈腰上げができる場合〉

- 膝を立てて腰を浮かせてもらい，便器を挿入する

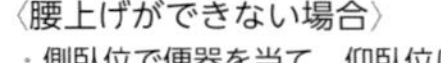

〈腰上げができない場合〉

- 側臥位で便器を当て，仰臥位にする

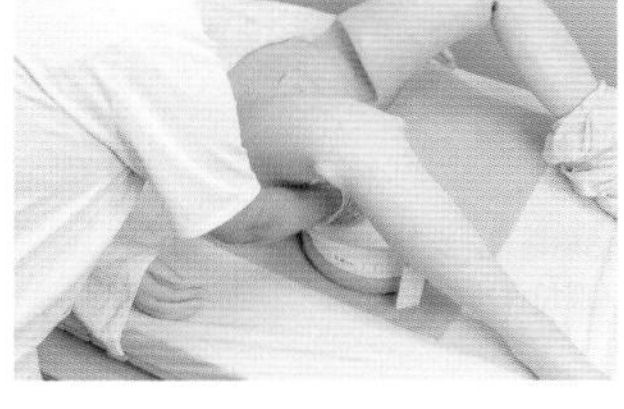

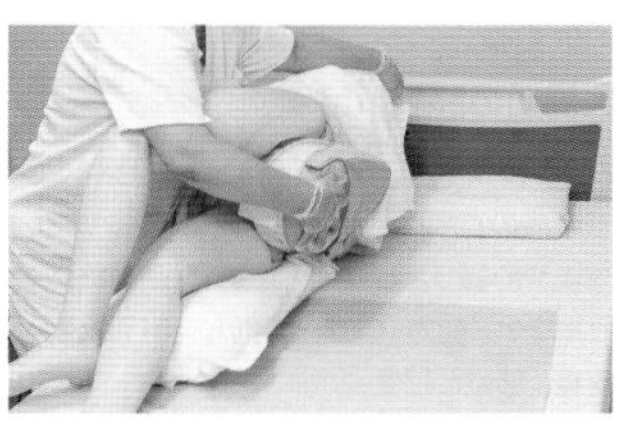

2 便器の中央と正中線に，ずれがないことを確認する

3 排泄物の飛散防止に努める

- 男性は同時に排尿がみられる場合があるため尿器を当てる（ⓐ）
- 女性はトイレットペーパーを会陰部に当てる（ⓑ）

> 注意　排便時には，副交感神経が優位となり排尿がみられることがあるため，排便介助時には，飛散防止を忘れない

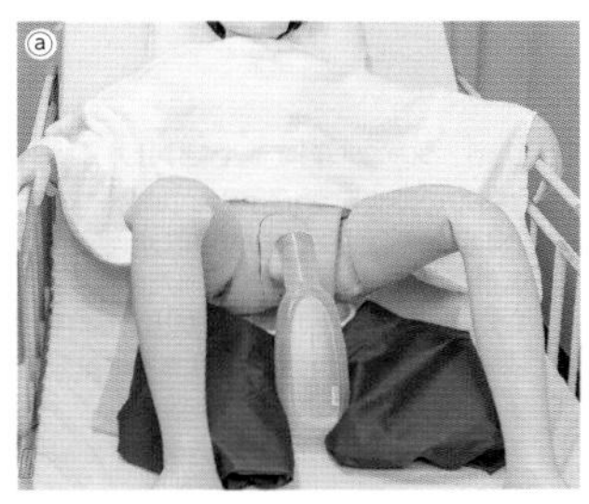

ⓐ

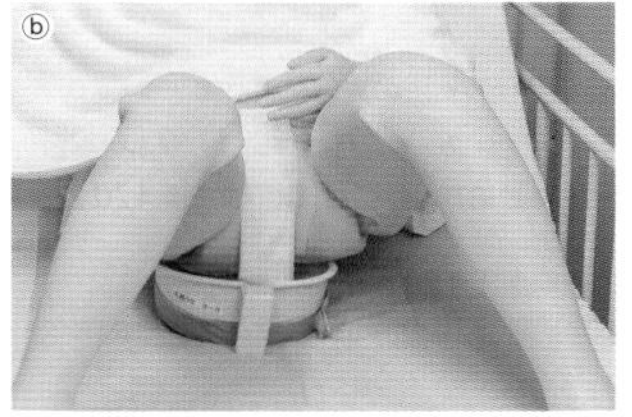

ⓑ

清潔

援助前の評価項目と援助のポイント，留意点（入浴・シャワー浴，全身清拭，洗髪，陰部洗浄）

入浴・シャワー浴

・入浴・シャワー浴の実施は，下記の評価項目および実施基準［表］に基づき判断する

a. 実施前の評価項目

- □バイタルサイン，顔色，体調，倦怠感・気分不快感の有無
- □感染症の有無
- □術後や心臓リハビリテーション，運動療法などの治療経過，安静度
- □セルフケア能力（自立，介助），歩行や姿勢保持・座位保持の能力
- □疼痛：部位と程度
- □皮膚・粘膜の状態：発赤，腫脹，熱感，炎症，表皮剝離，びらんや潰瘍などの発疹，褥瘡，瘻孔など
- □呼吸・循環状態：呼吸器・循環器疾患のある患者では心電図の異常，不整脈，胸痛，呼吸困難感，息切れ，動悸，倦怠感など
- □体液の貯留：胸水，腹水，浮腫の部位と程度
- □運動機能障害：麻痺，筋力低下，関節可動域制限
- □食事時間，インスリン注射時間，リハビリテーションや運動療法などの時間

表 入浴・シャワー浴の実施基準（文献 76 より転載，一部改変）

a. 入浴・シャワー浴を行わないほうがよい場合

- 安静時脈拍数 40 回/分以下または 120 回/分以上
- 拡張期血圧 120 mmHg 以上
- 収縮期血圧 70 mmHg 以下または 200 mmHg 以上
- 動作時しばしば狭心痛を起こす者
- 心筋梗塞発作後 1 か月以内
- うっ血性心不全所見がある者
- 心房細動以外の著しい不整脈
- 安静時すでに動悸，息切れのある者
- 安静時体温が 38℃以上
- Sp_{O_2} 90%以下

b. 入浴・シャワー浴を途中で中止する場合

- 中等度の呼吸困難が出現した場合
- めまい，悪心，狭心痛が出現した場合
- 脈拍が 140 回/分以上になった場合
- 1 分間 10 回以上の不整脈が出現した場合
- 収縮期血圧 40 mmHg 以上または拡張期血圧 20 mmHg 以上上昇した場合

c. 入浴・シャワー浴を途中で休ませて様子をみる場合

- 脈拍数が入浴・シャワー浴前の 30%以上増加した場合
- 脈拍数が 120 回/分を超えた場合
- 1 分間 10 回以下の不整脈が出現した場合
- 軽い息切れ，動悸が現れた場合

b. 援助のポイント

- 寒冷曝露による血圧上昇を避けるため，脱衣室や浴室の室温は 22〜24℃にする
- 浴槽内での転倒予防のため，必要に応じて滑り止めマットを敷く
- 呼吸器疾患，循環器疾患，気管切開の患者の場合，湯量は心臓の位置までにし，胸部に水圧をかけないようにする
- 放射線療法を行っている場合は，照射部位のマーキングを消したりこすらないようにする
- 発汗と不感蒸泄の増加によって水分が喪失するため，水・茶・スポーツドリンクなどで水分を補給する

c. 留意点

- 空腹時や食事直後の入浴は避ける
- 浴槽から出る時，血圧低下，脳虚血による意識消失に注意する
- 入浴後の拭き取りが不十分であれば，気化熱により体温が低下することに留意する
- シャワー浴の場合，温水があたっていない部分は冷えるため，浴室（シャワー室）の温度管理に気を配る
- 浴室と脱衣室の温度差が最小になるように工夫する

▶▶ 全身清拭

- 入浴，シャワー浴ができない患者に対して，蒸しタオルなどを用いて汚れを落とし，清潔な皮膚を保つ
- 方法として，蒸しタオル（熱布）清拭や石けん清拭がある

a. 実施前の評価項目

- □バイタルサイン，顔色，体調，倦怠感・気分不快感の有無
- □感染症の有無
- □術後や心臓リハビリテーション，運動療法などの治療経過，安静度
- □呼吸・循環状態：呼吸器・循環器疾患のある患者では心電図の異常，不整脈，胸痛，呼吸困難，息切れ，動悸，倦怠感，胸水，腹水，浮腫，起立性低血圧など
- □運動機能障害：麻痺，筋力低下，関節可動域制限
- □セルフケア能力（自立，介助）
- □皮膚・粘膜の状態：発赤，腫脹，熱感，炎症，表皮剥離，びらんや潰瘍などの発疹，褥瘡など
- □易感染状態，出血傾向
- □安静・保護が必要な部位：点滴，カテーテル・チューブ類，疼痛，炎症，創傷など
- □認知・知覚状態
- □排泄：尿・便失禁

b. 援助のポイント

- 室温を 22〜24℃に保つ
- 用意する湯温を 60〜70℃程度（熱布清拭の場合は 70〜80℃）とし，適宜水を差して適温にする
- 皮膚にあたるタオルの表面温度が 40〜45℃程度を保持できるよう，ベースン内の湯温を看護師の手を入れられる最高温度（50℃程度）に保つ
- 頸部・下顎，乳房の下部，腋窩など，皮膚と皮膚の密着部位は拭き残しやすいため，伸展させてから拭く
- 顔・頸部，上肢，胸部・腹部，下肢，陰部，後頸部，背部・腰部，殿部の順に拭くことで，体位変換を左右の側臥位 1 回で清拭できる
- 抗がん剤治療や放射線治療で皮膚に障害がある患者や，浮腫があり皮膚が脆弱な患者などではスキン-テアが発生しやすいため，なでる程度で拭くか押さえるように拭く

c. 留意点［表］

- 血糖値や血圧の変動が起こりやすいため，食事の前後 1 時間は避ける
- ドアやカーテンを閉め，「出入り禁止」などの札を掛けプライバシーを保つ
- 不必要な露出を避け，羞恥心を最小にする．陰部や胸（女性の場合）は，拭くとき以外はバスタオルなどで覆う
- 循環動態の変動，呼吸状態の変化を最小限とするため，所要時間は 15〜20 分とする
- 水の拭き取りが不十分だと，残った水が皮膚表面から気化熱として熱を奪い冷感を与えるため，注意する

表 患者の状態に応じた清拭時の留意点（文献 77 より転載）

放射線療法	照射部位のマーキングを消さない．愛護的に拭く．皮膚炎を起こしやすいため，強くこすらない．石けんを使用しない
出血傾向	皮下出血を起こしやすいため，強くこすらない．拭き過ぎない
浮腫	皮膚が伸展し，脆弱であるため，強くこすらない
心電図モニター，Spo_2 モニタ装着	電極を貼付した皮膚に発赤，びらんなどの異常がないか観察し，1 日 1 回は貼り替える．皮膚への刺激を避けるため，前回貼付した部位に貼らない
各種チューブ・ドレーン留置	固定テープを交換することがある．固定のずれ，抜去に注意する
骨折によるコルセット着用	許可された体位でコルセットを外して清拭する．脊椎骨折の場合，脊椎をねじらないように特に注意する
頸椎骨折によるハローベスト装着	上半身とハローベストの隙間に蒸しタオルを入れ込んで清拭する

▸▸ 洗髪

- 安静臥床を必要とする患者や全身状態が低下している患者，入浴・シャワー浴が実施できない患者に対して，頭皮や毛髪の汚れを洗い流す
- 方法としては，ケリーパッドや吸水・防水シート，洗髪車，洗髪台（椅子，洗髪チェア，リクライニング車椅子，ストレッチャー），ドライシャンプーを用いる

a. 実施前の評価項目

- □バイタルサイン，顔色，体調，倦怠感・気分不快感の有無
- □感染症の有無
- □治療経過，安静度
- □運動機能：体位保持，筋力
- □運動機能障害：麻痺，関節可動域制限
- □保護が必要な部位：カテーテル・チューブ類，疼痛，創傷，コルセット装着など
- □自覚症状：瘙痒感，不快感，疼痛など
- □易感染状態，出血傾向
- □化学療法：副作用に脱毛がある薬剤，脱毛時期など
- □頭皮・毛髪の汚染の程度

b. 援助のポイント，留意点

- 疲労などを考慮し，所要時間は 15～20 分以内にする
- 湯の温度は 40～41℃くらいが適温とされるが，患者の好みに合わせて調整する．ただし，45℃を超えると熱傷の原因となるため，注意する
- 生え際や後頭部は石鹸が残りやすいため，しっかりとそそぐ
- 放射線療法（頭頸部）を行っている場合は，照射部位のマーキングを消さないよう過度の刺激を避ける
- 化学療法による脱毛や手術による外観の変化などボディイメージへの影響がある場合には，十分配慮する
- 洗髪車は，安全のため，キャスターのストッパーをかける

▶▶ 陰部洗浄

- 排泄物（尿，便），分泌物（体液，汗，老廃物），付着物（垢（あか），ほこり）を拭き取り，外陰部，会陰，肛門周囲を清潔にする
- 方法として，ベッド上仰臥位で全介助，ポータブルトイレ・トイレで部分介助がある

a. 実施前の評価項目

- □バイタルサイン，顔色，体調，倦怠感・気分不快感の有無
- □感染症の有無，治療経過，安静度
- □呼吸・循環状態
- □運動機能障害：麻痺，筋力低下，関節可動域制限
- □セルフケア能力：自立，介助
- □皮膚・粘膜の状態：色，発赤，腫脹，熱感，表皮剝離，びらんや潰瘍などの発疹，褥瘡など
- □排泄機能，排泄パターン，排泄物・分泌物，排泄方法・排泄用具によるトラブル
- □自覚症状：瘙痒感，疼痛，不快感など
- □認知状態
- □易感染状態，出血傾向
- □安静・保護が必要な部位：カテーテル類，疼痛，炎症，創傷など

b. 援助のポイント，留意点

- カーテンを閉め，プライバシーを保護する
- 緊張，羞恥心に配慮し，声掛けしながら進める
- 膀胱留置カテーテルを留置している場合は，陰部洗浄による刺激で尿道口，尿道粘膜を傷つけ，外傷，損傷を起こさないようにする．さらに逆行性尿路感染予防に努める
- 長期間おむつを着用している場合には，陰部とおむつの接触部位に生じる皮膚炎や真菌症，尿路感染などに留意する

皮膚・爪の状態

皮膚の状態

- 皮膚は身体の内部や外部の影響を受けて，多くのサインを発している
- 皮膚の色・弾力性，湿潤と乾燥，浮腫の有無などを視診，触診などで観察し，アセスメントする

a. 皮膚の色の変化と主な原因（文献78より転載，一部改変．写真①は文献79より，②は80より，③は81より，④は82より転載）

皮膚の色	機序	主な原因
青紫（チアノーゼ）①	還元ヘモグロビンの増加	心疾患や疾患による低酸素血症，先天性心疾患（右左短絡），不安，寒冷環境，メトヘモグロビン血症
蒼白 ② 白斑	メラニンの減少	白斑，白皮症，癜風
	血流の低下	交感神経緊張，寒冷，ショック
	酸化ヘモグロビンの減少	貧血
赤色	血流の増加，血管拡張	発熱，興奮，局所的な炎症，高血圧，アルコール摂取
桜桃色	一酸化炭素ヘモグロビンの増加	一酸化炭素中毒
黄色 ③ 黄疸	黄疸（ビリルビンの増加，眼球強膜が黄色く見える）	肝・胆道系疾患，膵がん，溶血性貧血
	カロチン血症（眼球強膜は黄色く見えない）	黄色果物や黄色野菜からのカロチン摂取増加
褐色 ④ 黒皮症	メラニンの増加	アジソン病，ヘモクロマトーシス，がん悪液質，日光への曝露，妊娠（黒皮症）

b. 発疹の種類

〔斑（はん）〕

・皮膚の色調変化を主体とする平坦な病変

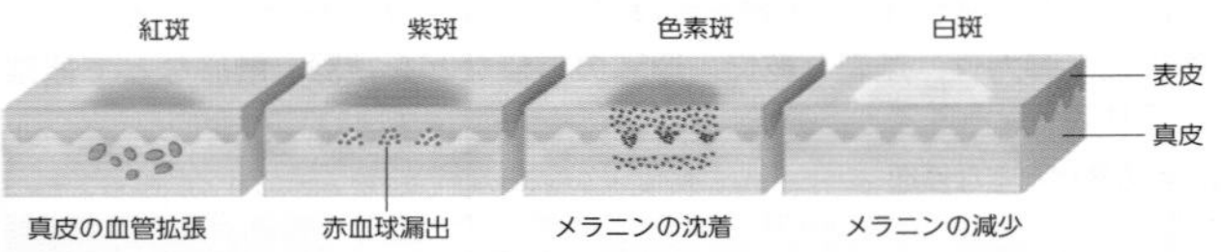

〔膨疹（ぼうしん）〕

・皮膚の一過性の浮腫で，蕁麻疹のときにみられる皮疹．数時間以内に自然に消失する

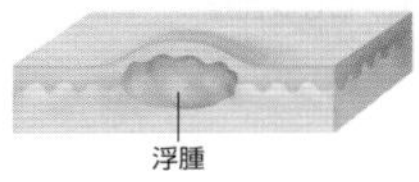

〔丘疹（きゅうしん），結節（けっせつ），腫瘤（しゅりゅう）〕

・皮膚の限局性の隆起．直径 5 mm 以下のものを丘疹といい，それよりも大きいものは結節，腫瘤と呼ばれる

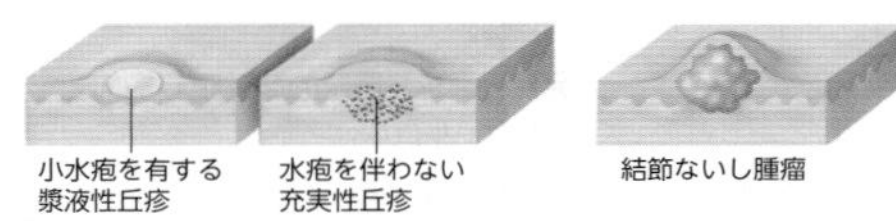

〔水疱（すいほう），膿疱（のうほう）〕

・水疱は，表皮内または表皮・真皮境界部に透明な水様性の内容物を有する皮膚の隆起．膿疱は，水疱・小水疱の内容物に白血球がまじり，黄白色にみえるもの

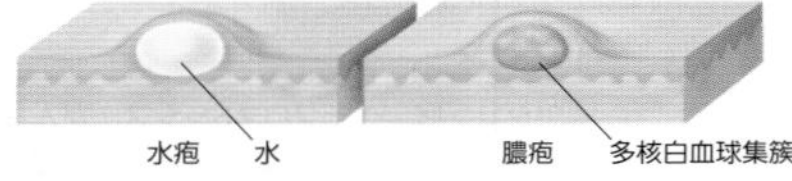

〔囊腫（のうしゅ）〕

・真皮内に生じた液体や細胞成分などを含む空洞．皮膚表面が隆起しないこともある

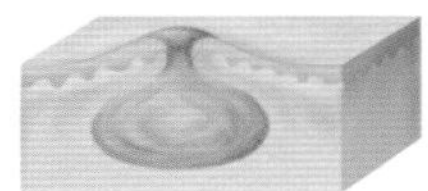

〔びらん，潰瘍（かいよう），亀裂（きれつ）〕

- びらんは，表皮の部分欠損で表皮基底層までにとどまるもの．潰瘍は，表皮をこえて真皮または皮下組織に達する組織欠損．亀裂は，皮膚の線状の切れ目

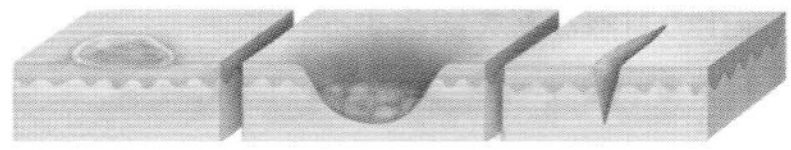

〔鱗屑（りんせつ），痂皮（かひ）〕

- 角質が皮膚表面に異常に蓄積した状態を鱗屑という．痂皮は，滲出液，血液などが皮膚表面に固着したもの

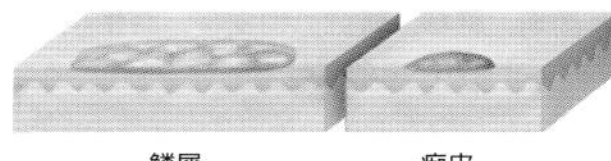

〔胼胝（べんち）〕

- 表皮の角質が限局的に増殖し，肥厚したもの（俗称：たこ）

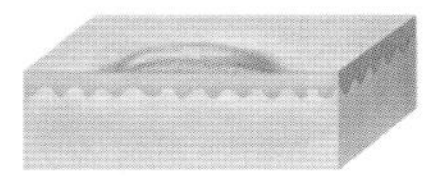

〔膿瘍（のうよう）〕

- 生体内に化膿性炎症が限局した状態で，好中球由来の分解酵素により，中心部から融解して膿を満たした空洞を形成．切開により排膿がみられる

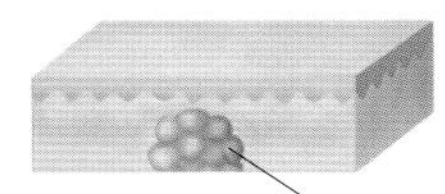

〔瘢痕（はんこん），萎縮（いしゅく）〕

- 瘢痕は，真皮または皮下組織に達する組織欠損部が肉芽組織と表皮によって修復されて生じたもの．萎縮は，皮膚組織の退行性変性のために細胞数や皮膚組織が減少したもの

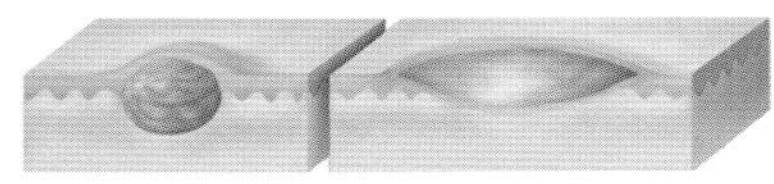

爪の状態

- 手浴・足浴時などに爪を観察することで患者の健康状態を知ることができる
- 身体のどこかの疾患が爪の異常となって現れる場合もある
- 爪の色や，表面・形状・厚さの変化の有無などを観察する［図］

色の変化	白色	爪白癬，低アルブミン血症，肝硬変，レイノー病など
	黒色	悪性黒色腫，母斑，アジソン病，薬剤など
	褐色	ヘモクロマトーシス，母斑，薬剤，老化など
	緑色	緑膿菌感染など
	黄色	黄疸，柑皮（かんぴ）症，リンパ浮腫，薬剤など
	点状や線状の白色（白斑）	肝硬変，糖尿病，梅毒，結核，貧血，強皮症，寄生虫，猩紅（しょうこう）熱，マニキュア，薬剤など
表面の変化	横溝	糖尿病，尿毒症，低カルシウム血症，チフス，マニキュアなど
	点状の穴	乾癬，円形脱毛症など
	縦溝	老化，乾癬，強皮症など
形の変化	スプーン形（へこんでいる）	遺伝，貧血，ホルモン異常，末端肥大症，レイノー病，ビタミン欠乏症，胃腸障害など
	時計皿形（太鼓のバチ状）	慢性心肺疾患，甲状腺異常，肝硬変，潰瘍性大腸炎，クリオグロブリン血症など
	陥入爪（爪がくいこむ）	遺伝，圧迫，糖尿病など
厚さの変化	厚い	爪白癬，乾癬，甲状腺異常など
	薄い	マニキュア，甲状腺異常，胃腸障害，貧血など
爪が壊れる変化	はがれる	甲状腺異常，強皮症，貧血，乾癬，梅毒，マニキュア，化学薬品，薬剤など
	割れる	老化，乾癬，強皮症，甲状腺異常，マニキュアなど
	落ちる	色素失調症，ウェルナー症候群，先天性表皮水疱症など

図 爪の状態からみた原因や疾患（文献 83 より転載，一部改変）

Memo

生活リズム（睡眠）

睡眠の状況

睡眠のアセスメント項目（文献 84 をもとに作成）

主観的情報	1. 睡眠状況	・就寝時間 ・覚醒時間 ・入眠困難の有無 ・中途覚醒の有無 ・早朝覚醒の有無 ・熟眠障害の有無 ・普段の睡眠パターン
	2. その他	・睡眠薬の使用の有無 ・日中の活動量，眠気の有無 ・昼寝の有無
客観的情報	1. 睡眠状況	・就寝時間 ・入眠しているか ・覚醒時間・覚醒状況（寝起き） ・睡眠パターン ・呼吸パターン
	2. 睡眠中の環境	・寝室（室温，湿度，明るさ，音） ・寝具，寝衣
	3. 日中の活動状況	・日中の活動量 ・昼寝の有無

睡眠状況を確認するための質問の例

1	□何時頃に就寝しますか? □何時頃に起床しますか?
2	□寝つきはよいほうですか? それとも悪いほうですか?
3	□どのくらい昼寝をしていましたか?
4	□なかなか眠れない場合，何か薬を飲んでいましたか?
5	□寝つけないときにしていた工夫は何かありますか?
6	□高血圧の既往はありますか? ある場合，何か薬を飲んでいますか?
7	□夜間に目が覚めるほうですか?
8	□どれくらいの頻度でトイレに行きますか?
9	□起床時はどのような気分ですか? （すっきり，頭が重い感じ，など）

不眠

分類

- 不眠を訴える人は20～50歳代ではおよそ20%，60歳以上では約30%で高齢者に多い．高齢者は眠りが浅くなるため，不眠になりやすい
- 不眠の症状は入眠困難（入眠障害），中途覚醒，早朝覚醒，熟眠障害に分類され，これらがいくつか組み合わさっている患者が多い

入眠困難（入眠障害）	消灯後に入眠までの時間が延長し，寝つきがわるくなるもの
中途覚醒	いったん入眠したあと夜中に目がさめてしまい，再入眠に困難を覚える
早朝覚醒	本人が望む時刻，あるいは通常の起床時刻の2時間以上前に覚醒してしまい，その後入眠できず苦痛に感じている状態
熟眠障害	睡眠時間は十分であるにもかかわらず，深く眠った感覚が得られない状態

要因

環境要因
- 室内の温度・湿度の変化，光，騒音，におい
- 寝具の変化

薬剤性要因
- β遮断薬，中枢神経刺激薬，気管支拡張薬，ステロイド薬

身体的要因
- 呼吸器疾患，神経疾患，心疾患，痛み，瘙痒，頻尿など
- 手術や検査・治療で挿入されたチューブ類・点滴による不快感

心理・精神的要因
- 不安，抑うつ，手術・検査に伴う緊張

看護のポイント

- 不眠の環境要因に対しては，その要因の除去に努める．薬剤性要因と身体的要因の場合，医師・薬剤師などの他職種に相談し，調整をはかる．心理・精神的要因の場合，患者の訴えを傾聴したり，本人が望む人物に付き添いを依頼する
- 規則正しい起床・就寝の励行，30分程度の昼寝を規則的にとるなど，睡眠リズムを整える
- 起床時に太陽光を浴び，サーカディアンリズムを整える
- 適度な運動をして体温上昇をはかる
- 就寝前には入浴してリラックスする時間をとり，心身の緊張をほぐす
- 深酒は避ける．カフェインなどの刺激物も控える

認知機能

評価

- 認知機能の評価には，改訂長谷川式簡易知能評価スケール（HDS-R），ミニメンタルステートテスト（簡易知能検査，MMSE）などが用いられる

改訂長谷川式簡易知能評価スケール（HDS-R）（文献 85 より転載）

問	問題（採点基準）		得点
1	お歳はいくつですか？（2 年までの誤差は正解）		0　1
2	今日は何年の何月何日ですか？ 何曜日ですか？ （年月日，曜日が正解でそれぞれ 1 点ずつ）	年 月 日 曜日	0　1 0　1 0　1 0　1
3	私たちが今いるところはどこですか？（自発的にでれば 2 点，5 秒おいて，家ですか？　病院ですか？　施設ですか？　の中から正しい選択をすれば 1 点）		0　1　2
4	これから言う 3 つの言葉を言ってみてください．あとでまた聞きますのでよく覚えておいてください （以下の系列のいずれか 1 つで，採用した系列に○印をつけておく） 1. a) 桜　b) 猫　c) 電車 2. a) 梅　b) 犬　c) 自動車		0　1 0　1 0　1
5	100 から 7 を順番に引いてください（100−7 は？　それからまた 7 を引くと?と質問する．最初の答えが不正解の場合，打ち切る）	93 86	0　1 0　1
6	私がこれからいう数字を逆から言ってください （6-8-2，3-5-2-9 を逆に言ってもらう．3 桁逆唱に失敗したら打ち切る）	2-8-6 9-2-5-3	0　1 0　1
7	先ほど覚えてもらった言葉をもう一度言ってみてください（自発的に回答があれば各 2 点，もし回答がない場合以下のヒントを与え正解であれば 1 点） a) 植物　b) 動物　c) 乗り物		a：0　1　2 b：0　1　2 c：0　1　2
8	これから 5 つの品物を見せます．それを隠しますので何があったか言ってください （時計，鍵，タバコ，ペン，硬貨など必ず相互に無関係なもの）		0　1　2 3　4　5
9	知っている野菜の名前をできるだけ多く言ってください （答えた野菜の名前を右欄に記入する．途中で詰まり，約 10 秒間待っても答えない場合はそこで打ち切る） 0〜5=0 点，6=1 点，7=2 点，8=3 点，9=4 点，10=5 点		0　1　2 3　4　5
		合計得点	

a. 評価・判定方法 (文献 85 をもとに作成, 86 より転載)

	評価項目	採点方法	質問の留意点
1	年齢	正答できれば 1 点	満年齢について 2 年までの誤差は正答とみなす
2	日時の見当識	年月日, 曜日を正答できれば各 1 点	「今日は何月何日ですか」と聞き, 「何曜日でしょう」「今年は何年ですか」と別々に聞いてもよい
3	場所の見当識	自発的な回答で 2 点, 5 秒後のヒントで正しく選択できれば 1 点	施設名や住所などは言えなくてもよく, 現在どういう場所にいるのか本質的にとらえられていればよい
4	3 つの言葉の記銘	1 つの言葉に対して各 1 点	3 つの言葉はゆっくりと区切って発音し, 3 つ言い終えたあとに対象者に言ってもらう. 2 系列のうち 1 つの系列を選択して使用. 正解が出ない場合, 採点後に正解を伝え, 覚えてもらう. 3 回以上言っても覚えられない場合には打ち切り, 覚えられなかった言葉は問題 7 で除外する
5	計算	各正答に対して 1 点	「93 から 7 を引くと?」など検査者が引き算の答えを繰り返して言ってはならない. 引き算の答えを誤った時点で中止し, 問題 6 へ進む
6	数字の逆唱	正解に対して各 1 点	ゆっくりと 1 秒間隔で提示し, 言い終わったところで逆から言ってもらう. 3 桁の逆唱に失敗した時点で中止し, 問題 7 へ進む
7	3 つの言葉の遅延再生	自発的に答えた言葉に各 2 点, 少し間隔をおきヒントを出して正答すれば 1 点	たとえば桜と電車が想起できなかった場合, 「1 つは植物でしたね」と伝え, 正答できれば 1 点とし, その後「もう 1 つは乗り物でしたね」と, ヒントは 1 つずつ提示する
8	5 つの物品記銘	正答に対して各 1 点	あらかじめ用意した物品 (相互に無関係な物品) 5 つを 1 つずつ名前を言いながら並べて見せ, よく覚えるように伝える. 次にそれらを隠して「いまここになにがありましたか」とたずねる. 思い出す順番は問わない
9	野菜の名前: 言葉の流暢性	5 個までは 0 点で, 以降 6 個=1 点, 7 個=2 点, 8 個=3 点, 9 個=4 点, 10 個=5 点	言語の流暢性をみるための質問であるため, 途中で言葉に詰まり 10 秒程待っても次の野菜の名前が出ない場合には打ち切る

使用法と留意点

- 30 点満点中 20 点以下を「認知症疑い」, 21 点以上を「非認知症」と判定する. 難聴や意欲低下で点数が低くなる場合がある
- 検査実施にあたっては, 本人のプライドを傷つけないよう十分配慮する

ミニメンタルステートテスト（簡易知能検査，MMSE）

設問	点数	質問内容	得点
1	（5 点）	今年は何年ですか？（1 点） 今の季節は何ですか？（1 点） 今日は何曜日ですか？（1 点） 今日は何月（1 点）何日（1 点）ですか？	
2	（5 点）	ここは何県ですか？（1 点） ここは何市ですか？（1 点） この病院の名前は何ですか？（1 点） ここは何階ですか？（1 点） ここは何地方ですか？（1 点）	
3	（3 点） 正答 1 つにつき 1 点	相互に無関係な物品 3 つの名前を，検者が 1 秒間に 1 つずつ言い，その後，患者さんに繰り返してもらう（例：桜，猫，電車） 3 例すべて言うまで繰り返してもらう（6 回まで）	
4	（5 点） 正答 1 つにつき 1 点	100 から順に 7 を引き，答えてもらう（5 回まで） あるいは「フジノヤマ」を逆唱してもらう	
5	（3 点） 正答 1 つにつき 1 点	設問 3 で提示した物品名を再度復唱してもらう	
6	（2 点）	（時計を見せながら）これはなんですか？ （鉛筆を見せながら）これはなんですか？	
7	（1 点）	次の文章を繰り返してもらう 「みんなで，力を合わせて綱を引きます」	
8	（3 点）	（患者さんに 3 段階の指示をする） 「右手にこの紙を持ってください」 「それを半分に折りたたんでください」 「それを私に渡してください」	
9	（1 点）	（次の文章を読み，その指示に従ってもらう） 「右手をあげなさい」	
10	（1 点）	（口頭で指示する） 「何か文章を書いてください」	
11	（1 点）	「右の図形と同じものを描いてください」	

使用法と留意点

- 30 点満点中 21 点以下で「認知症の疑い」，22〜26 点で「軽度認知障害（MCI）の疑い」と判定する．難聴や意欲低下で点数が低くなる場合がある
- 検査実施にあたっては，本人のプライドを傷つけないよう十分配慮する

認知機能が低下した患者へのケア，かかわり方

リアリティ・オリエンテーション（現実見当識訓練）

- 見当識障害を解消するための訓練で，現実認識を深めることを目的とする
- ①コミュニケーションが深まり，②お互いの理解が深まる．さらに，③見当識障害の進行を防いだり改善する効果が望めるといわれている
- 24 時間リアリティ・オリエンテーションとクラスルームリアリティ・オリエンテーションの 2 種類の方法がある
- 24 時間リアリティ・オリエンテーション：見当識の状態に応じて個別にアプローチする方法．スタッフ全員が日常的なコミュニケーションの中で基本的な情報（時間，場所，季節，天気など）を自然なかたちで伝える．「自分は誰であるのか」「自分は現在どこにいるのか」「今は何時か」といった事柄に対する現実認識の機会を提供する［図］．ただし，故意に「今何時かわかりますか？」と聞くことは，自尊心を傷つけることがあることに留意する
- クラスルームリアリティ・オリエンテーション：見当識の状態に応じて少人数のグループに分ける．スタッフの進行のもとプログラムに沿って個人および現在の基本的情報（名前，場所，日時，季節，天気など）が提供され，参加者の会話が進むよう働きかける

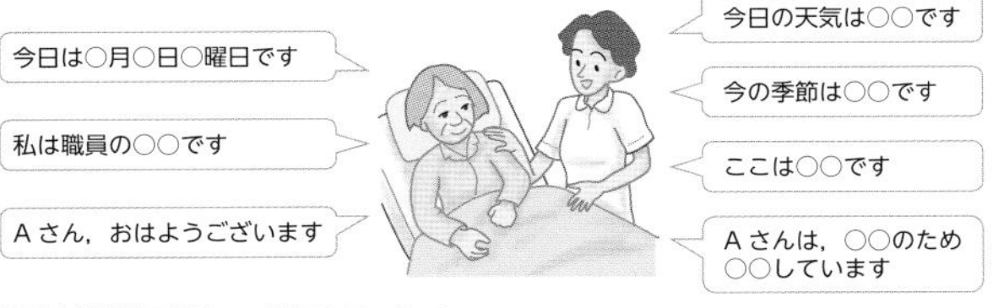

図 24 時間リアリティ・オリエンテーション

認知症患者とのかかわり方のポイント

- 基本的な姿勢として，目を合わせ，笑顔とやさしい声で応対する
- 自尊心を尊重する，話をよく聞く，同じ話でも真剣に聞く，本人の意思を尊重する
- 話しかけるときは，手短に，わかりやすい表現で，一度にたくさんのことを話さない
- 本人のペースに合わせる，間違いであっても受け入れ怒らない，納得できるように話す
- 声かけを多くし，不安にさせない
- 薬剤は飲み終わるところまで確認する

服薬

服薬における確認事項

外来患者の場合，在宅の場合

アセスメント項目	アセスメントの視点
処方されている薬剤	・（複数の医療機関にかかっている場合）同じ作用の薬剤が処方されていないか ・3〜5 種類以上のポリファーマシーになっていないか ・薬剤による有害事象が生じていないか
服薬管理能力	・服薬管理能力に影響を及ぼす要因（難聴，視力障害，嚥下障害，認知障害など）はないか ・難聴により薬剤についての説明が聞き取れず，用法や薬効に対する理解が不足していないか ・視力障害により薬剤の取りこぼしなどが生じていないか ・（嚥下障害がある場合）飲みにくい薬剤が処方されていないか ・薬剤容器の開閉などに必要な手指の機能や握力はどうか
服薬管理者の有無	・独居か，同居している家族はいるか ・同居の場合，服薬管理を支援する人はいるか
生活様式	・処方内容が本人の生活様式に合っているか ・睡眠時間や起床時間，食事の時間，1 日の食事回数などを把握する

入院患者の場合

- いつもと違う症状や徴候がみられないか
- 意識障害や嚥下障害の有無，経口摂取可能かどうか
- 自己管理が可能な患者の場合は，服薬の目的・意義・効果などを理解できているか
- 指示された薬剤を正しい時間・量・方法で服薬できているか
- 絶飲食の検査が予定されていないか

慎重な投与を要する薬物と副作用（高齢者）（文献 87 をもとに作成）

分類／薬物（クラスまたは一般名）	代表的な一般名	主な副作用
抗血栓薬（抗血小板薬，抗凝固薬）		
抗血小板薬	アスピリン，クロピドグレル硫酸塩，シロスタゾール	抗凝固薬のほうが有効性が高い．出血リスクは同等
アスピリン	アスピリン	潰瘍，上部消化管出血の危険性を高める
ジギタリス		
ジゴキシン	ジゴキシン	ジギタリス中毒
利尿薬		
ループ利尿薬	フロセミドなど	腎機能低下，起立性低血圧，転倒，電解質異常
アルドステロン拮抗薬	スピロノラクトン，エプレレノン	高カリウム血症
β遮断薬		
非選択的β遮断薬	プロプラノロール塩酸塩，カルテオロール塩酸塩	呼吸器疾患の悪化や喘息発作誘発
α遮断薬		
受容体サブタイプ非選択的α 1 受容体遮断薬	テラゾシン塩酸塩水和物，プラゾシン塩酸塩，ウラピジル，ドキサゾシンメシル酸塩など	起立性低血圧，転倒
第一世代 H_1 受容体拮抗薬		
H_1 受容体拮抗薬（第一世代）	すべての H_1 受容体拮抗薬（第一世代）	認知機能低下，せん妄のリスク，口腔乾燥，便秘
H_2 受容体拮抗薬		
H_2 受容体拮抗薬	すべての H_2 受容体拮抗薬	認知機能低下，せん妄のリスク
制吐薬		
制吐薬	メトクロプラミド，プロクロルペラジン，プロメタジン塩酸塩	ドパミン受容体遮断作用により，パーキンソン症状の出現・悪化が起きやすい
緩下薬		
酸化マグネシウム	酸化マグネシウム	高マグネシウム血症
糖尿病薬		
スルホニル尿素（SU）薬	クロルプロパミド，アセトヘキサミド，グリベンクラミド，グリメピリド	低血糖とそれが遷延するリスク
ビグアナイド薬	ブホルミン塩酸塩，メトホルミン塩酸塩	低血糖，乳酸アシドーシス，下痢
チアゾリジン薬	ピオグリタゾン塩酸塩	骨粗鬆症・骨折（女性），心不全
α-グルコシダーゼ阻害薬	アカルボース，ボグリボース，ミグリトール	下痢，便秘，放屁，腹満感
SGLT 2 阻害薬	すべての SGLT 2 阻害薬	重症低血糖，脱水，尿路・性器感染症のリスク
インスリン		
インスリン製剤	すべてのインスリン製剤	低血糖のリスクが高い

服薬支援

- 飲みやすく，アドヒアランスが保てるような工夫をする［表］
- 単剤で1日1回の服用ですむようにすることが望ましい
- 大きな錠剤やカプセルは飲み込みにくいため，口腔内崩壊錠や貼付薬など剤形を工夫する
- 飲み忘れや飲み間違いを防ぐために一包化調剤の指示や服薬カレンダー，薬ケースの利用を勧める［図］
- 服用の意味，重要性などを繰り返し説明する

表 アドヒアランスをよくするための工夫（文献88をもとに作成）

服薬数を少なくする	・薬剤師と連携し，同薬効2〜3剤を力価の強い1剤か合剤にまとめるなどして服薬数を減らす
簡便化する	・1日3回服用から2回または1回へ切り替える ・食前，食後など服薬方法の混在を避ける
介護者が管理しやすい服用法をとる	・介護者の出勤前や帰宅時間に服薬時間を合わせる
剤形を工夫する	・口腔内崩壊錠や貼付薬を選択する
介護保険によるサービスを利用する	・デイサービスなどを活用し，服薬確認がしやすいようにする

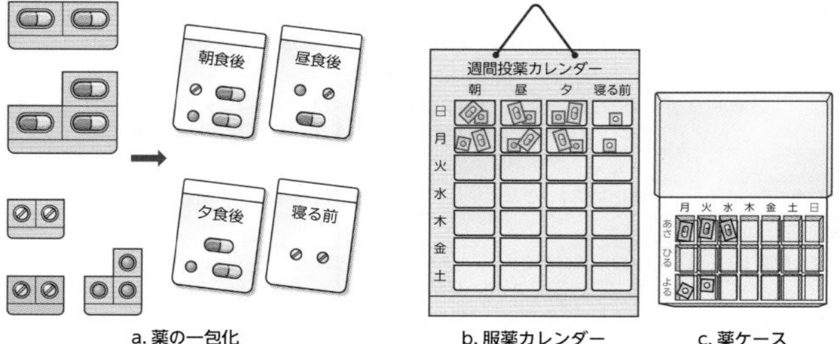

a. 薬の一包化　b. 服薬カレンダー　c. 薬ケース

図 飲み忘れや飲み間違いを防ぐための工夫

精神・心理

情緒・気分

抑うつ

a. 症状，原因

- 気分が落ち込み何にもする気になれない，憂鬱などの状態が強く，うつ病の場合，精神症状や身体症状[表]をきたす
- 普段のかかわりの中で，患者に下記の表のような症状がみられないか観察する
- 抑うつを認める場合は，その原因は何かアセスメントする．原因は，ストレス，疾患，薬剤，性格，環境の変化（家族や友人との死別など），社会的役割の喪失（定年退職など）など，多様である

表 精神症状と身体症状

精神症状	身体症状
・気分が落ち込む	・寝つきが悪い，ぐっすり眠れない，早朝に目が覚める
・何をしても楽しくない	・疲労，倦怠感
・興味がわかない	・食欲減退，体重減少
・むなしい	・頭痛
・集中できない	・肩こりや背中の痛み
・考えが進まない	・喉の渇き
・悪いほうへばかり考えが及ぶ	・便秘，下痢
・「この世の中にいないほうがよい」などの自殺念慮，自殺企図	・身体の痛み

b. 予防のポイント

- ストレスをためないよう，「こうあるべきだ」といった考え方は避け，「○○でもいい，大丈夫」といったように物事をとらえたり，気持ちを軽く・楽にする発想へと転換させる
- 運動などでリフレッシュしたり，リラックスできる方法で肩の力を抜く
- 太陽光不足が抑うつ発症に関係するといわれているため，散歩などで日光を浴びる

c. ケアのポイント

- ゆっくりと休ませ，本人が話したくなった時に聞くようにする
- 「死にたい」と言葉にした時は肯定も否定もせず相槌を打ち，きちんと聴いているという姿勢で応える

▶▶ 不安

a. 症状，程度の分類

- 気持ちが落ち着かない，心細いといった感情はだれしも感じるもので，「不安」「緊張」といわれる
- 精神医学的には「対象のない恐れの感情」と定義されている．似た言葉に「恐怖」があるが，これは「対象がある場合」に用いる
- 不安の程度（レベル）の評価にあたっては，ペプローによる分類などが参考になる［表］．急性，突発性の強い不安をパニックという

表 ペプローによる不安のレベル（文献 89 より転載）

レベル	状態像
軽度	日々の生活の緊張度と関係がある．用心深くなり，知覚領域では見ること・聞くこと・理解することが以前よりも鋭くなる．この種の不安は学習の動機を与え，個人の成長と想像力を生み出す
中等度	当面の心配に焦点を合わせ，他のことに無関心になる．知覚領域では見ること・聞くこと・理解することが低下する．あえて不注意になるが，しようと思えばもっと注意することができる
強度	知覚領域は非常に低下している．特別に細部に集中しがちで，他のことは何も考えられない．すべての行動は安心を得ようとしてなされる．他の領域に目を向けるためには強い支持が必要となる
パニック	畏怖・心配・恐怖を伴って連想される．このとき細部は均衡を破られ，抑制力をなくし，命令されても行動することができない．筋肉運動は高まり，知覚は歪められ，効果的に機能できなくなる

b. 症状，不安のレベルに応じた看護・ケアのポイント（文献 90 より転載）

軽度の場合	・自分の問題に対処できるように，できていることを評価し，支持していく ・感情を言語化できるように促す
中等度の場合	・支障をきたしている日常生活を援助する ・患者が不安に関連する感情を言語化できるように促す ・患者の不安状態，興味に合わせ，リラクセーション法を提供し教える ・医療者から見た患者の反応，行動を患者に伝える ・患者とともに，不安の原因について話し合う ・患者とともに，これまでの不安の対処法について話し合う ・患者とともに，不安に対処するため問題解決への目標設定をする ・対処方法が効果的であれば評価し，今後の活用を促す
強度の場合	・患者に判断や選択を求めない ・患者に多くのことを求めず，患者の日常生活を整える ・患者の訴えに耳を傾け，患者の気持ちを受け止める ・安楽な体位の確保など，身体的な心地よさを提供する ・抗不安薬，睡眠薬などの薬剤投与の必要性を検討する ・安心できる刺激の少ない環境を提供する
パニックの場合	・刺激の少ない，静かで安全な環境を提供する ・抗不安薬，睡眠薬などの薬剤投与を検討する ・患者の言動を非難せず，尊重し，保護する ・家族の緊張緩和へも配慮する

ストレス

a. ストレスに関するアセスメント項目（文献 91 より転載）

項目	内容
生活におけるできごと	・対象者またはその家族に，過去 1～2 年で配偶者の死亡，離婚，健康異常などの大きな変化があったか
日常の過ごし方	・リラックスして日常生活を過ごしているか ・リラックスするために，薬剤やアルコールを使用しているか
身体反応	・血圧が高くないか ・不安そうな表情をしていないか ・声のふるえはないか，面接に集中できているか
問題への対処	・重要な問題について相談できる相手はいるか，その相手は近くにいるか ・重要な問題がおきた場合，どのように対処するか

b. ストレスに対する指導のポイント

・①疲れを感じたら適度な休養をとる，②スポーツや趣味などで気分転換をはかる，③１人で悩まず，誰かにストレスの原因を話す，④質のよい睡眠をとる，⑤好きな音楽を聴く．心が落ち着き，さらに筋肉の緊張が解けリラックス感が得られる

発熱 (文献 92 をもとに作成)

基本的な考え方

- 原則は原因疾患の治療であり，安易な対症療法は行わない
- 症状緩和や安楽の援助に努める
- 発熱の程度，随伴症状を観察し，その影響も注意深くアセスメントする

病歴の把握

経過	・いつから始まり，どのくらい続いているか ・急激に生じたか，前駆症状があったか ・症状の変動の有無
誘因	・体力の低下 ・免疫機能の低下 ・服薬（抗がん剤，抗炎症薬．抗菌薬，免疫抑制薬など）との関係 ・手術侵襲，全身麻酔 ・カテーテル挿入との関係 ・周囲の環境との関係 ・随伴症状と発熱との時間的関係
生活歴	・睡眠状況 ・仕事や家庭生活での不安やストレスなどの有無・程度 ・室温，湿度などの環境
既往歴	・これまでに経験した発熱と異なる点（出現状況，持続時間など）はないか ・膠原病，自己免疫性疾患，代謝・内分泌疾患など ・熱によるけいれん
常用薬	・常用薬の有無，種類，服用状況
その他	・月経，妊娠との関係 →妊娠や月経周期などによる体温の変動がある

※発熱に関しては，「バイタルサイン」の項目（p2）も参照のこと

▸▸ 症状の出現状況の把握（▶は原因・誘因，赤字は緊急対応を要する場合を示す）

前駆症状	・悪寒戦慄を伴うか　▶中枢性 ・突然の発熱か　▶アレルギー反応，感染
熱型の種類（p3）	・稽留（けいりゅう）熱：体温上昇が持続し，日内変動 1℃以内　▶肺炎，腸チフス，髄膜炎 ・弛張（しちょう）熱：1℃以上の日内変動があり，低い時でも平熱までは下がらない　▶敗血症，ウイルス感染症，気管支肺炎，悪性腫瘍，結核の末期 ・間欠熱：日内変動が 1℃以上で，とくに周期性はみられない　▶マラリア →悪心・嘔吐，下痢，腹痛の症状が重篤な場合，高熱が続き意識障害がある場合は生命の危険がある
発熱の持続時間，程度	〈短期発熱をきたす疾患〉 ・呼吸器症状を中心に認める　▶風邪，インフルエンザ，急性気管支炎，急性肺炎，急性扁桃炎 ・腹部症状を中心に認める　▶急性肝炎，食中毒，急性虫垂炎 ・中枢神経症状がみられる　▶急性髄膜炎，急性ウイルス性脳炎，ポリオ，悪性症候群 ・感染症：尿路感染症，腎盂腎炎，肝膿瘍，胆道感染症，敗血症，細菌性心内膜炎など 〈長期発熱をきたす疾患〉 ・悪性腫瘍：白血病，悪性リンパ腫，その他の腫瘍熱（末期） ・膠原病：全身性エリテマトーデス（SLE），リウマチ熱 ・その他：薬物アレルギー，中枢性発熱（脳出血，脳梗塞，脳腫瘍），脱水症，術後発熱 〈微熱をきたす疾患〉 ・慢性感染症（呼吸器系，尿路系，胆道系），甲状腺機能亢進症，月経前熱，妊娠，膠原病

▸▸ 発熱時の看護のポイント

診察・治療の介助	・体温は，日内変動を考慮し，一定時刻に測定して比較する ・指示された輸液，薬物を正確に投与し，水分出納を評価する
発熱に対する援助	・適温・適湿が保たれているか確認したり，騒音・臭気・直射日光など不快な刺激を調整し，安静を十分に得られるようにする ・発汗時には全身清拭や手浴・足浴を行う ・発汗により汚れた衣類・寝具を交換するなど，清潔保持に努める ・悪寒戦慄や四肢末梢冷感などの前駆症状消失後に，冷罨法を行い，解熱を促進する
栄養摂取の援助	・十分な水分補給を行い，脱水を予防する ・経口摂取ができない場合には，経腸栄養剤を投与する ・経口摂取が開始されたら，許可された食べ物を少量から始め，徐々に種類や量を増やしていく ・高エネルギー，高タンパク質の食事摂取を勧める．また，ビタミン，電解質の十分な補給を行う

呼吸困難 (文献 93 をもとに作成)

基本的な考え方

- 呼吸困難は主観的症状であり，個人差が大きい．主観的な情報だけでなく，客観的な情報も収集し，原因をアセスメントする
- 救命処置を必要とする疾患の有無の把握と鑑別がきわめて重要
- 症状の経過や呼吸状態，随伴症状を注意深く観察し，原因の把握に努めるとともに，適切な処置を見極める

病歴の把握

経過	・いつから始まり，どれくらい持続しているか ・急激に生じたか，徐々にまたは以前から（慢性的に）起こっていたか ・症状が生じる時間帯，季節
誘因	・異物の誤嚥 ・アレルギー源への接触 ・感染徴候 ・過労 ・精神的興奮（過換気症候群），ストレス ・外傷 ・薬物中毒
随伴症状	・意識障害，意識レベルの低下の有無 ・血圧・脈拍の変化の有無 ・喘鳴，咳，痰，血痰の有無・程度 ・胸痛の有無・程度 ・浮腫の有無・程度 ・チアノーゼの有無・程度
生活歴	・喫煙状況 ・睡眠状況 ・過労の程度
既往歴	・気管支喘息→気管支喘息発作に注意 ・気胸→緊張性気胸に注意 ・高血圧，狭心症などの心疾患→心筋梗塞に注意 ・放射線照射などの治療歴→放射線肺臓炎に注意 ・アレルギー（食物，花粉，かび，薬剤，ペットほか） ・膠原病，筋疾患 ・糖尿病→糖尿病ケトアシドーシスに注意
常用薬	・薬剤（抗菌薬，利尿薬，気管支拡張薬など）の服用状況
職業歴	・アスベスト，粉塵などの特殊環境下での仕事に就いていないか
家族歴	・喘息，肺気腫，肺がんなどに罹患している家族がいないか

呼吸困難の出現状況からみた考えられる原因

急性に，突然に生じる	心筋梗塞，肺塞栓症，自然気胸，術後の急性呼吸窮迫症候群（ARDS），パニック発作など
咳嗽，喀痰の前駆症状を伴う	気管支喘息，肺水腫，急性肺炎，うっ血性心不全
夜間に発作的に生じる	心疾患
夜中から明け方に起こる	気管支喘息
慢性的に進行する	間質性肺炎，肺気腫

呼吸状態の把握

→「バイタルサイン─呼吸」(p6)，「呼吸器系─聴診」(p16) を参照

呼吸困難時の看護のポイント

診察・治療の介助	・出現状況や呼吸状態，随伴症状から，原因をアセスメントする ・緊急時は速やかに医師に報告し，気管挿管，酸素投与，人工呼吸器の準備を直ちに行う ・酸素吸入の際は動脈血酸素飽和度をモニタリングし，適切な酸素化が行われているか観察する
呼吸困難に対する援助	・安静を図り，酸素消費量を最小限に抑える ・安楽な体位を工夫する［図］ ・口すぼめ呼吸や腹式呼吸など効果的な呼吸法を指導する ・肺理学療法の援助を行う
精神面への援助	・持続する呼吸困難は強い恐怖や不安を引き起こすため，声かけなどをし，その緩和を図る ・恐怖や不安，活動性の低下は睡眠障害へとつながる．身体的・精神的ともに安楽に過ごせるように援助する

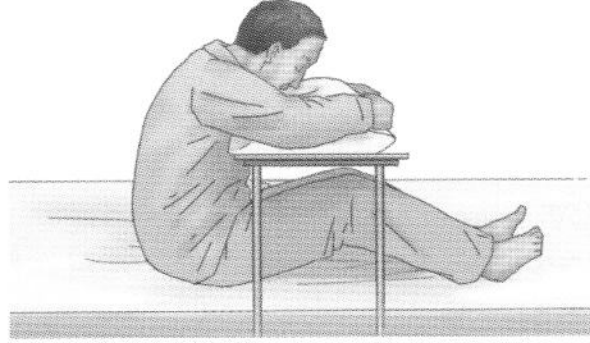

起座位：横隔膜の圧迫を取り除く

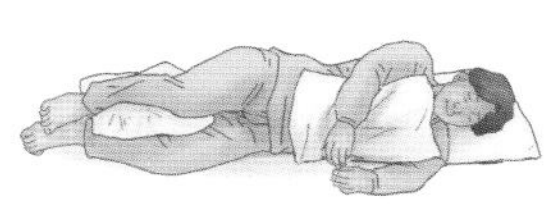

側臥位：換気血流比を改善する，動脈血酸素分圧が上昇する

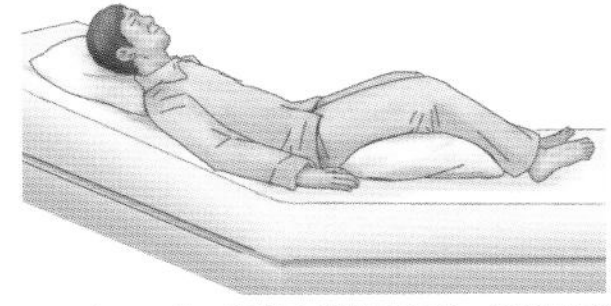

ファウラー位：腹部の緊張を取り，呼吸を楽にする

仰臥位での肩枕の挿入：後頭部を反らせ，舌根沈下による気道閉塞を防ぐ

図 呼吸困難時の安楽な体位

出血傾向 (文献 94 をもとに作成)

基本的な考え方

- 出血傾向を認める場合，止血機構に関与する血小板，血管，凝固系，線溶系のいずれかに異常が生じている可能性を念頭におく
- 原因や基礎疾患によって治療方針や予後が異なるため，それらに応じたケアを実践する
- 出血の予防や，出血時の処置を適切に行う

病歴の把握

経過	・いつ頃からどの程度の出血傾向による症状があるか ・症状の増悪・軽快の有無 ・出血傾向を指摘されたことはあるか ・月経の量と期間（女性の場合）
随伴症状	・発熱，貧血の有無
生活歴	・食生活，偏食の有無→ビタミン B_{12}，葉酸の摂取不足は血小板産生障害を，ビタミン K，カルシウムの摂取不足は凝固障害を引き起こす ・入浴の頻度・時間→温熱刺激は血管を拡張し，出血を促進する
既往歴	・血液疾患：再生不良性貧血，悪性貧血，特発性血小板減少症，白血病など ・血管性紫斑病，血管炎→血管壁に異常を生じる ・全身性エリテマトーデス→自己抗体による血小板数減少を生じる ・異常蛋白血症：多発性骨髄腫，マクログロブリン血症→血小板機能障害を生じる ・ウイルス感染症→血小板数減少をきたす ・脾腫，門脈圧亢進症→血小板数減少を生じる ・肝硬変→血小板数減少，凝固異常を引き起こす ・血友病→凝固異常にかかわる
治療歴	・抗がん剤，抗菌薬，鎮痛薬，抗炎症薬→血小板数減少，血小板機能障害に関与する ・抗凝固薬→凝固抑制にかかわる ・放射線照射→血小板数減少，血小板機能障害を起こすことがある ・抜歯，手術などで止血困難はなかったか
家族歴	・出血傾向を指摘された者がいるか

出血部位ごとでみられる症状

出血部位	症状
頭蓋内	頭痛，意識障害，けいれん，嘔吐，麻痺
眼球結膜，眼底	視力低下
歯肉・頬粘膜	歯肉・頬粘膜の出血斑，歯肉出血，血腫
肺	血痰，喀血，呼吸困難，胸痛
消化管	吐血・下血，腹痛，食欲不振
腎，膀胱	血尿，排尿時痛，腹痛，腰背部痛
関節内	関節の腫脹・圧痛，関節可動域制限
筋肉内	血腫形成による神経圧迫症状，しびれ，筋肉痛
皮下	点状出血斑，斑状出血斑

血液検査

血小板数	5万/μL以下で出血傾向が現れ，2万/μL以下で致命的な出血をきたす危険がある
骨髄検査	骨髄中の巨核球の減少の有無で，血小板減少の原因が血小板産生の低下か，破壊の亢進かを区別する
凝固系検査	血液凝固までの時間が延長すると，プロトロンビン時間（PT），活性化部分トロンボプラスチン時間（APTT）が延長する
線溶系検査	血液凝固が阻害されると，フィブリン分解産物（FDP）が増加する
血小板機能検査	血小板粘着能，凝集能，放出能，血餅収縮能，血小板第3因子定量など

出血傾向時の看護のポイント

診療・治療の介助	・出血傾向の症状や血液検査結果から，出血傾向の程度と原因・誘因を把握する ・薬物療法，輸血療法が正確に実施されるよう援助する
出血の予防	・ベッド柵をつけて転落を予防したり，（患者の体動が激しい場合には）ベッド柵に厚めの布を巻くなどして，打撲・外傷を予防する ・やわらかい歯ブラシを用いたり，食事は熱すぎないようにするなどし，口腔粘膜を傷つけないようにする ・注射などに伴う駆血を可能な限り短時間にしたり，きつい衣類は着用しないなどし，うっ血を予防する ・努責や咳を最小限にできるよう薬剤や環境を調整する
出血時の処置，対応	・出血時には出血部位を滅菌ガーゼまたはオキシフル綿，ボスミン綿球などで圧迫する ・鼻出血の場合は頭部を高くして安静を保ち，キーゼルバッハ部位を圧迫する．喀血や吐血の場合は安静臥床を保ち，不必要な会話や食事を制限する ・出血に伴う不安の軽減をはかる

貧血 (文献 95 をもとに作成)

基本的な考え方

- 血液検査により，貧血の有無・程度，種類を把握する
- 原因や基礎疾患によって治療方針や予後が異なるため，それらに応じたケアを実践する
- 安静を保てるように援助する．貧血に伴う酸素運搬能の低下により，息切れや倦怠感が生じる

病歴の把握

経過	・いつ頃からどの程度の貧血が生じているか ・症状の増悪・軽快の有無
随伴症状	・易疲労性，倦怠感の有無→高齢者の場合，元気がない様子があれば，消化管出血や悪性腫瘍による貧血を疑う ・活動に伴うふらつき，息切れ，動悸の有無 ・四肢冷感の有無・程度 ・便の色調の変化の有無→黒色便やタール便の場合は消化管出血 ・発熱や出血傾向の有無→造血幹細胞の異常による貧血を疑う
生活歴	・食生活，偏食の有無→鉄分の摂取不足は鉄欠乏性貧血をきたす ・女性：月経の量と期間
既往歴	・血液疾患 ・慢性炎症：関節リウマチ，SLE (全身性エリテマトーデス) など ・腎疾患：慢性腎不全，尿毒症，血液透析 ・肝疾患：肝硬変 ・内分泌疾患：甲状腺機能低下症，副甲状腺機能亢進症，下垂体機能低下症など ・悪性腫瘍
治療歴	・薬物の服用→抗菌薬，鎮痛薬，抗炎症薬，抗がん剤，免疫抑制薬などは造血幹細胞の異常を引き起こすことがある ・放射線照射→造血幹細胞の異常を生じることがある ・胃切除術→ビタミン B_{12} が吸収できなくなり，数年後に巨赤芽球性貧血 (悪性貧血) をきたす
家族歴	・貧血を指摘された者がいるか

検査結果の把握

a. 貧血の診断基準

	男性	女性
赤血球数	$400 \times 10^4/\mu L$ 以下	$380 \times 10^4/\mu L$ 以下
ヘモグロビン	14 g/dL 未満	13 g/dL 未満
ヘマトクリット	39%以下	36%以下

b. 平均赤血球容積（MCV）と平均赤血球ヘモグロビン濃度（MCHC）

MCV	MCHC	貧血の種類	原因・誘因
80 fl 未満	31%以下	小球性低色素性貧血	鉄欠乏性貧血，鉄芽球性貧血，サラセミア，感染症や炎症に伴う貧血
80 以上 100 fl 未満	32～36%	正球性正色素性貧血	溶血性貧血，再生不良性貧血，急性出血
100 fl 以上	32～36%	大球性（正色素性）貧血	巨赤芽球性貧血，肝障害や甲状腺疾患に伴う貧血

▶▶ 全身状態，随伴症状の把握

バイタルサイン	・呼吸回数・深さ→貧血に伴う酸素運搬能の低下を代償するために呼吸量を増やそうとして頻呼吸となる ・脈拍→組織への酸素運搬を維持するために，心臓の 1 回拍出量と心拍数が増加し，頻脈になる ・血圧→貧血が急激に起きた場合は，血圧低下に注意する
全身状態	・体格→体重減少の有無 ・皮膚→蒼白の有無 ・黄疸→溶血性貧血でみられる
頭頸部	・顔色，口唇色→蒼白の有無 ・眼瞼結膜，口腔粘膜→蒼白の有無 ・舌→舌炎，舌乳頭萎縮の有無．舌炎がある場合は悪性貧血，舌乳頭萎縮がある場合は，鉄欠乏性貧血，巨赤芽球性貧血を疑う ・頸部→頸静脈のこま音，甲状腺腫の有無
胸部	・聴診→機能性心雑音の有無
腹部	・触診→脾腫，腹部腫瘤の有無
四肢	・視診→爪の変形の有無．さじ状爪があれば，鉄欠乏性貧血を疑う
神経系	・深部知覚，深部腱反射の障害の有無→手足のしびれや知覚鈍麻がある場合は悪性貧血を疑う ・頭痛，耳鳴，めまい，思考力の低下，筋肉の脱力，失神などの有無→脳細胞への酸素供給の不足によって，これらの症状が起こる

▶▶ 貧血時の看護のポイント

診察・治療の介助	・貧血による症状や血液検査結果から，貧血の程度と原因・誘因を把握する ・貧血の原因に対する治療を介助する
貧血に対する援助	・貧血の程度と自覚症状に基づく適切な行動範囲を患者に提示し，遵守するよう説明する ・セルフケアを制限する場合は，制限に応じて援助を行う ・循環が不良で末梢に冷感がある場合が多いため，四肢の保温に努める ・貧血に伴い皮膚・粘膜が傷つきやすくなるため，その保護に努める

瘙痒（かゆみ）（文献 96 をもとに作成）

基本的な考え方

- 瘙痒には，皮疹に伴って生じる瘙痒（症候性瘙痒＝末梢性のかゆみ）と皮疹を伴わない瘙痒（皮膚瘙痒症＝中枢性のかゆみ）があることを理解する
- 瘙痒に対しては，軟膏処置や薬剤内服，スキンケア，皮膚への刺激物除去，冷罨法などを行う
- 瘙痒に伴うストレスや不安の軽減にも努める

病歴の把握

項目	〈症候性瘙痒の場合〉	〈皮膚瘙痒症の場合〉
経過	・瘙痒が出現したのはいつか ・瘙痒の経時的変化 ・発疹が出現したのはいつか ・発疹の経時的変化 ・随伴症状の有無・程度，経時的変化	・瘙痒が出現したのはいつか ・瘙痒の経時的変化 ・随伴症状の有無・程度，経時的変化
誘因	・瘙痒と以下の誘因との関係を把握する ・薬剤，食べ物，ストレス，アレルギー，季節，遺伝性疾患，肝臓・胆道疾患，腎臓疾患，血液疾患，内分泌・代謝性疾患，精神神経疾患	
生活歴	・衣生活（寝具や衣類の素材，しわ・縫い目・タグなどによる刺激の有無） ・食品の摂取状況 ・睡眠状況 ・ストレスの有無・程度	
嗜好品	・嗜好品の有無，種類	
常用薬	・常用薬の有無，種類，服用状況	
職業歴	・職種（有機溶剤，化学薬品などの使用する業務に従事していか）と就業期間	
その他	・妊娠の有無 ・装飾品（金属系）の着用状況：時計，ピアス．ネックレスなど ・現在受けている治療	

▶▶ 皮疹，皮膚症状の出現状況から考えられる瘙痒の原因

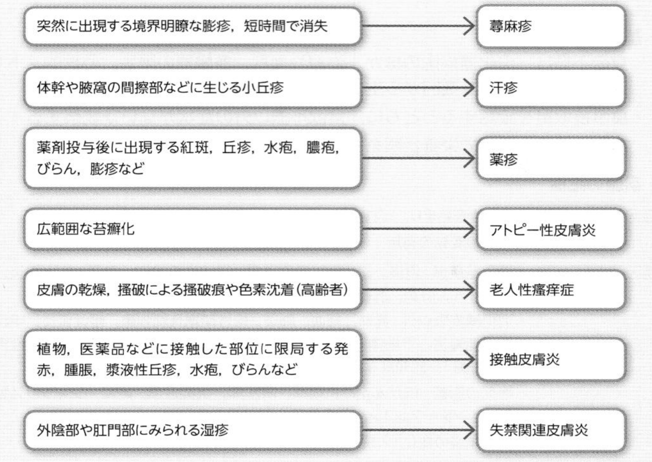

▶▶ 瘙痒時の看護のポイント

診察・治療の介助	・瘙痒の程度を把握し，症状の経過を観察する ・瘙痒が増強する場合は，医師に報告し，指示を得る
瘙痒に対する援助	・皮膚が乾燥しすぎると瘙痒が誘発されるため，乾燥する前に外用薬や保湿クリームを塗布する ・瘙痒の訴えが激しい場合には，医師の指示に基づく内服薬を服用してもらう ・寝具・衣類に関する瘙痒の誘発因子（寝具や衣類の素材，しわ・縫い目，衣服のゴムなど）を除去する ・身体が温まり，血管が拡張すると，瘙痒が生じることがある．血管を拡張させる要因（熱い湯や長時間の入浴，アルコール飲料・香辛料などの刺激物の摂取）を避ける ・就寝時は氷枕や冷却剤などを使用して瘙痒の軽減をはかり，良質な睡眠が得られるよう援助する ・掻破は瘙痒を悪化させる．爪を切る，木綿の手袋を着用するなどし，掻破しても皮膚に与える刺激が少なくなるようにする
心理面への援助	・手芸や読書，散歩，テレビなどで気分転換を図るように促し，瘙痒から意識を遠ざける

食欲不振 (文献 97 をもとに作成)

基本的な考え方

- 食欲不振は，消化器疾患のほか，治療や薬剤，各臓器の障害，心理的ストレスなど，さまざまな要因から生じることを理解する
- 食事摂取量を確認するとともに，食欲不振以外の症状がないか観察する
- 複数の指標を用いて栄養状態をアセスメントする

病歴の把握

経過	・いつから始まり，どれくらい持続しているか ・症状の変動の有無
誘因	・消化器疾患：胃炎，胃・十二指腸潰瘍，逆流性食道炎，胃がん，大腸炎，大腸がん，肝炎，肝硬変，慢性膵炎など ・消化器疾患以外：発熱，貧血，肺炎，慢性閉塞性肺疾患，慢性腎炎，甲状腺機能障害，下垂体・副腎系機能障害，うつ病，神経性やせ症（神経性食欲不振症），認知症など ・薬剤の影響：抗がん剤，抗菌薬，降圧薬，抗炎症薬，麻薬，ジギタリス製剤，インターフェロン，向精神薬など ・生活環境の変化（入院，施設入所）に伴う心理的ストレス
随伴症状	・体重減少，栄養障害，脱水，倦怠感，体力低下，頭重感などの有無
生活歴	・経済状況，食に対する価値観，生い立ち
既往歴	・消化器疾患，がん，腎不全，呼吸障害，意識障害，神経性やせ症，うつ病，糖尿病，電解質異常
嗜好品，常用薬	・好きな食べ物，嫌いな食べ物，アルコールの摂取状況，薬物の服用状況

栄養状態のアセスメント (p96)

- 主観的包括的栄養評価（SGA）を用いて栄養状態のスクリーニングを行う［表］
- 現在の身長，現在の体重
- 体格指数：BMI (body mass index) ＝体重 (kg) ÷身長 $(m)^2$
  →標準 (BMI 18.5〜25)，肥満 (BMI 25 以上)，低体重 (BMI 18.5 未満)
- 体重減少率：1 か月で 5%以上，3 か月で 7.5%以上，6 か月で 10%以上の体重減少があれば，高度の栄養障害が存在すると考えられる
- 血清総蛋白 (TP)：基準値 6.3〜7.8 g/dL
- アルブミン (Alb)：基準値 3.8〜5.2 g/dL
- 総コレステロール (T-cho)：基準値 130〜220 mg/dL

表 主観的包括的栄養評価（subjective global assessment：SGA）

A. 病歴

1. 体重の変化

過去 6 か月間における体重喪失：＿＿kg（減少率％：＿＿％）

過去 2 週間における変化：増加 □　変化なし □　減少 □

2. 平常時と比較した食物摂取の変化

変化なし □

変化あり（期　間）：＿＿週＿＿日間

（タイプ）：不十分な固形食 □　完全液体食 □　低カロリー液体食 □　絶食 □

3. 消化器症状（2 週間以上継続しているもの）

なし □　悪心 □　嘔吐 □　下痢 □　食欲不振 □

4. 身体機能

機能不全なし □

機能不全あり（期　間）：＿＿週 ＿＿か月

（タイプ）：労働に制限あり □　歩行可能 □　寝たきり □

5. 疾患と栄養必要量の関係

初期診断：

代謝要求/ストレス：なし □　軽度 □　中等度 □　高度 □

B. 身体計測（スコアで表示：0＝正常，1＋＝軽度，2＋＝中等度，3＋＝高度）

皮下脂肪の減少（三頭筋，胸部）　筋肉量の減少（太腿四頭筋，三角筋）

踝部の浮腫　仙骨部の浮腫　腹水

C. 主観的包括的評価

栄養状態良好　A □

中等度の栄養不良（または栄養不良の疑い）　B □

高度の栄養不良　C □

▶▶ 食欲不振時の看護のポイント

診察・治療の介助	・食欲不振の症状や随伴症状，経過から，病因の把握に努める ・食事摂取量や食欲不振の程度，消化器症状，身体所見などから，栄養状態をアセスメントする ・指示された経腸栄養，末梢静脈栄養，中心静脈栄養の管理を正確に行う
栄養摂取の援助	・食感，味付け，温度など，嗜好を取り入れた食事の提供を行う ・清潔で明るい雰囲気をつくり，食事環境を整える ・食べられない原因がないかアセスメントし，あればその除去に努める →口腔内に潰瘍がある場合は香辛料や酸味の強い刺激物を避ける，悪心・嘔吐がある場合は含嗽などで口腔内をすっきりさせる，腹部膨満感がある場合は腹筋を弛緩させる体位を工夫する
心理的な援助	・不安やストレスなどの原因を探り，取り除くよう努める ・食べられないことに対する精神的負担を軽減するよう配慮する．無理をせず，食べられそうな食品から摂取するように勧める

悪心・嘔吐 (文献 98 をもとに作成)

基本的な考え方

- 悪心・嘔吐の経過や程度，随伴症状を注意深く観察し，原因の把握に努める
- 症状緩和，安楽の援助を行う
- 吐物による気道閉塞が疑われる場合は，直ちに気道確保を行う

病歴の把握 (▶は原因・誘因，赤字は緊急対応を要する場合を示す)

経過	・いつから始まり，どれくらい持続しているか ・急激に始まったか，前駆症状があったか ・症状の変動の有無
食事時間との関係	・早朝空腹時　▶尿毒症初期，妊娠，アルコール依存症，心因反応など ・食直後　▶食道狭窄，胃の機能性疾患 ・食後 1〜4 時間　▶胃・十二指腸疾患，毒素型食中毒など ・食後 12〜48 時間　▶幽門・十二指腸閉塞，感染性食中毒など
誘因	・食事内容との関係 ・薬剤との関係　▶抗がん剤，抗炎症薬，抗菌薬，降圧薬，ジギタリス製剤，利尿薬，経口避妊薬，喘息治療薬，中枢神経作動薬，免疫抑制薬など ・アルコール摂取との関係 ・周囲の環境との関係　▶有機溶剤，化学薬品などの存在，新築建物への転居によるシックハウス症候群
随伴症状	・唾液分泌亢進，冷汗，顔面蒼白，血圧変動，頻脈・徐脈，脱力感，呼吸促迫，腹痛，下痢，めまい，発熱，脱水症状，栄養状態低下などの有無 ・随伴症状と悪心・嘔吐との時間的関係
生活歴	・睡眠状況 ・ストレスの有無・程度 ・仕事や家庭上の問題の有無
既往歴	・高血圧，肝疾患，心疾患，腎疾患，糖尿病，内分泌疾患などの既往 ・手術歴，放射線照射などの治療歴
嗜好品	・アルコールの摂取状況
常用薬	・薬物の服用状況
職業歴	・有機溶剤，化学薬品などを扱う特殊環境下での仕事の有無
その他	・月経，妊娠との関係→妊娠可能な女性では，まず妊娠の可能性を考える．場合に応じて，妊娠反応をチェックする ・ダイエット，食べ物に対する過度の嫌悪感

▶▶ 吐物の性状からみた考えられる悪心・嘔吐の原因

臭い	糞便臭	イレウス，長期間の幽門・十二指腸閉塞，胃-大腸瘻
	腐敗臭	胃残渣の細菌増殖
	無臭	食道嚢胞，アカラシア
食物残渣・胆汁	食物残渣	食後 8 時間以上経過し，残渣がある場合は胃流出路の閉塞
	食物残渣+胆汁	イレウス，腸重積，大十二指腸乳頭（ファーター乳頭）部より肛門側の閉塞
	胆汁	胃幽門部狭窄，輸入脚症候群
胃液・粘液	大量の胃液	十二指腸潰瘍，ゾリンジャー・エリソン症候群
	少量の粘液+胃液	慢性胃炎，妊娠，鼻咽頭炎
	大量の粘液+胃液	胃炎，胃内容うっ滞，悪性腫瘍

▶▶ 悪心・嘔吐時の看護のポイント

診察・治療の介助	・悪心・嘔吐の経過や症状，随伴症状から，原因・誘因を把握する ・指示された輸液，薬物を正確に投与する ・嘔吐を繰り返し生じると脱水に陥るため，水分出納バランスや血液検査データ（電解質）を把握し，脱水の予防・早期発見に努める
悪心・嘔吐への援助	・環境を整え，不快な臭い・音・味などの嘔吐中枢を刺激する物理的な要因を取り除く ・安楽な体位をとれるように援助する．ファウラー位は腹部を弛緩させる姿勢であり，腹部がらくになる．吐物による誤嚥を防ぐために，仰臥位は避け，側臥位とする ・吐物で汚れた衣類や寝具を交換し，清潔に努める ・口腔内に吐物が残ると，その味や臭いが不快感を増強させる．含嗽で口腔内を清潔にするとともに，爽快感を得られるように冷水や氷片，レモン水を適宜用いるなど工夫する
栄養摂取の援助	・食べやすい食事の献立，1 回量，食事回数などを患者に確認し，医師・栄養士と情報を共有する ・嘔吐が激しい場合は禁飲食となる．症状が少しおさまれば，許可された物を少量から始め，徐々に種類や量を増やしていく

脱水（文献99，100をもとに作成）

基本的な考え方

- 出現する症状や検査所見は病態によってさまざまで，治療方法も異なることを理解しておく
- 高齢者や小児は脱水になりやすい．特に高齢者では口渇感に乏しいなど自覚症状がない場合も多く，注意を要する
- 予防的にかかわり，重症化を防ぐ
- 高度の脱水でショックや意識障害などがある場合は，気道確保と酸素療法，急速輸液などの緊急処置を必要とする

病歴の把握

経過	・（患者が下記の随伴症状を訴えた場合）どのような状況で，いつ頃からどのくらい続いているか ・急激に始まったか，前駆症状があったか ・症状の変動の有無
誘因	・水分摂取を妨げる，または水分を喪失させる状況はないか→意識障害などで水分摂取ができない，渇中枢の障害，尿量増加，過呼吸や発熱などによる皮膚や肺からの水分喪失 ・ナトリウム摂取を妨げる，またはナトリウムを喪失させる状況はないか→嘔吐や下痢，消化管出血，熱傷や発汗などによる皮膚や粘膜からの大量喪失など ・薬剤，輸液との関係→過剰な利尿薬や緩下剤の服用，不適切な輸液など
随伴症状	・高張性脱水：口渇，皮膚や粘膜の乾燥，興奮，不安，幻覚，妄想，せん妄，昏睡などの精神症状 ・低張性脱水：立ちくらみ，全身倦怠感，脱力感，皮膚の緊張度の低下，血圧低下，頻脈，蒼白，四肢冷感，悪心・嘔吐，頭痛，傾眠・昏睡など ・等張性脱水：口渇やめまい，血圧低下などの症状が出現 注意：高齢者は脱水になりやすく，また自覚症状が乏しかったり，訴えられない場合もあるなど重症の脱水に陥る危険性がある．そのため，初期から随伴症状だけでなく検査結果にも注意を向ける
生活歴	・水分・食事摂取状況 ・職場環境（不感蒸泄量が増加するような高温環境下での長時間の作業などがないか）
既往歴	・脱水の経験の有無 ・尿崩症，糖尿病，腎疾患，膠原病，アジソン病，心疾患，脳血管障害，神経・筋疾患など
常用薬	・利尿薬，強心薬，降圧薬の服用状況

▸▸ 脱水のタイプと重症の程度

・症状と検査所見から重症の程度を確認する

タイプ／程度	高張性脱水（水欠乏性脱水）	低張性脱水（ナトリウム欠乏性脱水）
	細胞外液の浸透圧上昇と細胞内脱水による症状	循環血液量減少と細胞内水中毒による症状
軽症	約 1〜2 L の水欠乏（体重の 0〜4%前後の脱水） 口渇症状	塩化ナトリウム 0.5 g/kg 以下の欠乏 立ちくらみ，全身倦怠感，脱力感，頭痛（鈍い拍動性），口渇感なし
中等症	約 2〜4 L の水欠乏（体重の 4〜8%前後の脱水） 著明な口渇症状	塩化ナトリウム 0.5〜0.75 g/kg の欠乏 血圧低下，めまい，失神，悪心・嘔吐，ツルゴール低下
重症	>4 L の水欠乏（体重の 8〜12%の脱水） 興奮，幻覚，妄想，指南力低下，昏睡など	塩化ナトリウム 0.75〜1.25 g/kg の欠乏 無関心，無欲状態，傾眠・昏睡など

▸▸ 全身状態，随伴症状の把握

バイタルサイン	・血圧，脈拍・リズム→重症度を判断したり，循環器疾患を鑑別 ・体温→不感蒸泄量の状況を把握したり，感染症や内分泌疾患を鑑別
全身状態	・体重→水分の変動を敏感に反映する ・尿量→病態の把握や原因疾患の鑑別に役立てる ・発汗の程度，チアノーゼの有無，皮膚温，皮膚の乾燥の程度，ツルゴール（皮膚の緊張度）[図] ・表在静脈の虚脱の有無 ・貧血の有無
頭頸部	・舌や口腔粘膜の乾燥の程度 ・眼球陥凹の有無 ・頸静脈の虚脱の有無
胸部	・呼吸音→肺炎の有無を確認する
腹部	・腸蠕動，消化器症状の有無→消化管疾患の有無を確認する
神経系	・幻覚，錯乱，せん妄，昏迷，昏睡，意識障害の有無 ・筋けいれんの有無

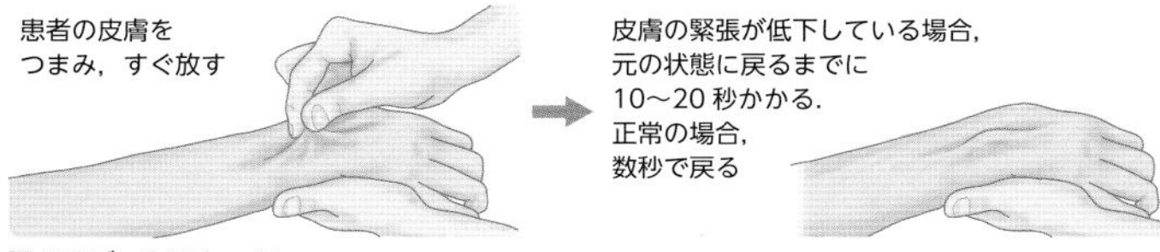

図 ツルゴールのチェック

脱水予防のための看護

- 脱水の初期段階では自覚症状が乏しく，典型的な症状を認めないことも多いため，見逃され，脱水が進行してしまうことがある
- 予防的にかかわることで，重症化を防ぐことが重要

a. 水分摂取量が不足している場合の対応

- 口渇感がなくても定期的に水分をとる習慣をつけてもらうようにする．1日の飲水量がわかりやすいように，目盛りのついた容器や毎回決まった容器で水分をとるなど，実施しやすい方法を紹介する

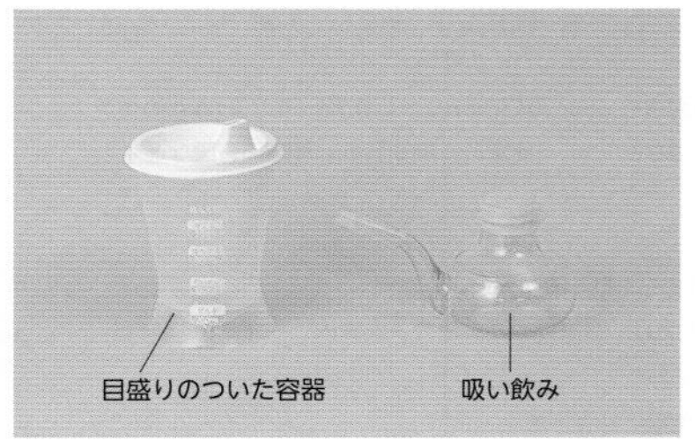

- 入浴中や就寝中は特に発汗が多いため，入浴の前後，就寝前，起床後の水分摂取を勧める
- いつでも水分摂取できるような方法を患者とともに検討する（例：外出時に水筒を携帯する，身近な位置にペットボトルを置いておく，など）

b. 脱水傾向にあり，経口摂取ができる場合の対応

- 就寝前や入浴前後，外出前後，外出中に経口補水液を少量ずつ頻回に飲んでもらう（量は医師の指示に基づく）
- 嚥下機能に障害がある場合は，ゼリータイプの経口補水液を，必要時，介助しながらスプーンで複数回に分けて少量ずつ飲んでもらう

Memo

浮腫 (文献 101 をもとに作成)

基本的な考え方

- 浮腫の原因となる疾患は多様である．浮腫の状態や随伴症状から原因を把握する
- 病歴や浮腫の出現状況，随伴症状から緊急性を判断する
- 浮腫により活動や体位の制限が生じるため，苦痛症状の緩和や安楽の援助を行う

病歴の把握

経過	・いつから始まり，どれくらい持続しているか ・急激に生じたか，徐々にまたは以前から (慢性的に) 起こっていたか ・一過性か持続性か ・日内変動の有無 (朝と夕方の差)
誘因	・活動や運動，体位との関係 ・食事の摂取状況との関係 ・輸液や服薬との関係 ・感染徴候，過労
随伴症状の有無	・皮膚の変化：皮膚の乾燥，皮膚温の低下，皮膚の弾力性の低下，チアノーゼ，皮膚線条痕，圧痛，局所の熱感，発赤，膨疹，瘙痒感 ・消化器症状：浮腫に伴う食欲の低下，便秘，下痢 ・全身症状：発熱，脱力感，倦怠感 ・呼吸器症状：息苦しさ，咳嗽，喀痰，喘鳴 ・循環器症状：徐脈，頻脈，血圧の変動 ・精神症状：不安な様子，無表情，イライラした様子 ・体重増加 ・尿量減少，蛋白尿 ・下肢腫脹，疼痛，下腿静脈瘤
生活歴	・日常の活動，体位 ・食習慣
既往歴	・高血圧，心疾患，腎疾患，肝疾患，内分泌系疾患，治療状況 ・外傷，手術歴，放射線照射などの治療歴 ・アレルギー (食べ物，薬剤)
常用薬	・薬物 (利尿薬，降圧薬，ステロイドなど) の服用状況
嗜好品	・食事の嗜好 (塩分，アルコール)，摂取状況
家族歴	・心疾患，腎疾患，肝疾患，内分泌系疾患などに罹患している者はいないか，家族のアレルギーの有無

▶▶ 浮腫の出現状況，種類，自覚症状の把握

浮腫の出現状況	・いつから出現したか ・急性・突然に発症したか ・咳嗽，喀痰の前駆症状を伴うか→伴う場合は，肺水腫，うっ血性心不全を疑う
浮腫の種類	〈全身性浮腫〉 ・心性浮腫：一般に右心不全の初期には，夕方に下腿の浮腫が増強 ・腎性浮腫：特に眼瞼や顔面に浮腫を強く認める ・肝性浮腫：両下肢の浮腫と腹水を生じる ・内分泌性浮腫：顔面，頸部，四肢に生じやすく，浮腫は緊張性で押しても圧痕を認めない 〈局所性浮腫〉 ・静脈性浮腫：浮腫の周辺部にチアノーゼ，静脈怒張がみられる ・リンパ性浮腫：局所から末梢側へと浮腫が拡大 ・血管神経性浮腫：眼瞼，舌，口唇，頬などの顔面に一過性に生じ，瘙痒を伴う
自覚症状	・むくみのとらえ方：腕や下肢のはれぼったさや重たい感じ，下着や靴下の跡が残る，手指の屈曲困難，眼瞼の腫れぼったさ，など ・息切れ，息苦しさの有無・程度 ・腹部膨満感の有無・程度 ・発熱，脱力感，倦怠感の有無・程度

▶▶ 浮腫がみられた時の看護のポイント

診察・治療の介助	・浮腫の状態や，出現状況，随伴症状から原因を把握する ・緊急時は静脈路確保，気道確保，酸素投与の準備を直ちに行う ・指示された輸液，薬物を正確に投与する
浮腫に対する援助	・安全・安楽な体位を工夫する→末梢部位に浮腫がある場合はその部位を挙上する，呼吸困難時にはファウラー位，起座位をとる，など ・栄養管理をする→塩分制限，水分制限，タンパク質の補給または制限 ・指示された薬物を管理する→利尿薬を使用する場合は頻繁に排尿が起こるため，睡眠不足に陥っていないか確認する ・急性期は酸素消費量を減らすために，移動や排泄，清潔，更衣，食事など，生活活動の大部分を援助する
心理面への援助	・継続する浮腫はボディイメージの混乱につながるため，患者の思いを傾聴し，不安の表出を促す ・不安や恐怖が睡眠障害へとつながっていないか評価する

倦怠感 (文献 102 をもとに作成)

基本的な考え方

- 全身倦怠感をきたす疾患は多岐にわたる．詳細な情報収集や全身診察を行うが，それだけでは原因疾患にたどり着くことは難しいため，基本的な検査（血液検査，検尿，検便，胸部 X 線，心電図）も実施される
- 原因疾患が見つかればそれに対する根本治療を行う．対症療法は，十分な休息・休養，睡眠，規則正しい生活の励行，運動や気分転換，十分な栄養摂取など

病歴の把握

経過	・いつから始まり，どれくらい続いているか ・急激に生じたか，徐々にまたは以前から（慢性的に）起こっていたか ・倦怠感の程度と経過（増悪しているのか，平衡状態か）
随伴症状	・患者が症状を自覚していない場合もあるため，詳細に確認する ・発熱，るいそう，血圧の低下，皮膚蒼白，口渇，浮腫，筋力低下，動悸，息切れなど
生活歴	・倦怠感が出現した時期に生活上の変化はなかったか ・睡眠・休養の状況 ・生活の規則性 ・ストレス，不安の有無・程度 ・仕事や家庭上の問題の有無 ・ADL への影響
既往歴，治療歴	・呼吸器・循環器疾患，悪性腫瘍，貧血，感染症，内分泌疾患，肝疾患，腎疾患，糖尿病，うつ病などの既往 ・基礎疾患があれば，これまでの経過，現在の治療状況 ・放射線療法，化学療法，手術の有無と治療を受けた時期
常用薬	・常用薬の有無，種類，服用状況
嗜好品	・アルコール摂取状況，喫煙の有無
職業歴	・有機溶剤を使用する職業（印刷業，ドライクリーニングなど），鉛を使用する職業（製造業：蓄電池・ペンキなど，鉛再生，造船，解体業）に就いていないか →鉛・有機溶剤中毒では倦怠感がみられる
その他	・妊娠・月経→妊娠 16 週くらいまでは微熱や倦怠感がみられるため，妊娠可能な女性である場合，妊娠の可能性も考慮する

倦怠感の出現状況から考えられる原因

出現状況	急激に発症（時間～日単位）	心不全などの急性増悪，肝不全，多発性筋炎などの筋疾患
	徐々に発症（週～月単位）	感染症，悪性腫瘍，貧血，自己免疫疾患，栄養不良，抑うつなどの精神症状
日内変動	朝に症状増悪	うつ病，うつ状態
	休息や睡眠により軽減	身体性の倦怠感，疲労

全身状態，随伴症状の把握

バイタルサイン	・血圧→血圧低下，低血圧の有無を確認する ・発熱→感染症を鑑別する ・頻脈→貧血や心不全の有無をみる
全身状態	・体重減少 ・意識障害の有無・程度 ・呼気のアセトン臭の有無→糖尿病ケトアシドーシスなどで認める ・浮腫の有無→循環器疾患，腎疾患，甲状腺機能低下症などを鑑別する ・息切れの有無→貧血，循環器・呼吸器疾患を鑑別する
四肢	・筋力低下，筋萎縮，筋痛の有無→多発性筋炎などで認める

倦怠感がみられる時の看護のポイント

診察・治療の介助	・倦怠感の経過や出現状況，随伴症状，既往歴などの情報収集を行い，原因疾患の同定につなげる
倦怠感に対する援助	・活動と休息のバランスを考慮して1日の計画を立案し，効果的に休養・睡眠がとれるようにする ・病床環境を整え，十分な休息がとれるようにする．病室の温度・湿度，照度は適切か，睡眠を妨げるような騒音（いびき，足音，ナースコールの音）がないかを確認する ・足浴やマッサージなど，リラックスでき，倦怠感を軽減できる援助を行う
日常生活への援助	・動作をゆっくり行う，立つより座って行う，立ち上がる際は手すりを使うなど，エネルギー消耗を軽減する方法を指導する ・倦怠感のために実施困難となっているセルフケアを援助する

高血圧，低血圧

高血圧（文献 103 をもとに作成）

基本的な考え方

- 高血圧そのものの特異な症状はないが，血圧上昇に伴い，頭痛や肩こりなどの随伴症状が頻繁にみられる
- 高血圧の治療は生活習慣の修正と薬物療法が中心

※血圧の値および分類については「バイタルサイン―血圧」の項目（p8）参照

生活習慣の修正への援助

生活習慣の修正項目と目安	
塩分	1日6g未満
栄養	コレステロールや飽和脂肪酸の摂取を控える →野菜・果物および魚（魚油）の積極的摂取が推奨される
体重	BMI=体重（kg）÷身長（m）^{2} が 25 未満
運動	体調に合わせた定期的な有酸素運動 →高血圧などの生活習慣病の予防・治療にはウォーキングがよいとされる
飲酒	エタノール換算で男性は 20～30 mL/日以下，女性は 10～20 mL/日以下を目安とする
喫煙	禁煙する
その他	以下の生活習慣も改善することが望ましい ①寒冷：暖房や防寒の不備がないか確認する（特にトイレや浴室），②情動ストレス：ストレス管理を行う，③入浴：熱すぎない風呂がよい，④便秘：排泄時のいきみは血圧を上昇させる

薬物療法の副作用

- 降圧薬の副作用や急激な血圧変化の徴候を注意深く観察する

Ca 拮抗薬	・血管拡張作用に伴う顔面紅潮，頭痛，熱感，および心筋収縮作用に伴う徐脈，房室ブロックの出現に注意
ACE*阻害薬	・急激な血圧低下に伴うめまいや気分不快などの症状に注意 ・数日間内服後に腎機能低下，発疹，瘙痒，空咳が出現することがある
ARB*	・投与後 1 週間以内に顔，口唇，舌などに血管浮腫が出現することがある ・異常が認められた場合は，投与を中止して主治医に報告
利尿薬	・血管拡張作用に伴う頭痛や，急激な血圧低下に伴うめまい，ふらつきに注意
β遮断薬	・服用開始時期にめまいや強い疲労感，浮腫が出現することがある ・主治医に報告し，症状の変化に注意
α遮断薬	・初回投与時の失神，急速な血圧低下，起立性低血圧に注意

＊ACE：アンギオテンシン変換酵素，ARB：アンギオテンシンⅡ受容体拮抗薬

低血圧 (文献 104 をもとに作成)

基本的な考え方

- 血圧が低くても，それに起因する症状がなければ臨床的には問題とならないことが多い
- 低血圧による症状は，めまい，立ちくらみ，頭痛，悪心・嘔吐，腹痛，動悸，息切れ，朝起きれないなど，多岐にわたる
- 低血圧はいくつかに分類され［下表］，それぞれの低血圧に応じた対応をとる必要がある

低血圧の分類と治療法・対症療法

本態性低血圧	原因ははっきりしない →十分な睡眠と運動，規則正しい食事
起立性低血圧	臥位から立位へ変わる時に収縮期血圧が 20 mmHg 以上，拡張期血圧が 10 mmHg 以上低下する状態を指す →弾性ストッキングで下肢への血流を抑える．起立時には必ず座位の状態からゆっくり立ち上がる
食後低血圧	食後 30 分以内にみられる．腸管への血流が増加し，一過性に脳虚血になるため →食事をゆっくりととる．血管拡張作用があるアルコールは控える．胃切除後の患者では，食事がすぐに腸に移動しダンピング症候群を起こすため，分けて食事をとる
透析低血圧	過度の除水による循環血液量の減少などが原因 →生理食塩液の急速静注で回復．除水量を減らすために水分摂取を控える

薬物療法

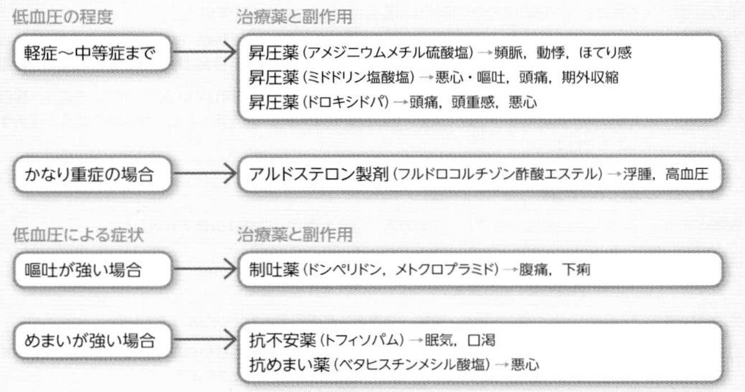

せん妄

基本的な考え方

- せん妄は，一時的な脳の機能低下により均衡をくずした状態であり，脳内では大脳辺縁系の過剰興奮と中脳・視床・皮質系の活動低下が起こっていると考えられている
- せん妄の促進要因は，不快症状や不安，睡眠障害，環境変化など多様である．それらの要因を除去し，予防に努める
- せん妄では早期発見が重要となる．せん妄の症状について理解し，患者に下記の症状がみられないか注意深く観察する
- せん妄を発症した場合には，原因疾患の治療を優先して行う．薬剤が原因の場合は，原因薬剤の中止や減量を行う

せん妄を予防するための看護

身体状態の安定	・疼痛，瘙痒感，呼吸苦などの不快症状を訴えていないか確認し，あればその緩和を図る ・認知症をもつ患者などでは，症状を言語的に訴えない場合もあるため，普段の様子と異なる点がないか注意深く観察する
不安の軽減	・家族・知人との接触が希薄になることも不安の増強につながる．セミプライベートな空間などで，交流できる機会や活動の場を整える ・手術や侵襲のある検査など不安を伴うことが予測されるものに対し，その内容をイメージできるようなオリエンテーションを行う
良質な睡眠の促進	・不眠による心身の疲労の蓄積はせん妄発症の引き金となりやすい ・廊下の照明を午後 10 時までには暗くする，不必要なアラームを防ぐ，部屋の温度を適正にする，看護処置をまとめて行う，要望に応じて穏やかな音楽を流すなど，良質な睡眠を得られるよう工夫する
見当識保持の支援	・時計やカレンダーといった日時のわかるもの，日頃自宅で使用している日用品などを置く，眼鏡をかける，補聴器をつける，スタッフの名前やスケジュールを書くなど，見当識を維持・改善する工夫を行う

せん妄の症状の把握 (文献 105 より転載，一部改変)

意識障害	意識の清明度が低下し，注意障害，見当識障害，自発性の低下がみられる
注意障害	落ち着きがない，注意が散漫，こちらの話に集中できない
記憶障害	つい先ほどのことを覚えていない，何度も同じことを聞く
見当識障害	日時や自分がいる場所，家族，医療者など周囲の人を正しく認識できない
幻覚・錯覚	幻覚 (実在しないものを知覚する幻視・幻聴など)：実在しないのに「人がいる」「話し声がする」などと言う．何もないのに宙を手でつかむようなしぐさをする 錯覚 (実在するものを誤って知覚する錯視など)：天井のシミが虫に見える
妄想	「財布を盗られた」「実験台にされる」など，事実と異なる考えに確信をもち，訂正できない

精神運動障害	精神運動亢進：多弁，多動，興奮状態，ライン類の抜去，ひとり歩き 精神運動抑制：自発的な言動の低下，指示に対する応答が乏しい
情動障害	不安，恐怖，抑うつ，易怒性，多幸感（感情のコントロールができず，場にそぐわない情動反応がみられる）
睡眠障害	夜間不眠，断眠，日中傾眠，昼夜逆転

せん妄・認知症・うつ病の比較（文献 106 より転載）

・せん妄と認知症，うつ病は類似の症状があるため，混同しやすい．しかし，これらは治療や看護の要点が異なるため，鑑別が重要

	せん妄	認知症	うつ病
発症様式	急性・急激 （時間・日単位でしばしば夜間）	潜在性で緩徐 （数か月から数年単位）	亜急性 （週から月単位）
日内変動 （症状の経過）	あり （短時間で変動し，浮動的・夜間に増悪）	なし	朝や夕方（通常朝）にかけて増悪
罹病期間 （持続期間）	動揺性 （数日～数週単位）	慢性進行性 （月～年単位）	2 週間から半年かけて慢性的に低下
見当識	一過性あるいは浮動性に存在し，混乱する	時間・場所・人にみられ，固定的ないし進行的である	通常正常だが，人によっては失見当識にみえることが多い
感情	変動する	不安定で，後期には無感動	抑うつ感があり，悲しげ，悩んだり，罪の意識をもつ
注意・集中力	低下（障害される）・集中が困難，浮動的に変化しそれやすい	保たれるか，若干低下（注意力は比較的低下しない）	集中力・気力は減弱，浮動的な変化はない．行動のたびに何度も確かめる
記憶	即時・短期の障害 （全ないしまだらな健忘）	短期・長期の障害（近似記憶障害が目立ち，遠隔記憶障害へと進展する）	通常正常だが，日によって異なり，想起が遅くなることもある
思考（認知）	緩徐，あるいは促迫でまとまらない（支離滅裂）・思考内容は通常豊か	抽象思考が困難・貧弱・不毛・こだわりが強い	ネガティブで心気的，希死念慮，絶望と無力感を伴う，思考制止
知覚	誤った知覚，錯覚，幻覚（特に幻覚；視覚性が出現），夜に増悪	幻覚・妄想が出現し，誤認	知覚の歪みがあり，幻聴や妄想が出現する場合もある
病識	明瞭なときにはある	ないことが多い	障害されていることが多い

認知症

認知症とは

- 正常に発達した知的機能が後天的な脳の障害により，日常生活あるいは社会生活に支障をきたすほど低下した状態（ただし，意識障害，せん妄や抑うつ状態などの精神状態は除外）
- アルツハイマー型認知症，血管性認知症，レビー小体型認知症，前頭側頭葉変性症などの病型がある．アルツハイマー型認知症が最も多く（67.6%），次いで血管性認知症（19.5%）

症状，特徴（文献 107 をもとに作成）

a. アルツハイマー型認知症

- 記憶障害を主体とする認知症状（中核症状）に加え，環境要因などから受ける不安・ストレスに伴う行動・心理症状（周辺症状）に分けられる
- 行動・心理症状は BPSD (behavioral and psychological symptoms of dementia) とも呼ばれる［図］．多くは治療や介護上の問題となり，これが主症状となる認知症もある
- 経過は緩徐進行性

b. 血管性認知症

- 認知症状に加えて，仮性球麻痺，片麻痺，歩行障害，感情失禁，パーキンソニズムなどの症状を伴うことが多い
- 経過は階段状，突然発症

c. レビー小体型認知症

- 記憶障害のほか，易転倒性，睡眠障害など
- 経過は変動しながら進行性に悪化（アルツハイマー型認知症よりも経過が早い）

d. 前頭側頭葉変性症

- 失語，常同行動，食行動の異常（過食，異食など），病識の消失，脱抑制など
- 経過は徐々に進行

治療

- 生活環境の改善「日記をつける」「会話を増やす」「散歩する」や，介護サービス（デイサービスの利用）で，脳を活性化することが有用とされている
- アルツハイマー型認知症では，症状の進行抑制を目的に，軽症から中等症にアセチルコリンエステラーゼ阻害薬，中等症以上ではメマンチン塩酸塩を投与する
- 血管性認知症では基礎疾患となる高血圧，糖尿病，脂質異常症のコントロールを行い，脳梗塞の再発予防を目的に血小板凝集抑制薬を投与する

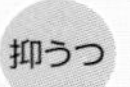

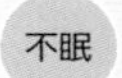

行動・心理症状
（周辺症状）

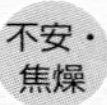

食行動
異常

認知症状（中核症状）

記憶障害

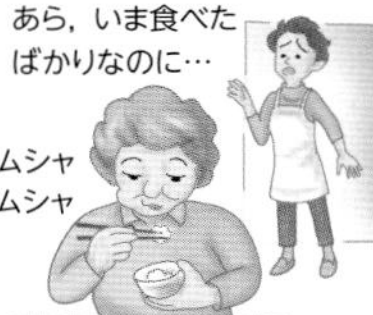

初期：新しいことをおぼえられない……
中期以降：経験を忘れる……

見当識障害

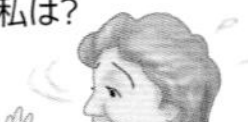

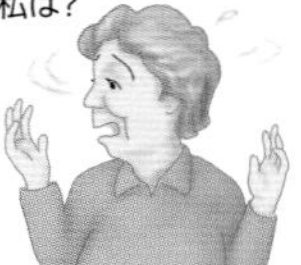

自分や年月日，場所，
相手の人がわからない……

判断力の低下

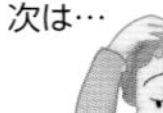

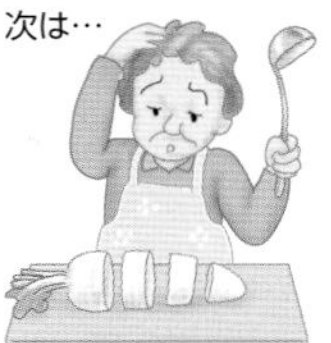

失行

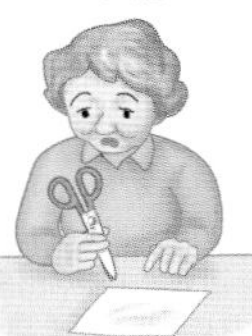

使い方がわからない…

失認

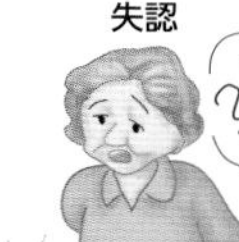

ものが何か
わからない…

失語

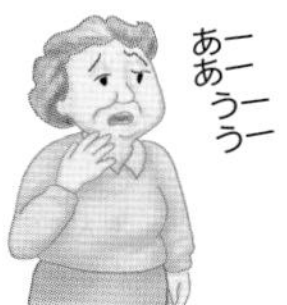

名前が出ない…

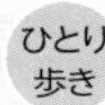

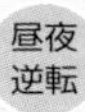

介護へ
の抵抗

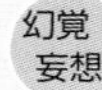

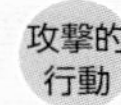

図 認知症の症状

症状に応じた対応・看護のポイント (文献 108 をもとに作成)

a. 認知症状(中核症状)

認知症状		対応・看護のポイント
記憶障害	最近のことを忘れる場合	過ぎたことを言わない：数分前の出来事を覚えていないため，「さっきは○○でしたね」と話しかけると，混乱させる可能性がある．“覚えていない”という事実を指摘すると，不安の原因となったり，相手が自分に嘘を言っていると思い興奮する場合がある
		声かけを頻繁にする：歯磨きや洗髪，手洗いなどの連続した作業を 1 人で行ってもらうと，「まだやり始めたばかりですから」と言って，やめようとしない場合がある．いつから開始して，どれくらい時間が経過したのかがわかるように，看護師は開始した時間をチェックしたり，様子をうかがいながら頻繁に声かけする
		記憶への援助：大きなカレンダーを目立つところに用意し，日々の予定や出来事を書き込む．それを毎日見ることで，数日前の出来事を認識したり，予定を忘れずに実行でき，不安感を和らげることにつながる．また，服薬管理については，大きなカレンダーに薬を貼りつけたり，1 週間分・朝・昼夕夜と区分けされた壁掛け服薬支援グッズ(お薬カレンダー)を活用するなどの工夫を行う
	同じ質問や行動を繰り返す場合	冷静に忍耐力をもって行動する：同じ言動を繰り返されても否定や説得はせず，その都度初めて聞いたように受け応えする．5W1H の質問をし，何に最も不安を感じているかを把握し，可能なら原因を取り除き，対処する．一歩距離をおいて傾聴するゆとりをもち，冗談を言って笑わせたりするなどし，さりげなく話題を変える
	過去のいきいきとした時代に暮らしている場合	過去に生きていることを受容する：無理に現実に連れ戻そうとせず，まず本人の話を傾聴し，どの時代にいるのかをその言動から推測し，受容する
		本人の生きてきた生活歴や時代背景を理解する：これまでの生活歴や時代背景を身近な家族などから聞き，過去を受容する時に役立てる．過去の主要な出来事や家族の写真などを貼った“思い出ノート”を作っておくと，なじみの関係を早くつくれる．また，気分がよい時は，当時のことをはっきりと語ることがあるため，関係者同士で情報交換し，記録しておくとよい
見当識障害		受容と共感的な態度で接する：見当識障害により生じる強い不安や焦燥感，混乱などの感情を正確に把握し，「今，○○だから心配されているのですね」といったように，その心情に寄り添うようにする．また，カウンセリングにおける促しの技法(相槌を打つ，頷く，適切な質問をする)や繰り返しの技法(相手の言葉の一部または語尾を繰り返す)を用いるとよい
		なじみのある環境を保つ：身体の安全やケアの効率を考え環境を変えなければならない時は，不安や混乱をまねかないように本人の生活歴を配慮したなじみのある環境を保つようにする
思考・判断・遂行機能障害		整容：水を出す，手や顔を洗う，歯を磨くなどの一連の動作がわからない場合が多いため，1 つずつ声をかけて納得してから行ってもらう
		更衣：看護師・介護者の都合で衣服を選択すると，本人の自主性や主体性が低下する．本人の好みを大切にし，目的・温度条件に適したものを選択できるように援助する．着る順番がわからなくなっている場合は，衣服を一枚ずつ順番に手渡し，自分でできるところまでやってもらうようにする

b. 行動・心理症状（周辺症状），BPSD

心理症状		対応・看護のポイント
幻覚（幻視・幻聴）		本人も不安を感じている場合が多いため，まず 5W1H の質問をし，本人が見えているもの，感じているものを把握する．不安材料がわかったら，否定や叱責はせず，その世界を受容する
妄想	被害妄想	「嫁にお金と通帳を盗られた」など，もの盗られ妄想を訴える場合は，まずは否定せず，話を聴いて受容し，5W1H の質問をする
	嫉妬妄想	配偶者の不貞を疑い，執拗に罵ったり暴力をふるうなど，嫉妬妄想を訴える場合は，不安や負い目が妄想となって表出されていることを理解したうえで，否定せず，いったんその場を離れるようにする．否定をすればするほど，相手を興奮させてしまい，収拾がつかなくなる可能性がある
行動症状		**対応・看護のポイント**
ひとり歩き		ひとり歩きはさまざまな理由から起こる．その原因を注意深く観察し，背景を読み取る必要がある．歩き回ることを責めたり，外出しないよう行動を制限することは状況を悪化させる．何をしようとして外出したのかについて傾聴し，その気持ちが安定する方法がないか検討する
不潔行為（弄便（尿）や排泄物をまき散らすなど）	残便・便秘による不快感が原因の場合	①残便に対しては，水分摂取を増やし，腹部マッサージや温湿布で刺激を与え，残便を排出する，②便秘においては，食事を工夫したうえで，下剤を服薬
	排便後の汚物処理ができない場合	①見えるところにトイレットペーパーやティッシュペーパーを置いておく，②適切な排泄姿勢を確保できるように援助する，など
	トイレに行く途中で失禁したり，廊下の隅などに放尿・放便する場合	①排便（尿）のリズムを把握し，言葉やサインを見分け，こまめにトイレ誘導を行うなど，定期的に排泄ができるように援助する，②夜間は身近にポータブルトイレを置いておく，③自尊心を傷つけないよう受容的な態度で接する，など
暴言・暴力	ケア中に暴言・暴力を受けた場合	相手に何かしようとする時は，必ず事前に声をかけ，返答や合意の合図を待ってからとりかかるようにする．ユマニチュードの技法「見る」「話す」「触れる」を取り入れてみる（①見る：正面から相手と同じ目の高さで，触れられるくらいの距離で，0.5 秒以上アイコンタクトをとる，②話す：自分が行うケアを行為ごとに実況中継して相手に伝える，③触れる：やさしさが伝わるように“広く”“柔らかく”“なでるように”“包み込むように”触れる）

脳卒中

・脳卒中とは，脳の血管が破れるまたは詰まることで，脳の血液の循環に障害をきたし，脳の神経細胞が障害される疾患を指す．原因によって，脳梗塞（脳の血管が詰まる），脳出血（血管が破れる），くも膜下出血（脳動脈瘤が破れる）などに分類される

脳梗塞（文献 109 をもとに作成）

病態生理

・脳梗塞とは，脳の一部に血液供給が一時的にまたは永久的に減少あるいは消失することにより，神経細胞の不可逆的変化（細胞死）をきたした状態

・発症機序や責任病変により，心原性脳塞栓症，アテローム血栓性脳梗塞，ラクナ梗塞の 3 タイプに大別される

症状［図］

・感覚障害，構音障害，失語，片麻痺など，梗塞部位に依存した症状が生じる

a. 心原性脳塞栓症

・発症は通常突発的で，しばしば意識障害を伴う

・重度の片麻痺のほか，失語，視野欠損などの症状をきたす

・広範な梗塞では，脳浮腫が高度になり，致死的となる場合も少なくない

b. アテローム血栓性脳梗塞

・一過性脳虚血発作（TIA）が高率に前駆症状として生じる

・発症時，意識障害はないか意識障害があっても軽度で，症状が数日間で徐々に進行したり変動したりする．片麻痺や失語，視野異常などを伴う場合も多い

c. ラクナ梗塞

・無症候性梗塞となることも少なくないが，症候性の場合，部位に応じた特徴的症状を示す．意識障害や皮質症状はみられず，進行性経過をとるケースは少ない

・回復もよく，予後良好

治療

・急性期：虚血脳の血行改善を目的とした血栓溶解療法や抗凝固療法と脳損傷予防

・慢性期：再発予防のための抗血小板療法と，脳梗塞の危険因子のコントロール

症状・障害の観察

・症状・障害がどの部位にどのように出現し，どの程度なのかを観察する．疾患の進行度の把握やケアの立案につなげる

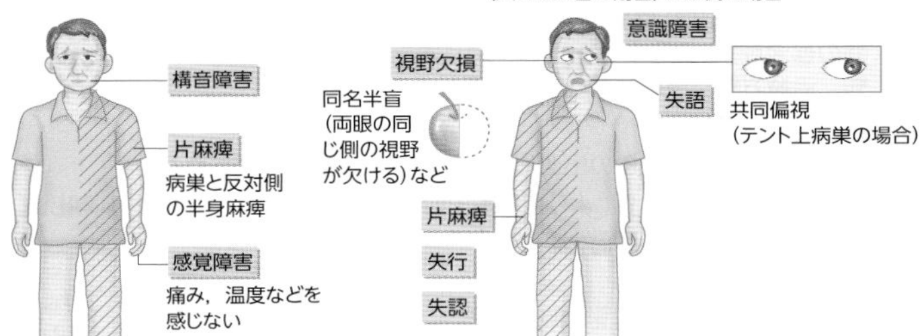

図 脳梗塞の症状

運動麻痺	・四肢・体幹の筋力低下，関節可動域制限の程度 ・知覚（感覚）障害の有無・程度 ・体幹のバランス障害の有無・程度
言語障害	・発語に関する筋や神経，聴力の障害の程度 ・構音障害の程度 ・文字を読む・物の名前が言えないなどの失語症の有無・程度 ・コミュニケーションがうまくいかないことによる，感情失禁やイライラ，うつ状態などの精神症状の有無・程度
意識障害	・それまでできていた，記憶，判断，抽象的思考などの知的能力の低下の程度 ・記憶，言語認識，計算，判断などの障害の程度
嚥下障害・顔面神経麻痺	・口唇や舌の動き，咀嚼運動の低下など口腔相の機能低下の程度 ・嚥下運動の低下やむせ，嗄声など咽頭相の機能低下の程度
視野障害	・同名半盲，両耳側半盲，両鼻側半盲などや，1/4 盲，全盲など視野障害の有無

▶▶ 看護のポイント（診察・治療の介助）

- 頭蓋内圧亢進や脳浮腫に対する治療が安全・効果的に実施されるよう援助
- 症状を起こさないように循環管理を行い，血管攣縮の早期発見に努める
- 運動麻痺や言語障害などのリハビリが安全に行えるような環境を調整する
- 特に抗痙攣薬などを内服している場合は，その中断がないか必ず確かめる
- 薬が多すぎたり合わない場合は，眠気，発疹，ふらつき，めまいが生じるため，速やかに医師に報告し，薬の量や時間の調節を行う

脳出血，くも膜下出血 (文献 110 をもとに作成)

病態生理

- 脳出血（脳内出血）は脳内の出血，くも膜下出血はくも膜下腔（脳とくも膜の間の髄液腔）を中心とした出血．同じ頭蓋内出血ではあるが，その原因や病態，治療方針，予後などは大きく異なる

a. 脳出血

- 主に脳内の小血管からの出血によって脳内に血腫が形成される
- 脳出血はその出血部位により，被殻出血，視床出血，皮質下出血，小脳出血，脳幹出血，脳室内出血に分類される

b. くも膜下出血

- くも膜下出血は，主に脳動脈瘤の破裂によって生じる．出血により頭蓋内圧が亢進し，20〜30%の確率で死亡する．脳動脈瘤は高率に再破裂をきたすため，再破裂予防の治療が必要となる

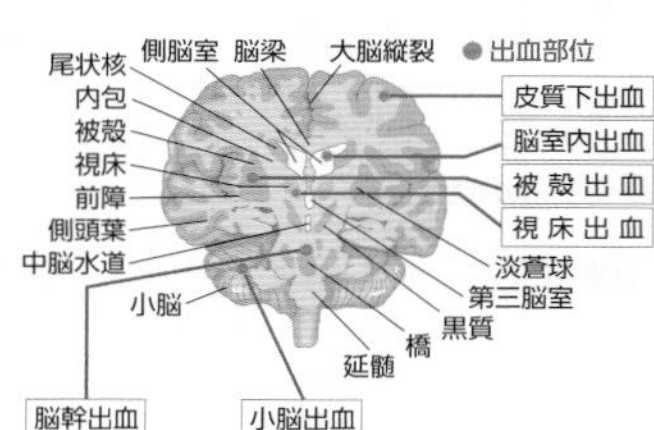

症状 [図]

a. 脳出血（出血部位ごとの症状）

脳幹出血	昏睡，呼吸障害，眼球運動障害，両眼の縮瞳，四肢麻痺
小脳出血	突発する頭痛，悪心・嘔吐，めまい，失調症状．一般的に麻痺を認めない
被殻出血	出血側と反対側の片麻痺，感覚障害．強い意識障害，共同偏視，瞳孔不同があれば血腫が大きいことを示唆し予後不良
視床出血	出血側と反対側の片麻痺，感覚障害，眼球運動障害など
皮質下出血	出血部位に一致した症状
脳室内出血	水頭症を合併すれば，頭痛，意識障害

b. くも膜下出血

- 今までに経験したことのない突発的な強い頭痛を生じ，「頭をバットで殴られたような」や「雷が落ちたような」などと訴えることが多い
- 悪心・嘔吐を伴う場合が多い．また，さまざまな程度の意識障害もきたす

治療

- 脳出血では全身管理と血圧コントロールが重要
- くも膜下出血では脳動脈瘤の再破裂予防，頭蓋内圧と水頭症の管理，血管攣縮の予防，全身管理がポイントとなる

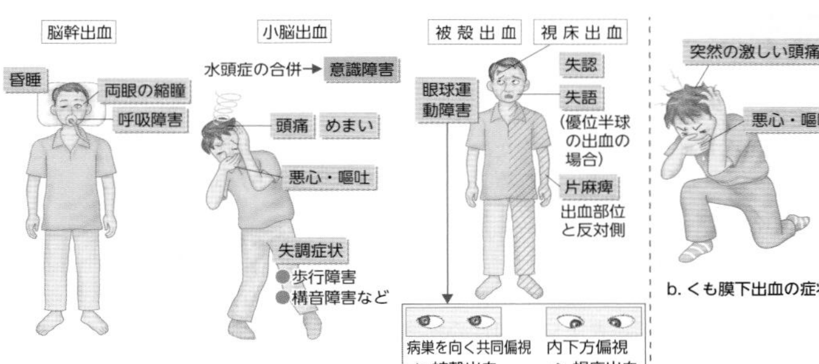

a. 脳出血の症状

図 脳出血とくも膜下出血の症状

症状・障害の理解

- 脳出血，くも膜下出血に伴う症状・障害について理解し，それによる影響を軽減したり，事故を防止する

頭蓋内圧亢進	・何らかの原因で頭蓋内容に変化をきたした場合や占拠物を生じると起こる ・頭蓋内占拠物：腫瘍，硬膜外・硬膜下・脳内血腫，膿瘍，空気など ・急性期：意識障害，動眼神経麻痺による散瞳，対光反射の減弱，片麻痺，除脳硬直，呼吸・血圧・脈拍などの変化がみられる
意識障害	・くも膜下出血直後は不穏状態と急性混乱により，ベッドから急に起き上がろうとするなど，転倒・転落事故の危険がある ・四肢の感覚麻痺や，見当識障害と状況把握ができないことにより，転倒や身体的外傷の危険がある
言語障害	・文字を読む・物の名前が言えないなどの失語症をきたす ・失語症がある場合は右側麻痺を合併し，日常生活に影響が及ぶ ・患者は言いたいことが伝わらず，ストレスや悲しみを感じる場合が多い
嚥下障害	・食べたものを噛み砕けない，口を十分に閉じられない，舌の動きが悪い，食物を飲み込むとむせてしまう，首が固定できないなどの症状がみられる ・食物残渣が口の半分に残ることがあり，口腔内が不衛生になる ・誤嚥性肺炎をきたしやすい

看護のポイント (「診察・治療の介助」についてはp161を参照)

- 見当識障害や麻痺による感覚の失調により，ベッド柵に腕を挟んだり，ぶつけたりするため，これらを防止するための工夫を行う
- 片麻痺の場合は，半側空間無視の症状が出るため，食器や常に使う物などを空間が認識できる側に置くようにする

心不全 (文献 111～113 をもとに作成)

定義

・心臓のポンプ機能の異常のために血液循環に障害が生じている状態で，しばしば生命の危機にさらされる．さまざまな疾患により心不全に至る

成因と分類

a. 急性心不全

・心筋梗塞，心臓弁膜症，不整脈，高血圧などが主要な原因

・高齢者では，若年者より虚血性心疾患を原因とするものが多い．また，頻脈性心房細動を契機に発症する場合も多い

b. 慢性心不全

・心筋梗塞の多枝病変，心臓弁膜症，心筋症などによる長期間の心臓負荷が代償不可能になった，心疾患の終末期像である

症状

・低心拍出量，左房圧上昇に基づく左心不全症状と，右心負荷による体静脈系うっ滞に基づく右心不全症状がある

a. 左心不全に特徴的な症状

・あえぎ呼吸，呼吸困難，起座呼吸，夜間発作性呼吸困難，易疲労性，咳嗽，喀痰，動悸，頻脈，浅呼吸，肺野の断続性ラ音，喘鳴，四肢冷感・湿潤，尿量減少など

b. 右心不全に特徴的な症状

・下腿浮腫，肝腫大，腹水貯留，臓器うっ血による食欲不振，悪心，頸静脈怒張，低栄養など

治療

a. 一般管理

・高血圧，糖尿病，脂質代謝異常症，肥満，動脈硬化性疾患などの生活習慣病予防と加療を行う

・塩分制限（塩分 6 g 未満），禁煙・禁酒，浮腫の観察，体重測定（3 日間で 2 kg 以上の増加は要注意）などを自己管理できるよう指導する

・症状の安定した患者の適度な運動トレーニングは，運動耐容能を増し，日常生活中の症状を改善し，心不全入院を減少させるといわれている

b. 薬物療法

- ACE 阻害薬あるいはアンギオテンシンⅡ受容体拮抗薬（ARB）や β 遮断薬は，心不全増悪時の RAA 系や交感神経系の活性を抑制するため，心不全に有効であり，生存率を改善すると報告されている
- 利尿薬は，水貯留のある患者で症状改善に有用

▶▶ 看護のポイント

a. 基本的な考え方

- 心不全の症状は死への不安・恐怖を引き起こすため，適切な症状緩和や心臓に負荷のかからないケアを提供するだけでなく，精神面への支援も行う
- 患者・家族が心不全の病態について正しく理解・認識できるように援助し，安全な心臓リハビリテーションと効果的な保健行動が実施できるようにする

b. 心不全の主症状に対する看護

呼吸困難	・肺うっ血による呼吸困難は，軽度であれば短時間の安静で回復する ・重症例では，臥位時にも呼吸困難をきたすため，起座位やファウラー位をとるように促す ・排痰を促す援助で換気を促進する ・肺うっ血は肺炎を合併しやすいため，口腔ケアや体位変換なども取り入れるとよい ・夜間発作性呼吸困難（仰臥位になって 1～2 時間後に突然起こる呼吸困難）に注意する
浮腫	・長期臥床では背部，通常の生活のなかでは下肢に多く生じる 座位時は下肢が下がらない長座位を心がけるなど，浮腫を悪化させないように工夫する ・浮腫のある部位の皮膚は脆弱で褥瘡のリスクも高くなるため，スキンケアを行う

▶▶ 薬の副作用の観察

利尿薬	低カリウム血症，低ナトリウム血症，代謝性アルカローシス，高尿酸血症，不整脈など
ジギタリス製剤	消化器症状（食欲低下，悪心・嘔吐），眼症状（視覚異常，黄視，緑視），精神症状（めまい，頭痛，失見当識），不整脈（徐脈，心室性頻拍症），電解質異常（低カリウム血症，高カルシウム血症）など
アンギオテンシン変換酵（ACE）阻害薬	咳嗽，浮腫，発疹，味覚異常，血管浮腫，急性腎不全
アンギオテンシンⅡ受容体拮抗薬（ARB）	血管浮腫，肝機能障害，腎機能障害など
β遮断薬	徐脈，末梢動脈疾患の悪化，喘息発作の誘発，痙攣性狭心症の悪化，抑うつ，不眠，筋肉痛など
カテコールアミン系製剤	不整脈，末梢虚血，麻痺性イレウス，胸部不快感

運動耐容能の把握と支援

- ADL について，何をどのくらい，どのような時に症状が出現するか，もしくは安静時でも症状がある場合は，どのような時に発現するかを把握する
- 身体活動能力質問表によって症状が出現する“最小運動量”を評価し，それをメッツ（METs）表にあてはめ，心機能に合った運動が行えるよう支援する

a. 身体活動能力質問表（文献 114 をもとに作成）

- 下記の項目について問診し，「はい」「つらい」「？（わからない）」のいずれかで回答してもらう．「つらい」という答えがはじめて現れた項目の運動量（METs の値）が，症状が出現する最小運動量となる
- それをメッツ（METs）表にあてはめ，心機能に合った運動を検討する

1. 夜，楽に眠れますか？（1 MET 以下）
2. 横になっていると楽ですか？（1 MET 以下）
3. 1 人で食事や洗面ができますか？（1.6 METs）
4. トイレは 1 人で楽にできますか？（2 METs）
5. 着替えが 1 人でできますか？（2 METs）
6. 炊事や掃除ができますか？（2〜3 METs）
7. 自分で布団を敷けますか？（2〜3 METs）
8. ぞうきんがけはできますか？（3〜4 METs）
9. シャワーを浴びても平気ですか？（3〜4 METs）
10. ラジオ体操をしても平気ですか？（3〜4 METs）
11. 健康な人と同じ速度で平地を 100〜200 m 歩いても平気ですか？（3〜4 METs）
12. 庭いじり（軽い草むしりなど）をしても平気ですか？（4 METs）
13. 1 人で風呂に入れますか？（4〜5 METs）
14. 健康な人と同じ速度で 2 階まで昇っても平気ですか？（5〜6 METs）
15. 軽い農作業（庭堀りなど）はできますか？（5〜7 METs）
16. 平地で急いで 200 m 歩いても平気ですか？（6〜7 METs）
17. 雪かきはできますか？（6〜7 METs）
18. テニス（または卓球）をしても平気ですか？（6〜7 METs）
19. ジョギング（時速 8 km 程度）を 300〜400 m しても平気ですか？（7〜8 METs）
20. 水泳をしても平気ですか？（7〜8 METs）
21. なわとびをしても平気ですか？（8 METs 以上）

症状が出現する最小運動量　　　　METs

b. 生活活動のメッツ (METs) 表 (文献 115 より転載)

メッツ	生活活動の例
1.8	立位 (会話, 電話, 読書), 皿洗い
2.0	ゆっくりした歩行 (平地, 非常に遅い=53 m/分未満, 散歩または家の中), 料理や食材の準備 (立位, 座位), 洗濯, 子どもを抱えながら立つ, 洗車・ワックスがけ
2.2	子どもと遊ぶ (座位, 軽度)
2.3	ガーデニング (コンテナを使用する), 動物の世話, ピアノの演奏
2.5	植物への水やり, 子どもの世話, 仕立て作業
2.8	ゆっくりした歩行 (平地, 遅い=53 m/分), 子ども・動物と遊ぶ (立位, 軽度)
3.0	普通歩行 (平地, 67 m/分, 犬を連れて), 電動アシスト付き自転車に乗る, 家財道具の後片づけ, 子どもの世話 (立位), 台所の手伝い, 大工仕事, 梱包, ギター演奏 (立位)
3.3	カーペット掃き, フロア掃き, 掃除機, 配線工事, 身体の動きを伴うスポーツ観戦
3.5	歩行 (平地, 75～85 m/分, ほどほどの速さ, 散歩など), 楽に自転車に乗る (8.9/時), 階段を降りる, 軽い荷物運び, 車の荷物の積み下ろし, 荷造り, モップがけ, 床磨き, 風呂掃除, 庭の草むしり, 子どもと遊ぶ (歩く/走る, 中強度), 車椅子を押す, 釣り (全般), スクーター (原付)・オートバイの運転
4.0	自転車に乗る (≒16 km/時未満, 通勤), 階段を昇る (ゆっくり), 動物と遊ぶ (歩く/走る, 中強度), 高齢者や障がい者の介護 (身支度, 風呂, ベッドの乗り降り), 屋根の雪下ろし
4.3	やや速歩 (平地, やや速めに=93 m/分), 苗木の植栽, 農作業 (家畜に餌を与える)
4.5	耕作, 家の修繕
5.0	かなり速歩 (平地, 速く=107 m/分), 動物と遊ぶ (歩く/走る, 活発に)
5.5	シャベルで土や泥をすくう
5.8	子どもと遊ぶ (歩く/走る, 活発に), 家具・家財道具の移動・運搬
6.0	スコップで雪かきをする
7.8	農作業 (干し草をまとめる, 納屋の掃除)
8.0	運搬 (重い荷物)
8.3	荷物を上の階に運ぶ
8.8	階段を昇る (速く)

虚血性心疾患

- 虚血性心疾患とは，冠動脈の狭窄・閉塞による心筋の虚血性障害
- 一過性の虚血症状や心電図変化にとどまるものを狭心症，虚血により心筋が壊死に陥るものを心筋梗塞という
- 動脈硬化プラーク（粥腫（しゅくしゅ））が破綻して急速に冠動脈閉塞に至る病態を急性冠症候群（acute coronary syndrome：ACS）と呼び，不安定狭心症，急性心筋梗塞，心突然死が含まれる

狭心症（文献 116〜118 をもとに作成）

病態生理［図］

- 狭心症は，動脈硬化による冠動脈の狭小化を原因とする労作性狭心症と，冠動脈の攣縮を原因とする異型狭心症に大別される
- 労作性狭心症：動脈硬化による冠動脈の狭小化によって血流量が常時低下しているため，運動，興奮，排便，入浴などの労作により胸痛などの症状が誘発される
- 異型狭心症（冠攣縮性狭心症）：冠動脈のスパズム（spasm；攣縮・痙攣）によって一過性に血流が低下することにより生じる

狭心症患者のアセスメント

自覚症状	・主な症状は胸痛で，訴えは多彩（圧迫感，締めつけられる感じ，不快感，息切れなどと表現されることもある） ・痛みや絞扼感の部位・程度，持続時間，放散痛の有無 ・発作の症状は短く，ほとんどが 2〜3 分，長くても 5 分以内に消失
その他の症状	・不整脈を合併することもあるため，脈拍数，リズム，動悸やめまいの有無を確認する ・呼吸困難，呼吸数異常や下肢の浮腫が認められるときにはうっ血性心不全の合併も考えられるため，安楽な姿勢の保持を促すとともに呼吸・循環を注意深く観察する ・発作時に血圧の変動や冷汗が認められないか観察する
発作の誘因・時間	・誘因：労作時あるいは安静時，労作の種類，情動，寒冷，食事や入浴などの日常生活活動との関係 ・時間（日中，早朝，就寝中），服薬時間との関連
硝酸薬の効果	・硝酸薬（ニトログリセリン）を舌下で溶かしても，症状が消失もしくは軽減しない場合は心筋梗塞を疑う
危険因子	・下記の危険因子の有無を把握する ・①過去の喫煙歴と現在の喫煙習慣，②高脂肪食，高塩分食，③コーヒー，酒類の大量摂取，④精神的なストレス，⑤運動不足，⑥高血圧や糖尿病の既往，不十分な服薬アドヒアランス

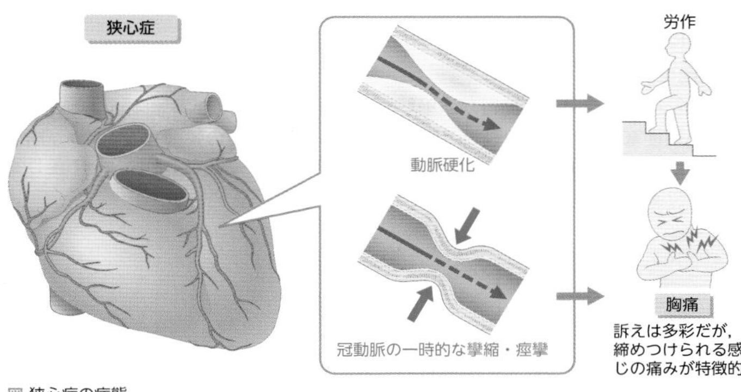

図 狭心症の病態

看護のポイント

発作時の対応	・初期対応：診断が確定しておらず狭心症発作が疑われる場合は，直ちに医師に連絡し，心電図測定の準備を行う ・症状・全身状態の観察：発作の誘因，時間帯，痛みや絞扼感の部位，持続時間，強さ，どのような種類の痛みか，ほかの症状がみられないかなど，バイタルサインの変動に注意して確認する
硝酸薬の投与	・発作が起こった際，患者の活動を中止させて硝酸薬を使用する ・血圧の低下を起こすため，使用の際は座位あるいは横臥位で背もたれにもたれかかるなどの体位をとり，安静を保持する ・狭心症の場合，投与後 1～2 分で効果が出現する．効果がない場合は 3～5 分の間隔をあけて再投与する．それでも症状が改善しない場合や 15 分以上胸痛が持続する場合は心筋梗塞が疑われる
薬物療法への援助	・薬物療法は，中断すると作用が過剰になったり減弱したりするため，患者・家族が薬効や副作用について理解できるよう十分に説明し，服用を適切に継続するように指導する
発作の予防	・狭心症発作の誘因を除去する生活習慣を獲得できるよう教育を行う ・特に脂質・アルコール・塩分の過剰摂取を避けてバランスのよい食習慣を身につけ，適正体重を維持できるように援助する 〈労作性狭心症〉 ・収縮期血圧×心拍数で表される心臓の仕事量を下げるように，日常生活行動やストレスの調整を行う ・喫煙，寒暖の差，急激な運動，過食，食事直後の運動や入浴は避けるよう指導する 〈異型狭心症（冠攣縮性狭心症）〉 ・冠攣縮発作は通常，日中の運動によって誘発されず，夜間から早朝にかけての安静時にとくに出現しやすい ・喫煙や飲酒は増悪因子となることから，禁煙と飲酒制限が必要

急性心筋梗塞 (文献 116，119 をもとに作成)

病態生理 [図]

- 心筋梗塞は冠動脈の血行が途絶し，その下流域の心筋が壊死に陥った病態
- 心筋梗塞の多くは，冠動脈粥状 (じゅくじょう) 硬化部位の粥腫 (しゅくしゅ) が崩壊し，そこに血栓が生じて冠動脈を閉塞し，血流が途絶することによって生じる

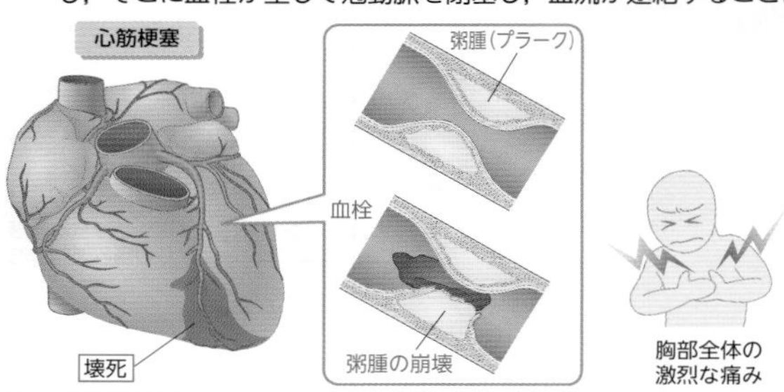

図 心筋梗塞の病態

症状

- 胸痛：胸部における激烈な痛み．持続時間が長い
- 痛みは発症時には前胸部，胸骨後部に突然に生じ，胸部全体に及ぶ激烈な痛みとなる．硝酸薬の舌下によっても痛みは改善しない
- 胸痛とともに刺激伝導系の虚血・心室性不整脈を合併する場合には，心停止，失神，めまいをきたす
- 広範囲の梗塞や再梗塞例では左心不全を合併し，呼吸困難や起座呼吸がみられる場合もある

診断・検査

- ①心電図検査：ST 上昇，異常 Q 波と冠性 T 波の出現，②冠動脈造影：責任冠動脈の部位特定，他の動脈の狭窄の有無・程度，重症度などを評価，③血液生化学検査：心筋逸脱酵素とよばれる酵素，蛋白質に異常値が出現．代表的なものには，心筋トロポニン，CK (CPK) などがある

治療

- 発症急性期：緊急冠動脈造影による閉塞部位の同定および再灌流療法の実施
- 急性期～亜急性期：不整脈，心不全，心破裂などの合併症予防
- 慢性期 (回復期)：血行再建とリハビリテーションおよび退院・社会復帰に向けた治療

急性心筋梗塞患者における看護の基本的な考え方

- 確定診断と適切な治療をどれだけ早く開始できるかが，予後を左右する．処置の介助を行うとともに，全身状態を観察し，症状や徴候を把握・評価する
- 激烈な胸痛や救急搬送などによる恐怖から興奮状態に陥ることもある．恐怖や不安を軽減するような声かけや援助も必要

回復期のアセスメント

- 生命の危機状態を脱し，回復期に向かった段階では，日常生活の自立，再発予防の生活習慣を獲得する看護援助の実施に向けて，以下をアセスメントする

- 疾患に対する受けとめ方，治療への理解の程度
- 自己管理能力
- 冠危険因子の有無と程度
- 退院時に予測される身体機能の状態：血液検査，心エコー法，心電図，運動負荷試験，CT，カテーテル検査
- 日常生活での再発の誘因
- 家庭・職場での役割，職場での疾病への受けとめ方
- 対処機制

心臓リハビリテーション

回復期早期心臓リハビリテーション（Early Phase Ⅱ）

- 血行動態が安定すれば心肺運動負荷試験を行い，運動処方を作成する．また，外来心臓リハビリテーションへの参加を勧める
- 運動療法は監視下集団運動療法で開始する．重症の心不全・不整脈，残存虚血があればその治療を優先する

回復期後期心臓リハビリテーション（Late Phase Ⅱ）

- 自宅での生活や職場への復帰のため，有酸素運動とレジスタンス運動を組み合わせて監視下集団運動療法または非監視下在宅運動療法を継続する
- 運動耐容能の向上を図り，社会復帰を支援する．二次予防のための生活指導（食事，運動，禁煙，節酒，薬剤管理，ストレス管理）を行い，継続を促す

維持期心臓リハビリテーション（Phase Ⅲ）

- 再発防止とQOLの向上を目的として，心臓リハビリテーション指導士や健康運動指導士が介入して，地域の運動施設で維持期運動療法が行われる
- 在宅運動療法やスポーツリハビリテーションなどを活用して患者の利便性・楽しみを高め，継続しやすくする
- 高齢者では入所施設や通所リハビリテーション施設，在宅リハビリテーションなどの介護の現場で継続し，加齢による心身の活力低下を予防する

肺炎(文献 120，121 をもとに作成)

病態生理

- 何らかの病原微生物が肺に侵入して発症する肺実質性の急性感染性の炎症
- 市中肺炎：一般社会生活を営んでいる人に発症する肺炎
- 院内肺炎：入院時すでに感染していた症例を除き，入院後 48 時間以上経過して発症した肺炎

a. 病因・増悪因子

- 市中肺炎の原因となる病原微生物は肺炎球菌，インフルエンザ菌，マイコプラズマ，クラミジアなど
- 院内肺炎の原因となる病原微生物は緑膿菌，インフルエンザ菌，クレブシエラ属，黄色ブドウ球菌など．院内肺炎の悪化の危険因子は，慢性呼吸器疾患，心不全，糖尿病，担がん状態，人工呼吸器管理下，誤嚥など

症状

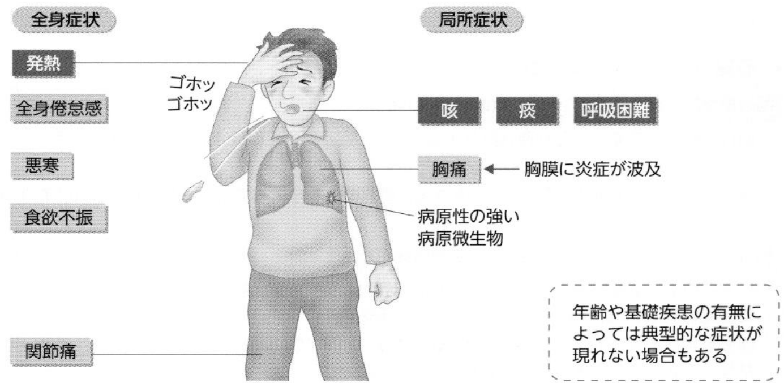

看護のポイント

- 肺炎の急性期には，患者の苦痛を最小限に抑え，安静により酸素消費量を節約し，合併症を予防する
- 回復期には，再発防止のための日常生活の調整を中心とした患者教育を行う

a. 急性期の看護

気道の清浄化	・気道の保湿（湿度調整，含嗽，水分摂取，口腔ケア，医師の指示に基づく吸入）により痰の喀出を促す ・効果的な呼吸法，咳嗽を援助する ・体位ドレナージの介助をする
酸素療法	・呼吸状態，意識レベル，動脈血酸素飽和度，動脈血ガス分析値などをモニタリングし，患者の状態を把握する ・医師の指示に基づく効果的な酸素吸入を実施する ・状態が悪化し，人工呼吸器装着が予測される際には気管挿管と人工呼吸器を準備する
安静	・落ち着いて過ごせる環境を整備する ・セミファウラー位をとるなど，安楽に呼吸ができるように援助する ・日常生活動作時にはゆっくり動くこと，活動の途中で休息をとることを勧める
鎮痛	・胸痛により呼吸や咳嗽が妨げられる場合は，指示された鎮痛薬を投与し，患者の反応をアセスメントする ・胸膜の摩擦に伴う疼痛を緩和する体位（患側を下にした側臥位）をとる
栄養	・脱水になっていることもあるため，水分出納，栄養状態，消化器症状をアセスメントする ・水分を十分に摂取できるように援助し，気道内分泌物の排出を促す ・全身状態が悪く経口摂取ができない場合は，医師の指示により経管栄養法や中心静脈栄養を開始する

b. 回復期の看護

薬物療法	・体調がよくなっても独自の判断で薬物療法を中断しないように指導する．その必要性や治療効果，副作用について十分に説明する ・患者が服薬方法などについてどの程度理解しているかアセスメントする ・退院後，軽度の感染で安易に抗菌薬を使用しないように指導する
感染予防	・咳嗽やくしゃみをする際には，ティッシュペーパーで口や鼻を押さえ，飛沫を抑えるように説明する．使用したティッシュペーパーは所定の場所に捨て，捨てたあとは手洗いを忘れずに行うように指導する ・必要時には，マスクの着用を促す ・口腔内の清潔を保つように指導する
再発防止のための生活指導	・状態が悪化した場合の徴候と対処方法について説明し，その理解度を確認する ・気道を刺激する物質（ほこりやタバコなど）を避けるように伝える ・深呼吸訓練，効果的な咳嗽による気道浄化の必要性と方法を指導する ・肺炎球菌やインフルエンザの予防接種を受けるよう勧める

慢性閉塞性肺疾患（COPD）

（文献 122〜124 をもとに作成）

病態生理

- COPD は，タバコの煙などの有毒な粒子やガスの吸入によって生じた肺・気道系の炎症反応に基づく，進行性の気流制限を呈する疾患
- COPD の発症に寄与する危険因子として，喫煙，大気汚染などの外因性因子と，遺伝素因などの内因性因子がある
- タバコの煙は最大の外因性危険因子であるが，発症するのは喫煙者の 15% 程度にとどまることから，喫煙感受性を規定する遺伝素因の存在が示唆されている

症状

- 初期は無症状か咳，痰のみ．徐々に労作時の呼吸困難（息切れ）が顕在化し，進行すると安静時にも呼吸困難をきたす
- 身体所見としては，呼気延長，口すぼめ呼吸，樽状胸郭，胸鎖乳突筋の肥大，チアノーゼ，ばち指，聴診上の呼吸音の減弱などがある

治療

- 基本的に根本的な治療法はなく，病態の進展を阻止し，症状を緩和する対症療法が主体となる

a. 治療の管理目標

- ①症状および生活の質（QOL）の改善，②運動耐容能と身体活動性の向上および維持，③増悪の予防，④疾患の進行抑制，⑤全身併存症および肺合併症の予防と治療，⑥生命予後の改善

b. 治療方針

- 徹底した禁煙指導を行い，病状の進展を阻止する．そのうえで，薬物療法，呼吸リハビリテーション，酸素療法，換気補助療法を組み合わせる
- 感染による増悪が病状を進展させるため，インフルエンザワクチンおよび肺炎球菌ワクチンの予防接種が推奨されている

c. 薬物療法

- 気道閉塞に対する気管支拡張薬（β_2 刺激薬，抗コリン薬），テオフィリン製剤，痰の多い患者に対する去痰薬，抗炎症作用としてのステロイド薬，感染症合併例への抗菌薬の使用が一般的

d. 呼吸リハビリテーション

- 薬物療法の上乗せとして，自覚症状の改善，運動能力の向上，QOL の向上などの効果が期待できる

e. 酸素療法

- COPDによる慢性呼吸不全のうち，Pa_{O_2}≦55 Torrの患者，Pa_{O_2}≦60 Torrで睡眠時または運動時に著しい低酸素血症を示す患者，動脈血ガスの値にかかわらず，肺高血圧を合併している患者は在宅酸素療法（HOT）の適応となる

f. 換気補助療法

- 安定期COPDの換気補助療法には，非侵襲的陽圧換気療法（NPPV）と気管切開下陽圧換気療法（TPPV）があり，主に前者が用いられる

▶▶ 看護のポイント

症状の観察	・息切れの強さを，MRC息切れスケールなどで評価する［下表］ ・気道の閉塞や粘稠（ねんちゅう）な分泌物の貯留により気道の浄化に障害をきたしていないか観察する．重症例では窒息の危険を伴う ・食事摂取時の呼吸困難，疲労感により食事摂取量が低下していないか観察する
禁煙指導	・禁煙により1秒量の低下速度が減少し，生命予後が改善するとされている．COPD治療とQOLの維持・向上には禁煙は不可欠であるため，どの段階からでも諦めずに禁煙を目ざすよう支援する
栄養障害の予防	〈食事摂取のポイント〉 ・食後の腹部膨満感や呼吸困難感を訴えることが多いため，1回の食事量を少なくする ・消化管でガスを発生しやすい食物や炭酸系飲料水を避ける ・高エネルギー・高蛋白質の食品の摂取を勧める ・食事摂取がむずかしい場合には栄養補助食品を利用し，必要エネルギー摂取の確保に努める
感染予防	・感冒予防，ワクチン接種（インフルエンザウイルス，肺炎球菌）を，患者の理解力に合わせて繰り返し指導する

■ MRC息切れスケール

0	激しい運動をした時だけ息切れがある
1	平坦な道を速足で歩く，あるいはゆるやかな上り坂を歩く時に息切れがある
2	息切れがあるので，同年代の人よりも平坦な道を歩くのが遅い．あるいは平坦な道を自分のペースで歩いている時，息切れのために立ちどまることがある
3	平坦な道を約100 m，あるいは数分歩くと息切れのために立ちどまる
4	息切れがひどく家から出られない，あるいは衣服の着がえをする時にも息切れがある

使用法

- 医療者が患者に問診などを行い，運動の強度に基づく呼吸困難の程度を0〜4で評価する

糖尿病 (文献 125，126 をもとに作成)

▶▶ 病態生理

- 糖尿病とはインスリン作用不足による慢性の高血糖状態を主徴とする代謝疾患群．1 型糖尿病，2 型糖尿病，妊娠糖尿病，その他の特定の機序・疾患によるものに大別される．2 型糖尿病が 90％以上を占めるとされる
- 発症初期には無症状のことが多い．血糖が高値になると，口渇，多飲，多尿，易疲労感，体重減少，空腹感を認める

▶▶ 合併症

a. 急性合併症

- ケトアシドーシス，高浸透圧性高血糖症候群があり，いずれも顕著な高血糖をきたし，意識障害（糖尿病昏睡）を伴うことがある

b. 慢性合併症

- 血管合併症があり，微小血管障害と大血管障害に大別される
- 前者は，糖尿病の三大合併症とされる糖尿病網膜症，糖尿病腎症，糖尿病神経障害を指す．後者は，脳血管障害，虚血性心疾患，末梢血管障害など

▶▶ 治療

- 現在の糖尿病治療の目標は，糖尿病を治すことではなく，良好な状態にコントロールすること．治療は，食事療法，運動療法，薬物療法を組み合わせて行う

a. 食事療法

- 各々の適正エネルギーを算出し，量を守り，栄養バランスのよい規則的な食生活を身につける（食品交換表の使用）
- 通常，指示エネルギーの 50～60％を炭水化物，15～20％を蛋白質，20～25％を脂肪で摂取する

b. 運動療法

- 歩行や水泳などの有酸素運動は筋肉への血糖取り込みを促進するとされる
- 歩行運動の場合だと，1 回 15～30 分間，1 日 2 回，1 日で約 1 万歩，消費エネルギー160～240 kcal くらいが適当とされる
- ただし，糖尿病網膜症，糖尿病腎症，心血管障害などの合併症によっては運動を禁止すべき場合もあり，主治医が個別に判断する

c. 薬物療法

- 食事療法と運動療法でも目標を達成できない場合，薬物療法の適応となる
- 治療薬には主に経口血糖降下薬とインスリン製剤がある．ほかの注射薬として GLP-1 受容体作動薬がある

看護のポイント

a. 基本的な考え方

- 血糖値を中心とした検査値を良好な状態にコントロールし，合併症の発症，進展を防止する．患者・家族が自己管理できるようになるための教育的援助を行う

b. 経過観察項目

症状	・口渇，多飲，多尿，易疲労感，体重減少などの症状の有無・程度 →糖尿病の状態を知る
検査値・検査所見	・糖尿病コントロール指標〔HbA1c（下記），血糖値，グリコアルブミン，フルクトサミン，1,5-アンヒドログルシトール，血圧，血清脂質など〕 ・検査所見（視力検査，眼底検査，尿中アルブミン排泄量，尿蛋白，腎機能測定，腱反射，振動覚検査，心電図 RR 間隔変動など） →糖尿病の程度，合併症の状態を知る
肥満の程度	・これまでの体重の増減の経緯，20 歳時の体重 →肥満の程度から発症後の経過と今後の目標体重の情報を得る
生活習慣	・食事摂取量，内容，回数，バランス，身体活動，運動の種類・程度，飲酒・喫煙習慣．糖尿病に関する知識の情報源，教育を受けた経験 →今後の教育的援助に役立てる

c. 成人の糖尿病における血糖コントロール目標（HbA1c 値）（文献 127 より転載）

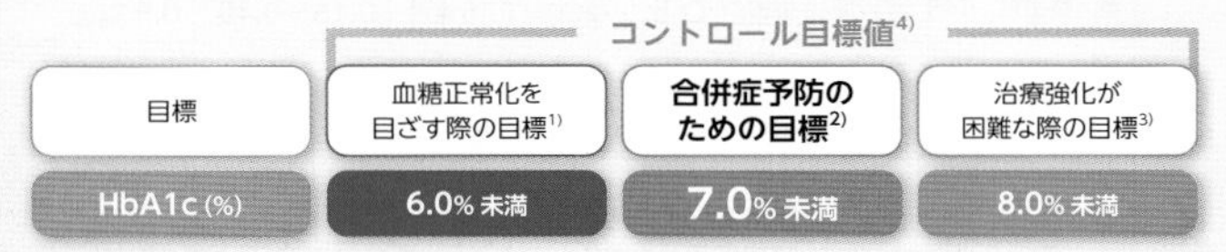

目標	血糖正常化を目ざす際の目標[1]	合併症予防のための目標[2]	治療強化が困難な際の目標[3]
HbA1c（%）	6.0% 未満	7.0% 未満	8.0% 未満

（コントロール目標値[4]）

治療の目標は，年齢，罹病期間，臓器障害，低血糖の危険性，サポート体制などを考慮して個別に設定する．

注1）適切な食事療法や運動療法だけで達成可能な場合，または薬物療法中でも低血糖などの副作用なく達成可能な場合の目標とする．

注2）合併症予防の観点から HbA1c の目標を 7%未満とする．対応する血糖値としては，空腹時血糖値 130 mg/dL 未満，食後 2 時間の血糖値が 180 mg/dL 未満をおおよその目安とする．

注3）低血糖などの副作用，その他の理由で治療の強化が難しい場合の目標とする．

注4）いずれも成人に対しての目標値であり，また妊娠例は除くものとする．

【その他のコントロール目標】

体重	目標体重（kg）＝〔身長（m）〕^{2}×22～25（目標 BMI） BMI（body mass index）＝体重（kg）/〔身長（m）〕^{2} 65 歳未満は目標 BMI=22 kg/m^2 65 歳以上の高齢者は目標 BMI=22～25 kg/m^2 から病態により選択する	
血圧	収縮期血圧　130 mmHg 未満　　拡張期血圧　80 mmHg 未満 （家庭血圧：収縮期血圧 125 mmHg 未満，拡張期血圧 75 mmHg 未満）	
血清脂質	LDL コレステロール	120 mg/dL 未満（冠動脈疾患合併は 100 mg/dL 未満）
	HDL コレステロール	40 mg/dL 以上
	中性脂肪	150 mg/dL 未満（早朝空腹時）
	non-HDL コレステロール	150 mg/dL 未満（冠動脈疾患合併は 130 mg/dL 未満）

慢性腎臓病

慢性腎臓病とは

・慢性腎臓病（CKD）は月・年の単位で腎機能が進行性に低下していく不可逆的な疾患であり，腎の排泄機能，内分泌機能が低下することにより，生体の内部環境の恒常性の維持が不可能になる

CKD の重症度分類

・CKD の重症度は，原因（Cause：C），腎機能（GFR：G），蛋白尿（アルブミン尿：A）による CGA 分類で評価する

・CKD における死亡，末期腎不全，心血管死亡発症のリスクは，緑■のステージを基準に，黄■，オレンジ■，赤■の順にステージが進むほど上昇

蛋白尿　右へいくほど悪化

腎機能（GFR区分）下へいくほど悪化

原疾患		蛋白尿区分		A1	A2	A3
糖尿病		尿アルブミン定量（mg/日）		正常	微量アルブミン尿	顕性アルブミン尿
		尿アルブミン/Cc比（mg/gCr）		30 未満	30～299	300 以上
高血圧・腎炎・多発性嚢胞腎・移植腎・不明・その他		尿蛋白定量（g/日）		正常	軽度蛋白尿	高度蛋白尿
		尿蛋白/Cr 比（g/gCr）		0.15 未満	0.15～0.49	0.5 以上
G1	GFR 区分（mL/分/1.73 m²）	正常または高値	≧90	低	軽	中
G2		正常または軽度低下	60～89	低	軽	中
G3a		軽度～中等度低下	45～59	軽	中	高
G3b		中等度～高度低下	30～44	中	高	高
G4		高度低下	15～29	高	高	高
G5		末期腎不全（ESKD）	<15	高	高	高

重症度別の対策のポイント

G1　G2

軽症：生活習慣を改善し，進行を食い止める

- ステージ G1，G2 では症状はない
- 定期的に尿・血液検査を行い，検査値の悪化がないことを確認する
- 禁煙，運動，食事療法など，生活習慣の改善に努める

G3a　G3b

中等症：G3 以降は専門医による治療が必要

- ステージ G3a では症状はほとんど認めない
- G3b になると，CKD に関連するさまざまなリスク（全死亡，心血管死亡，末期腎不全への進行，急性腎障害）が急激に増加する
- G3b では尿毒症に伴う合併症を発症しはじめる．CKD の一般的な治療を強化するとともに，心血管障害などの合併症の有無を検査する

G4　G5

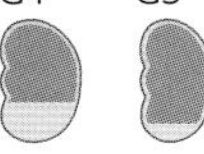

重症：腎機能が著しく低下した場合は腎代替療法の準備も検討する

- ステージ G4，G5 では上記に加え，腎性貧血，アシドーシス，高リン血症などに対して治療を行う
- 腎代替療法（血液透析，腹膜透析，腎移植）の説明を行う

治療

a. 血圧のコントロール

- 糖尿病非合併の場合は 140/90 mmHg 未満（蛋白尿を有する場合は 130/80 mmHg 未満），糖尿病合併の場合は 130/80 mmHg 未満を目標とする
- 降圧薬のなかでは，腎臓保護作用が認められるアンギオテンシンⅡ受容体拮抗薬（ARB），アンギオテンシン変換酵素（ACE）阻害薬を積極的に使用する

b. 食事療法

- 低蛋白食，低塩分食が基本
- エネルギー量は腎機能正常者と同様に基礎代謝量と身体活動レベルから算出
- 蛋白制限は患者の病態やリスク，アドヒアランスを総合的に判断して行う

c. 薬物療法

- 腎不全を悪化させる高血圧に対しては降圧薬による厳格な血圧管理を行う
- そのほか症状に応じた対症療法を行う

d. 末期腎不全の治療法

- 末期腎不全では，血液透析［図］，持続携行腹膜透析（CAPD，一般にいう腹膜透析）などの透析療法，あるいは腎臓移植が必要となる

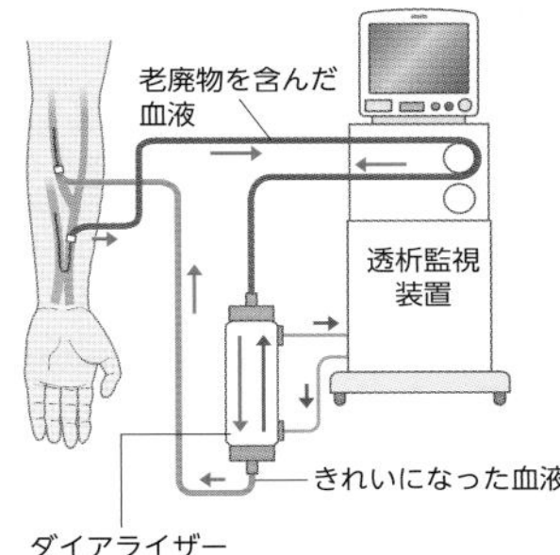

管理

a. バスキュラーアクセス（シャント）の合併症と管理（文献 128 をもとに作成）

・血液透析を効果的に行うために体外循環に必要な十分な血液を確保するための血液の取り出し経路を，バスキュラーアクセス（かつての呼称はシャント）という

	病態，原因	徴候	処置・ケア	指導のポイント
狭窄	止血による過度な外的な圧迫，同一穿刺部の血管壁の膨張，急激な血圧低下，循環血液量の低下，吻合部近くに起こりやすい	透析時の血流の低下（脱血不良など），瘤の形成，静脈圧の上昇，血中尿素窒素（BUN）の異常高値，シャント音の高音・金属音（キューキュー音）や断続音（ザッザ音），スリルの低下，止血時間の延長	穿刺前のシャント肢の観察，同一部位の反復穿刺を可能な限り避ける（広範囲な穿刺部の選定），穿刺の失敗を避ける	①圧迫を避ける（シャント肢で腕時計をしない，腕枕をしない，かばんをかけない，血圧を測らない，シャント肢を冷やさない），②朝晩など最低 1 日 2 回はシャント音を聴取する，③狭窄音を実際に聴かせて狭窄の徴候を知ってもらい，注意を促す，④徴候をみたら，早めに受診するように指導する
感染	皮膚の乾燥，毒素の蓄積，瘙痒感による掻破，テープかぶれ，シャント肢の不十分な清潔保持，グラフトや長期・短期カテーテルの留置	シャント肢の皮膚状態の変化（発赤，疼痛，腫脹，熱感，膿），発熱，炎症反応の上昇	穿刺・止血時に十分な清潔操作と消毒をする，穿刺後の針調整や再挿入はしない，グラフトは感染が起きやすいため，止血後，再度消毒を行って滅菌医材で穿刺部を保護する	①透析前に手指とシャント肢を水洗いする，②広範囲な消毒と清潔操作を行う，③ガーゼに血液が付着したり，濡れたりした場合は，清潔なガーゼと交換する，④適宜保湿クリームを塗布し，皮膚の乾燥を防ぐ，⑤透析日の入浴はできるだけ避ける（入浴する場合は穿刺部を覆い，シャワー浴），⑥左記の徴候があった場合は，透析日まで待たずに，すぐに受診するよう指導する
閉塞・瘤形成	低血圧，脱水，過凝固能（血栓），外傷，穿刺部圧迫，感染，脂質異常	シャント音が聞こえない，スリルが触れない，血管に沿って痛みがある，血管が硬く触れる，シャント肢が普段より冷たい	再建や血栓除去，PTA（経皮的血管形成術）などの専門的処置を進める	①体重を適正範囲内にコントロールし，急激な除水，血圧低下を防ぐ，②血管が細い人は，ゴムボールなどで掌握運動を行い，血管の発達を促す，③リンのコントロール（石灰化予防），④徴候を発見した場合は，すぐに受診するように指導する
スチール症候群	シャント血流量が多くなりすぎたことによる，吻合部から末梢側への血流量の著しい低下	末梢側の冷感，しびれ，疼痛，壊疽	血流を減らす手術を行うか，アクセスを閉鎖する必要がある	症状がある場合は，受診を勧める

b. 腹膜透析（PD）カテーテルの管理（文献 129 より転載）

〔観察のポイント〕

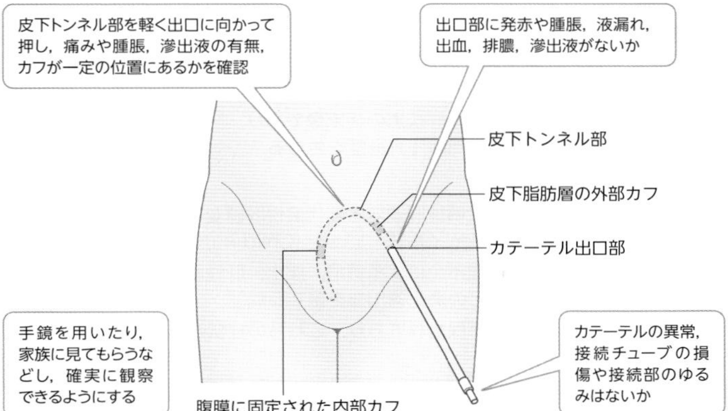

〔セルフマネジメントのポイント〕

- 観察が終了したら，液体弱酸性石けんをよく泡立て，カテーテル周囲の皮膚を洗浄し，シャワーで十分に洗い流す
- 清潔なタオルで水分を拭き取り，乾燥させる
- カテーテル出口部周囲を消毒液で消毒したのち，カテーテルを直接皮膚に固定し，ガーゼで保護する
- カテーテルの向きに注意し，緩やかなカーブをつけて固定する
- 腹帯やポシェットなどを利用し，カテーテルをしまっておく

〔持続携行式腹膜透析（CAPD）の主な合併症と対処法〕

合併症	特徴・原因	症状	対処法
PD カテーテル出口部，トンネル部の感染（カテーテル感染症）	主な起炎菌は黄色ブドウ球菌と緑膿菌．出口部を不潔にすると，細菌が繁殖し，トンネル部位にまで侵入	出口部の発赤・腫脹・熱感・痛み・排膿・出血・肉芽の出現，トンネル部の発赤・腫脹・圧迫時の痛みや排膿	病院受診，抗菌薬投与，出口部の洗浄・消毒
CAPD 腹膜炎	カテーテル感染症からの併発やバッグ交換時の不潔操作	排液の混濁，腹痛（腹部全体の圧痛），発熱，悪寒，悪心，下痢など	混濁した排液を持って病院受診，抗菌薬投与，難治性の場合はカテーテル抜去が必要

肝硬変 (文献 130 をもとに作成)

▶▶ 病態生理

- 肝硬変とは，肝臓全体に高度の線維化が生じ，正常の肝小葉構造が破壊され，再生結節 (偽小葉) が広範に形成された状態である
- 肝硬変は，臨床的には慢性肝疾患の終末像であり，肝細胞数の減少による肝機能障害，線維化に伴う門脈圧亢進症を生じる

▶▶ 分類

- 臨床上の分類として，代償性肝硬変と非代償性肝硬変に分けられる．また，重症度分類としては，チャイルド・ピュー (Child-Pugh) 分類がある [表]
- 非代償性肝硬変：肝機能不全による黄疸，腹水，肝性脳症，門脈圧亢進症による食道静脈瘤破裂などの消化管出血を呈する病態
- 代償性肝硬変：肝機能が保たれており，これらの症状がない状態

表 チャイルド・ピュー分類

点数	1	2	3
肝性脳症 (昏睡度分類)	なし	1～2	3～4
腹水	なし	軽度 (コントロール可能)	中等度以上 (コントロール困難)
血清ビリルビン値 (mg/dL)	2.0 未満	2.0～3.0	3.0 超
血清アルブミン値 (g/dL)	3.5 超	2.8～3.5	2.8 未満
プロトロンビン活性 (%)	70 超	40～70	40 未満

グレード A：5～6 点　グレード B：7～9 点　グレード C：10～15 点

▶▶ 症状

- 代償性肝硬変の場合，自覚症状を認めない，またはあっても軽度
- 肝硬変の進行に伴い，全身倦怠感，食欲不振，悪心，微熱，腹部膨満感，こむら返り (有痛性筋攣縮) がみられるようになる
- 代償性肝硬変になると，黄疸による皮膚瘙痒感，腹水貯留，消化管出血による吐血・下血，昼夜の逆転，不眠，意識障害などを認める

▶▶ 他覚所見 (身体所見)

意識	行動異常，昼夜の逆転
皮膚	黄疸，色素沈着
四肢	手掌紅斑，紫斑 (出血傾向)，ばち指，チアノーゼ，爪の乳白色化，羽ばたき振戦，有痛性筋攣縮
胸部	女性化乳房，クモ状血管拡張，毛細血管拡張
腹部	肝左葉の腫大 (正中で硬く触れる)，肝右葉の萎縮，脾臓の腫大，腹壁静脈怒張，腹部膨隆 (腹水)，腹壁・臍ヘルニア (腹水)

治療

- 抗ウイルス薬や肝庇護薬の投与，食事療法，合併症に対する対症療法を行う
- 肝硬変は不可逆的な疾患であるため，上記の治療を行いながら，進行を抑制し，食道静脈瘤や肝性脳症，肝がんなどの致命的な合併症を予防することが重要となる

看護のポイント

a. 基本的な考え方

- 肝臓を庇護（ひご）するための療養生活を長きにわたり強いられるため，継続的な支援が必要となる
- 肝性脳症や食道静脈瘤，肝がんなどの致命的な合併症を伴うことがある．症状を注意深く観察したり，検査を行い，進行度の把握や合併症の予防に努める

b. 症状，合併症の観察

胆汁うっ滞（黄疸）	・黄疸はビリルビンが過剰に体内に蓄積された状態 ・肝硬変では長期の胆汁うっ滞自体が増悪因子になるため，その有無や程度を注意深く観察する
腹水，浮腫	・腹水，浮腫の程度を把握し，治療法の選択につなげる
肝性脳症	・肝機能低下によるアンモニアを代表とした中毒物質の血中濃度上昇により起こる代謝性意識障害 ・誘因を取り除ければ，意識は回復することが多いため，誘因の把握が重要 ・誘因：蛋白質摂取過剰，消化管出血，感染，発熱，下痢，利尿薬，腹水穿刺などによる脱水に随伴する中毒物質の血中濃度上昇
門脈圧亢進	・門脈圧が常時 200 mmH_2O（14.7 mmHg）以上に上昇した結果としてさまざまな症状を呈する ・側副血行路の拡張，食道静脈瘤，脾腫大，脾機能亢進（メドゥサの頭，臍周囲の静脈の怒張），皮下出血，肝性脳症の徴候（羽ばたき振戦，意識障害，アンモニア臭），下肢の浮腫
食道静脈瘤	・好発部位は胃噴門部 ・出血しないかぎり無症状だが，定期的に内視鏡検査を行い，その有無を確認する

骨折 (文献 131 をもとに作成)

病態生理

- 骨折は骨に対して外力が加わり，骨の構造上の連続性が絶たれた状態
- 原因により，外傷性骨折，疲労骨折，病的骨折に分類される

外傷性骨折	正常な骨にその抵抗力以上の外力が加わった時に生じる骨折
疲労骨折	正常な骨に反復する外力による負荷が作用して生ずる骨折．スポーツや肉体労働が原因となり，中足骨，脛骨，肋骨に多い
病的骨折	骨の脆弱化を引き起こす疾患〔腫瘍，代謝性骨疾患（骨粗鬆症を含む），骨系統疾患，栄養障害，神経性疾患など〕によって生じた骨折

- 複数の骨折線が存在し骨折片が小さく多数みられる粉砕骨折，骨折部が皮膚創から露出している開放骨折，複数の骨折を受傷している多発骨折などでは，骨癒合や後療法に時間がかかる
- 主な症状は局所的圧痛，腫脹，皮下出血，機能障害，変形，異常可動性

合併症

全身	ショック	疼痛や出血，心因性による反射性の血管収縮で生じる
	臓器損傷	肋骨骨折による気胸，骨盤骨折による膀胱・尿道損傷など
	脂肪塞栓症	骨折後，骨髄の脂肪球（中性脂肪滴）が血管内に入り，肺循環や大循環で塞栓を起こし，脳，肺，心臓などに重篤な呼吸・神経症状を引き起こす
局所	皮膚損傷	骨折片による皮膚穿孔の場合もあるが，骨折時に皮膚も同時に損傷を受けることが多い
	血管損傷，神経損傷	外力や骨折片により損傷することがある
	コンパートメント症候群（筋区画症候群）	骨折によって筋膜や骨間膜ならびに骨に囲まれた筋区画の内圧が上昇し，筋組織および末梢神経の循環が障害されて発症する．時間とともに増強する激しい疼痛を訴えたり，腫脹，筋力低下，感覚低下を認める

治療法

a. 保存的治療

- 転位（骨の位置がずれること）のある骨折では，通常，徒手整復を行う．整復位が得られれば，保持するためにギプス，シーネ，装具，三角巾などで外固定をする

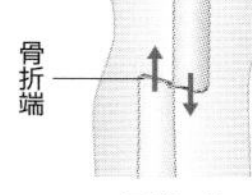

短縮転位

離開

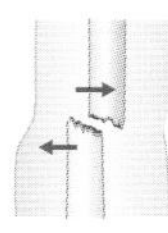
側方転位

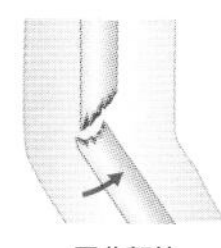
屈曲転位

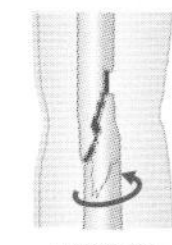
回旋転位

b. 外科的治療

- 徒手整復が困難，整復できても保持できない，血管・神経損傷を合併している，などの場合には観血的固定術が選択される

▶▶ 看護のポイント

a. 基本的な考え方

- 全身性の合併症として出血性ショック，臓器損傷，脂肪塞栓症があり，患部だけでなく全身に目を向けて観察する必要がある
- 治療は，救急処置を経て保存的整復または手術療法，リハビリテーションの流れで行われる．疼痛などの苦痛の緩和や合併症の予防に努め，患者が良肢位の保持や可能な範囲での ADL の自立など回復に向けて主体的に取り組めるように支援する

b. 合併症の観察

循環障害・神経障害の有無	・骨折部位よりも末梢側の動脈拍動の減弱または消失 ・皮膚や爪の色 ・チアノーゼや冷感の有無 ・2 秒を超える毛細血管再充満時間	・しびれの有無と部位 ・知覚の低下や異常の有無 ・疼痛の有無・程度，部位 ・腫脹の有無・程度 ・ギプスの圧迫感の有無
コンパートメント症候群の徴候の有無	・疼痛増強の有無・程度 ・受傷した筋区画の他動的伸展に伴う疼痛増強の有無 ・末梢の阻血徴候の有無・程度 ・拘縮の有無・程度 ・血腫や浮腫による腫脹の有無・程度	
脂肪塞栓の徴候の有無	・息苦しさ，呼吸困難，頻呼吸，頻脈の有無 ・胸痛の有無 ・不穏や意識障害の有無 ・皮膚や結膜の点状出血の有無 ・足爪のチアノーゼの有無	
深部静脈血栓症の徴候の有無	・ホーマンズ徴候（足関節を背屈することで腓腹部に疼痛が生じる）の有無 ・下肢の腫脹，表在静脈の怒張，うっ血に伴う皮膚の色調変化の有無・程度 ・疼痛，緊満感，熱感の有無・程度 ・血中 D ダイマー，フィブリン分解産物（FDP）の上昇の有無 ・呼吸困難，頻呼吸，胸痛，頻脈の有無 ・経皮的動脈血酸素飽和度（Sp_{O_2}），動脈血酸素飽和度（Sa_{O_2}），動脈血酸素分圧（Pa_{O_2}）の低下の有無	

急変対応

急変患者を発見してからスタッフ到着までの対応の流れ (文献 132 をもとに作成)

1 人を呼ぶ
- できるだけその場を離れずに人を呼ぶ (例:「○○さんが急変しています!」「誰か来てください」)
- ベッドサイドの場合, すぐにナースコールを押し,「××病棟の○○さんが急変しています. 至急来てください」と伝える

2 意識を確認する
- 「○○さん, 聞こえますか?」と言って, 反応の有無を確認する. 反応がない場合には, 肩を叩いたりしながら声をかける
- 上記でも反応がない場合には, ペンライトで瞳孔の大きさ (左右差) と対光反射を確認する

3 呼吸と脈拍を確認する
- 呼吸の状態 (リズムや深さ) と, 橈骨 (とうこつ) 静脈で脈の状態 (速さやリズム) を同時に確認する
- この段階で 1 分間測定せず, おおまかに呼吸と脈拍をとらえながら, 4 に進む

4 血圧を測定する
- 聴診器でコロトコフ音が聴取できない場合は, 触診法で収縮期血圧を測る
- 測定できない場合は脈の触れる部分で判断する
- 血圧値は忘れないようメモをとる

5 呼吸と脈拍を正確に測定する
- 看護師が到着するまで, 3 で確認していた呼吸と脈拍を 1 分間ずつ測る

6 看護師が到着したら, これまでの経緯とバイタルサインを報告する

7 看護師の指示に従う
- 「救急カートを取ってきて」「△△先生を呼んできて」などと指示された場合は素早く対応する
- 救急カートの設置位置は実習開始時に確認しておく

POINT
- 学生の場合, 1 の手順において周囲に早急に応援を要請することが特に重要となる
- 急変対応のアルゴリズムとして, BLS (次頁) と ALS (p189) がある. 学生が実習の場でこれらのアルゴリズムに沿って対応する可能性は低いが, 知識として押さえておく

一次救命処置（BLS）—医療用 BLS アルゴリズム（文献 133，134 より転載）

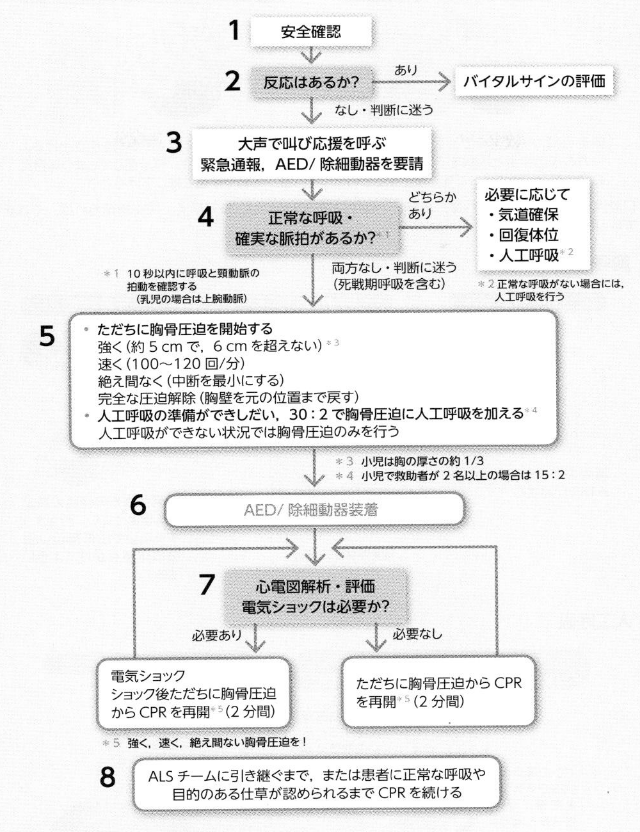

a. 気道確保

頭部後屈・あご先挙上法

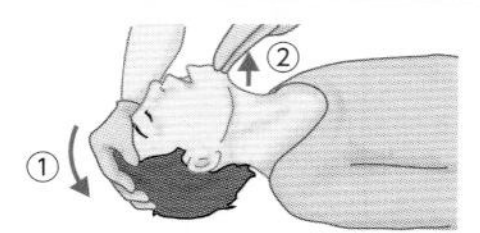

患者の額に手を当てて後屈させ（①），もう一方の手の中指と示指を下顎のあご先中央の骨の部分に当て，あご先を挙上する（②）

下顎挙上法

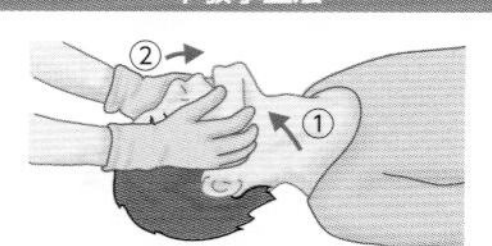

母指以外の4本の指で下顎角を引き上げるように把持する（①）．唇が閉じてしまう場合には，母指で下唇を押し下げる（②）

★口腔内に異物や吐物があれば，示指と中指で口腔内をぬぐい，取り除く．吸引器があれば，それを用いて取り除く

b. 胸骨圧迫

圧迫位置

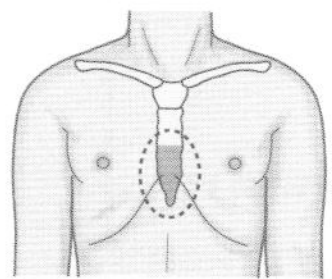

胸骨の下半分で，胸の真ん中を圧迫する

手の組み方

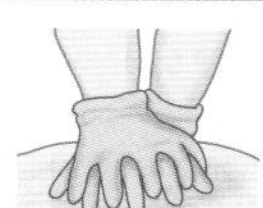

指を組む方法

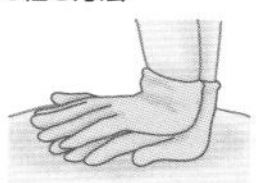

指を伸ばす方法

圧迫方法

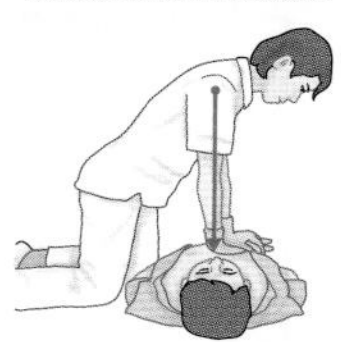

両肩が患者の胸部の真上にくるようにし，肘をまっすぐにして圧迫部位に垂直に体重をかけるようにする

c. 人工呼吸

2人で実施する バッグバルブマスクによる人工呼吸法

両手の母指と示指でマスクを密着させ，残りの3指で下顎挙上する（EC法，右図）

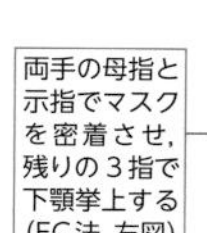

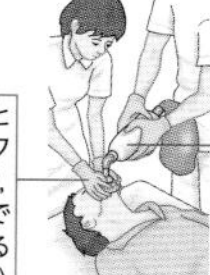

患者の胸部が挙上するくらいの吹き込み量でバッグを約1秒かけて加圧する

EC法

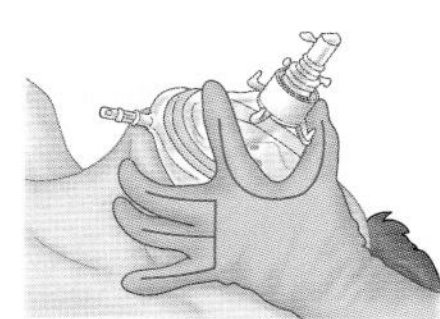

二次救命処置 (ALS) ―心停止アルゴリズム (文献 135 より転載)

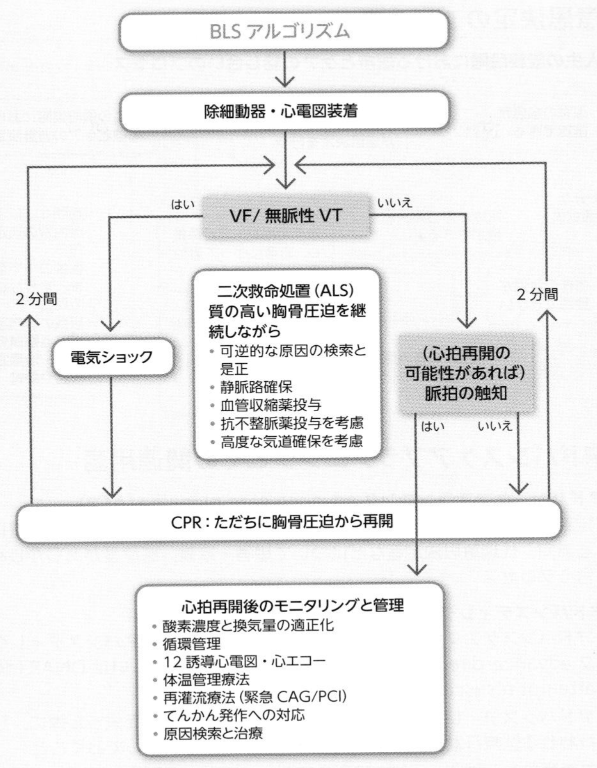

BLS：一次救命処置，VF：心室細動，VT：心室頻拍，CPR：心肺蘇生，CAG：冠動脈造影，PCI：経皮的冠動脈インターベンション

意思決定支援

意思決定のプロセス

人生の最終段階における医療とケアの話し合いのプロセス (文献 136 をもとに作成)

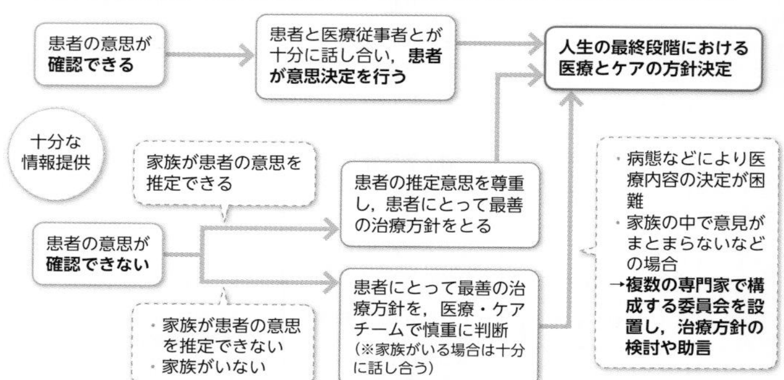

アドバンスケアプランニングとその関連用語 (文献 137 をもとに作成)

アドバンスケアプランニング advance care planning (ACP)

- 定義：将来の意思決定能力の低下に備えて，今後の治療・ケア，療養に関する意向，代理意思決定者などについて患者・家族，医療者があらかじめ話し合うプロセス

アドバンスディレクティブとリビングウィル

- アドバンスケアプランニングと関連する言葉としてアドバンスディレクティブ advance directives (AD，事前指示) と DNR あるいは DNAR (do not attempt resuscitation) がある
- アドバンスディレクティブとは，将来自分が判断能力を失った際に，自分に行われる医療行為に対する意向をあらかじめ意思表示しておくこと
- この事前指示には，①誰を意思決定者にするか，②医療行為への指示の 2 点が含まれる
- とくに②について文書のかたちで指示するものを，リビングウィル living will とよぶ

- リビングウイルの内容：
  ①終末期になった時の基本的な希望：痛みや苦痛への対処，終末期を迎える場所
  ②終末期になった時の希望：心肺蘇生，延命のための人工呼吸器，胃瘻やチューブによる栄養補給，点滴による水分補給など
  ③治療の判断をゆだねる代理人：名前と自分との関係

DNAR

- DNARは，終末期医療や救急医療の場において，心肺停止状態に陥った際に，心肺蘇生術(CPR)を行わないという患者の意向である．あくまでもCPRについてのみの意向であり，輸液や輸血などの他の医療行為まで拒否するものではない

SDM (shared dicision making，共同意思決定)

- SDMはインフォームドコンセントを発展させた概念で，医療者が患者に対して必要な情報を説明し同意を得るだけでなく，お互いの好みや価値観も共有し，治療方針を決定するプロセス

SDM実行のためのアプローチ法(LEARNのアプローチ)(文献138より転載)

L 傾聴 Listen	患者の言い分を傾聴する ・不安や疑問に思っていること，生活の中で大切にしていることや希望 ・患者の生活のスタイルの確認
E 説明 Explain	傾聴したうえで医療者が説明する ・医学的見地から治療法を説明する ・その治療法を選択した場合の生活の変化 ・これまでの生活にどのような修正を必要とするのか
A 相違の説明 Acknowledge	双方の立場や考え方の違いについて明らかにする ・療法を選択した結果を想像し，発生する問題点について話し合い，解決に導く
R 提案 Recommend	医療側は経験に基づいて最善の療法を推奨する ・患者の価値観と医学的観点から，患者にとって最もよい療法を提案する
N 交渉 Negotiate	最終的に進むべき道を互いに交渉し合う ・医療者の療法の提案が実行できるよう話し合う

SDMを促す質問の例(文献139をもとに作成)

- 治療に期待するものはなんですか
- 治療法を選択するのを決めるうえで必要な情報は十分ですか
- 治療選択を考えるうえで，あなたにとって最も大切な点はなんですか
- 手術に対して最も心配なことはなんですか
- 治療選択を比較し，あなたにとってのそれぞれの長所，短所はなんですか
- 決定にあたってほかに相談したい人はいますか

医療機器

輸液ポンプ (文献 140 をもとに作成)

輸液ポンプと各部名称

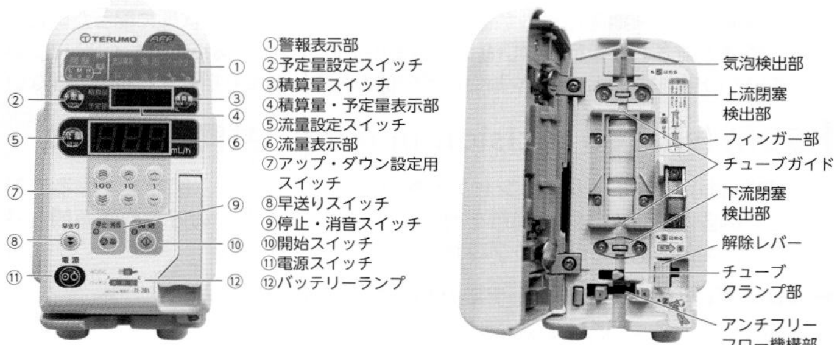

輸液ポンプの取り付け位置

- ポンプを点滴スタンド (4 本脚，5 本脚) の脚の上にくるように設置[左下図]
- 取り付け位置は重心が下部で安定する位置にする[右下写真]

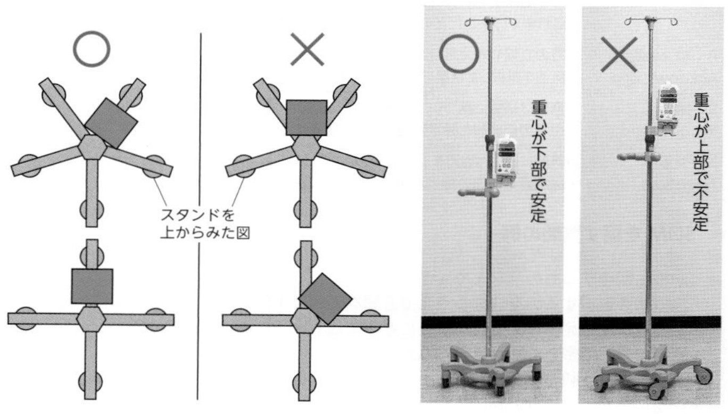

▶▶ 輸液中の患者の観察ポイント（輸液ポンプ）

全身状態
- 薬物の作用・副作用

患者の生活環境
- 日常生活への支障はないか
- 移動時の取り扱い，自己管理できるか
- 輸液ポンプに触れるなどのリスクはないか
- ナースコールが手元にあるか

輸液バッグ
- 正しい輸液バッグか
- 残量（予定量から輸液ポンプの積算量を引いた数字）は合っているか

点滴筒
- 滴下しているか
- 点滴筒内は適切に満たされているか（1/2～1/3）

輸液ポンプ
- 輸液ポンプが作動しているか
- 指示通りの設定になっているか（流量・予定量）
- 積算量は正しいか
- バッテリーランプ，充電はできているか（AC/DC 表示）
- 高さや位置は適切か
- 架台，点滴台接続部との緩みはないか

輸液ライン
- 長さは適切か
- 輸液ポンプに合った適切なラインとなっているか
- 点滴薬剤に応じたラインを使用しているか

クレンメ
- クレンメは，輸液ポンプよりも下方にあるか
- クレンメは開放されているか

接続部
- 液だれ，液漏れはないか
- 接続部に緩みはないか
- 三方活栓使用時は，三方活栓の向きを確認

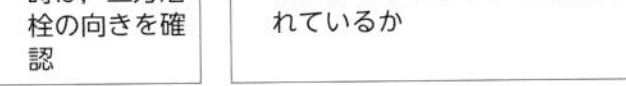

延長チューブ
- ワンタッチクレンメが開放されているか

コード，コンセント部
- きちんと差し込まれているか
- コードが危険な状態になっていないか

※左側の赤枠は，次項「シリンジポンプ」も同じ

シリンジポンプ (文献 141 をもとに作成)

シリンジポンプと各部名称

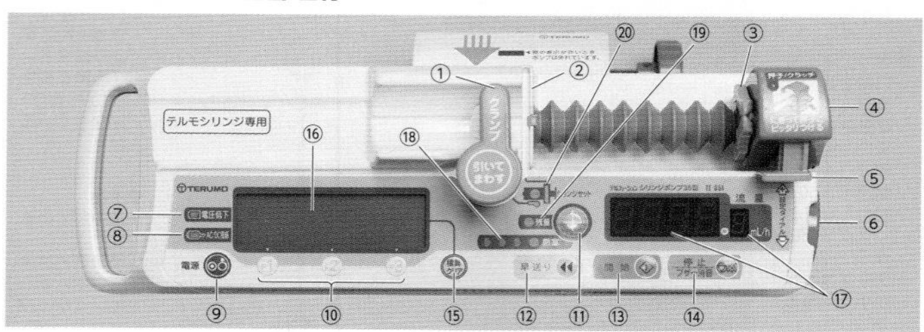

①シリンジクランプ
②スリット
③スライダーフック
④スライダー
⑤クラッチ
⑥設定ダイアル
⑦電圧低下警報ランプ
⑧ AC/DC 接続ランプ
⑨電源スイッチ
⑩ F1〜F3： ファンクションスイッチ＝各スイッチの上にある，液晶表示部 (⑯) の機能タブに表示された機能を実行
⑪動作インジケータ
⑫早送りスイッチ
⑬開始スイッチ
⑭停止・消音スイッチ
⑮積算クリアスイッチ
⑯液晶表示部 (警報内容，シリンジサイズ，バッテリー残量，積算量などを表示)
⑰流量表示部
⑱閉塞圧モニタおよび閉塞警報ランプ (閉塞警報に満たない輸液ラインの内圧レベルを 3 段階で表示)
⑲残量警報ランプ (シリンジ内の薬液残量が少なくなった時に知らせる警報)
⑳シリンジセット警報ランプ (シリンジが正しくセットされていない際に知らせる警報)

シリンジポンプの位置 (高さ)

・シリンジポンプの位置 (高さ) は，輸液ラインの患者側接続部との落差ができるだけ最小限になるよう調整する

注意　サイフォニング現象が起きないようシリンジポンプの高さに注意する

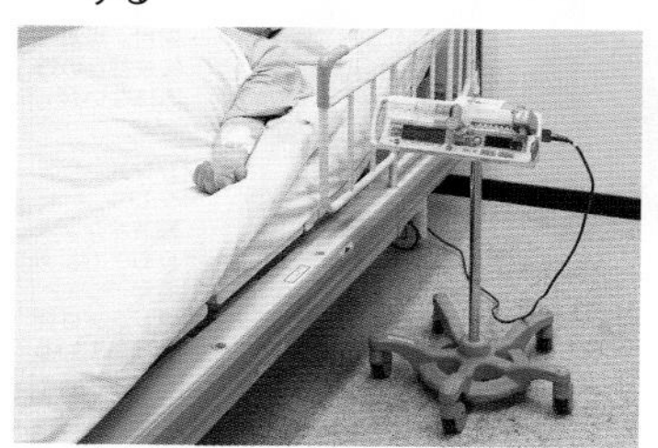

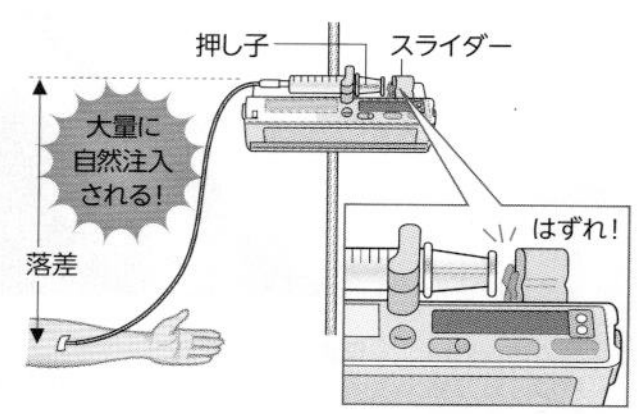

シリンジの押し子の固定が外れた時にポンプの位置が患者より高いと，高低落差で薬液が過剰に注入される

▶▶ 輸液中の患者の観察ポイント(シリンジポンプ)

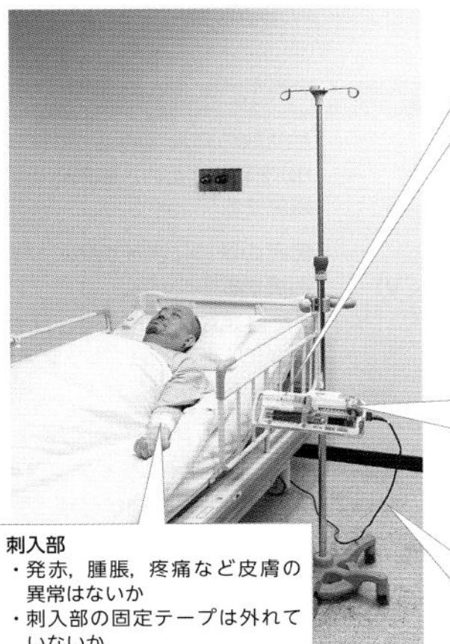

※全身状態，患者の生活環境，輸液ライン，接続部，延長チューブなどの観察ポイントは，前項「輸液ポンプ」の赤枠に準ずる

▶▶ 点滴針の刺入部の観察ポイント(輸液ポンプ，シリンジポンプ共通)

刺入部の皮膚の状態	刺入部周囲に発赤や腫脹，疼痛，熱感などの皮膚の異常はないか
刺入部の固定が適切か	ドレッシング材やテープが剝がれていないか
刺入部に液漏れや汚染がないか	液漏れや汚染がある場合は，刺入部の消毒と再固定が必要となる
体動などによる輸液ラインのトラブルの有無	閉塞や屈曲，接続部のゆるみがないか 注意　認知症高齢者などに対する点滴自己抜去防止対策としての身体拘束(つなぎの着用，ミトン装着，抑制帯の使用)は最小限にとどめる

▶▶ シリンジポンプ・輸液ポンプのアラームが鳴った場合の対応

- 学生が 1 人で機器の操作を実施することは許可されていないため，ポンプには触れず，すぐに看護師を呼ぶ
- 「異常の早期発見」と「報告」に徹する

人工呼吸器

人工呼吸器の設定項目 (文献 142 より転載)

設定項目	一般的な設定	注意事項
吸入気酸素濃度	21〜100%	長時間の高濃度酸素では肺障害（酸素中毒）を起こすため，酸素化を評価しながら調節する
換気モード選択 ※換気モードの詳細は p198 参照	自発呼吸がなければ CMV（VCV または PCV） 自発呼吸があれば SIMV，PSV，CPAP	患者の状態によって，VCV か PCV かを選択する また自発呼吸があるか，圧サポートが必要かによって PS（プレッシャーサポート）の付加を考慮する
呼吸回数	12〜16 回/分	血液ガスや呼吸パターンを考慮して調節する．肺コンプライアンスが低い肺では，長い呼気時間が必要となる
1 回換気量 （VCV の場合）	7〜10 mL/kg（成人）	VCV を行う場合は，呼吸回数と 1 回換気量の積である分時換気量の調節によって Pa_{CO_2} を至適な範囲に調節する．肺の障害による気道内圧の上昇に注意が必要となる
吸気圧 （PCV の場合）	1 回換気量をみながら設定	PCV を行う場合は，1 回換気量や胸郭の動きをみながら吸気圧の設定を行う．肺コンプライアンスの低い肺では十分な換気量が得られないため，換気量や呼気終末二酸化炭素濃度などのモニタリングが必要である
吸気時間	1.0 秒前後（成人）	肺コンプライアンスが低く膨らみにくい肺では，吸気時間を延長することが考慮される
サポート圧	5〜15 cmH_2O	サポート圧は，患者の呼吸筋の状態やウィーニングの時期によって変更される
トリガー感度	圧トリガー：−1〜−2 cmH_2O フロートリガー：2〜3 LPM （LPM=liter per minute）	呼吸器回路にリークがある場合は，トリガーエラーを起こす場合がある
PEEP	3〜5 cmH_2O	

【略語】 CMV：持続的強制換気，VCV：量規定換気，PCV：圧規定換気，SIMV：同期式間欠式強制換気，PSV：圧支持換気，CPAP：持続気道陽圧

使用開始前のチェックポイント (文献 143 より転載)

①回路に破損はないか
②パネルに破損・亀裂はないか
③人工呼吸器本体に異常な音，臭い，熱はないか
④回路の接続は確実に行われているか，接続部すべてを確認
⑤加温加湿器は吸気側にあるか
⑥ウォータートラップは下向きになっているか
⑦ウォータートラップは緩んでいないか，ゆがんで接続されていないか
⑧人工鼻は併用されていないか
⑨エア抜きキャップは開放されているか
⑩チャンバー内の水位は適切か
⑪加温加湿器の電源は入っているか
⑫そばに用手換気，再挿管のための物品が準備されているか
⑬中央配管に正しく接続されているか，緩みはないか
⑭非常用電源を使用しているか
⑮タコ足配線になっていないか
⑯ストッパーはかかっているか

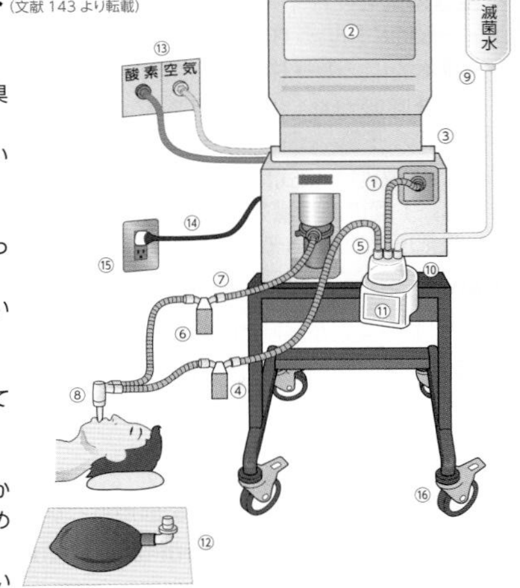

人工呼吸器装着中の患者の観察ポイント

呼吸状態	①呼吸回数・パターン，努力呼吸，②気道内分泌物の量と性状，喀出状況，③呼吸音，④非同調呼吸（ファイティング）
低酸素血症の徴候の有無	①傾眠・不穏・混乱，②頭痛，③不整脈・頻脈，④血圧低下，⑤チアノーゼ
全身状態 ※症状では有無・程度を確認	①バイタルサイン，②栄養状態，③感染徴候，④倦怠感・疲労感，⑤全身の皮膚の状態，挿管チューブ固定部位の皮膚の状態，⑥腹部膨満感，腸蠕動音，⑦浮腫，⑧冷汗，末梢冷感
検査所見	①動脈血ガス分析による肺の酸素化，換気，酸塩基平衡の状態，②動脈血酸素飽和度，③ 1 回換気量，④胸部 X 線検査
その他	①挿管・人工呼吸管理による苦痛・疼痛，②コミュニケーション手段が制限されることによる不安の強さ，③精神的・心理的状態，④体動制限に関する苦痛

主な換気モード

- 一般的に用いられる換気モードは，CMV，SIMV，PSV，CPAP の 4 つ
- 基本的に，モードの設定は自発呼吸の有無や強さに応じて選択する
- 自発呼吸がない場合は CMV という調節換気が，自発呼吸がある場合は SIMV，PSV，CPAP という部分的補助換気が一般的に使用される
- CMV の換気様式には量規定換気（VCV）と圧規定換気（PCV）がある．VCV は，1 回の換気量を決め，その量を一定の時間で送り出す．一方，PCV は，吸気圧を決め，一定の圧でガスを一定時間送り込む

CMV (continuous mandatory ventilation)：持続的強制換気

- すべての換気が強制的に行われる換気モード
- 自発呼吸がない場合は，設定された換気条件で換気される（調節換気）
- 自発呼吸がある場合は，自発呼吸（吸気努力）を検知し，換気を行う（補助換気）
- この 2 つが混合したものが補助/調節換気（AC：assist/control）で，自発呼吸がなくなると，自動的に調節換気となる

SIMV (synchronaized intermittent mandatory ventilaton)：同期式間欠式強制換気

- 自発呼吸と強制換気（設定された回数）が混在した換気モード
- 自発呼吸（吸気努力）に同期してガスが送られる
- 自発呼吸が停止すると，設定された強制換気回数で換気される

PSV (pressure support ventilation)：圧支持換気

- 自発呼吸（吸気努力）をトリガーした時に設定した吸気圧（気道内圧）を維持するように換気が行われる
- 患者の吸気努力や体位などによって 1 回換気量，吸気流量，吸気時間が変化する．すなわち，患者の自発呼吸の強さによって 1 回換気量が異なる
- 自発呼吸が停止すると，強制換気（バックアップ換気）に自動的に移行する

CPAP (continuous positive airway pressure)：持続的気道陽圧

- 自発呼吸に PEEP（呼気時の気道内圧がゼロにならないように一定の圧をかける機能）を付加した換気モード
- 肺胞の虚脱の防止や酸素化能の改善が期待される

≫ グラフィックモニターの一例

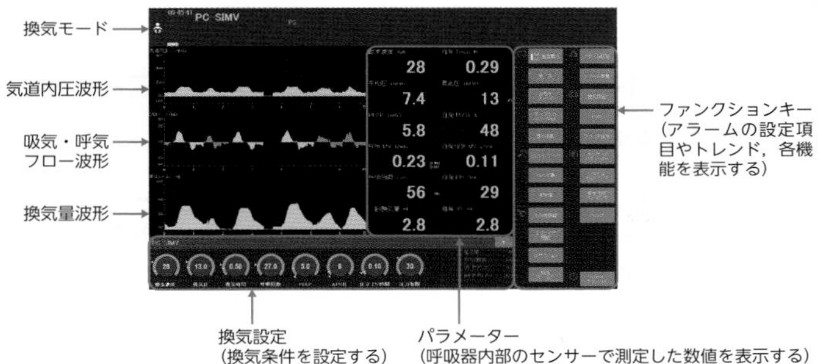

Memo

医療安全

アクシデントとインシデントの定義，報告することの意味

アクシデントとインシデントの定義

- アクシデント：実際に起こった医療事故
- インシデント：悪い結果をもたらす可能性はあったが，ハッと気づいて結果的には大事には至らなかった事例．臨床現場ではヒヤリ・ハット事例ともいう

報告することの意味

- インシデント・アクシデント事例の報告は，重要な“医療安全に関する情報収集”の機会となる．報告事例を分析して対策を検討・実施することで，再発防止・未然防止につなげる必要がある

インシデント影響度分類の例 (文献 144 より転載)

レベル	影響度	内容
0	なし	エラーや医薬品・医療用具の不具合がみられたが，患者には実施されなかった
1	なし	患者への実害はなかった（なんらかの影響を与えた可能性は否定できない）
2	軽度	処置や治療は行わなかった（患者のバイタルサインの変化，安全確認のための検査などの必要性は生じた）
3a	中等度	簡単な処置や治療を要した（消毒・皮膚の縫合，鎮静薬の投与など）
3b	高度	濃厚な処置や治療を要した（人工呼吸器の装着，手術，入院日数の延長など）
4a	軽度～中等度	永続的な障害や後遺症が残ったが，有意な機能障害や美容上の問題は伴わない
4b	中等度～高度	永続的な障害や後遺症が残り，有意な機能障害や美容上の問題を伴う
5	患者死亡	死亡（原疾患の自然経過によるものを除く）

※レベル 3a 以下を「インシデント（ヒヤリ・ハット事例）」，レベル 3b 以上を医療事故と分類している組織もある

実習（小児，母性，成人・老年，精神）中に生じた実際のインシデント（文献145をもとに作成）

対象者の転倒・転落

- 急に走り出した子どもたちが転んでしまった
- 座位のバランスがとれず，後方に転んで頭部を打った
- 目を離した間にベッドから転落し，前頭部を打った
- 車椅子移送時に患者が前かがみになっていた時，転落しそうになった
- レクリエーション時に患者が道ではないところを歩いて転倒しそうになった

状態の観察不足

- 呼吸状態の観察時，聴診をしていなかった
- 患者の気分が悪かったことに気づかなかった
- 車椅子に長時間座ることが苦痛であることを考えなかった
- 更衣の時に皮膚に異常があるかどうかを観察していなかった
- 散歩時に日焼けをさせてしまい，皮膚の瘙痒感を訴えられた
- 気分不良で食事を食べてもらえなかったが，食事中にそのことに気づかなかった

声かけの不足

- 患者に尋ねるべき情報をカルテに頼ってしまった
- 採血時，泣いている児をあやすことができなかった
- 陰部洗浄の時，声かけが不足していたことで，患者が驚いて声をあげた
- 声をかけずに清拭したため，くすぐったいと言われた
- トイレに行こうと伝えたが，目的を言わなかったため，患者が怒った

対象者の名前の誤認

- 別の患者に食事を配膳してしまった
- 患者の名前の漢字を読み間違えた
- 食事介助時，名前を呼び間違えた

POINT

- 自身の立場をしっかりと認識したうえで，危険を予測することや，何が危険なのかを考えることが重要
- 実習中にインシデントを起こしてしまった場合には，早急に実習指導者や教員に報告する．報告をせずに自分の判断で対処してはいけない

検査

X 線検査

X 線検査の原理

- 臓器ごとで X 線の透過度は違うため，X 線を身体に照射すると描出のされ方が異なる．透過度の差を黒から白の濃淡で表したものが X 線写真
- 単純 X 線撮影では，透過度が低い骨は濃い白色に，透過度が中程度の充実性臓器はやや灰色がかった白色に，透過度が高い消化管内のガスは黒く見える

胸部 X 線画像 (画像は文献 146 より転載)

- 立位正面像（背腹方向）が基本．病態によっては側面像を撮影する
- 正常像では，両側の肺は肺胞内の空気が黒く写し出される．左右の肺に囲まれた中央の白い部分は心臓・大血管・食道などが含まれる縦隔である

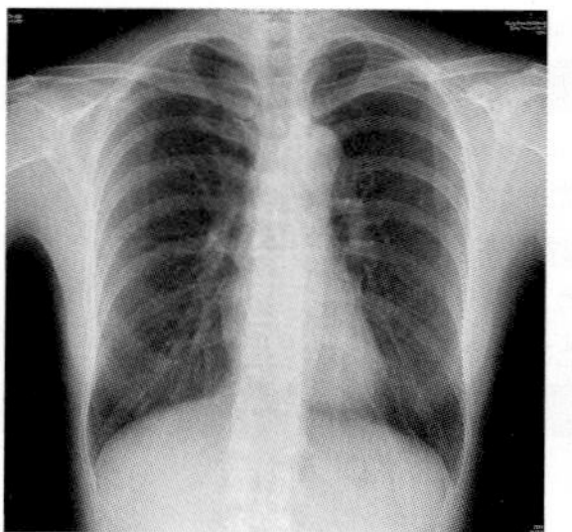

正常（正面像）

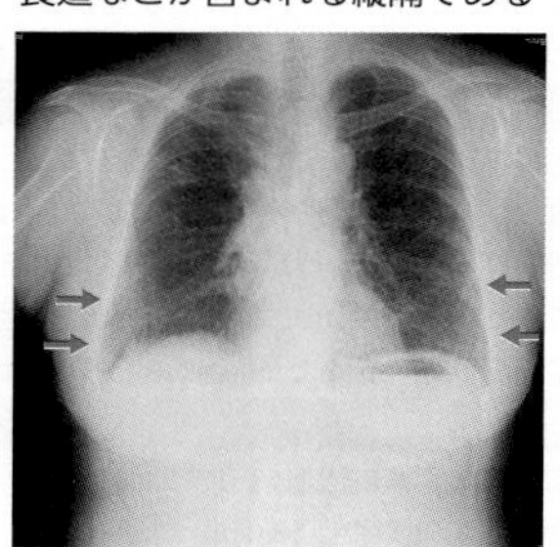

間質性肺炎

両下肺優位の肺容積の減少および網状影を認める（➡）

心胸郭比と胸部 X 線像 (画像は文献 147 より転載)

- 心胸郭比 caidiothoracic ratio (CTR) を求め，心拡大の有無を判断する

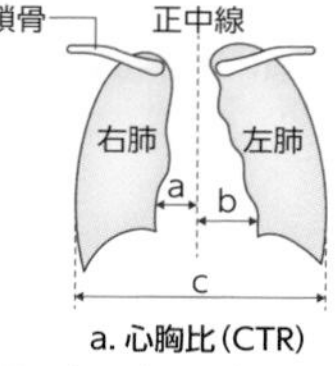

a. 心胸比（CTR）

心胸比は (a+b) ÷c×100% である

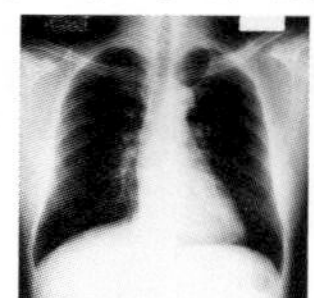

b. 正常心（CTR44%）

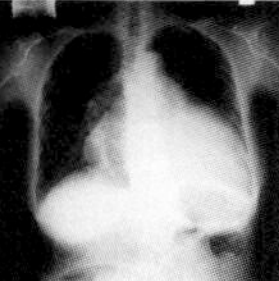

c. 肥大心（CTR74%）

▶▶ 腹部 X 線画像 (画像 a は文献 148 より，c は文献 149 より転載)

- 仰臥位正面像が基本
- 正常像では，骨は濃い白色に，充実性臓器はやや灰色がかった白色に，消化管内のガスは黒く，脂肪は充実性臓器よりもやや黒く見える

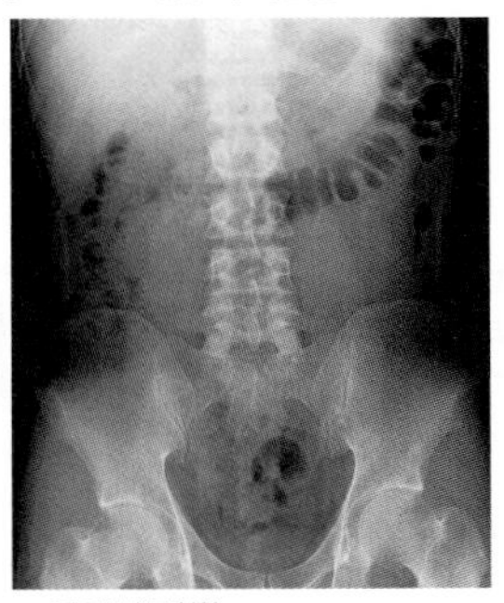

a. 正面像 (仰臥位)

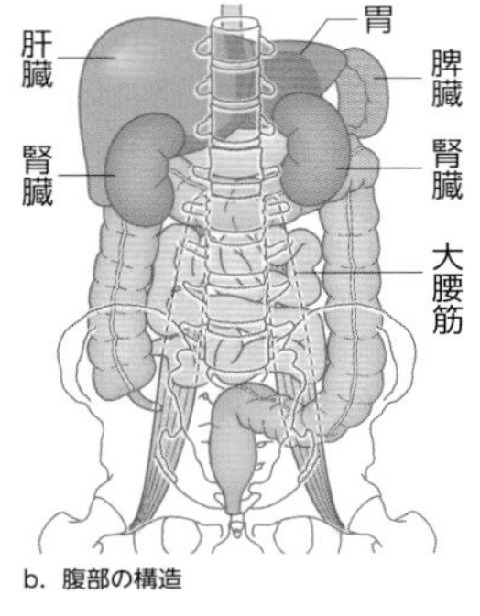

b. 腹部の構造

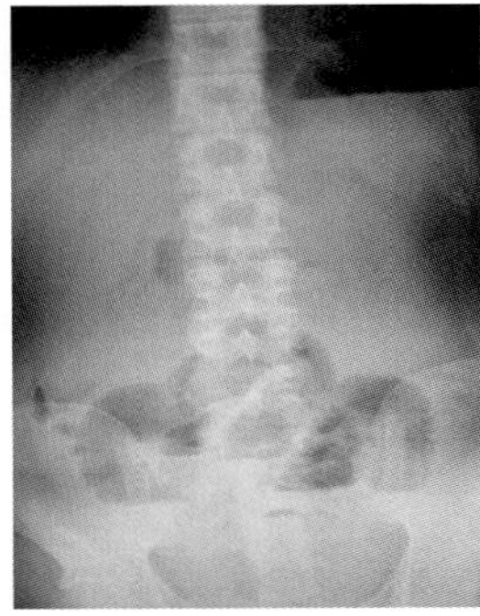

c. 腸閉塞の X 線像

CT検査（コンピュータ断層撮影）（文献150をもとに作成）

CT検査とは

・人体を透過したX線をコンピュータで計算し，画像に描く検査．単純X線撮影と異なり，二次元的断層面を画像化したもので，さまざまな診断に用いられる

・単純CT検査と造影CT検査がある．造影CTでは造影剤を静脈内に投与することで血管影と腫瘤影を区別することが可能であり，ある程度の病巣の特徴を把握できる

検査時の看護

・以下のことをあらかじめ患者に説明する
  ・ドーム型の装置に入り寝台に寝たまま撮影するため，圧迫感を感じることがあること
  ・撮影室では，検査中もマイクを通じて会話ができること

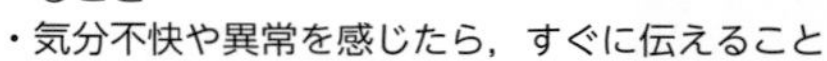

  ・気分不快や異常を感じたら，すぐに伝えること

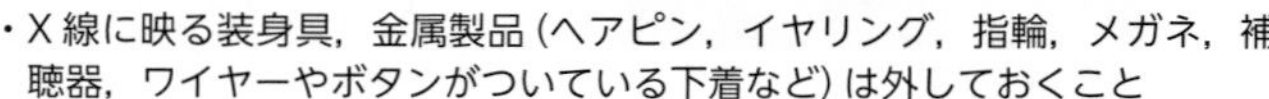

  ・X線に映る装身具，金属製品（ヘアピン，イヤリング，指輪，メガネ，補聴器，ワイヤーやボタンがついている下着など）は外しておくこと

・植込み型ペースメーカーを装着している場合，ペースメーカー手帳で機種の情報を得る．機種によっては誤作動が生じるため，検査ができない場合がある

・造影剤を使用する場合，2時間前までに飲食を済ませておくよう説明する

MRI検査（磁気共鳴画像法）（文献151をもとに作成）

MRI検査とは

・強い磁力と電磁波を使い，さまざまな角度から身体の内部を調べる検査．CTでは得られない三次元的な情報を得ることができる

・放射線を使用しないため，被曝のおそれはない．また，腹部MRI以外は食事制限の必要はない

検査時の看護

・MRI室に持ち込んだり，装着して入室できなものを説明する［表］．これらがあると，検査ができない場合がある

・金属製品はあらかじめ外し，ポケットには何も入れないようにしておくことを説明する

・検査装置は狭く，大きな音がするため，閉所恐怖症の患者などでは強い恐怖心をもつことがある．不安や気分不快があればすぐに伝えるよう説明する

・輸液やモニター類が装着されている場合は，検査前にすべて取り外しておく

表 MRI 室に持ち込めないもの，装着できないもの

体内の金属	心臓ペースメーカー，人工内耳，骨の接合プレート，ボルト，入れ墨，アートメイク
金属製品や磁気を帯びたもの	ヘアピン，イヤリング，ネックレス，指輪などの装身具，金属製のボタンや金具のついた衣類（ブラジャー，ズボンやスカートのベルトなど），入れ歯，メガネ，時計，磁気治療器具，カラーコンタクト，ラメが入った化粧品，キャッシュカード，プリペイドカード，カギ，一部の貼付薬など
電子機器	携帯電話，補聴器，計算機など
医療器材	点滴，送信機，輸液ポンプ，シリンジポンプ，パルスオキシメーター，血圧計，聴診器，砂のう，バーコードリーダー，名札，筆記用具，バッジ，ベッド，車椅子，酸素ボンベなど

PET（陽電子放射断層撮影）（文献 152 をもとに作成）

PET (positron emission tomography) とは

- ポジトロン放出核種（^{18}F）で標識された薬物〔FDG（^{18}F-フルオロデオキシグルコース）〕を注射し，その体内分布を調べ，悪性腫瘍などの診断を行う検査
- FDG は悪性腫瘍などの糖代謝の盛んな細胞中に集積する
- 悪性腫瘍のリンパ節転移や肝転移などを調べ，悪性腫瘍の進行度（ステージ分類）の評価に用いることが多い

画像（画像は文献 153 より転載）

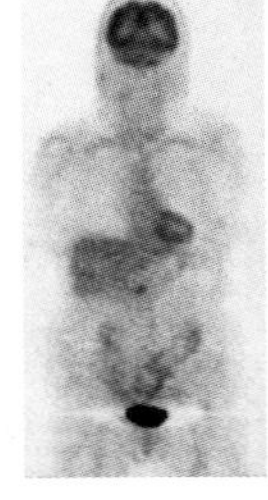

- FDG は，糖代謝の亢進した悪性腫瘍に集積するほか，脳や心臓などの生理的に糖代謝の活発な部位にも集積する．また，尿へ排泄されるため，腎盂や膀胱にも集積する
- ただし，悪性腫瘍であっても，小さいがんなどでは集積がみられないこともある

検査の実際

- FDG は糖代謝を反映するため，運動すると筋肉に，食事をすると腸管に集積が著明になる．数時間の絶食後 FDG を注射したのち，安静にし，核種が糖代謝の活発なところに集積する 1～2 時間後に撮像する

注意点

- ^{18}F の半減期は 110 分．検査後も十分に放射能が減少するまで，施設内の専用の部屋にいなくてはならない．その後も，人混みを避けたり，妊婦や乳幼児とは極端に近寄らないようにする必要がある

脳血管造影 (文献 154 をもとに作成，画像 a は文献 155 より，b・c は 156 より転載)

目的	①脳の血管性病変の評価 ・脳動脈瘤，脳動静脈奇形，もやもや病や脳血管狭窄・脳血管閉塞，脳腫瘍の栄養血管の発達度など ②脳外科手術の術前検査 ・開頭手術の際に，病変部位を正確に見極める ③脳血管内治療 ・脳動脈瘤に対するコイル塞栓術や血管性の脳腫瘍の塞栓術，頸動脈狭窄症に対するステント留置術など
方法	・鼠径部から経皮的に大腿動脈を穿刺してカテーテルを挿入する ・カテーテルを腹部大動脈，さらに総頸動脈から内頸動脈，外頸動脈などの造影する血管まで進める(肘部で上腕動脈を穿刺して行う方法もある) ・目的とする血管にカテーテルの先端が到達したら，ヨード造影剤を注入して撮影する ・頸動脈撮影(CAG)，椎骨動脈撮影(VAG)などがある ・撮像はデジタル・サブトラクション血管撮影(DSA)で行われる(撮影と同時に画像がデジタル処理され，頭蓋骨などを消去して血管だけが描写される撮像法)

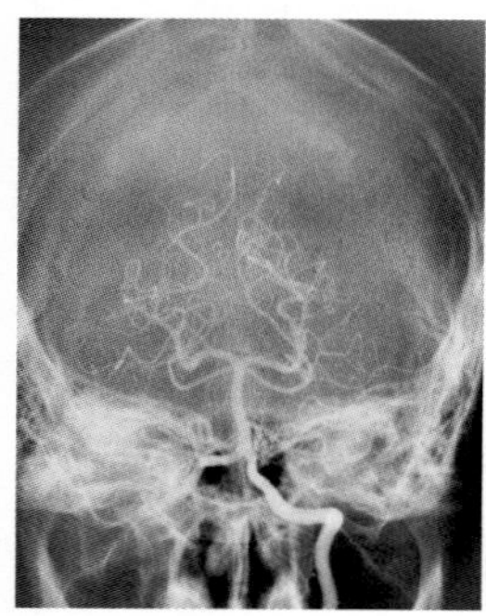

a. VAG，正常正面像

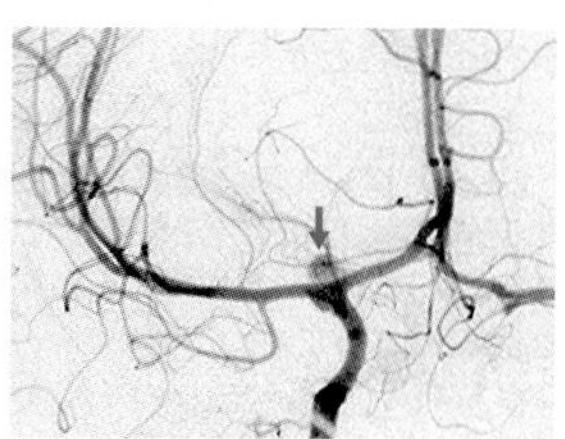

b. 異常：右内頸動脈瘤(↓)

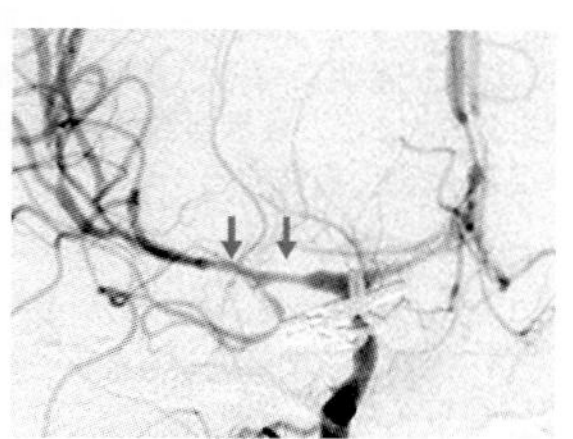

c. 異常：症候性脳血管攣縮(↓)

心臓カテーテル検査 (文献 157，158 をもとに作成，画像は文献 159 より転載)

目的	・直径 1.5～3.0 mm 程度の細い管（カテーテル）を心臓や大血管に挿入して行う検査で，下記の目的がある ・カテーテルの走行から，心臓内や大血管の形態異常を診断する（例：動脈管開存症） ・各部位の血液の酸素飽和度から，短絡（シャント）の有無・部位・大きさを調べる（例：心房中隔欠損症，心室中隔欠損症） ・心内圧と各部位での圧波形をみることによって，弁膜症の有無やその重症度を調べるなど，機能の異常を診断する ・心血管内に造影剤を注入して疾患を診断する（心血管造影法：左室造影，大動脈造影，肺動脈造影，冠動脈造影など）
注意点	・侵襲的な検査であり，ときに致死的な合併症が起こる危険性があるため，十分なインフォームドコンセントが必要
合併症	・大出血，心血管の穿孔・破裂，多臓器に及ぶ血栓塞栓症，重症不整脈，使用薬剤に対するアレルギー反応（アナフィラキシーショック）など
検査中の援助	・検査中は患者に声をかけ，必要に応じて現在の状態や行われている処置について わかりやすく説明する ・心電図モニターやバイタルサインの変動に留意し，異常の早期発見に努める．異常所見が認められた場合，直ちに医師に報告する ・転倒・転落を起こさないよう，安全に体位の固定・変換が行われているか確認する
検査後の援助	・検査終了後，穿刺部位の圧迫止血を行う．止血状態を確認し，引き続き止血用カフやガーゼ，砂のうや弾性絆創膏を用いて圧迫する ・検査に伴う血管迷走神経反射の有無を確認し，異常があれば直ちに医師に報告する ・再出血しないよう，医師の指示に基づき検査後数時間は穿刺部位の安静を保ち，穿刺肢は屈曲などの動作をしないよう患者に説明する

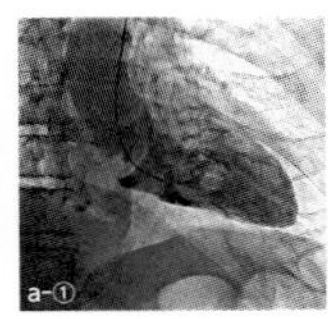

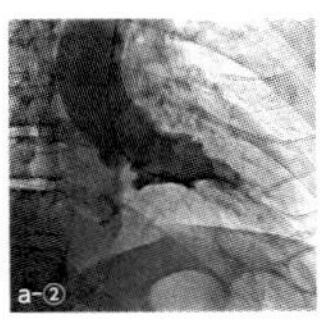

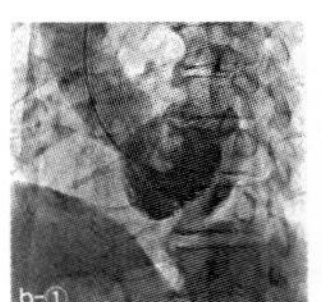

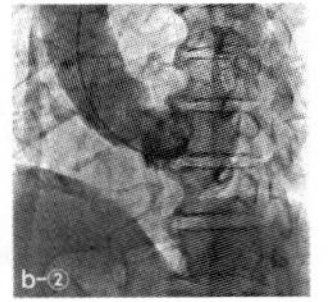

左室造影（正常例）
a．右前斜位：①拡張期，②収縮期
b．左前斜位：①拡張期，②収縮期

検査値

血液検査(血液一般検査, 凝固・線溶検査, 生化学検査, 動脈血液ガス分析)

主な血液項目と基準値(文献 160, 161 をもとに作成)

検査項目(略称)	基準値	わかること
血液一般検査(適応:白血病などの血液疾患, 炎症性疾患, 血液型の判定, 交差適合試験)		
白血球数(WBC)	4,000〜8,000/μL	↑:感染症, 白血病, 自己免疫疾患 ↓:再生不良性貧血, 薬剤アレルギー
赤血球数(RBC)	男 430〜570×10⁴/μL 女 380〜500×10⁴/μL	↑:真性・二次性多血症, 脱水 ↓:出血, 貧血
ヘモグロビン(Hb)(血色素量)	男 14〜18 g/dL 女 12〜16 g/dL	↑:真性・二次性多血症, 脱水 ↓:出血, 貧血
ヘマトクリット(Ht)	男 40〜52% 女 34〜45%	↑:真性・二次性多血症, 脱水 ↓:出血, 貧血
血小板数(Plt)	15〜35×10⁴/μL	↑:慢性骨髄性白血病, 出血 ↓:再生不良性貧血, 抗がん剤投与, 特発性血小板減少性紫斑病
凝固・線溶検査〔適応:DIC(播種性血管内凝固), 出血傾向〕		
プロトロンビン時間(PT)	対照±2 秒	延長:肝硬変, 急性肝炎, 肝がん, DIC, 抗凝固薬投与, 先天性凝固因子異常
活性化部分トロンボプラスチン時間(APTT)	対照±10 秒	延長:抗凝固薬投与, 肝硬変. 先天性凝固因子異常, ビタミンK 欠乏
フィブリノゲン(Fbg)	200〜400 mg/dL	↑:感染症, 悪性腫瘍, 血栓症 ↓:DIC, 急性肝不全, 肝硬変
フィブリン・フィブリノゲン分解産物(FDP)	10 μg/mL 以下	↑:DIC, 血栓症, 心筋梗塞, 肝硬変. 悪性腫瘍, 術後, 抗凝固療法
D ダイマー(D-D ダイマー)	0.5 μg/mL 以下	↑:DIC, 肺血栓塞栓症, 血栓溶解療法, 心筋梗塞, 脳梗塞, 白血病
生化学検査(適応:電解質異常, 肝機能・腎機能・脂質代謝機能)		
アルカリホスファターゼ(ALP)	120〜350 IU/L	↑:閉塞性黄疸, 肝内胆汁うっ滞, 骨疾患, 肝硬変, 生理的上昇(妊娠)
アスパラギン酸アミノトランスフェラーゼ(AST)	10〜30 IU/L	↑:ウイルス性急性・慢性肝炎, 肝硬変, 肝障害, 心筋梗塞, 筋肉疾患
アラニンアミノトランスフェラーゼ(ALT)	10〜30 IU/L	↑:ウイルス性急性・慢性肝炎, 肝硬変, 肝障害
乳酸脱水素酵素〔LD(LDH)〕	120〜220 IU/L	↑:心筋梗塞, 急性肝炎, 白血病, 悪性リンパ腫, 悪性腫瘍, 皮膚筋炎

検査項目（略称）	基準値	わかること
生化学検査（適応：電解質異常，肝機能・腎機能・脂質代謝機能）		（つづき）
γグルタミルトランスペプチダーゼ〔γ-GT（P）〕	男 10〜50 IU/L 女 10〜30 IU/L	↑：急性アルコール性肝炎，閉塞性黄疸，アルコール性肝障害，薬物性肝障害
総ビリルビン（T-Bil）	0.2〜1.2 mg/dL	2〜10 mg/dL：軽度黄疸，10〜20 mg/dL：中等度黄疸，20 mg/dL 以上：高度黄疸
直接ビリルビン（D-Bil）	0.4 mg/dL 未満	↑：急性肝炎，非代償性肝硬変，肝がん，劇症肝炎，アルコール性肝炎
総胆汁酸（TBA）	10 μmol/L 以下	↑：非代償性肝硬変，劇症肝炎，胆汁うっ滞，急性・慢性肝炎，肝がん
総蛋白（TP）	6.5〜8.0 g/dL	↑：多発性骨髄腫，自己免疫性肝炎 ↓：ネフローゼ症候群，重症肝障害
アルブミン（Alb）	3.8〜5.2 g/dL	↑：脱水症 ↓：低栄養，炎症性疾患，肝機能低下
アルブミン/グロブリン比（A/G）	1.3〜2.0	↑：免疫不全症 ↓：ネフローゼ症候群，低栄養状態
尿素窒素（BUN）	9〜21 mg/dL	↑：腎不全，腎機能障害，消化管出血，脱水 ↓：肝不全，低蛋白食，多尿
クレアチニン（Cr）	男 0.65〜1.09 mg/dL 女 0.46〜0.82 mg/dL	↑：腎不全，脱水，心不全，ショック ↓：妊娠，糖尿病の初期，長期臥床
推算糸球体濾過量（eGFR）	90 mL/分/1.73 m^2 以上	↑：糖尿病腎症初期，甲状腺機能亢進 ↓：慢性糸球体腎炎，腎硬化症
尿酸（UA）	男 3〜7 mg/dL 女 2〜7 mg/dL	↑：痛風，無症候性高尿酸血症 ↓：腎性低尿酸血症
総コレステロール（T-cho）	130〜220 mg/dL	↑：家族性高コレステロール血症など ↓：家族性無・低βリポ蛋白血症など
HDL-コレステロール（HDL-C）	40〜65 mg/dL	↑：CETP 欠損症，肝性リパーゼ欠損症 ↓：アポ蛋白 A-I 欠損症，タンジール病
LDL-コレステロール（LDL-C）	60〜140 mg/dL	↑：家族性高コレステロール血症など ↓：家族性無・低βリポ蛋白血症など
中性脂肪（TG）	50〜150 mg/dL	↑：家族性複合型高脂血症など ↓：無・低βリポ蛋白血症
グルコース（血糖）（Glu）	70〜110 mg/dL	↑：1 型・2 型糖尿病，慢性膵炎，薬剤性 ↓：インスリノーマ，ダンピング症候群
アミラーゼ（Amy）	40〜130 IU/L	↑：急性・慢性膵炎，膵嚢胞，膵がん，総胆管結石，急性耳下腺炎，腸閉塞
ナトリウム（Na）	135〜149 mEq/L	↑：飲水不足，腸・皮膚からの水喪失 ↓：SIADH，腎不全，利尿薬，下痢
カリウム（K）	3.5〜5.0 mEq/L	↑：腎機能低下，低アルドステロン症 ↓：下痢，嘔吐，K 摂取不足
クロール（Cl）	96〜108 mEq/L	Na や K など，他の電解質異常に伴い二次的に異常を示す

（つづく）

（つづき）

検査項目（略称）	基準値	わかること
生化学検査（適応：電解質異常，肝機能・腎機能・脂質代謝機能）		
カルシウム（Ca）	8.5～10.5 mg/dL	↑：副甲状腺機能亢進症，悪性腫瘍 ↓：慢性腎不全，副甲状腺機能低下症
無機リン（IP）	2.5～4.5 mg/dL	↑：腎機能低下，ビタミンD過剰 ↓：副甲状腺機能亢進症，VD欠乏
マグネシウム（Mg）	1.8～2.4 mEq/L	↑：腎機能低下，Mgの過剰投与 ↓：アルコール依存，腸吸収不良
亜鉛（Zn）	70～110 μg/dL	↑：過剰摂取，透析液からの中毒 ↓：摂取不足，維持透析療法
鉄（Fe）	男 64～187 μg/dL 女 40～162 μg/dL	↑：ヘモクロマトーシス，急性肝炎，悪性貧血 ↓：鉄欠乏性貧血，感染症
総鉄結合（TIBC）	男 253～365 μg/dL 女 246～410 μg/dL	↑：鉄欠乏性貧血，妊娠 ↓：肝硬変，急性肝炎，感染症
フェリチン（ferritin）	LA法：男 21～282 ng/mL 女 5～157 ng/mL	↑：種々の悪性腫瘍，ヘモクロマトーシス ↓：鉄欠乏性貧血
C反応性蛋白（CRP）	0.3 mg/dL未満	↑：細菌感染症，膠原病，急性膵炎，外傷，悪性腫瘍，軽症炎症性疾患
ヘモグロビンA1c（HbA1c）	4.6～6.2%（NGSP値）	↑：糖尿病，鉄欠乏状態，赤芽球癆 ↓：赤血球寿命の短縮
グリコアルブミン（糖化アルブミン）（GA）	11～16%	↑：糖尿病，甲状腺機能低下症 ↓：甲状腺機能亢進症，高度熱傷
アンモニア（NH3）	40～80 μg/dL	↑：症肝炎，非代償性肝硬変，ショック，低酸素血症，バッド・キアリ症候群
β_2-マイクログロブリン（β_2MG）	1.0～1.9 mg/L	↑：悪性腫瘍（多発性骨髄腫，原発性肝がん），腎機能低下，自己免疫疾患
動脈血液ガス分析		
pH	7.35～7.45	7.45以上：アルカレミア（アルカリ血症） 7.35以下：アシデミア（酸血症）
Pa_{O_2}（動脈血酸素分圧）	80～100 mmHg	肺での血液の酸素化の指標 ↓：呼吸不全
Pa_{CO_2}（動脈血二酸化炭素分圧）	36～44 mmHg	↑：肺胞低換気に起因，呼吸性アシドーシス（喘息など） ↓：過換気に起因，呼吸性アルカローシス（低酸素血症）
HCO_3^-（重炭酸イオン）	22～26 mEq/L	↑：代謝性アルカローシス（嘔吐，脱水） ↓：代謝性アシドーシス（下痢など）
BE（塩基過剰）	−2.2～+2.2 mEq/L	↑：代謝性アルカローシス ↓：代謝性アシドーシス
Sa_{O_2}（動脈血酸素飽和度）	96%以上	95%以下：低酸素血症，90%未満：呼吸不全 ※ Pa_{O_2}値も同様

尿検査

主な検査項目と基準値 (文献 160, 161 をもとに作成)

検査項目	基準値	わかること
尿比重	1.012～1.025	↑ (1.025 以上) : 脱水, 糖尿病, ネフローゼ症候群, 利尿薬 ↓ (1.010 以下) : 水分過剰摂取, 慢性腎不全, 尿崩症
尿 pH	6.0 前後	pH7.4 以上 (アルカリ尿) : アルカローシス, 尿路の細菌感染症 pH4.5 未満 (酸性尿) : アシドーシス, 糖尿病, 酸性食品摂取
尿蛋白	−	+ : 慢性糸球体腎炎, 糖尿病性腎症, 高血圧性腎硬化症
尿糖	−	+ : 糖尿病, 胃切後, 甲状腺機能亢進症
ケトン体	−	+ : 飢餓, 運動, 糖尿病, 嘔吐, 下痢
尿潜血反応	−	+ : 腎臓や尿路の出血, ヘモグロビン・ミオグロビン尿

Memo

文献

1) 池松裕子(編):臨床で役立つ看護アセスメント スケール&ツール. p4, 照林社, 2018
2) 茂野香おる(著者代表):系統看護学講座 専門分野Ⅰ 基礎看護学[2] 基礎看護技術Ⅰ 第18版. p158, 医学書院, 2020
3) 清村紀子, 他(編):根拠と急変対応からみたフィジカルアセスメント. p32, 医学書院, 2014
4) 前掲2), p163
5) 前掲2), p165
6) 前掲2), p195
7) 前掲2), p166
8) 日本高血圧学会高血圧治療ガイドライン作成委員会(編):高血圧治療ガイドライン2019. p18, 日本高血圧学会, 2019
9) 前掲8), p53
10) 矢﨑義雄(監修):新臨床内科学 第10版. p415, 医学書院, 2020
11) 前掲2), pp193-194
12) 井上智子, 他(編):緊急度・重症度からみた症状別看護過程+病態関連図 第3版. pp581-582, 医学書院, 2019
13) 前掲2), pp195-196
14) 前掲2), pp197-198
15) 前掲2), p199
16) 早川弘一, 他(編):ICU・CCU看護. p211, 医学書院, 2013
17) 前掲2), pp207-209
18) 前掲3), p155
19) 前掲12), p42
20) 福井次矢, 他(編):内科診断学 第3版. p68, 医学書院, 2016
21) 前掲3), p102
22) 稲葉佳江(編著):成人・高齢者看護のためのヘルスアセスメント. p126, メヂカルフレンド社, 2004
23) 前掲3), pp173-175
24) 前掲3), p78
25) 齋藤宣彦(編):《JJNブックス》ナースのための心電図テキスト 第2版. p21, 医学書院, 2005
26) 井上智子, 他(編):病期・病態・重症度からみた疾患別看護過程+病態関連図 第4版. pp217-221, 医学書院, 2020
27) 前掲2), pp223-224
28) 前掲12), p799
29) 南川雅子(著者代表):系統看護学講座 専門分野Ⅱ 成人看護学[5] 消化器 第15版. p47, 医学書院, 2018
30) 前掲3), pp228-231
31) 前掲2), pp223-224
32) 富田靖(監修), 橋本隆, 他(編):標準皮膚科学 第10版. p155, 医学書院, 2013
33) 前掲3), pp231-234
34) 前掲2), p149
35) 前掲20), pp44-45
36) 前掲2), pp225-226
37) 前掲2), pp226-227
38) 前掲3), p239
39) 前掲29), pp191-192
40) 前掲2), p241
41) 前掲12), pp309-310
42) 前掲3), pp295-296
43) 前掲2), p232
44) 日本整形外科学会, 日本リハビリテーション医学会:関節可動域表示ならびに測定法(平成7年2月改訂)
45) 前掲3), p312
46) 任和子, 他(編):根拠と事故防止からみた 基礎・臨床看護技術 第2版. p201, 医学書院, 2017
47) Mahoney FL, Barthel DW: Functional evaluation: The Barthel Index. Md State Med J 14(2): 61-65, 1965, 飯島節訳による
48) Katz S, et al: Progress in development of the index of ADL. Gerontologist 10(1): 20-30, 1970
49) Lawton M, Brody EM: Assessment of older people: self-maintaining and instrumental activities of daily living. Gerontologist 9(3): 179-186, 1969
50) 前掲1), p216
51) 亀井智子(編):根拠と事故防止からみた老年看護技術 第3版. pp230-237, 医学書院, 2020
52) 前掲51), pp217-220
53) 前掲51), pp78-88
54) 前掲51), pp140-144
55) 任和子(著者代表):系統看護学講座 専門分野Ⅰ 基礎看護学[3] 基礎看護技術Ⅱ 第18版. p106, 医学書院, 2020
56) 前掲51), pp210-215
57) 厚生労働省:褥瘡対策に関する診療計画書(平成18年3月6日保医発第0306002号厚生労働省保険局医療課長通知)
58) 日本褥瘡学会(編):改定DESIGN-R®2020コンセンサス・ドキュメント. 2020, 照林社
59) 松原康美:創傷管理ナースポケットマニュアル—褥瘡・MDRPU・IAD・スキン-テア. pp24-29, 医学書院, 2019
60) 北川公子(著者代表):系統看護学講座 専門分野Ⅱ老年看護学 第9版. pp136-137, 医学書院, 2018
61) 征矢野あや子:転倒予防の標準ケア計画. 照林社編集部(編):最新 転倒・抑制防止ケア. p17, 照林社, 2002
62) 日本整形外科学会:ロコモパンフレット2020年度版 https://locomo-joa.jp/assets/pdf/index_japanese.pdf(2021年8月30日閲覧)
63) 日本整形外科学会ホームページ https://www.joa.or.jp/public/locomo/mads.html(2021年8月30日閲覧)
64) 東京都医師会ホームページ:フレイル予防の図(飯島勝矢による作図) https://www.tokyo.med.or.jp/citizen/frailty
65) Chen LK, et al: Asian Working Group for Sarcopenia: 2019 Consensus Update on Sarcopenia DiagnosisandTreatment. J Am Med Dir Assoc 21(3): 300-307, 2019
66) 藤島一郎(編著):嚥下障害ポケットマニュアル 第3版. p43, 医歯薬出版, 2011
67) 前掲51), pp92-98
68) 前掲51), pp130-135
69) 前掲1), pp98-99
70) 前掲55), p69
71) 前掲55), p70
72) 山田律子, 他(編):生活機能からみた老年看護過程(+病態・生活機能関連図) 第3版. p376, 医学書院, 2016
73) 前掲72), pp374-376
74) 前掲46), pp105-109
75) 前掲46), pp97-104
76) 土肥豊:脳卒中のリハビリテーション—リスクとその対策. medicina 13(8):1068-1069, 1976
77) 前掲46), p255
78) 植木純, 他(監修):ポケット版看護に生かすフィジカルアセスメント. p89, 照林社, 2007
79) 福井次矢, 他(編):内科診断学 第3版. p68, 医学書院, 2016
80) 岩月啓氏(監修), 照井正, 他(編):標準皮膚科学 第11版. p44, 医学書院, 2020
81) 内山聖(監修), 原寿郎, 他(編):標準小児

科学 第 8 版. p121, 医学書院, 2013
82) 前掲 80), p48
83) 小澤明：皮膚科診察室—美しい肌と健康な皮膚のために. p130, 東海大学出版会, 1985
84) 前掲 1), p118
85) 加藤伸司, 他：改訂長谷川式簡易知能評価スケール〈HDS-R〉の作成. 老年精神医学雑誌 2(11)：1339-1347, 1991
86) 前掲 60), p307
87) 日本老年医学会(編)：高齢者の安全な薬物療法ガイドライン 2015. pp26-30, 日本老年医学会, 2015
88) 日本老年医学会(編)：健康長寿診療ハンドブック—実地医家のための老年医学のエッセンス. p109, 日本老年医学会, 2011
89) 野嶋佐由美, 他(監)：ナースによる心のケアハンドブック—現象の理解と介入方法. p23, 照林社, 2000
90) 萱間真美(編)：パーフェクト臨床実習ガイド精神看護 第 2 版. p290, 照林社, 2015
91) 前掲 2), p270
92) 前掲 12), pp2-220
93) 前掲 12), pp496-514
94) 前掲 12), pp272-286
95) 前掲 12), pp256-271
96) 前掲 12), pp196-211
97) 前掲 12), pp691-708
98) 前掲 12), pp709-725
99) 前掲 12), pp104-119
100) 前掲 51), pp72-77
101) 前掲 12), pp120-163
102) 前掲 12), pp36-48
103) 前掲 12), pp613-631
104) 前掲 12), pp632-631
105) 長谷川真澄, 他(編著)：チームで取り組むせん妄ケア—予防からシステムづくりまで. p23, 医歯薬出版, 2017
106) 金子亜矢子：せん妄の適切な判断と対応. インターナショナルナーシングレビュー 31(3)：30-35, 2008
107) 前掲 26), pp1206-1230
108) 山口晴保(編著)：認知症の正しい理解と包括的医療・ケアのポイント 第 3 版—快一徹! 脳活性化リハビリテーションで進行を防ごう. pp63-167, 協同医書出版社, 2016
109) 前掲 26), pp1064-1082
110) 前掲 26), pp1044-1063
111) 前掲 26), pp191-213
112) 鳥羽研二(著者代表)：系統看護学講座 専門分野Ⅱ 老年看護 病態・疾患論 第 5 版. pp167-168, 医学書院, 2018
113) 前掲 60), pp257-260
114) Phillips CO, et al: Comprehensive discharge planning with postdischarge support for older patients with congestive heart failure: a meta-analysis. JAMA 291(11): 1358-1367, 2004
115) 宮地元彦, 他：健康づくりのための運動基準 2006 改定のためのシステマティックレビュー. 健康づくりのための身体活動基準 2013. 厚生労働科学研究費補助金(循環器疾患・糖尿病等生活習慣病対策総合研究事業)総括研究報告書, 参考資料 2-1
116) 前掲 26), pp158-190
117) 前掲 112), p164
118) 吉田俊子(著者代表)：系統看護学講座 専門分野Ⅱ 成人看護学 [3] 循環器 第 15 版. pp312-314, 医学書院, 2018
119) 前掲 118), p318
120) 前掲 26), pp15-37
121) 川村雅文(著者代表)：系統看護学講座 専門分野Ⅱ 成人看護学[2] 呼吸器 第 15 版. pp305-308, 医学書院, 2018
122) 前掲 26), pp105-122
123) 山田律子, 他(編)：生活機能からみた老年看護過程(+病態・生活機能関連図) 第 4 版. p144, 医学書院, 2020
124) 前掲 60), pp263-265
125) 前掲 26), pp584-610
126) 前掲 123), pp182-198
127) 日本糖尿病学会(編著)：糖尿病治療ガイド 2020-2021. p33, 文光堂, 2020
128) 永井美裕貴, 他(監・著)：看護師のための早引き透析ケア BOOK. pp128-132, ナツメ社, 2017
129) ウィル訪問看護ステーション(編)：在宅ケアナースポケットマニュアル. p80, 医学書院, 2019
130) 前掲 26), pp483-505
131) 前掲 26), pp1418-1437
132) 田中美穂, 他：看護学生のための実習の前に読む本. pp100-102, 医学書院, 2015
133) 一般社団法人日本蘇生協議会(監修)：JRC 蘇生ガイドライン 2020. p159, 医学書院, 2021
134) 北里大学病院看護部・北里大学東病院看護部(編)：ナースポケットマニュアル. p9, 医学書院, 2017
135) 前掲 133), p168
136) 厚生労働省：人生の最終段階における医療の決定プロセスに関するガイドライン(2007 年 5 月, 改訂 2015 年 3 月)
137) 長江弘子(編)：看護実践にいかすエンド・オブ・ライフケア. p38, 日本看護協会出版会, 2014
138) 小松浩子(著者代表)：系統看護学講座 専門分野Ⅱ 成人看護学 [1] 成人看護学総論 第 15 版. p141, 医学書院, 2018
139) Stiggelbout AM, et al: Shared decision making: really putting patients at the centre of healthcare. BMJ 344: 28-31, 2012
140) 前掲 46), pp518-525
141) 前掲 46), pp526-531
142) 道又元裕, 他(監修)：やってはいけない! 人工呼吸管理 50—集中ケア認定看護師に聞く 第 2 版. p10, 日本看護協会出版会, 2008
143) 前掲 46), p393
144) 前掲 60), p390
145) 江口瞳, 他：看護学生の実習におけるヒヤリ・ハットの実態と教育実践課題. 山陽論業 16：123-131, 2009
146) 前掲 26), p40
147) 前掲 118), p62
148) 尾尻博也(著者代表)：系統看護学講座 別巻 臨床放射線医学 第 10 版. p46, 医学書院, 2020
149) 前掲 26), p396
150) 前掲 46), p682
151) 前掲 46), p683
152) 前掲 29), pp110-112
153) 前掲 29), p112
154) 井手隆文(著者代表)：系統看護学講座 専門分野Ⅱ 成人看護学 [7] 脳・神経 第 15 版. pp98-100, 医学書院, 2019
155) 新井一(監修), 冨永悌二, 他(編)：標準脳神経外科学 第 15 版. p95, 医学書院, 2021
156) 前掲 155), p218
157) 前掲 118), p68
158) 前掲 118), pp263-264
159) 小川聡, 他(編)：専門医のための循環器病学. p113, 医学書院, 2014
160) 河合忠(監修), 山田俊幸, 他(編)：異常値の出るメカニズム 第 7 版. 医学書院, 2018
161) 髙久史麿(監修), 黒川清, 他(編)：臨床検査データブック 2021-2022. 医学書院, 2021

Memo

小児

身体の発達・成長

発達段階の区分 (文献 1 より転載，一部改変)

区分	時期	特徴と課題
出生前期	生命の発生から出生まで	・各器官の分化が進み，母体外の環境に適応できるよう発育が進む ・胎児と母親との間に栄養面や情緒面での相互作用が始まる時期
新生児期	生後 4 週 (28 日) 未満	・母体内の環境から，出生後の新たな環境に適応することが課題となる ・身体的にさまざまな変化がみられる ・子どもと母親が情緒的なきずなを結ぶ時期
乳児期	生後 1 年未満	・著しい成長・発達をとげる ・子どもは母親，あるいは家族と情緒的きずなを結ぶことで，人との信頼関係を形成する基盤を築いていく
幼児期	生後 1 年以後から 6 歳頃までの就学前まで	・精神・運動機能は目ざましく発達する ・日常生活を構成する食事・排泄・睡眠・清潔・更衣などの生活習慣を確立するとともに，自律性・主体性が育つ時期
学童期	幼児期以後から 12 歳頃まで	・小学校就学後から卒業するまでを指す ・心身とも安定した時期であり，学校生活への適応や友人との交流の拡大など，子どもの社会性が目ざましく発達する時期
青年期	12 歳以後，22 歳頃まで	・子どもから成人への移行期 ・12 歳頃から 18 歳頃は思春期といわれ，第二次性徴が現れて急速な身体的成長をとげる時期であり，情緒は不安定になりやすい ・自我同一性の確立が発達上の課題

身体発達の評価方法

- 身長・体重それぞれの値を基準値やパーセンタイル値などを用いて単独で評価する方法と，身体と体重の発育バランスを指数などを用いて評価する方法がある

カウプ指数

乳幼児の発育・栄養状態，肥満の程度を評価する指数

計算式	**体重 (g) ÷身長 (cm)^2×10**
評価基準	22 以上：太りすぎ　19〜22：優良または肥満傾向 15〜19：正常 13〜15：やせ　10〜13：栄養失調　10 以下：消耗症

ローレル指数

学童の発育・栄養状態，肥満の程度を評価する指数

計算式	**体重 (g) ÷身長 (cm)^3×10^4**
評価基準	160 以上：太りすぎ，140〜160：肥満傾向 120〜140：標準 100〜120：やせ，100 未満：やせすぎ

肥満度 (%)

肥満度は指数に比べて年齢による影響を受けにくく，幼児・学童の健康診断などスクリーニングとして用いられる

計算式	**{実測体重 (kg) −標準体重 (kg)} ÷標準体重 (kg) ×100**	
評価基準	幼児	−15% 超 15% 未満：標準 15% 以上：肥満 −15% 以下：やせ
	学童	−20% 超 20% 未満：標準 20% 以上 30% 未満：軽度肥満 30% 以上 50% 未満：中等度肥満 50% 以上：高度肥満 −20% 以下：やせ −30% 以下：高度のやせ

パーセンタイル値を用いる評価 (pp218-221)

パーセンタイル値

10〜50〜90	正常 (50 が中央値)
10 未満または 90 以上	発育の偏りがあると評価．経過観察が必要
3 未満または 97 以上	発育に問題あり．詳細な検査が必要

POINT

- カウプ指数は，生後 3 か月までは数値が低くでるため，判定には適さない．また，身長が高くなるにしたがって，数値が大きくなることに留意する

身長発育のパーセンタイル値（文献2をもとに作成）

(cm)

年・月・日齢	男子							女子						
	パーセンタイル値							パーセンタイル値						
	3.0	10.0	25.0	50.0 中央値	75.0	90.0	97.0	3.0	10.0	25.0	50.0 中央値	75.0	90.0	97.0
出生時	44.0	46.0	47.4	49.0	50.2	51.5	52.6	44.0	45.5	47.0	48.5	50.0	51.0	52.0
30日	48.7	50.4	51.9	53.5	55.0	56.3	57.4	48.1	49.7	51.1	52.7	54.1	55.3	56.4
0年1～2月未満	50.9	52.5	54.0	55.6	57.1	58.4	59.6	50.0	51.6	53.1	54.6	56.1	57.3	58.4
2～3	54.5	56.1	57.5	59.1	60.6	62.0	63.2	53.3	54.9	56.4	57.9	59.4	60.6	61.7
3～4	57.5	59.0	60.4	62.0	63.5	64.8	66.1	56.0	57.6	59.1	60.7	62.1	63.4	64.5
4～5	59.9	61.3	62.8	64.3	65.8	67.2	68.5	58.2	59.9	61.4	63.0	64.4	65.7	66.8
5～6	61.9	63.3	64.7	66.2	67.7	69.1	70.4	60.1	61.8	63.3	64.9	66.3	67.6	68.7
6～7	63.6	64.9	66.3	67.9	69.4	70.8	72.1	61.7	63.4	64.9	66.5	68.0	69.2	70.4
7～8	65.0	66.4	67.8	69.3	70.9	72.2	73.6	63.1	64.8	66.3	67.9	69.4	70.7	71.9
8～9	66.3	67.7	69.0	70.6	72.2	73.6	75.0	64.4	66.0	67.6	69.2	70.7	72.0	73.2
9～10	67.4	68.8	70.2	71.8	73.3	74.8	76.2	65.5	67.1	68.7	70.4	71.9	73.2	74.5
10～11	68.4	69.8	71.2	72.8	74.4	75.9	77.4	66.5	68.1	69.7	71.4	73.0	74.3	75.6
11～12	69.4	70.8	72.2	73.8	75.5	77.0	78.5	67.4	69.1	70.7	72.4	74.0	75.4	76.7
1年0～1月未満	70.3	71.7	73.2	74.8	76.5	78.0	79.6	68.3	70.0	71.7	73.4	75.0	76.4	77.8
1～2	71.2	72.7	74.1	75.8	77.5	79.1	80.6	69.3	71.0	72.6	74.4	76.0	77.5	78.9
2～3	72.1	73.6	75.1	76.8	78.5	80.1	81.7	70.2	71.9	73.6	75.3	77.0	78.5	79.9
3～4	73.0	74.5	76.0	77.7	79.5	81.1	82.8	71.1	72.9	74.5	76.3	78.0	79.6	81.0
4～5	73.9	75.4	77.0	78.7	80.5	82.2	83.8	72.1	73.8	75.5	77.3	79.0	80.6	82.1
5～6	74.8	76.3	77.9	79.7	81.5	83.2	84.8	73.0	74.7	76.4	78.2	80.0	81.6	83.2
6～7	75.6	77.2	78.8	80.6	82.5	84.2	85.9	73.9	75.6	77.3	79.2	81.0	82.7	84.2
7～8	76.5	78.1	79.7	81.5	83.4	85.1	86.9	74.8	76.5	78.2	80.1	82.0	83.7	85.3
8～9	77.3	78.9	80.6	82.4	84.4	86.1	87.9	75.7	77.4	79.2	81.1	83.0	84.7	86.3
9～10	78.1	79.8	81.4	83.3	85.3	87.1	88.8	76.6	78.3	80.0	82.0	83.9	85.6	87.4
10～11	78.9	80.6	82.3	84.2	86.2	88.0	89.8	77.5	79.2	80.9	82.9	84.8	86.6	88.4
11～12	79.7	81.4	83.1	85.1	87.1	88.9	90.7	78.3	80.0	81.8	83.8	85.7	87.6	89.4

(つづき)

年・月・日齢	男子							女子						
	パーセンタイル値							パーセンタイル値						
	3.0	10.0	25.0	50.0 中央値	75.0	90.0	97.0	3.0	10.0	25.0	50.0 中央値	75.0	90.0	97.0
2年0〜6月未満	81.1	82.9	84.6	86.7	88.7	90.6	92.5	79.8	81.5	83.3	85.3	87.4	89.3	91.2
6〜12	85.2	87.0	89.0	91.1	93.3	95.4	97.4	84.1	85.8	87.7	89.8	92.0	94.1	96.3
3年0〜6月未満	88.8	90.7	92.8	95.1	97.4	99.6	101.8	87.7	89.6	91.5	93.8	96.2	98.4	100.6
6〜12	92.0	94.1	96.2	98.6	101.1	103.4	105.8	90.9	92.9	95.0	97.4	99.9	102.2	104.5
4年0〜6月未満	95.0	97.1	99.3	101.8	104.5	107.0	109.5	93.8	96.0	98.3	100.8	103.4	105.7	108.1
6〜12	97.8	100.0	102.3	104.9	107.7	110.3	113.0	96.5	99.0	101.4	104.1	106.7	109.1	111.4
5年0〜6月未満	100.5	102.8	105.2	108.0	111.0	113.7	116.5	99.1	101.8	104.5	107.3	110.1	112.5	114.8
6〜12	103.3	105.8	108.4	111.3	114.3	117.1	119.9	101.6	104.7	107.6	110.6	113.4	115.9	118.2
6年0〜6月未満	106.2	109.0	111.8	114.9	118.0	120.8	123.6	104.2	107.6	110.8	114.0	116.9	119.4	121.7

a. 大泉門の測定および月齢からみた大泉門の大きさ

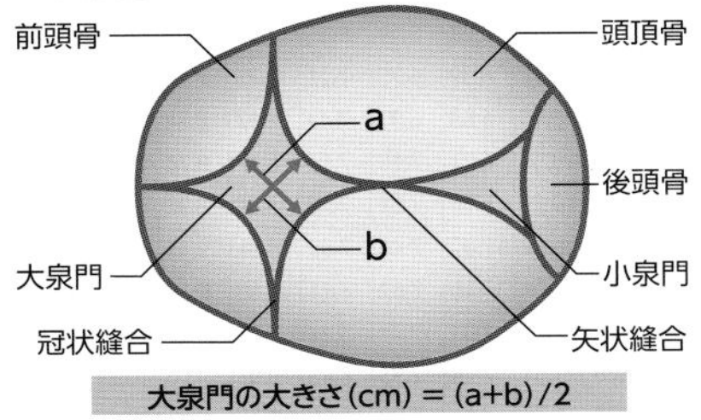

大泉門の大きさ(cm) = (a+b)/2

月齢	1〜3 か月	7〜9 か月	9〜11 か月
大泉門の大きさ(cm)	2.5	3.6	3.2

▶▶ 体重発育のパーセンタイル値 (文献 2 をもとに作成)

(kg)

年・月・日齢	男子							女子						
	パーセンタイル値							パーセンタイル値						
	3.0	10.0	25.0	50.0 中央値	75.0	90.0	97.0	3.0	10.0	25.0	50.0 中央値	75.0	90.0	97.0
出生時	2.10	2.45	2.72	3.00	3.27	3.50	3.76	2.13	2.41	2.66	2.94	3.18	3.41	3.67
1日	2.06	2.39	2.62	2.89	3.14	3.38	3.63	2.07	2.34	2.56	2.81	3.06	3.28	3.53
2日	2.01	2.33	2.57	2.84	3.09	3.33	3.56	2.04	2.29	2.51	2.76	2.99	3.22	3.46
3日	2.00	2.33	2.58	2.84	3.10	3.35	3.59	2.03	2.28	2.51	2.76	3.00	3.23	3.47
4日	2.03	2.36	2.60	2.88	3.14	3.38	3.62	2.05	2.31	2.54	2.79	3.04	3.26	3.50
5日	2.04	2.35	2.62	2.90	3.17	3.42	3.65	2.03	2.31	2.54	2.81	3.06	3.28	3.54
30日	3.00	3.37	3.74	4.13	4.51	4.85	5.17	2.90	3.22	3.54	3.89	4.23	4.54	4.84
0年1~2月未満	3.53	3.94	4.35	4.79	5.22	5.59	5.96	3.39	3.73	4.08	4.47	4.86	5.20	5.54
2~3	4.41	4.88	5.34	5.84	6.33	6.76	7.18	4.19	4.58	4.97	5.42	5.86	6.27	6.67
3~4	5.12	5.61	6.10	6.63	7.16	7.62	8.07	4.84	5.25	5.67	6.15	6.64	7.08	7.53
4~5	5.67	6.17	6.67	7.22	7.76	8.25	8.72	5.35	5.77	6.21	6.71	7.23	7.70	8.18
5~6	6.10	6.60	7.10	7.66	8.21	8.71	9.20	5.74	6.17	6.62	7.14	7.67	8.17	8.67
6~7	6.44	6.94	7.44	8.00	8.56	9.07	9.57	6.06	6.49	6.95	7.47	8.02	8.53	9.05
7~8	6.73	7.21	7.71	8.27	8.84	9.36	9.87	6.32	6.75	7.21	7.75	8.31	8.83	9.37
8~9	6.96	7.44	7.94	8.50	9.08	9.61	10.14	6.53	6.97	7.43	7.97	8.54	9.08	9.63
9~10	7.16	7.64	8.13	8.70	9.29	9.83	10.37	6.71	7.15	7.62	8.17	8.74	9.29	9.85
10~11	7.34	7.81	8.31	8.88	9.48	10.03	10.59	6.86	7.31	7.78	8.34	8.93	9.49	10.06
11~12	7.51	7.98	8.48	9.06	9.67	10.23	10.82	7.02	7.46	7.95	8.51	9.11	9.68	10.27
1年0~1月未満	7.68	8.15	8.65	9.24	9.86	10.44	11.04	7.16	7.62	8.11	8.68	9.29	9.87	10.48
1~2	7.85	8.32	8.83	9.42	10.05	10.65	11.28	7.31	7.77	8.27	8.85	9.47	10.07	10.69
2~3	8.02	8.49	9.00	9.60	10.25	10.86	11.51	7.46	7.93	8.43	9.03	9.66	10.27	10.90
3~4	8.19	8.67	9.18	9.79	10.44	11.08	11.75	7.61	8.08	8.60	9.20	9.85	10.47	11.12
4~5	8.36	8.84	9.35	9.97	10.64	11.29	11.98	7.75	8.24	8.76	9.38	10.04	10.67	11.33
5~6	8.53	9.01	9.53	10.16	10.84	11.51	12.23	7.90	8.39	8.93	9.55	10.23	10.87	11.55
6~7	8.70	9.18	9.71	10.35	11.04	11.73	12.47	8.05	8.55	9.09	9.73	10.42	11.08	11.77
7~8	8.86	9.35	9.89	10.53	11.25	11.95	12.71	8.20	8.71	9.26	9.91	10.61	11.28	11.99
8~9	9.03	9.52	10.06	10.72	11.45	12.17	12.96	8.34	8.86	9.43	10.09	10.81	11.49	12.21
9~10	9.19	9.69	10.24	10.91	11.65	12.39	13.20	8.49	9.02	9.59	10.27	11.00	11.70	12.44
10~11	9.36	9.86	10.41	11.09	11.85	12.61	13.45	8.64	9.18	9.76	10.46	11.20	11.92	12.67
11~12	9.52	10.03	10.59	11.28	12.06	12.83	13.69	8.78	9.34	9.93	10.64	11.40	12.13	12.90

（つづき）

年・月・日齢	男子							女子						
	パーセンタイル値							パーセンタイル値						
	3.0	10.0	25.0	50.0 中央値	75.0	90.0	97.0	3.0	10.0	25.0	50.0 中央値	75.0	90.0	97.0
2年0～6月未満	10.06	10.60	11.19	11.93	12.76	13.61	14.55	9.30	9.89	10.53	11.29	12.11	12.90	13.73
6～12	10.94	11.51	12.17	12.99	13.93	14.90	16.01	10.18	10.85	11.56	12.43	13.36	14.27	15.23
3年0～6月未満	11.72	12.35	13.07	13.99	15.04	16.15	17.43	11.04	11.76	12.56	13.53	14.59	15.64	16.76
6～12	12.42	13.10	13.89	14.90	16.08	17.34	18.82	11.83	12.61	13.49	14.56	15.75	16.95	18.27
4年0～6月未満	13.07	13.80	14.65	15.76	17.08	18.51	20.24	12.56	13.39	14.33	15.51	16.84	18.21	19.73
6～12	13.71	14.50	15.42	16.62	18.09	19.71	21.72	13.27	14.15	15.15	16.41	17.89	19.43	21.20
5年0～6月未満	14.37	15.23	16.24	17.56	19.17	20.95	23.15	14.01	14.92	15.97	17.32	18.93	20.65	22.69
6～12	15.03	16.02	17.17	18.63	20.36	22.19	24.33	14.81	15.75	16.84	18.27	20.00	21.91	24.22
6年0～6月未満	15.55	16.84	18.24	19.91	21.70	23.43	25.25	15.71	16.68	17.81	19.31	21.15	23.21	25.77

▶▶ 体重・身長の増え方（文献 3 より転載）

a. 月齢別 1 日体重増加量

月齢	0・1・2	3・4・5	6・7・8	9・10・11
1 日の体重増加量（g）	30～25	25～20	20～15	15～10

b. 体重増加（比率）

年齢	出生時	4 か月	1 歳	2 歳	4 歳	5 歳	11 歳
出生時体重に対する比率	（3 kg）1	2	3	4	5	6	12

c. 身長増加率（比率）

年齢	出生時	1～1 歳半	4 歳	12 歳
出生時身長との比	（50 cm）1	1.5	2	3

POINT

- 体重・身長の評価では，各時点の測定値を横断的にとらえるだけでなく，経過を追って成長の推移を把握し，判断することが重要

乳児身体発育曲線 (文献 2 をもとに作成)

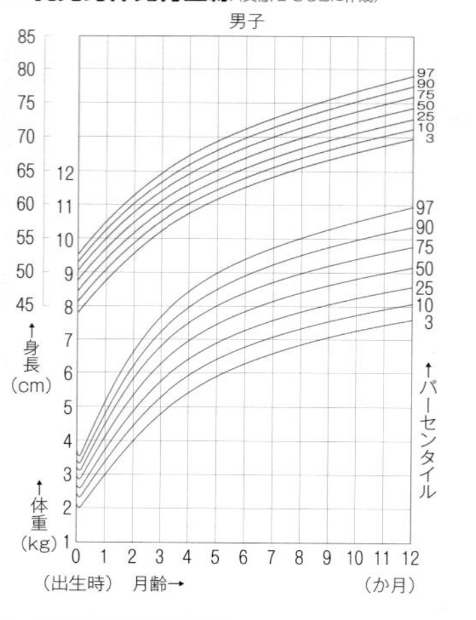

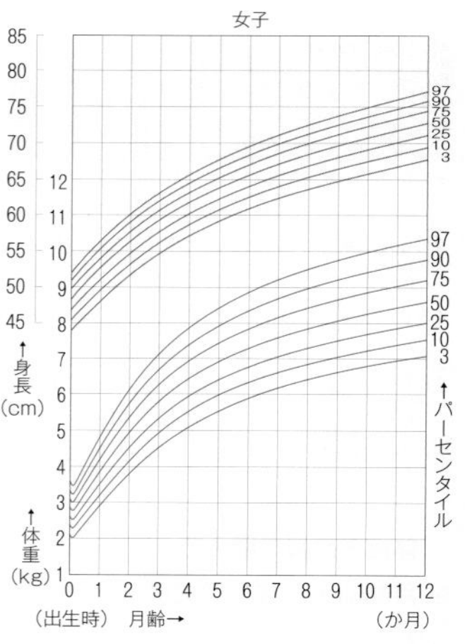

幼児身体発育曲線 (文献 2 をもとに作成)

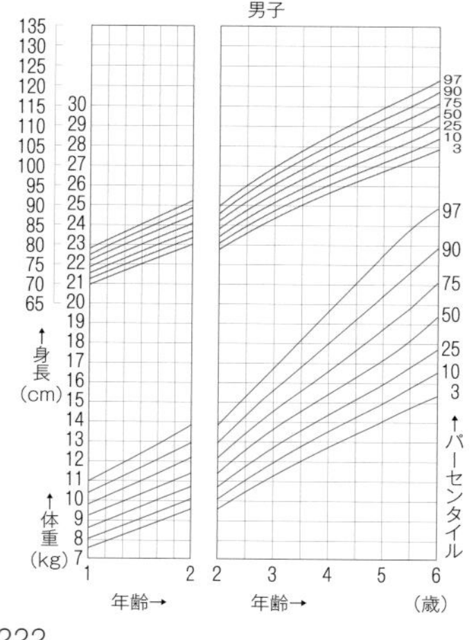

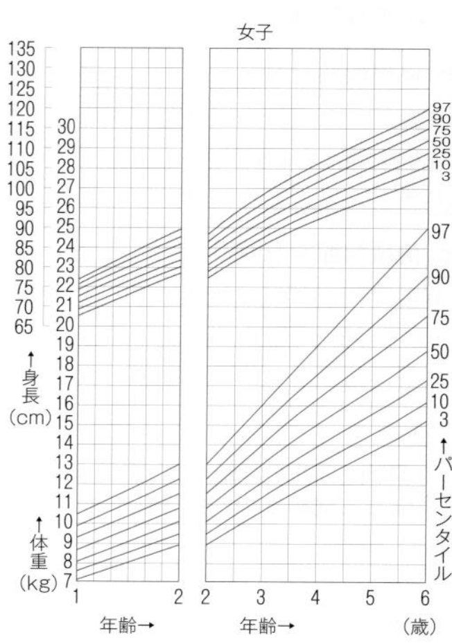

Memo

発達評価

DENVER II（デンバー発達判定法）（文献 4 より転載，一部改変）

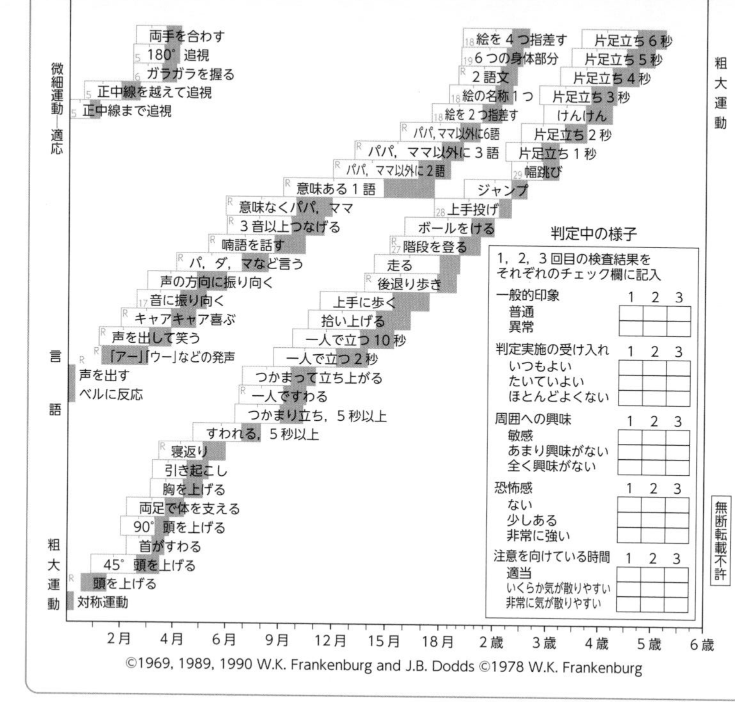

POINT

- 評価は個人-社会，微細運動-適応，言語，粗大運動の 4 領域で行い，125 の検査項目から構成される
- 各項目を 0～6 歳の児が可能になる個人差の幅（通過率 25～90%）で視覚的に図示
- 「遅れ」の項目の有無とその数に注目し，正常，疑い，判定不能のいずれかで評価する．「正常」ではなかった場合には再検査または診断的検査を受ける必要がある
- 検査・評価は保護者に不安を与えないように配慮しながら行う

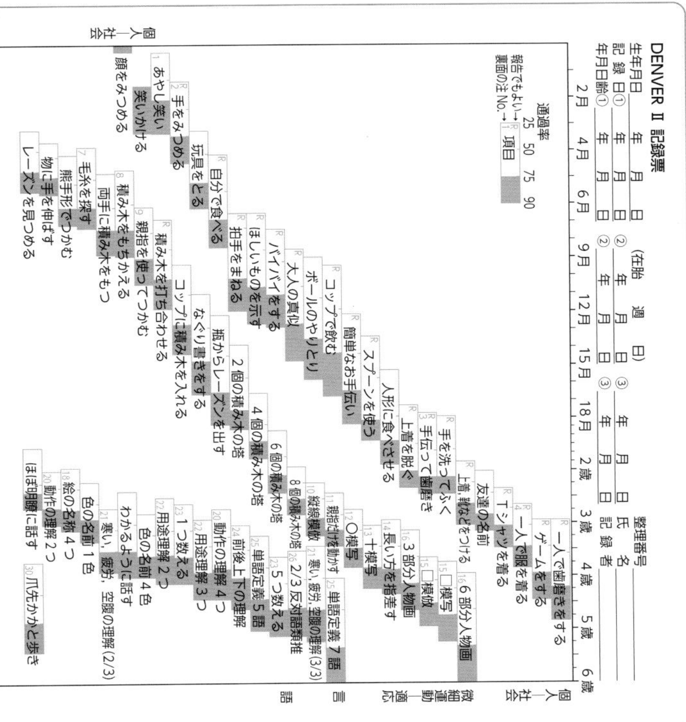

遠城寺式・乳幼児分析的発達検査表 (文献 5 より転載，一部改変)

暦年齢	移動運動	手の運動	基本的習慣	対人関係	発語	言語理解	移動運動	手の運動
2:9							立ったままでくるっとまわる	まねて◯をかく
2:6							足を交互に出して階段をあがる	まねて直線を引く
2:3							両足でぴょんぴょんとぶ	鉄棒などに両手でぶらさがる
2:0							ボールを前にける	積み木を横に二つ以上ならべる
1:9							ひとりで一段ごとに足をそろえながら階段をあがる	鉛筆でぐるぐる◯をかく
1:6							走る	コップからコップへ水をうつす
1:4							靴をはいて歩く	積み木を二つ重ねる
1:2							2〜3 歩あるく	コップの中の小粒をとり出そうとする
1:0							座った位置から立ちあがる	なぐり書きをする
0:11							つたい歩きをする	おもちゃの車を手で走らせる
0:10							つかまって立ちあがる	ビンのふたを，あけたりしめたりする
0:9							ものにつかまって立っている	おもちゃのたいこをたたく
0:8							ひとりで座って遊ぶ	親指と人さし指でつかもうとする
0:7							腹ばいで体をまわす	おもちゃを一方の手から他方に持ちかえる
0:6							寝がえりをする	手を出してものをつかむ
0:5							横向きに寝かせると寝がえりをする	ガラガラを振る
0:4							首がすわる	おもちゃをつかんでいる
0:3							あおむけにして体をおこしたとき頭を保つ	頰にふれたものを取ろうとして手を動かす
0:2							腹ばいで頭をちょっとあげる	手を口に持っていってしゃぶる
0:1							あおむけでときどき左右に首の向きを変える	手にふれたものをつかむ
0:0								
							運動	

POINT

- 3 分野 (運動，社会性，言語) と 6 領域 (移動運動，手の運動，基本的習慣，対人関係，発語，言語理解) から構成される
- 評価をグラフに示すことで，発達の特徴や様相を把握できる
- 対象年齢は 4 歳 8 か月まで

基本的習慣	対人関係	発語	言語理解
靴をひとりではく	年下の子どもの世話をやきたがる	二数詞の復唱 (5-8・6-2・3-9) (2/3)	長い，短いがわかる
こぼさないでひとりで食べる	友達とけんかをすると言いつけにくる	自分の姓名を言う	大きい，小さいがわかる
ひとりでパンツを脱ぐ	電話ごっこをする	「きれいね」「おいしいね」などの表現ができる	鼻，髪，歯，舌，へそ，爪を指示する (4/6)
排尿を予告する	親から離れて遊ぶ	二語文を話す (「わんわんきた」など)	「もうひとつ」「もうすこし」がわかる
ストローで飲む	友達と手をつなぐ	絵本を見て三つのものの名前を言う	目，口，耳，手，足，腹を指示する (4/6)
パンツをはかせるとき両足をひろげる	困難なことに出会うと助けを求める	絵本を見て一つのものの名前を言う	絵本を読んでもらいたがる
自分の口元をひとりでふこうとする	簡単な手伝いをする	3 語言える	簡単な命令を実行する (「持ってきて」など)
お菓子のつつみ紙をとって食べる	ほめられると同じ動作をくり返す	2 語言える	要求を理解する (おいで，ちょうだい，ねんね) (3/3)
スプーンで食べようとする	父や母の後追いをする	ことばを 1〜2 語，正しくまねる	要求を理解する (おいで，ちょうだい，ねんね) (1/3)
コップを自分で持って飲む	人見知りをする	音声をまねようとする	「バイバイ」や「さようなら」のことばに反応する
泣かずに欲求を示す	身ぶりをまねする (イナイイナイバーなど)	さかんにおしゃべりをする (喃語)	「いけません」と言うと，ちょっと手をひっ込める
コップなどを両手で口に持っていく	おもちゃをとられると不快を示す	タ，ダ，チャなどの音声が出る	
顔をふこうとするといやがる	鏡を見て笑いかけたり話しかけたりする	マ，バ，パなどの音声が出る	
コップから飲む	親しみと怒った顔がわかる	おもちゃなどに向かって声を出す	親の話し方で感情をききわける (禁止など)
ビスケットやクッキーなどを自分で食べる	鏡に映った自分の顔に反応する	人に向かって声を出す	
おもちゃを見ると動きが活発になる	人の顔を見ると笑いかける	キャーキャーいう	母の声と他の人の声をききわける
スプーンから飲むことができる	あやされると声を出して笑う	声を出して笑う	
顔に布をかけられて不快を示す	人の声がする方に向く	泣かずに声を出す (アー，ウァ，など)	人の声でしずまる
満腹になると乳首を舌でおし出したり顔をそむけたりする	人の顔をじいっと見つめる	いろいろな泣き声を出す	
空腹時に抱くと顔を乳の方に向けてほしがる	泣いているとき抱き上げるとしずまる	元気な声で泣く	大きな音に反応する
基本的習慣	対人関係	発語	言語理解
社会性		言語	

乳児の運動の発達 (文献 2，6 をもとに作成)

▶▶ 粗大運動 (全身を大きく使った動きで，身体全体のコントロールを要する運動)

4 か月

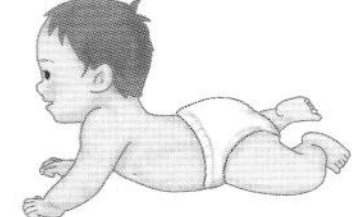

〈首のすわり〉
腹臥位にすると頭を持ち上げる

6 か月

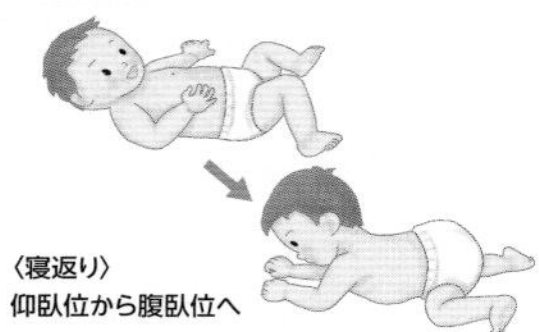

〈寝返り〉
仰臥位から腹臥位へ

9 か月

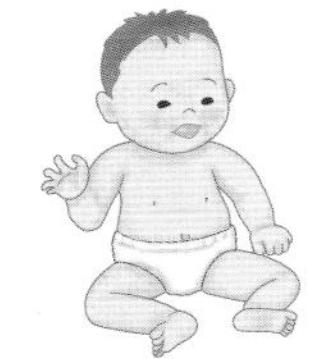

〈おすわり〉
両手をつかないで座っていられる

9 か月

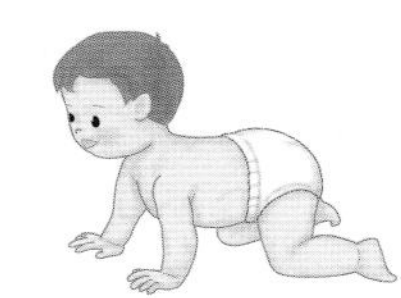

〈はいはい〉
手と足ではって前進する

11 か月

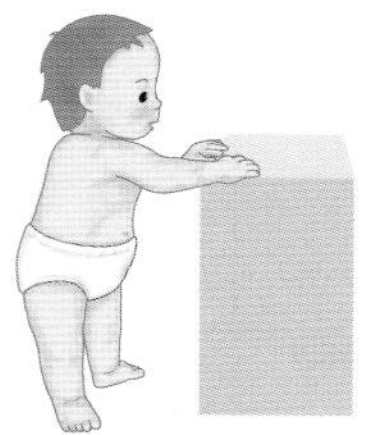

〈つかまり立ち〉
つかまってひとりで立ち上がる

1 歳 3 か月

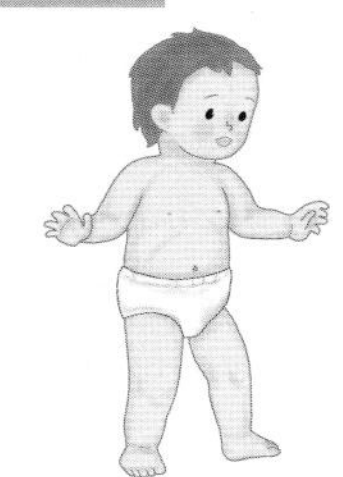

〈ひとり歩き〉

▶▶ **微細運動**（手指や顔の表情など比較的小さな筋肉群を使った運動）

・つかみ方の発達の目安は下記の図のとおり

5〜6 か月

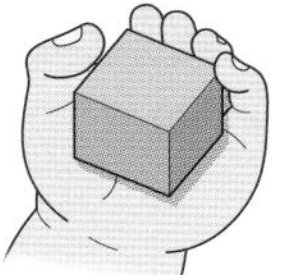

熊手形でつかむ

7〜8 か月

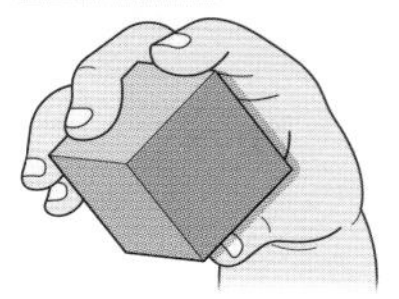

母指を使うようになる

10〜11 か月

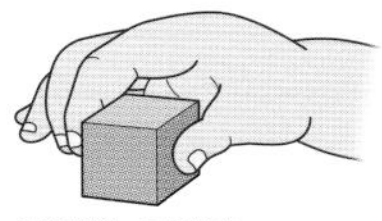

母指を使ってつかむ

9 か月

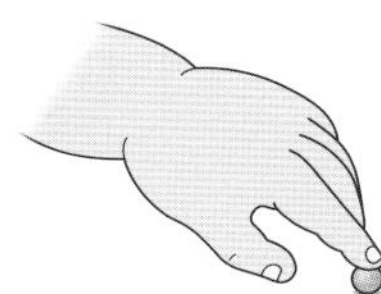

12〜14 か月

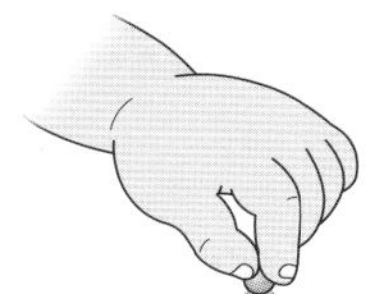

POINT

・運動の発達には一定の法則があり，発達は順序を追って進む

・ただし，個人差があることに留意する

神経系の発達

新生児期・乳児期にみられる反射（下記図のみ文献 7 より転載）

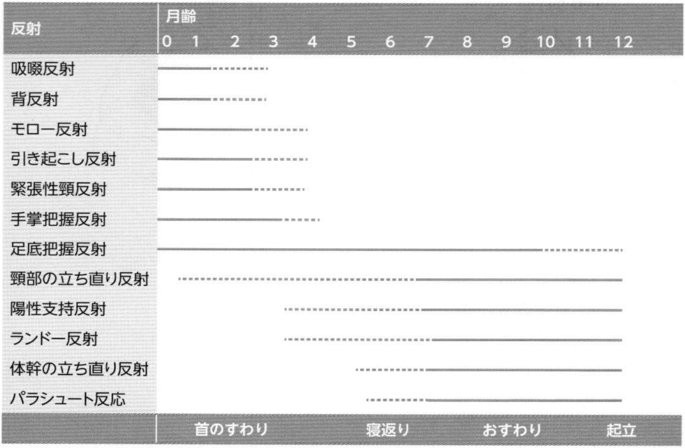

反射	月齢 0	1	2	3	4	5	6	7	8	9	10	11	12
吸啜反射													
背反射													
モロー反射													
引き起こし反射													
緊張性頸反射													
手掌把握反射													
足底把握反射													
頸部の立ち直り反射													
陽性支持反射													
ランドー反射													
体幹の立ち直り反射													
パラシュート反応													
			首のすわり				寝返り			おすわり			起立

※実線はほとんどの正常児でみられる時期を示し，点線は徐々に出現，あるいは消失する時期を示す

反射	内容
吸啜反射	口の中に指や乳首を入れると強く吸いつく 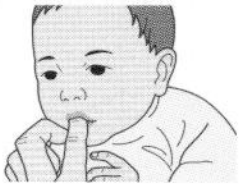
背反射	子どもを検査者の手の上で腹臥位にし，脊柱に沿って片側をゆっくりと上から下に向かってこすると，刺激をした側の筋肉が収縮して刺激した方向に体幹が曲がる 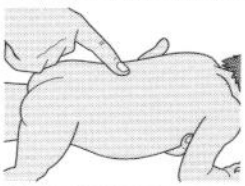
モロー反射	仰臥位で頭を少し持ち上げ，急に後頭部を下げると，上肢が伸展して外転し，その後抱きつくようにして上肢を屈曲内転する 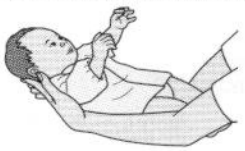

反射	内容
引き起こし反射	仰臥位にした子どもの手首を持ってゆっくり引き起こすと，初め頭は後方にあるが，上体が垂直になると持ち上がって，一瞬首がすわったように見える
緊張性頸反射	仰臥位の状態で頭部を片側に向けると，首が向いた側の上肢と下肢が伸展し，反対側の上肢と下肢は屈曲する
手掌把握反射	手掌に指を当てると，その指を握るような動作をする
足底把握反射	子どもの足趾の付け根部分を検査者の指で圧迫すると，足趾が屈曲する
頸部の立ち直り反射	仰臥位の状態で頭部を片側に回転させると，肩・体幹部・腰の順に同じ方向に回転しようとする
陽性支持反射	子どもの脇を抱えて持ち上げた後に，足を床につけて下肢に体重がかかるようにおろすと，立って体重を支えるような姿勢になる
ランドー反射	子どもを検査者の手の上で腹臥位にして水平に保ち，首を屈曲させると脊柱と下肢が伸展する
体幹の立ち直り反射	身体を支えて立位にして，上体を前後左右に倒すと，元の姿勢に戻ろうとする
パラシュート反応	子どもを腹臥位の状態で脇を抱えて持ち上げ，いったん身体を水平に保った後に，頭を床の方へ向けると，上下肢ともに伸展する

POINT

- 反射を評価することは，神経系のアセスメントでは重要．新生児期では原始反射（新生児反射），乳児期では姿勢反射，その後は深部反射，表在反射をアセスメントし，病的反射（クローヌス）の有無を評価する
- 原始反射には，モロー反射，手掌把握反射，足底把握反射，緊張性頸反射，吸啜反射，背反射などがある．一方，姿勢反射は，ランドー反射，立ち直り反射，パラシュート反応を指す

反射の主なアセスメント項目 (文献 8 より転載)

種類	アセスメント項目
原始反射	乳児の中枢神経機能のアセスメント (p463) ・通常認められる時期に誘発されているか ・通常減弱・消失する時期に顕著な反応が示されていないか ・出現時，左右差はないか
姿勢反射 (p231)	中脳レベルの反射：姿勢が変化したときに本来あるべき姿に身体が立ち直るような反射 (立ち直り反射) ・通常認められる時期に誘発されているか ・通常減弱・消失する時期に顕著な反応が示されていないか ・出現時，左右差はないか
深部反射	反射の中枢となる脊髄レベルの健全性のアセスメント (膝蓋腱反射，アキレス腱反射，上腕三頭筋反射，上腕二頭筋反射，橈骨腱反射など) ・出現の有無，消失または減弱か，亢進しているか ・左右差はないか
表在反射	・腹壁反射：仰臥位で，腹壁を中央から外側に沿って打腱器などの柄でなぞり，臍が刺激の方向に動くことを観察する．錐体路が障害されたり脳炎の場合に消失する ・挙睾筋 (精巣挙筋) 反射：大腿内側部を強くこすると，精巣挙筋が収縮して精巣が挙上する．反射が消失していれば錐体路障害の可能性が高い ・角膜反射：綿のような柔らかいもので子どもの角膜を触り，まばたきの有無をみる．意識障害や麻酔時には消失する
病的反射 (クローヌス)	・バビンスキー徴候 (生理的バビンスキー反射陽性)：新生児・乳児の足底の外縁を踵部分から足趾に向けてこすりあげ，母趾の背屈と足趾が扇状に開くこと，その反射の生じ方・戻り方を確認する (1 歳までは通常でも認める)．1 歳以下で，反応がゆっくり出現し，持続的に存在する場合，錐体路障害を示唆する ・足間代：仰臥位にある子どもの膝を軽く曲げ，足関節を 100～120 度程度に屈曲する．看護師の左手で子どもの膝関節を支え，右手掌で急速に足を背屈するように力を加えて保持し，振戦を観察する

POINT

・原始反射は生後 2～4 か月に消失し始める．消失時期の遅れは発達の遅れや中枢性運動障害を示唆する

歯の発達

乳歯の萌出期

生後 6〜8 か月頃からはえ始め，2〜3 歳で上下 10 本ずつ計 20 本はえそろう

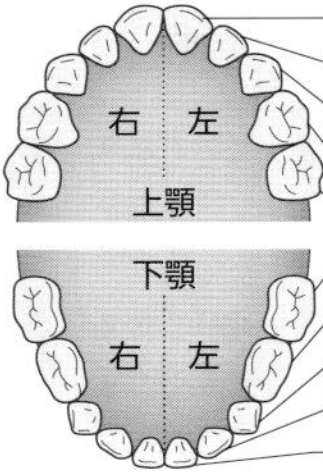

	歯	乳歯の形成開始の時期（石灰化開始の時期）	乳歯の萌出期
上顎	乳中切歯	妊娠 7 週（妊娠 4 月）	生後 7 か月
	乳側切歯	妊娠 7 週（妊娠 4½ 月）	9 か月
	乳犬歯	妊娠 7½ 週（妊娠 5 月）	1 歳半
	第 1 乳臼歯	妊娠 8 週（妊娠 5 月）	1 歳 2 か月
	第 2 乳臼歯	妊娠 10 週（妊娠 6 月）	2 歳
下顎	第 2 乳臼歯	上顎の対応する歯にほぼ同じ	1 歳 8 か月
	第 1 乳臼歯		1 歳
	乳犬歯		1 歳 4 か月
	乳側切歯		7 か月
	乳中切歯		6 か月

永久歯の萌出期

6 歳頃に乳歯が抜け始めると同時に永久歯がはえ始める．第 3 大臼歯を除いて 13 歳頃までに上下 14 本ずつ計 28 本はえそろう

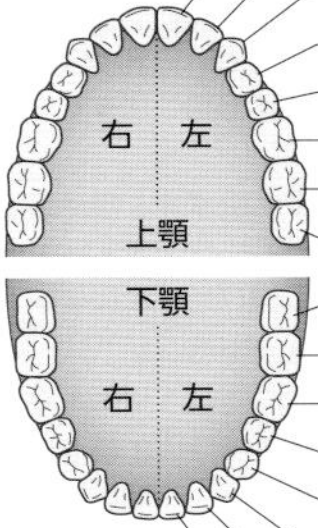

	歯	永久歯の形成開始の時期（石灰化開始の時期）	永久歯の萌出期
上顎	中切歯	妊娠 5 月（生後 3 月）	7〜8 歳
	側切歯	妊娠 5 月（生後 10〜12 月）	8〜9 歳
	犬歯	妊娠 5 月（生後 4〜5 月）	11〜12 歳
	第 1 小臼歯	生まれたころ（生後 1½ 年）	10〜11 歳
	第 2 小臼歯	生後 7 月（生後 2 年）	10〜12 歳
	第 1 大臼歯	妊娠 4 月（生まれたころ）	6〜7 歳
	第 2 大臼歯	生後 8〜9 月（生後 2½〜3 年）	12〜13 歳
	第 3 大臼歯	生後 3½ 年（生後 7〜10 年）	17〜21 歳
下顎	第 3 大臼歯	他の下顎の歯は対応する上の歯にほぼ同じ	17〜21 歳
	第 2 大臼歯		11〜13 歳
	第 1 大臼歯		6〜7 歳
	第 2 小臼歯		11〜12 歳
	第 1 小臼歯		10〜12 歳
	犬歯		9〜10 歳
	側切歯	妊娠 5 月（生後 3〜4 月）	7〜8 歳
	中切歯		6〜7 歳

情緒の分化，遊びの発達の目安

情緒の分化（文献 9 をもとに作成）

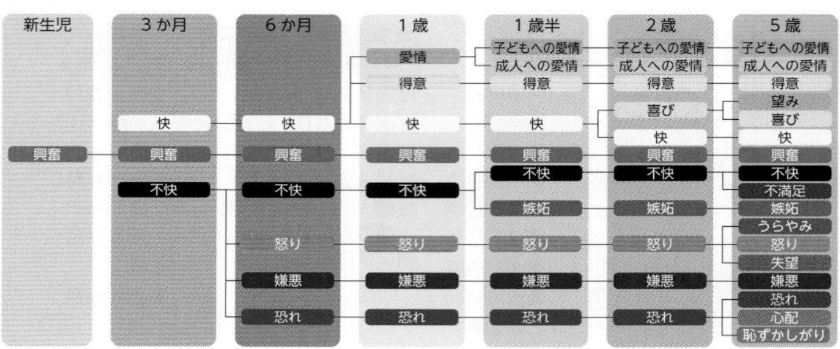

POINT

- 5 歳になると，成人とほぼ同等の情緒を身につける
- 情緒の分化についての知識を押さえておくことで，より効果的なかかわりができるようになる

遊びの発達（文献 10 をもとに作成）

	内容	例	時期
感覚運動遊び	感覚機能や運動機能をはたらかせることを喜ぶ遊び	乳児初期の発声の遊び 乳児期の終わり頃からの入浴時の水遊び	乳児期～1 歳半頃まで
象徴遊び	目の前にないものを再現する表象機能や，ある物をほかの物であらわす象徴機能の現れ	物を何かに見立てて遊ぶ 食べるふりをして遊ぶ ・ままごと/ごっこ遊び	1 歳半頃始まり 3～4 歳で最も盛んになる
受容遊び	受け身的な遊び	話を聞いたり，ビデオを見るなど	幼児期～学童期以降まで
構成遊び	創造的な遊び	積み木で何かを作る 絵を描く	2 歳頃～幼児後期以降盛んになる

▶▶ 年齢別にみた玩具の例

年齢	玩具の例
1 歳未満	モビール，ガラガラ，太鼓，ラッパ，オルゴールなど
1〜2 歳	人形，乗り物・動物のおもちゃ，押し車，積み木，クレヨン，絵本，ままごと道具など
3〜4 歳	なわとび，三輪車，ブランコ，滑り台，折り紙，粘土，クレヨン，絵本，ボール，人形，ままごと道具など
5〜6 歳	オルガン，図鑑，トランプ，ビーズ，なわとび，三輪車，ブランコ，滑り台，絵本，折り紙，粘土，ままごと道具など

POINT

- 遊びの発達を評価し，子どもの能力が発展するような介入を遊びのなかでさりげなく行っていくようにする
- 子どもにとって遊びは生活そのものであるため，どのような場においても遊びの機会を保証することが非常に大切
- 絵本は安静を保ちつつ，乳児から学童までが楽しめることが多い．実習時，どのようにかかわったらよいか迷う場合に推奨される遊びの 1 つである

呼吸

乳児の呼吸数の基準値

月齢	呼吸数（回/分）
0〜3 か月	35〜55
3〜6 か月	30〜45
6〜12 か月	25〜40

乳児期の胸郭は円筒形で，肋骨の走行は水平に近い．また，胸骨の位置が高く，肋間筋による肋骨の挙上効果が得られにくいため，横隔膜による腹式呼吸が中心である

幼児・学童の呼吸の型と呼吸数の基準値

発達段階	呼吸の型	呼吸数（回/分）
幼児期	胸腹式呼吸	20〜30
学童・思春期	胸式呼吸	15〜25

肺野の聴診（新生児・乳児）

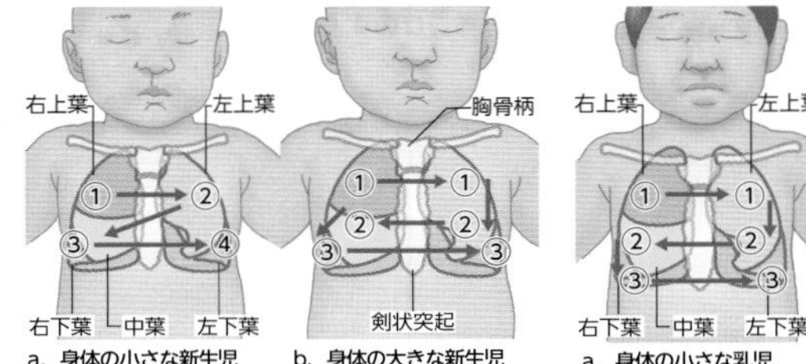

a．身体の小さな新生児　b．身体の大きな新生児

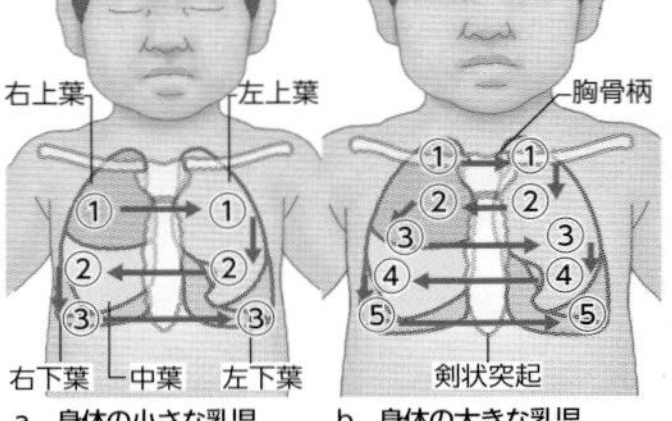

a．身体の小さな乳児　b．身体の大きな乳児

呼吸のアセスメント項目（文献 11 より転載）

観察方法	項目	観察ポイント
視診	・呼吸数 ・リズム（形式） ・呼吸の深さ ・随伴症状 ・苦しそうな様子の有無	・呼吸数や形式は子どもの年齢や状態に適しているか ・呼吸のリズムの異常はないか ・胸郭運動に異常はないか ・努力呼吸，浅表性の呼吸など異常はないか ・チアノーゼや苦痛様の顔貌などはみられないか
聴診	・呼吸音	・換気による呼吸音の強弱に異常はないか ・左右差はないか ・分泌物の貯留はないか ・肺雑音・喘鳴など異常な音はしないか
問診	・随伴症状	・咳や喀痰などないか ・睡眠はよくとれているか，元気はあるか

▶▶ 新生児・乳児にみられる異常呼吸（文献 12 より転載）

種類	特徴	起こる理由
多呼吸	呼吸回数が 1 分間に 60 回以上	少ない換気量を補おうとして呼吸数が増加する
鼻翼呼吸	吸気時に鼻翼を膨らませ，鼻腔を広げる	気道抵抗を減らし，分時換気量を増やす
呻吟（しんぎん）	呼気時にうなるような声が漏れる	呼気終末時に陽圧を加えて肺胞の虚脱を防ぐ
陥没呼吸	吸気時に肋間，肋骨下，胸骨上窩，胸骨，剣状突起下が陥没する	肺のコンプライアンスが低下（膨らみにくい）している場合や，上気道に狭窄がある場合，肺胞を膨らませるために，大きな陰圧が必要となり，吸気時に胸壁がへこんだ状態になる
シーソー呼吸	呼吸時に胸と腹部の動きが逆になるシーソーのような呼吸	通常，横隔膜が下がると胸腔の拡張が同時に起こり，胸部・腹部が同時に膨らむ．肺のコンプライアンスが低下している場合，横隔膜が下がると，腹部は膨らむが，胸郭は膨張せず，シーソーのような呼吸となる
喘鳴（ぜんめい）	ゼーゼー，ヒューヒュー，ゼロゼロと聞こえる異常呼吸音	上気道，下気道の不完全狭窄によって生じる ・上気道（鼻腔，咽頭）：吸気時に低音性の狭窄音 ・下気道（気管支より末梢）：呼気時に高音性の狭窄音

▶▶ 幼児・学童期にみられる異常呼吸（文献 13 より転載）

異常呼吸	特徴	起こる理由
起座呼吸	呼吸苦を改善するために起座位をとる	下半身の静脈還流を減少させることによって肺うっ血を軽減し，肺活量を増加させようとする
下顎呼吸	下顎が吸気時に下方へ動く	呼吸を補助するために補助呼吸筋である胸鎖乳突筋を動かし，換気量を増加させる

▶▶ 呼吸音の異常（文献 14 より転載）

呼吸音の減弱・消失	・呼吸音の減弱は肺気腫などでみられる．これは換気速度の遅延により含気が高まり，音の伝達が悪くなるために起こる ・気管支が何らかの影響により閉塞すると，末梢部の呼吸音に減弱がみられる
連続性副雑音（いびき音・笛音）	・気管支の浮腫や痙攣による狭窄，また粘稠分泌物の付着により空気の出入りに際し，「ピー」「プー」「ギュー」など連続性の音が聞かれる ・気管支炎や気管支喘息などにみられる
断続性副雑音（水泡音・捻髪音）	・気管支や肺胞内に分泌物がたまり，とくに吸息時に「ブツブツ」「プツプツ」「パチパチ」など不連続の音として聞かれる ・肺炎・肺水腫・肺うっ血時などに聞かれる
喘鳴	・狭窄のある気道を空気が通過する際に生じる雑音で，狭窄の部位によりその音は異なる ・咽頭炎や気管支炎など狭窄部位が主に喉頭や気管にある場合は「ゼーゼー」「ゼロゼロ」という低音性の喘鳴が聞かれる．特にクループなどでは吸息時に喘鳴が著しい ・狭窄部位が気管支より末梢にある場合は高音性の「ヒューヒュー」という音が聞かれ，気管支喘息では呼息時の喘鳴が特徴的

心拍・脈拍

小児の心臓の位置

a. 1～2 歳

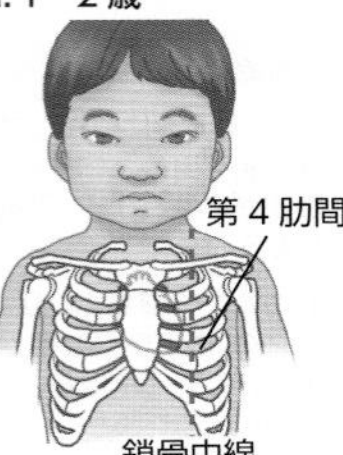

b. 7～8 歳

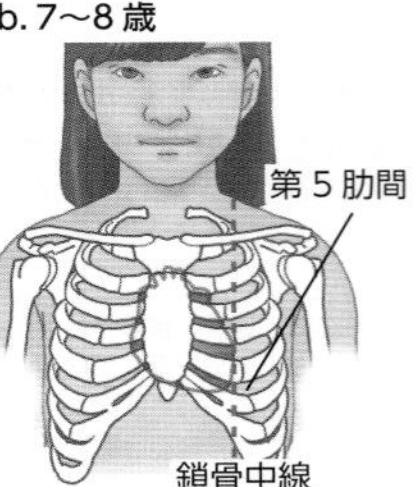

新生児の心拍数の基準値

月齢	心拍数（回/分）
新生児	120～160

成熟児は深睡眠時には 100 回/分以下になることもまれではないが，徐脈の際は，子どもの皮膚色や呼吸パターン，尿量を確認する

乳児の心拍数の基準値

月齢	心拍数（回/分）
0～3 か月	100～150
3～6 か月	90～120
6～12 か月	80～120

月齢が若いほど 1 回の心拍出量が少ないため，心拍数は多い

幼児・学童の心拍・脈拍数の基準値

発達段階	心拍・脈拍数（回/分）
幼児	90～120
学童・思春期	70～100

POINT

- 循環動態を正確に把握するために，回数だけでなく，リズムや強さ，皮膚色，皮膚温なども観察する

▶▶ 心音の聴診位置と順序

a. 新生児

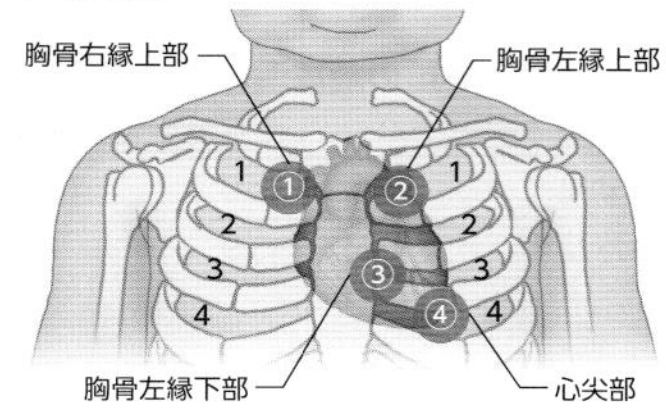

b. 幼児・学童

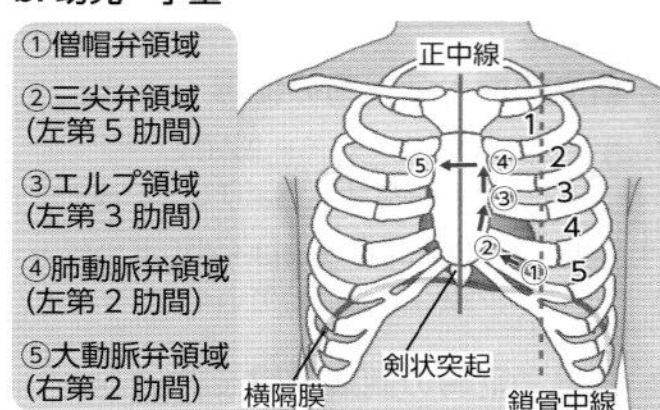

▶▶ 脈拍測定部位

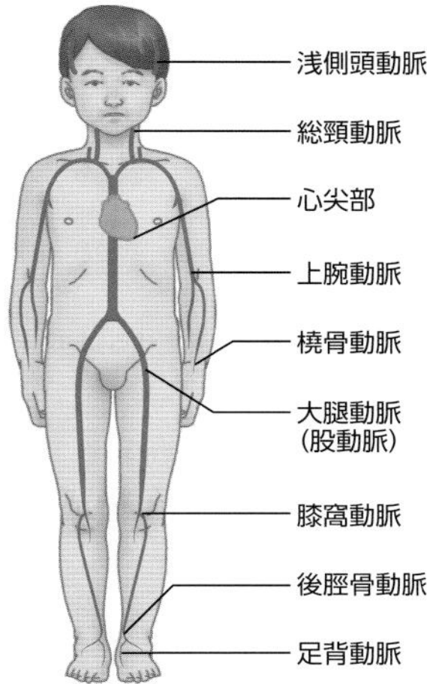

POINT

・脈拍数は病態に関係なく，子どもの機嫌によって容易に変動する．そのため，子どもが嫌がらない測定方法（触診や聴診など）を選択したり，気をそらす工夫などを行うとよい

体温

新生児期・乳児期の体温

新生児期	腋窩温　36.5～37.0℃ 直腸温は腋窩温より 0.5℃ 高い
乳児期	体温は新生児期より少しずつ成人の体温に近づいていく

幼児・学童の腋窩温の基準値

発達段階	腋窩温（℃）
幼児	36.3～37.0
学童	36.3～36.9

体温測定時の観察項目（文献 15 より転載）

- 発熱の有無，低体温の有無
- 体温の時間的経過，変動の有無
- ほかのバイタルサインの変調の有無
- 脱水徴候の有無（皮膚の弾力性，粘膜の乾燥，眼窩・大泉門の陥没など）
- 随伴症状の有無（咳嗽，咽頭痛，痙攣，下痢，嘔吐，腹痛，皮膚の発疹など）
- 悪寒・戦慄の有無，振戦の有無
- 末梢冷感の有無，顔面紅潮の有無
- 活気・食欲の有無，不穏状態の有無，不快感の有無

POINT

◆腋窩温の測定

- 腋窩の中央よりやや前方に，45 度の角度で体温計を入れ，腋窩に密着させる［左図］
- 測定中は腋窩を閉じ，体温計が動いてしまわないように支える

〈乳幼児〉

- 自身で体温計を保持することが難しいため，上腕を支えて体温計を保持する
- 測定中，だっこしてあやしたり［右図］，絵本を読んだりしながら測定するとよい

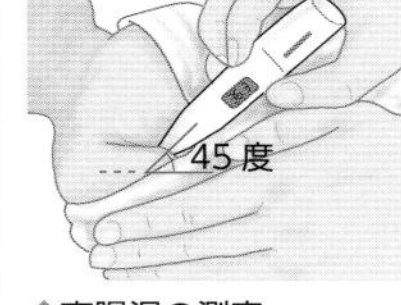

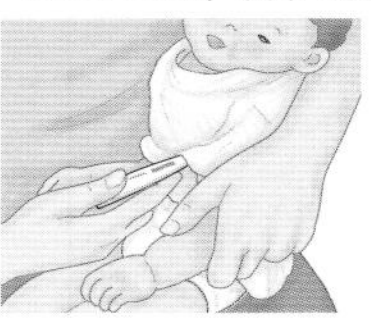

◆直腸温の測定

- 未熟児，新生児で用いられることがある
- 直腸用体温計挿入の長さの目安
  - 新生児：肛門から 1 cm
  - 乳幼児：肛門から 3 cm

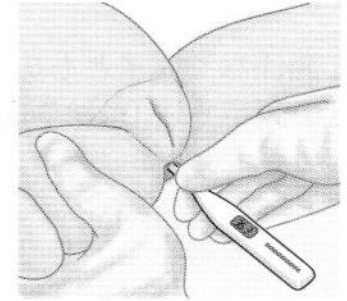

血圧

発達段階別の血圧の目安（mmHg）

発達段階		収縮期血圧	拡張期血圧
乳児	0〜3 か月	65〜85	45〜55
	3〜6 か月	70〜90	50〜65
	6〜12 か月	80〜100	55〜65
幼児		90〜100	60〜65
学童		100〜110	60〜70
成人		110〜130	60〜80

小児の年代別，性別高血圧基準（mmHg）

		収縮期血圧	拡張期血圧
幼児		≧120	≧70
小学校	低学年	≧130	≧80
	高学年	≧135	≧80
中学校	男子	≧140	≧85
	女子	≧135	≧80
高等学校		≧140	≧85

年齢に応じたマンシェット幅と長さの目安（cm）

年齢	幅	長さ
新生児〜3 か月未満	3	15
3 か月〜3 歳未満	5	20
3 歳〜6 歳未満	7	20
6 歳〜9 歳未満	9	25
9 歳以上	12〜14	30

血圧測定部位

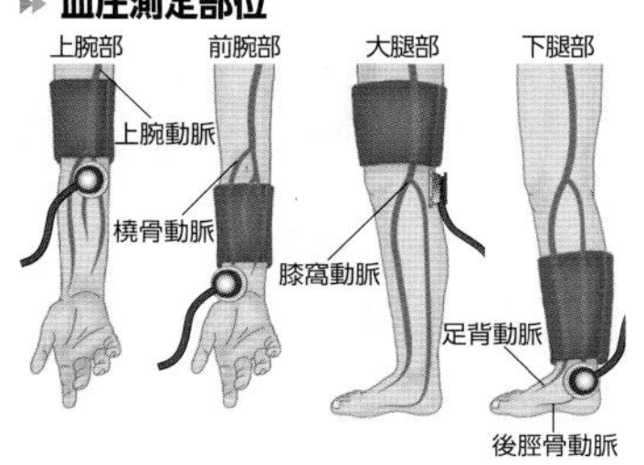

POINT

- 小児の血圧測定は，適切なサイズのマンシェットを選択する．啼泣によって値が変動するため，児が落ち着けるように介入しながら素早く測定する
- 3 回以上の異なる機会の血圧測定で，小児の高血圧基準値以上の血圧が測定された場合，小児の高血圧と診断される

意識

意識レベルの把握

a. 新生児期

- 「認知内容」の把握は困難で，「覚醒レベル」の把握が主となる
- 「覚醒レベル」の判断には，ブラゼルトンの「新生児行動評価」で用いられる睡眠-覚醒状態（state）の分類が一般的である
- 睡眠か意識障害かの判別には，state 3以上かどうか，出生時の低酸素血症につながるイベントの有無，合併疾患，鎮静薬・筋弛緩薬の使用，頭部エコー所見，脳波所見などから総合的に判断する

b. 乳児期

- 言葉による表現ができず，「認知内容」を客観的に評価することは困難である
- そのため，成人用に作成されたジャパン・コーマ・スケール，修正グラスゴー・コーマ・スケールがそれぞれ乳幼児用に改変され，使用されている

ブラゼルトンの睡眠-覚醒状態の分類

覚醒レベル	新生児の状態
state 1	深睡眠，規則的な呼吸，自発運動はない
state 2	浅睡眠，閉眼，わずかな自発運動
state 3	まどろみ，開眼または閉眼
state 4	覚醒，開眼，わずかな自発運動
state 5	はっきりと覚醒，活発な自発運動
state 6	啼泣

state 1

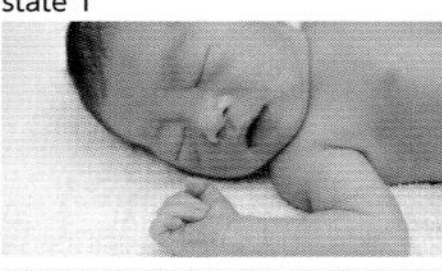

state 2

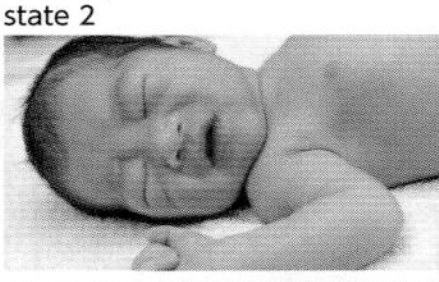

state 3

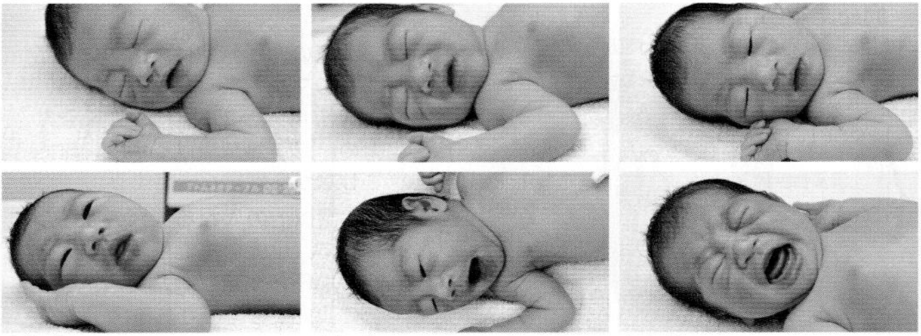

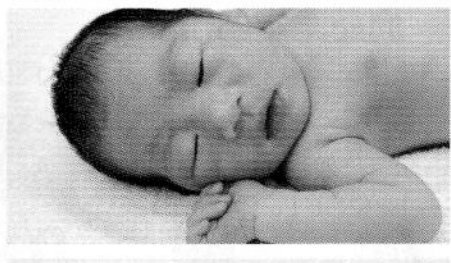

state 4

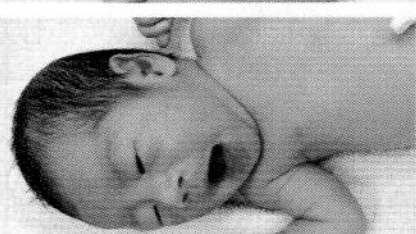

state 5

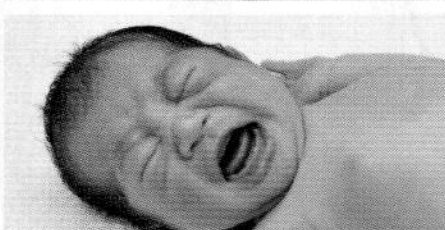

state 6

ジャパン・コーマ・スケール (Japan Coma Scale : JCS) (3-3-9 度方式による分類)

	幼児以上の場合	乳児の場合 (坂本)
Ⅲ. 刺激をしても覚醒しない (3 桁で表現)		
300	痛み刺激に反応しない	痛み刺激に反応しない
200	痛み刺激で少し手足を動かしたり，顔をしかめる	痛み刺激で少し手足を動かしたり，顔をしかめる
100	痛み刺激に対し，払いのけるような動作をする	痛み刺激に対し，払いのけるような動作をする
Ⅱ. 刺激をすると覚醒する状態 (2 桁で表現，刺激をやめると眠り込む)		
30	呼びかけを繰り返すと，かろうじて開眼する	呼びかけを繰り返すと，かろうじて開眼する
20	簡単な命令に応じる (例えば，握手)	呼びかけると開眼して目を向ける
10	合目的的な運動 (右手を握れ，離せなど) をする 言葉も出るが間違いが多い	飲み物を見せると飲もうとする あるいは乳首を見せれば欲しがって吸う
I. 刺激をしなくても覚醒している状態 (1 桁で表現)		
3	自分の名前，生年月日が言えない	母親と視線が合わない
2	見当識障害がある	あやしても笑わないが，視線は合う
1	意識清明とはいえない	あやすと笑う，ただし不十分で，声を出して笑わない
0	意識清明	意識清明

修正グラスゴー・コーマ・スケール (Glasgow Coma Scale : GCS)

		5 歳以上	5 歳未満
開眼 (E)	4	自発的	
	3	声で	
	2	痛みで	
	1	なし	
発声 (V)	5	見当識良好	喃語，単語，文章
	4	会話混乱	普段より低下，不機嫌に泣く
	3	言葉混乱	痛みで泣く
	2	理解不能の声	痛みでうめく
	1	なし	
運動機能 (M)	6	命令に従う	正常自発運動
	5	上眼窩刺激に手を持ってくる (9 か月以上)	
	4	爪床刺激で逃げる動き	
	3	上眼窩刺激で屈曲 (除皮質硬直)	
	2	上眼窩刺激で伸展 (除脳硬直)	
	1	なし	

★痛み刺激は，脊髄反射を避けるために頸部より上に行うこと

使用法

- JCS では，まず覚醒度によってⅠ～Ⅲ（「Ⅰ．刺激しなくても覚醒している状態」「Ⅱ．刺激すると覚醒する状態」「Ⅲ．刺激をしても覚醒しない」）の 3 段階で判別し，次にその意識の内容により 3 段階で判定する
- 記録には「Ⅰ-3」「Ⅱ-30」「Ⅲ-300」などと記載する
- GCS では，3 つの要素〔開眼（E），言語（V），運動機能（M）〕をそれぞれの分類ごとに評点し，合計点（3～15 点）で総合評価を行う
- 記録には「E：2，V：1，M：4　計 7 点」などと記載する

▶▶ バイタルサインの変化と意識障害の原因（文献 16 より一部改変し，転載）

	所見	考えられる病態・疾患
呼吸	パターン ・チェーン・ストークス ・クスマウル ・失調性 ・低換気	 ・大脳半球深部，橋上部障害 ・糖尿病，尿毒症（代謝性アシドーシス） ・延髄の障害 ・慢性呼吸不全，神経筋疾患
	呼吸音異常	・喘息，気胸，無気肺（Sp_{O_2} 低下）
	臭気 ・アルコール臭 ・アセトン臭 ・アンモニア臭 ・尿臭	 ・アルコール中毒 ・糖尿病性昏睡 ・肝性昏睡 ・尿毒症
脈拍	徐脈	・頭蓋内圧亢進（脳出血，脳梗塞，脳腫瘍），アダムス・ストークス発作，甲状腺機能低下
	頻脈	・脳循環不全，ショック症状
	不整脈	・心房細動→脳塞栓症
血圧	高血圧	・頭蓋内圧亢進（脳出血，脳梗塞，脳腫瘍）
	低血圧	・心筋梗塞，ショック症状（出血，アナフィラキシー），薬物中毒
体温	高体温	・髄膜炎，肺炎，脳幹（発熱中枢）障害
	低体温	・粘液水腫，バルビツール中毒
皮膚	外傷	・頭部，胸部，腹部など
	チアノーゼ	・ショック状態，末梢循環不全

POINT

- これらのバイタルサインの変化の所見を発見した場合，実習指導者もしくは近くの看護師にすぐ報告する
- その際，患者の緊急事態の報告であることを先に伝え，その後に詳細の報告を行う

Memo

摂食行動の発達

離乳の開始（なめらかにすりつぶした状態の食べ物をはじめて与えたとき）

開始の目安

- 首のすわりがしっかりして寝返りができる
- 5秒以上座れる
- スプーンなどを口に入れても舌で押し出すことが少なくなる
- 食べ物に興味を示す
- 月齢5〜6か月頃（ただし，子どもの発達や発育には個人差があるため，月齢は目安とされている）

摂食・嚥下機能の発達

- 離乳期に始まるミルクから固形食への移行により，咀しゃく能力が向上する．また，さまざまな食材を摂取することにより，味覚も発達する

	生後	獲得機能	発達段階
離乳初期	5〜6か月頃	嚥下機能 捕食機能	・食物を口に入れた乳児は，口唇を閉じて捕食や嚥下ができるようになる ・舌の前後運動で食物を咽頭の方へ送って嚥下することを覚える
離乳中期	7〜8か月頃	捕食機能 押しつぶし機能	・歯が生え始め，口腔内の容量も増え，口唇の閉じがしっかりする ・舌の上下運動で，食物を口蓋に押しつけながら押しつぶして嚥下することを覚える
離乳後期	9〜11か月頃	すりつぶし機能	・食物を歯ぐきでつぶせるようになる
離乳完了	12〜18か月頃	かみつぶし機能	・歯を使ってかたちある食物をかみつぶすことができるようになる ・姿勢を保って，手でつかんで食べるようになる ・食器具を使って食べるようになる

POINT

- 乳児期は食習慣の獲得の時期であることを考慮し，子どもが嫌がる時は無理強いをせず，機嫌のよい時に離乳食を進めることが大切
- 握りやすいスプーンや割れにくい食器を選択するなど，食器具の工夫を行う
- 献立に本人の好みのものを取り入れるなどし，楽しい雰囲気づくりを心がける

離乳の進め方目安 (文献 17 より転載，一部改変)

		離乳の開始 ━━━━━━━━━━━━━━━━━━━━━━━━━━━▶ 離乳の完了			
		以下に示す事項は，あくまでも目安であり．子どもの食欲や成長・発達の状況に応じて調整する			
		離乳初期 生後 5〜6 か月頃	離乳中期 生後 7〜8 か月頃	離乳後期 生後 9〜11 か月頃	離乳完了期 生後 12〜18 か月頃
食べ方の目安		・子どもの様子をみながら 1 日 1 回 1 さじずつ始める ・母乳や育児用ミルクは飲みたいだけ与える	・1 日 2 回食で食事のリズムをつけていく ・いろいろな味や舌ざわりを楽しめるように食品の種類を増やしていく	・食事リズムを大切に，1 日 3 回食に進めていく ・共食を通じて食の楽しい体験を積み重ねる	・1 日 3 回の食事リズムを大切に，生活リズムを整える ・手づかみ食べにより，自分で食べる楽しみを増やす
調理形態		なめらかにすりつぶした状態	舌でつぶせる固さ	歯ぐきでつぶせる固さ	歯ぐきで噛める固さ
1 回あたりの目安量					
I	穀類 (g)	・つぶしがゆから始める ・すりつぶした野菜なども試してみる ・慣れてきたらつぶした豆腐，白身魚，卵黄などを試してみる	全がゆ 50〜80	全がゆ 90〜軟飯 80	軟飯 80〜 ご飯 80
II	野菜・果物 (g)		20〜30	30〜40	40〜50
III	魚 (g)		10〜15	15	15〜20
	または肉 (g)		10〜15	15	15〜20
	または豆腐 (g)		30〜40	45	50〜55
	または卵 (個)		卵黄 1〜全卵 1/3	全卵 1/2	全卵 1/2〜2/3
	または乳製品 (g)		50〜70	80	100
歯の萌出の目安			乳歯が生え始める	1 歳前後で前歯が 8 本生えそろう	離乳完了期の後半頃に奥歯（第一乳臼歯）が生え始める
摂食機能の目安		口を閉じ取り込みや飲み込みができるようになる	舌と上顎でつぶしていくことができるようになる	歯ぐきでつぶすことができるようになる	歯を使うようになる

★衛生面に十分に配慮して食べやすく調理したものを与える

栄養評価

小児の主な栄養評価法

- 身体計測：身長，体重，身体発育の評価法 (p217)
- 血液検査：アルブミン，BUN，クレアチニンなど (p302)
- 基礎代謝：下記参照

基礎代謝量 (文献 18 より転載，一部改変)

性別	男児			女児		
年齢 (歳)	基礎代謝基準値 (kcal/kg体重/日)	参照体重 (kg)	基礎代謝量 (kcal/日)	基礎代謝基準値 (kcal/kg体重/日)	参照体重 (kg)	基礎代謝量 (kcal/日)
1〜2	61.0	11.5	700	59.7	11.0	660
3〜5	54.8	16.5	900	52.2	16.1	840
6〜7	44.3	22.2	980	41.9	21.9	920
8〜9	40.8	28.0	1,140	38.3	27.4	1,050
10〜11	37.4	35.6	1,330	34.8	36.3	1,260
12〜14	31.0	49.0	1,520	29.6	47.5	1,410
15〜17	27.0	59.7	1,610	25.3	51.9	1,310

推定エネルギー必要量（kcal/日）（文献 18 より転載，一部改変）

性別	男児			女児		
身体活動レベル	Ⅰ（低い）	Ⅱ（普通）	Ⅲ（高い）	Ⅰ（低い）	Ⅱ（普通）	Ⅲ（高い）
0～5 月	—	550	—	—	550	—
6～8 月	—	650	—	—	600	—
9～11 月	—	700	—	—	650	—
1～2 歳	—	950	—	—	900	—
3～5 歳	—	1,300	—	—	1,250	—
6～7 歳	1,350	1,550	1,750	1,250	1,450	1,650
8～9 歳	1,600	1,850	2,100	1,500	1,700	1,900
10～11 歳	1,950	2,250	2,500	1,850	2,100	2,350
12～14 歳	2,300	2,600	2,900	2,150	2,400	2,700
15～17 歳	2,500	2,800	3,150	2,050	2,300	2,550

各年代における水分および栄養必要量（文献 19 より転載，一部改変）

	新生児	乳児	幼児	学童	成人
水分（mL/kg/日）	80～100	120～150	100～120	60～80	40～50
エネルギー（kcal/kg/日）	120	100～120	80～90	60～70	30～40
蛋白質（g/kg/日） （%エネルギー）	2.5 10	1.5～2.5 10～15	2.5～3.0 10～15	2.0～2.5 10～15	1～1.2 10～15
脂質（g/kg/日） （%エネルギー）	5～7 40～50	3～6 40～50	2～3 20～30	1.5～2.5 20～30	0.5～1.1 20～25
糖質（g/kg/日） （%エネルギー）	11～15 40～50	10～18 40～60	10～15 50～65	8～12 50～65	4～6 50～65

POINT

- 栄養必要量を参照し，食事やおやつ（間食）の量などを検討する
- それぞれの栄養素 1 g 当たりの産生エネルギーは，蛋白質 4 kcal，脂質 9 kcal，糖質 4 kcal

不機嫌，啼泣 (文献 20 をもとに作成)

▶▶ 不機嫌

- 何らかの原因で健康が障害されると，いつもとは異なる表情や行動を示し，全身状態の変化として現れる
- 乳幼児の場合，不快な感覚や不調を，機嫌や啼泣，行動の変化で示す
- 幼児期以降の子どもでは，「機嫌がよくない」「不活発」などの様子が観察される際は，身体的な要因が存在することが多い
- 自身が症状を言葉で表せる年齢であっても活気の有無や表情の変化をとらえ，アセスメントする必要がある

▶▶ 啼泣

- 啼泣（泣くこと）は，とくに乳児にとって重要な意思表示の方法
- 眠け・空腹などの生理的要求や，不快・苦痛，家族との分離不安，甘えなどの表現であり，何かを求めるサインである場合が多い（下記参照）
- 3 歳頃になると，何らかの目的をもって相手の反応をみながら泣くことがある．身体の不快や不調，痛みだけではなく，心理的な孤独や不安・ストレスが原因であることも多い

▶▶ 不機嫌・啼泣の原因探索のポイント (文献 21 より転載)

生理的要求	・空腹：前回の授乳時間からの推察，哺乳反射の有無の観察 ・おむつの汚れ：排便・排尿の有無の観察 ・甘え：抱っこしたり，あやすことで泣きやむか ・睡眠：睡眠時間は十分か．普段の午睡時間からの推察，いつもの睡眠パターンとの比較
痛みの有無	・四肢の動かし方は自然か ・切傷・打撲などの外傷はないか ・触るとさらに泣いたり，痛がる部位はないか ・発赤・腫脹している部位はないか ・衣服による締めつけはないか
随伴症状の有無	・発熱はないか ・発疹はないか ・下痢・嘔吐はないか
その他	・環境温度は適切か ・養育者（とくに母親）の不在など

痛み (文献 22, 23 をもとに作成)

子どもの痛み

- 子どもは新生児であっても，成人と同様に痛みを感じている
- 痛みの表現方法は年齢によって異なるため，行動指標を活用する

- 新生児・乳児：最も多いのは啼泣．その他，しかめ面，不活発，声の調子
- 幼児前期：疼痛部位をかむ，叩く，蹴るなどの攻撃的な行動を認める
- 幼児後期：フェイススケールを使用して痛みを伝えられる
- 学童期：痛みの部位や程度を言語で表現したり，数値スケールで伝えられる．ただし，痛みを訴えなくても，痛む部位を動かさないなどの無意識の行動を示している場合がある
- 思春期：痛みの部位や程度，持続時間などを言語で表現できる

痛みのアセスメント項目

詳細な病歴に関する情報収集	・現在の痛みの経験，痛みの経過 痛みの部位：1 か所か複数か 痛みの出現：突然または徐々に痛くなったか 痛みの性状：どのような痛みか，強さはどうか（セルフレポートの活用） ・過去の痛みの体験，その際の治療・ケアと効果 ・セルフレポート-テクニックの使用経験
痛みの表現	・言語または行動でどのように伝えているか
痛みの原因検索	・身体所見：姿勢，身体活動（座る・歩く・走る・立つ），発赤，腫脹など ・検査所見：画像検査，血液検査 ・神経学的所見
痛みの閾値に影響する因子	・痛みの感じ方を増強する因子（怒り，不安，抑うつ，恐怖，不快感，悲しみ，孤独感など），軽減する因子（他の症状の緩和，睡眠・休息，緊張の緩和，気分の高揚，人とのふれ合い，受け止め）
痛みの生理学的影響	・バイタルサイン測定
痛みの行動・生活への影響	・睡眠，遊び，食欲 ・人との関わり，情緒，関心，意欲など
その他	・子どもが行っている対処行動 ・養育者の関わりなど

痛みの評価スケール

- 可能であれば，子どもが痛みがない状態で落ち着いている時にスケールについて説明する．それにより，スケールへの理解がより深まる
- 説明の際，痛みがあった場合には対処法（例：鎮痛薬）があることや我慢しなくてもよいことを伝え，不安の軽減に努める

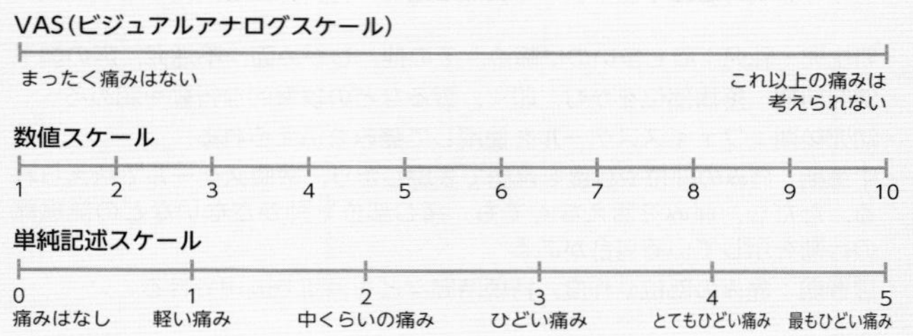

使用法と留意点

- 水平（横）または垂直（縦）の 1 本 10 cm の直線を使用したもの．子ども自身が感じている痛みの強さについて直線上に印をつけ，「痛みなし」の一端から印までの長さを測定して評価する
- 4 歳半頃から使用できるが，数字の認識が十分に理解できることが望ましい

フェイススケール

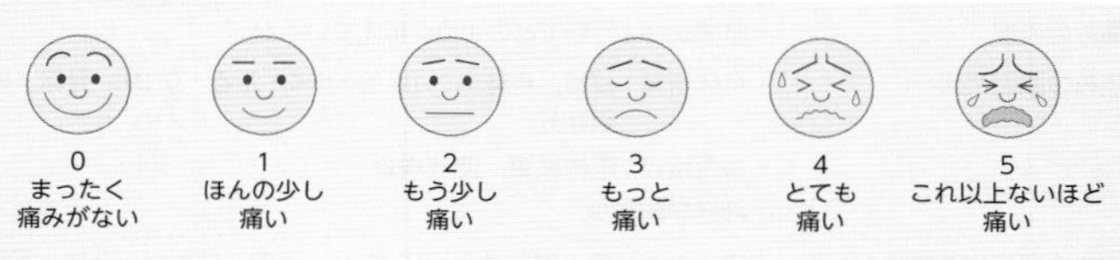

使用法と留意点

- それぞれの顔が，痛みがなくご機嫌な感じ，痛みがあっても悲しい感じ，などの感情を表現していることについて説明し，今どのように感じているか，最もよく表現している顔を選ぶように伝える
- 3 歳以上の子どもが使用するのが望ましい
- 子どもの好きなキャラクターの顔にすると，興味をひき，活用しやすくなるとともに，コミュニケーションツールとしても役立つ

痛みに対する看護ケア

a. 薬剤を用いる看護ケア

- 子どもの痛みを予測・予防し，緩和することによって，痛みの体験が日常生活や成長・発達へ及ぼす影響を最小限にする
- 指示された薬剤の薬効・効果時間・副作用を熟知し，その効果・副作用の有無を継続してモニタリングする．効果が得られていなければ，緩和方法の再検討が必要となる

b. 痛みに対し使用される薬剤

- 全身性に作用する薬剤：アセトアミノフェン（解熱鎮痛薬）は，呼吸抑制などの副作用が少なく，小児では広く用いられる
- 局所麻酔薬：リドカインやプロカイン塩酸塩がある．これらは，皮膚の切開や穿刺などの前に，皮下注射により投与される

c. 薬剤を用いない看護ケア

体位の工夫	・体位を工夫し，痛みのある部位の安静を図る
環境調整	・入院中，子どもの睡眠や安静が確保されるよう，静かな環境を保つ
ディストラクション（注意転換法）	・子どもの注意を痛み以外のものに集中するように関わる ・年少児：床上での遊び，絵本の読み聞かせ，テレビ観賞など ・思春期の子ども：音楽，読書，友人・医療者などとの楽しい会話など
リラクセーション	・深呼吸やゆっくりした呼吸を行う ・子どもが安心できる大人（母親や看護師など）がそばに付き添い，身体に触れ，やさしくさするなど
マッサージ	・身体の外部からやさしく刺激し，血液やリンパ液の循環を促して筋肉をリラックスさせる
温罨法・冷罨法	・痛みを感じる部位に温・冷感を与え，痛みを伝える神経と温度を伝える神経の緩衝作用を利用して，痛みの軽減を図る ・足浴はリラックス効果もあり，有効

痛みが子どもに与える影響

生理学的影響	・心拍・呼吸状態・血圧・ホルモン分泌の変動など
心理学的影響	・不安や恐怖など
行動・社会的な影響	・痛みの存在による睡眠や日常生活の制限 ・学校に行けない，家族との交流を楽しめないなど，子ども自身が自分で行いたい生活が妨げられるために起こる，コントロール感覚の喪失など

発熱(文献 24，25 をもとに作成)

▶▶ 小児の発熱

- 小児における発熱は，一般的には体温が 37.5℃ 以上になった時や，平熱より 1℃ 以上体温が高くなった状態を指す
- 小児の発熱の主な原因は感染症(ウイルス感染症)で，その他，膠原病や悪性腫瘍などがある

▶▶ 発熱を伴う子どもの情報収集とアセスメント(文献 26 より転載，一部改変)

基礎的情報	・年齢，既往歴(熱性痙攣)，基礎疾患 ・伝染性疾患罹患者との接触の有無，予防接種状況 ・治療や処置を要する状態の有無やその治療・処置の内容 ・ルートの留置の有無，刺入部の異常の有無 ・ドレーン留置の有無，挿入(刺入)部の異常の有無，排液状況
一般状態・全身状態	・意識状態，表情，機嫌，活気，食欲，倦怠感，不穏や不快感の有無 ・バイタルサイン(体温，呼吸，脈拍，血圧) ・脱水徴候(皮膚の弾力性，粘膜の乾燥，眼窩・大泉門の陥没など)の有無と程度
発熱の特徴	・出現時期や出現時の状況，および出現後の持続期間や発熱のパターン ・発熱に伴う前駆症状(悪寒・戦慄・振戦)
随伴症状	※下記参照
養育環境	・生活の場における発熱者の有無 ・温度や湿度，衣服
主な検査データ	・血液検査：白血球数，白血球分類，赤血球数，血小板数，CPR，抗ストレプトリジン O 抗体(ASO)，赤沈，電解質など ・血液像：末梢血，骨髄 ・尿検査，髄液検査，各細菌培養検査 ・胸部 X 線撮影 ・(必要時)ツベルクリン反応検査

▶▶ 発熱時の主な随伴症状

- 熱感，発汗
- 悪寒
- 倦怠感
- 不機嫌
- 脱水
- 心拍数の増加
- 血圧低下
- 呼吸促迫
- 悪心・嘔吐
- 下痢，便秘
- 頭痛，めまい

▶▶ 主な熱型と熱型に特徴的な疾患

熱型	症状と特徴的な疾患	
稽留(けいりゅう)熱	体温上昇が持続して，1日の体温差が1℃以内 例）肺炎，腸チフスなど	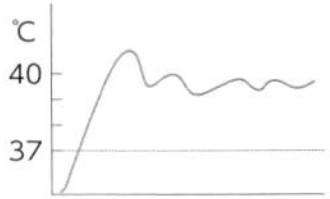 ℃ 40 37
弛張(しちょう)熱	1日の体温差が1℃以上で，低い時でも平熱までは下がらない 例）敗血症，化膿性疾患，ウイルス感染症，悪性腫瘍，気管支肺炎など	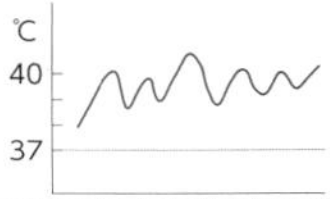 ℃ 40 37
間欠熱	日内変動が1℃以上で，とくに周期性はみられない 例）膿瘍形成，マラリアなど	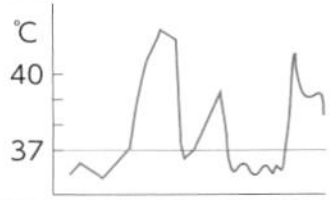 ℃ 40 37
二峰熱	発熱が数日みられ，その後いったん下がるが，再上昇し，のちに解熱する 例）マラリアなど	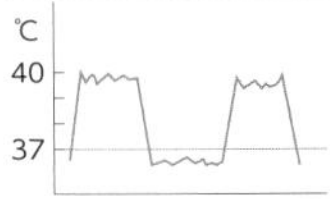 ℃ 40 37

▶▶ 発熱時のケアのポイント

心身の安静保持	・静かな環境を整備する ・適切な室温・湿度，寝衣や寝具を選択する ・体温上昇時の悪寒を伴う場合は保温が必要だが，体温上昇後は熱の放散を促すため，寒くない程度に薄着にする
冷罨法	・乳児に対しては，氷枕にわずかな氷をとかす程度でよい ・39℃以上の発熱があり，早く体温を下げたい場合は，頸部や鼠径部，腋窩にそれぞれカバーでくるんだ保冷剤を当てる（※低体温にも注意）
解熱薬の投与	・指示により解熱薬を投与する
清潔保持	・基礎代謝亢進により発汗が多くなるため，皮膚の清潔を保つ ・清拭，寝衣交換，歯みがき，口腔清拭，含嗽 ・乳幼児では，陰部・殿部洗浄やおむつ交換で感染を防ぐ
栄養補給	・経口摂取が可能な場合は，高カロリーで消化・吸収のよい食品（とくに動物性タンパク質に富むもの）を与える
水分・電解質の補給	・発熱時には白湯・茶・ジュースなどにより，十分な水分と，バランスのとれた電解質の補給を行う ・経口摂取が不可能な場合は，輸液により投与する

脱水 (文献 27，28 をもとに作成)

脱水を伴う子どもの情報収集とアセスメント

基礎的情報	・年齢，既往歴，基礎疾患の有無，発育歴，利尿薬使用の有無
一般状態・全身状態	・意識，機嫌，活気，バイタルサイン(体温，呼吸，脈拍，血圧)，痙攣の有無，意識レベル，毛細血管再充満時間，四肢の冷感の有無
脱水の症状	・口唇・口腔内粘膜の乾燥の有無，程度，口渇の有無 ・体重減少の有無，程度 ・皮膚状態：乾燥状態，皮膚の緊張(ツルゴール) ・大泉門・眼窩陥没の有無，程度 ・尿量(おむつの場合は最終交換時間)，尿性状(色，濃さ，比重) ・水分出納バランス
脱水の原因の有無と程度	・下痢や嘔吐，発熱，呼吸器感染などの症状の有無・回数・量など，いつ頃から症状が続いているか ・水分・食事摂取状況，最終の水分摂取時間，内容，量
随伴症状	・下痢，嘔吐，発熱，発疹，呼吸器症状の有無 ・意識障害，痙攣
養育環境	・授乳の量，回数，水分や食事内容 ・両親の育児経験，家族背景，家族のとらえ方
主な検査データ	・血液検査：血算，電解質(ナトリウム，カリウム，塩素)，血中尿素窒素(BUN)，総タンパク質など ・血糖値，血中ケトン体値，動脈血ガス分析 ・一般検尿

脱水の原因となりうる病態と症状

水分摂取量の不足・減少	・経口摂取量の不足(①不足：発熱，食欲低下など，②困難・摂取不良：嘔吐，下痢，意識障害，呼吸困難など，③不適切な療育：ミルク量の不足，酷暑の時の水分不足) ・経口以外の摂取不足(①輸液量の不足，②経管栄養量・注入水分量の不足)
体液の喪失	・消化管からの喪失(①嘔吐，下痢，②消化管ドレーンからの分泌物・排液) ・腎臓からの喪失(①多尿，利尿薬の使用，浸透圧利尿など，②尿濃縮障害) ・不感蒸泄の増加(①皮膚からの喪失：発熱，発汗，激しい身体運動など，②呼吸からの喪失：多呼吸など)

▶▶ 脱水の重症度と症状 (文献 29 より転載)

症状	軽度	中等症	重症
体重減少	乳児：5% 未満 年長児：3% 未満	乳児：5〜10% 年長児：3〜9%	乳児：10% 以上 年長児：9% 以上
全身状態	正常〜落ち着きがない	口渇 落ち着きがない/不活発 易刺激性/傾眠	ぐったり，意識障害 チアノーゼ 末梢循環低下
バイタルサイン			
脈拍	正常	頻脈で弱い	頻脈・微弱，触知不能
血圧	正常	正常〜やや低下	低下〜測定困難
呼吸	正常	深く，やや速い	深く，速い
皮膚の緊張 (ツルゴール)	つまむとすぐ戻る	ゆっくりと戻る	非常にゆっくり戻る
眼窩部	正常	陥没	非常に陥没
涙	流涙を認める	減少	出ない
大泉門 (乳児)	正常	陥没	非常に陥没
粘膜	乾燥	かなり乾燥	からからに乾燥
排尿	正常〜減少	濃縮尿，減少	乏尿〜無尿
毛細血管再充満時間	正常 (2 秒以下)	2〜3 秒前後	3 秒以上

▶▶ 脱水時のケアのポイント

水分・電解質の補給	・白湯，イオン飲料などを少量，頻回に与える ・医師の指示があれば経口電解質液を用いる ・医師の指示に基づいて輸液の管理を行う
身体の清潔保持	・清拭を毎日行う ・うがいを勧め，乳幼児でも口腔内を清潔にする ・おむつは頻回に交換する ・口唇の乾燥時はワセリンやリップクリームを塗布する

▶▶ 家族への対応のポイント

・子どもの脱水に早く気づけなかったことに対して，自分を責める家族もいる
・家族の思いを受け止めながら，脱水症状の予防や早期発見のアドバイスを行っていくことが大切

呼吸困難(文献30，31をもとに作成)

小児の呼吸困難

- 呼吸困難は，正常な呼吸機能が障害された場合に生じる状態で，呼吸の際に息苦しさや不快感を伴う一種の自覚症状である
- 自覚症状を訴えることができない乳幼児では，呼吸数の増加や努力呼吸などの他覚的症状から把握する必要がある

呼吸困難を疑わせる主な症状(文献32より転載)

乳幼児	年長児	
他覚症状	他覚症状	自覚症状
多呼吸，鼻翼呼吸，陥没呼吸，下顎呼吸，喘鳴，チアノーゼ，呻吟，不機嫌，哺乳力・食欲低下，腹部膨満，顔色不良	多呼吸，鼻翼呼吸，陥没呼吸，喘鳴，チアノーゼ，肩呼吸，苦悶表情，起座呼吸，発汗，顔色不良，活気のなさ，食欲低下，不眠	息苦しい，胸痛，腹痛，眠い，疲れる

呼吸困難の原因(文献33より転載，一部改変)

新生児期	上気道	先天性喘鳴，先天奇形
	肺疾患	呼吸窮迫症候群，胎便吸引症候群，新生児一過性多呼吸，気胸，先天性横隔膜ヘルニア
	循環器	先天性心疾患，胎児循環遺残
	その他	低血糖，頭蓋内出血，代謝性疾患
乳児・幼児期	上気道	気道異物，仮性クループ，咽頭膿瘍，気管軟化症
	下気道	気道異物，細気管支炎，肺炎，気管支炎，気管支喘息
	肺疾患	肺炎，新生児慢性肺疾患(CLD)，先天奇形
	アレルギー，類縁疾患	アナフィラキシーショック，血管性浮腫
	その他	心筋炎，痙攣発作
学童・思春期	上気道	扁桃肥大，咽頭膿瘍
	下気道	気管支喘息，気管支炎
	肺疾患	肺炎
	アレルギー，類縁疾患	アナフィラキシーショック，血管性浮腫
	その他	心筋炎，心不全，痙攣発作，過換気症候群，詐病

▶▶ 呼吸困難を伴う子どもの情報収集とアセスメント

基礎的情報	・年齢，既往歴，アレルギーの有無
一般状態・全身状態	・意識状態，顔色，表情，機嫌，活気，バイタルサイン（体温，呼吸，脈拍，血圧） ・咳嗽の有無とその特徴，痰の有無とその性状，鼻閉の有無 ・腹部膨満の有無
呼吸困難の特徴と程度	・呼吸困難出現の経緯，呼吸困難出現後の経過 ・呼吸様式，体位，チアノーゼの有無，表情，咳嗽の有無とその特徴，痰の有無とその性状，鼻閉の有無
随伴症状	・特徴的な咳嗽出現の有無，胸痛，発熱，脈拍の異常，嗄声
主な検査データ	・血液検査：血算，電解質，動脈血ガス分析，炎症反応など ・経皮的動脈血酸素飽和度（Sp_{O_2} 値） ・単純 X 線撮影，痰培養，肺機能検査

▶▶ 呼吸困難時のケアのポイント

気道の確保	・異物や分泌物がある場合はさらに呼吸状態を悪化させるため，吸引などで十分に除去する ・気道確保ができない場合，エアウェイ，気管挿管の準備を整えておく［下図］
呼吸しやすい体位の提供	・肩枕や安楽枕などを利用して，上半身をやや高くし，胸郭を広げるようにして頭部後屈伸展，下顎挙上体位をとる ・気管支喘息などでは上半身を起こして身体の前にクッションなどを置き，もたれるようにして起座位をとる
酸素の供給	※次頁
心身の安静保持	・不安や興奮は酸素消費につながるため，子どもが安心できる環境を提供する ・乳幼児では，抱っこやたて抱きで精神的に落ち着くことがある

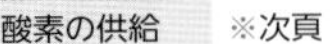

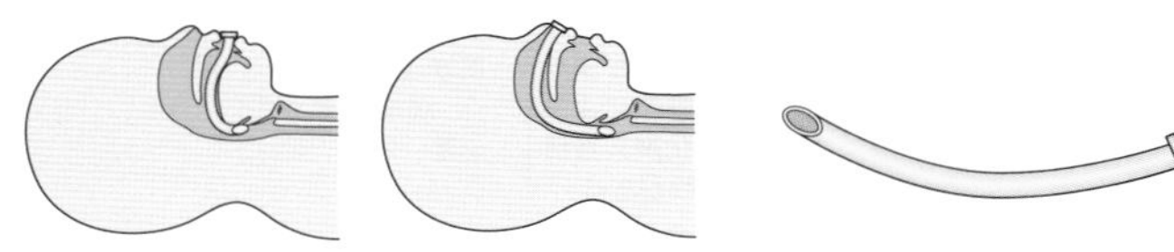

口咽頭エアウェイ　　鼻咽頭エアウェイ　　エアウェイ

▶▶ 酸素投与方法の特徴と吸入酸素濃度（文献 34 より転載）

区分	酸素カニューレ	単純フェイスマスク	酸素ボックス	酸素テント
使用法	両側の鼻孔にカニューレを挿入し，酸素を投与する	鼻と口を覆って酸素を投与する	子どもの頭部全体をボックス内に収容し，酸素を投与する	子どもの上半身または全身をビニールテントで覆い，その中に酸素を投与する
100%酸素流量（L/分）→酸素濃度（%）	1 L/分 → 24% 2 → 28 3 → 32 4 → 36 5 → 40 6 → 44	L/分 5〜6 → 40% 6〜7 → 50 7〜8 → 60	6〜15 L/分	
長所	・経口摂取や排痰を妨げない ・取り扱いが簡便 ・視野が広く，幼児後期，学童期に適している ・圧迫感がない ・長時間使用に適する	・取り扱いが簡便 ・酸素カニューレに比べて鼻・口腔粘膜の障害が少ない ・比較的高濃度の酸素が供給できる	・高濃度の酸素が供給でき，調節しやすく酸素濃度が一定に保たれやすい ・体動の少ない乳幼児に適している	・長期にわたり酸素療法を行う場合に適している ・マスク装着が難しい乳幼児にも適している
短所	・6 L/分以上投与すると，鼻腔の乾燥，違和感を引き起こすため不適 ・口呼吸の場合は効果が得られない ・鼻粘膜にびらんを生じることがある	・経口摂取，排痰，会話がしにくくなる ・体動により外れやすい ・鼻・口が覆われるため圧迫感を感じやすい ・酸素流量が少ないと呼気による二酸化炭素蓄積の危険がある ・マスクのゴム臭など違和感がある	・体動が激しい場合は適さない ・閉塞感が強い ・漏れが少ないため，呼気による二酸化炭素蓄積の危険がある ・ボックス内の温度が上昇しやすく，温度調節が必要	・酸素の漏れが多く，テントの開閉のため酸素濃度が一定に保たれにくい ・閉塞感が強くなりやすい ・体温管理が難しい

嘔吐 (文献 35, 36 をもとに作成)

▶▶ 小児の嘔吐

- 嘔吐とは，胃内容を逆行性に口から吐出すること
- 新生児では，下部食道括約筋の発達が十分でないため嘔吐しやすい
- 乳児では消化器官の機能的発達が未熟であるため，ミルクの飲み過ぎや啼泣，咳嗽，腹部の圧迫，体位により容易に嘔吐を起こす
- 多様な原因を把握し，症状緩和や安楽につなげる援助を行うことが大切

▶▶ 嘔吐を伴う子どもの情報収集とアセスメント

項目	内容
基礎的情報	・年齢，既往歴，発育歴，母親の妊娠・分娩の経過（羊水過多など）
一般状態・全身状態	・意識，機嫌，体位，バイタルサイン（体温・呼吸・脈拍・血圧） ・脱水症状の有無と程度（体重減少，尿量，粘膜・皮膚の状態など）
嘔吐の特徴	・嘔吐出現の時期，吐物の性状，吐き方など
随伴症状	・発熱，発疹，咳嗽 ・消化器症状（腹痛，下痢，腹部膨満，食欲不振） ・脳神経症状（頭痛，意識障害，痙攣）
養育環境	・授乳の量・時間，授乳時の体位，授乳後の排気，家族のとらえ方
主な検査データ	・腹部 X 線撮影 ・血液検査（血算，CRP，電解質，BUN，アンモニアなど） ・一般検尿

▶▶ 嘔吐時のケアのポイント

誤嚥・窒息の予防	・嘔吐時は側臥位をとり，顔を横に向ける．口腔内に吐物があれば除去する →吐物による窒息や肺炎の予防
水分・電解質の補給	・軽度の脱水症：白湯やイオン飲料などを少量ずつ摂取するよう促す ・重度の脱水症：輸液療法により確実に水分・電解質の補給を行う
気分不快の緩和	・嘔吐後は口腔内の不快感が残るため．幼児以降ではうがいを勧める．乳児などでは口腔内清拭を行う ・嘔吐後は吐物を直ちに片づけ，汚れた寝具や衣服は交換し．清潔を保つ →さらなる嘔吐を誘発しないよう環境整備に努める

痙攣 (文献 37，38 をもとに作成)

小児の痙攣

・痙攣は，全身または身体の一部に生じる筋の急激で不随意な収縮

・運動機能に症状がみられるものから意識消失を起こすものまでさまざまである．全身状態の観察とともに，発言や視線，表情などを十分観察する

※てんかんとの違い：てんかんは，意識，行動，運動・感覚機能の障害を起こす慢性の脳疾患である．てんかん発作の症状が筋肉をふるわせる運動性である時，痙攣と呼ぶ．痙攣は 1 つの症状であり，てんかん以外の病因でも生じる

痙攣の種類

強直性痙攣	四肢や体幹が固くつっぱり，「つっぱった感じ」「固くなった」などと表現される．表情がゆがみ，歯をくいしばったり，チアノーゼが出現することもある
間代性痙攣	筋肉が緊張と弛緩を繰り返し，「ピクピク」「ガックンガックン」と表現される比較的規則的な一連の動きを示す．眼球偏位や一点凝視がみられる
強直間代発作	意識消失，強直性痙攣を生じたのち間代性痙攣に移っていく．最も頻度が高い痙攣で．唾液や泡が口角から流れ出たり，痙攣が生じたあと眠り込んでしまう
ミオクローヌス発作(ミオクロニー痙攣)	筋肉のすばやく不随意な収縮で，頭部や体幹，四肢にみられる「ピクピク」と表現される痙攣．同じような動作が繰り返して生じる (シリーズ形成) ことが多い
弛緩発作 (脱力発作)	突然に脱力し，「だらーっと」「力が抜けた」と表現される状態．突然バタンと倒れたりする
欠神発作	突然意識が消失して動きが止まり，じっとしているが，倒れることはなく，すぐに意識が戻る
痙攣重積	痙攣が長時間続いたり，または短時間に頻回に反復し，この間意識が回復しない状態
熱性痙攣	38℃ 以上の発熱に伴って生じる痙攣

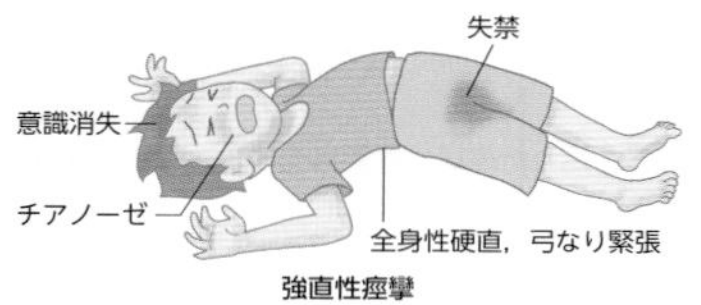

強直性痙攣

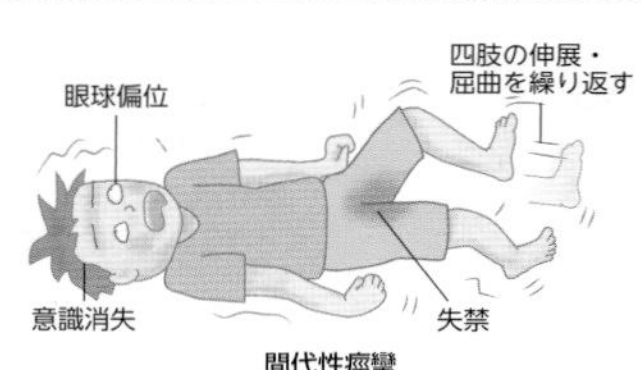

間代性痙攣

▶▶ 痙攣を伴う子どもの情報収集とアセスメント

基礎的情報	・既往歴，基礎疾患の有無と治療内容や経過（抗痙攣薬の内服状況など），家族歴 ・体重
一般状態・全身状態	・バイタルサイン（体温，呼吸，脈拍，血圧），発熱の有無，呼吸パターン，チアノーゼの有無，経皮的動脈血酸素飽和度（Sp_{O_2}）など ・意識レベル：JCS，GCS の活用，意識障害の有無，意識消失の時間
痙攣の様式，発作時の様子	・痙攣の種類：強直性か間代性か，全身性か部分発作かなど ・眼の状態：眼球偏位，一点凝視，眼振の有無など ・瞳孔：対光反射，瞳孔の大きさ，瞳孔不同の有無など ・痙攣の始まり：どの部分からどのように始まったか，どのような前兆があったか，時間帯，睡眠との関係 ・痙攣の持続時間，シリーズ形成の有無 ・発熱の有無
随伴症状	・嘔吐の有無 ・尿・便失禁の有無 ・外傷の有無 ・感染症に関する情報：下痢，呼吸器感染の有無
主な検査データ	・血液検査：血算，電解質，タンパク質，肝機能，腎機能，CRP，血糖値，血中ケトン体，乳酸値，アンモニアなど ・動脈血ガス分析 ・必要に応じて，CT など画像検査，腰椎穿刺など

▶▶ 痙攣発作時のケアのポイント

気道確保	呼吸障害がみられたら迅速に気道確保を行う．嘔吐して口腔内に吐物があれば吸引する．窒息予防のため顔を横に向ける．チアノーゼがみられる場合は酸素吸入を行う ※舌をかむことを予防しようと口腔内に指や物を押し込んではいけない
モニタリング	気道確保と同時に心電図モニター，パルスオキシメーターを装着し，経時的に観察・アセスメントして，記録する
薬剤投与	医師の指示による薬剤投与を確実に行う
安静保持	掛け物や衣服をゆるめる．痙攣を起こしている間に，大声で呼んだり，身体を揺り動かして刺激を与えないよう注意する
二次障害の予防・環境整備	・痙攣による転倒や転落，打撲などの二次障害を防ぐため，痙攣を起こしている子どもの身の回りに危険物を置かない ・痙攣を起こす可能性のある子どもでは，常にベッド上の環境整備を行い，頭部をぶつけてけがをしないよう，毛布やスポンジでベッド柵を保護する ・音や光による刺激を少なくする

発疹（皮疹）

▶▶ 皮疹の形態

a. 斑

・皮膚の色調変化を主体とする平坦な病変

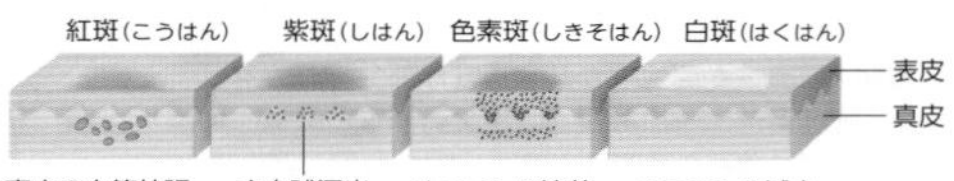

b. 膨疹（ぼうしん）

・皮膚の一過性の浮腫で，蕁麻疹のときにみられる皮疹．数時間以内に自然に消失する

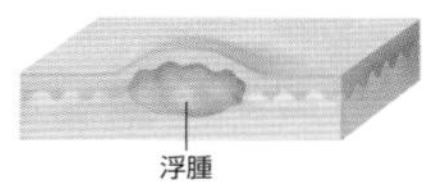

c. 丘疹（きゅうしん），**結節**（けっせつ），**腫瘤**（しゅりゅう）

・皮膚の限局性の隆起．直径 5 mm 以下のものを丘疹といい，それよりも大きいものは結節，腫瘤と呼ばれる

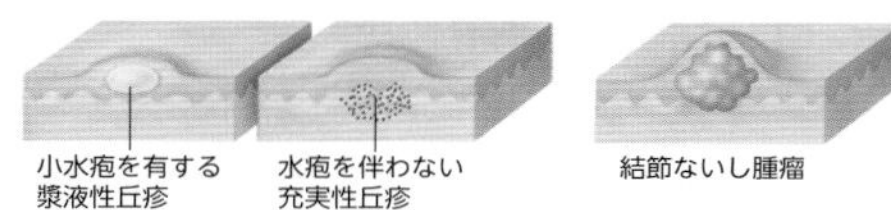

d. 水疱（すいほう），**膿疱**（のうほう）

・水疱は，表皮内または表皮・真皮境界部に透明な水様性の内容物を有する皮膚の隆起．膿疱は，水疱・小水疱の内容物に白血球がまじり，黄白色にみえるもの

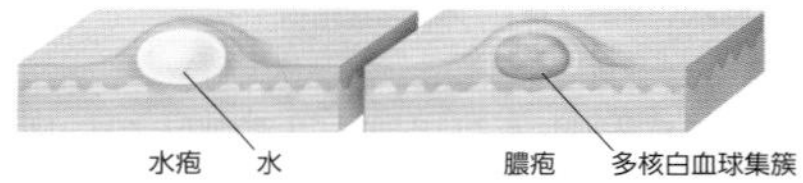

e. 嚢腫（のうしゅ）

・真皮内に生じた液体や細胞成分などを含む空洞．皮膚表面が隆起しないこともある

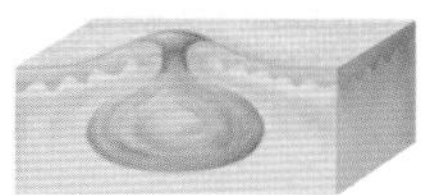

f. びらん，潰瘍(かいよう)，亀裂(きれつ)

- びらんは，表皮の部分欠損で表皮基底層までにとどまるもの．潰瘍は，表皮をこえて真皮または皮下組織に達する組織欠損．亀裂は，皮膚の線状の切れ目

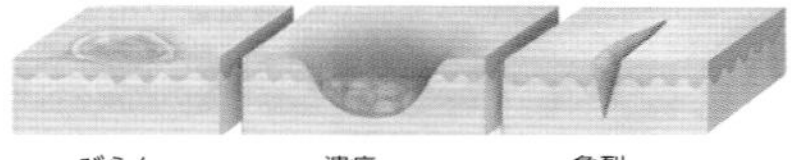

g. 鱗屑(りんせつ)，痂皮(かひ)

- 角質が皮膚表面に異常に蓄積した状態を鱗屑という．痂皮は，滲出液，血液などが皮膚表面に固着したもの

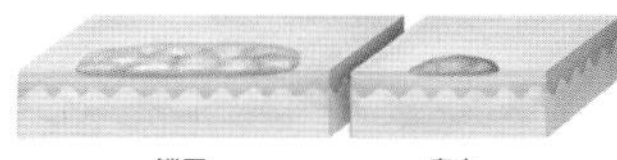

h. 胼胝(べんち)

- 表皮の角質が限局的に増殖し，肥厚したもの(俗称：たこ)

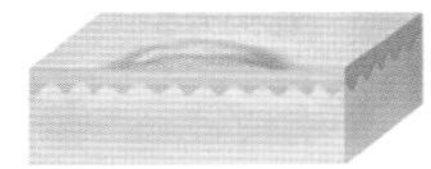

i. 膿瘍(のうよう)

- 生体内に化膿性炎症が限局した状態で，好中球由来の分解酵素により，中心部から融解して膿を満たした空洞を形成．切開により排膿がみられる

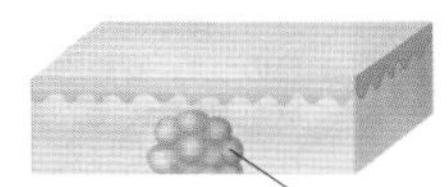

j. 瘢痕(はんこん)，萎縮(いしゅく)

- 瘢痕は，真皮または皮下組織に達する組織欠損部が肉芽組織と表皮によって修復されて生じたもの．萎縮は，皮膚組織の退行性変性のために細胞数や皮膚組織が減少したもの

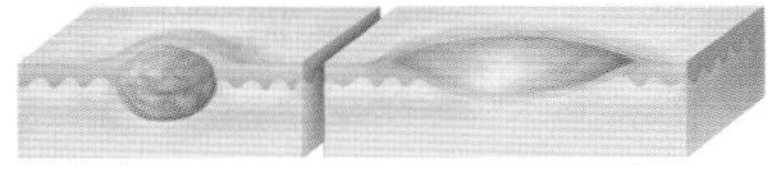

▶▶ 小児にみられる皮疹とその治療（写真は文献 39 より転載）

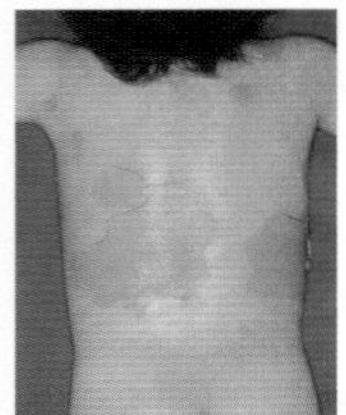

治療：原則として入院のうえ，抗菌薬の点滴を行うが，軽症例では抗菌薬の内服でも可．重症例では輸液などの全身管理が必要

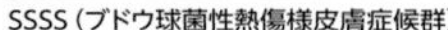

SSSS（ブドウ球菌性熱傷様皮膚症候群）

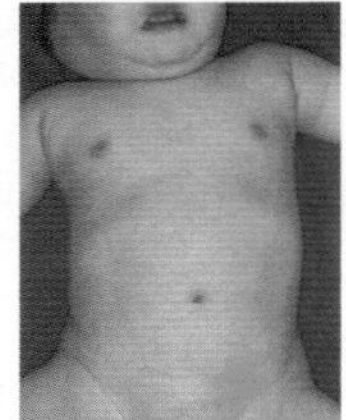

突発性発疹

治療：対症療法が中心．重症細菌感染症や川崎病など他の発熱性疾患との鑑別を行いながら，自然軽快を待つ

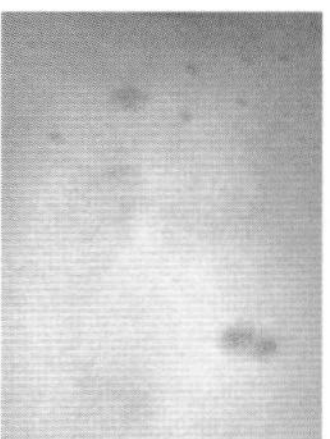

水痘

治療：一般に予後良好であり，基礎疾患のない小児では必ずしも特別な治療を要さない．皮膚瘙痒が強い場合には，局所にフェノール・亜鉛華リニメントを塗布することもある

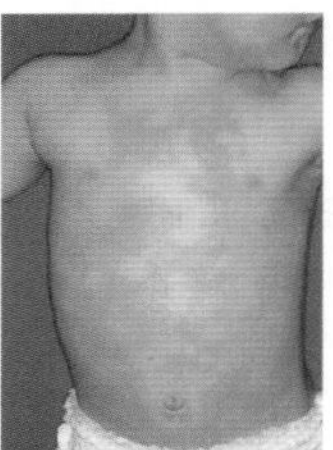

蕁麻疹

治療：原因・悪化因子の除去とヒスタミン H_1 受容体拮抗薬（抗ヒスタミン薬）の内服が基本となる

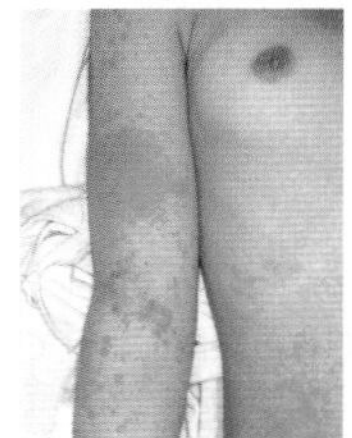

薬疹

治療：原因薬剤，または疑わしいと考えられる薬剤を中止することが原則となる．自覚症状が軽微な軽症例にはステロイド外用および抗アレルギー薬の内服が行われる

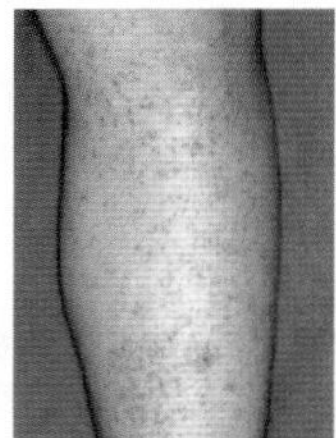

アナフィラクトイド紫斑

治療：基本的に入院のうえ，安静治療が原則となる．軽症の場合には安静とジアミノジフェニルスルホン（DDS）投与が，強い腹部症状や腎所見が重篤な場合にはステロイドや免疫抑制薬の投与が行われる

発疹を伴う子どもの情報収集とアセスメント (文献 40 より転載)

基礎的情報	・年齢，生活習慣・環境，気象 ・既往歴，家族歴，薬物使用歴，予防接種歴，流行中の感染症および接触状況
一般状態・全身状態	・意識，機嫌，活気，バイタルサイン，全身の皮膚の状態
発疹の特徴	・瘙痒感・圧痛 ・発疹の色・大きさ・形，周囲との境界の明瞭さ，表面の性状，隆起の性状・硬度・数および配列・分布・出現期間
随伴症状	・発熱，リンパ節腫脹，神経症状 (痙攣・嘔吐)，呼吸器症状 (咳嗽・喘鳴・鼻汁)，消化器症状 (食欲不振・腹部膨満・腹痛・嘔吐・下痢)
主な検査データ	・硝子圧法，皮膚描記法，皮膚テスト ・血液検査 (白血球数，赤沈，CRP，抗体)，培養検査，病理検査

発疹のケアのポイント

苦痛の軽減	・冷罨法や環境温度の調整を行い，痛みや瘙痒感の緩和を図る ・子どもが好きな遊びに集中し，気をそらせられるよう工夫する ・医師の指示のもと，抗菌薬・ステロイド薬・抗ヒスタミン薬・抗アレルギー薬を必要に応じて使用する ・発疹に伴う苦痛による睡眠などの日常生活への影響を把握する
二次感染の予防	・爪を切り，皮膚や粘膜への刺激を少なくする ・通気性がよく，肌触りのよい木綿素材の衣類や寝具を使用する ・身体を刺激の少ない石けんでやさしく洗い，しっかり流す ・口腔内を清潔にする (含嗽など)
他者への感染予防	・感染症の疑いがある時は，感染力・感染期間・感染経路を考慮した対応をとる ・外来受診時や入院中は個室で過ごしてもらう ・学校では「学校保健安全法」に基づいた処置をとる

上気道の疾患

かぜ症候群・急性咽頭炎 (文献 41, 42 をもとに作成)

	かぜ症候群*	急性咽頭炎
病態	鼻腔粘膜に主病変がある急性炎症	咽頭の粘膜と粘膜下組織の炎症
原因	大部分はウイルス	大部分は, ウイルス, 肺炎マイコプラズマなどによる非細菌性 A 群溶連菌**
症状	初期は鼻汁, くしゃみ 初期以降, 咽頭痛, 咳嗽, 嗄声	発熱, 咽頭痛を伴って急激に発症 **A 群溶連菌による場合: 咽頭の著しい発赤, 苺舌, リンパ節の圧痛
治療	解熱薬などによる対症療法	・非細菌性では対症療法 ・A 群溶連菌では 10 日間の抗菌薬 (ペニシリン系) の内服

観察のポイント	呼吸器症状	鼻汁, 鼻閉, 咳嗽, 咽頭痛, 嗄声
	バイタルサイン	発熱の有無, 熱型, 呼吸数
	一般状態	乳児:機嫌, 啼泣の力強さ, 哺乳力 幼児:機嫌, 活気, 食欲
	皮膚・粘膜	発疹の有無 (他の伝染性疾患の初期症状と区別する)
	その他	下痢・嘔吐などの消化器症状, 脱水症状
ケアのポイント	安静	・安静を保つため, なるべく臥床させる ・幼児では臥床のまま本を読み聞かせる, あるいは床上で安静にできるような遊びを提案する
	症状の緩和	①鼻汁・鼻閉 ・3 歳以前:綿棒や吸引器で鼻汁・鼻垢を除去する ・3 歳以降:大人の介助で鼻かみを促す ②咳嗽・咽頭痛 ・室内の湿度を保ち, 水分摂取を促す
	水分・栄養補給	・発熱や分泌物の増加により水分が喪失するため, 経口摂取が可能であればできるだけ水分摂取を試みる ・咽頭痛のため嚥下困難な場合は, 果汁・茶・経口電解質液など子どもの好むものを少量ずつ与える ・発熱や咳嗽などでエネルギー消費が増加しているため, 熱量が高くタンパク質やビタミンに富む栄養を補給する ・食欲不振がある場合は, 無理に与えず, 子どもの好むものを少量ずつ与える
	身体の清潔	・入浴:発熱時は入浴は避け, 清拭で清潔を保つ. 発熱がなく, 活気があれば入浴させてもよい ・口腔内の清潔:含嗽ができる子どもには含嗽を勧める. 乳児には含嗽のかわりに湯ざましを与える

*かぜ症候群:急性鼻咽頭炎・普通感冒・急性上気道炎は同義語

クループ症候群 (文献 43，44 をもとに作成)

病態

- 後天性で，喉頭を中心とする急激な上気道狭窄であり，犬吠(けんばい)様咳嗽，吸気性喘鳴，嗄声を示すものをクループという
- ウイルス性，細菌性，アレルギー性のものがあり，これらの疾患群をクループ症候群という

a. ウイルス性クループ

- クループ症候群のなかで最多
- 好発年齢は 3 歳以下．上気道感染に伴って発症．冬季に多い
- 5,000 倍アドレナリンと生理食塩水の混合液の吸入，またはステロイド薬の投与

b. 細菌性クループ

- ウイルス性より好発年齢が高く，3 歳に発症のピークがある
- 起炎菌は大部分がインフルエンザ菌 b 型 (Hib) で，季節性はない
- Hib 感染による急性喉頭蓋炎は，喉頭蓋がサクランボ状に腫脹して気道狭窄をまねく．発熱・咽頭痛・吸気性喘鳴を伴う呼吸困難を認めるが，嗄声は通常伴わない
- 子どもは頸部を伸展して顎を前方に突出させ，痛みも強く唾液も嚥下できないため，口を開いて舌を出し，流涎(りゅうぜん)を伴う特有な姿勢をとる

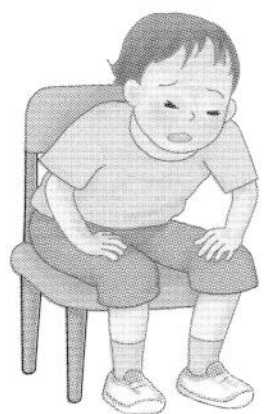

- 気道閉塞症状は急速に進行し，窒息死に至る場合もあるため，気管挿管を常に考慮する
- Hib ワクチンの定期接種により，近年 Hib 喉頭蓋炎の発症はなくなってきている

c. 痙性クループ

- 何らかのアレルギー素因のもとにウイルス感染などをきっかけに発症する
- 夜間に突然発症する場合が多い．発熱がなく，反復性であることが特徴
- ステロイド薬が著効

クループ症候群の観察のポイント

項目	内容
全身状態の把握	・体温の変化，顔色，口唇色，爪床色はどうか，チアノーゼの有無 ・活気，機嫌，顔貌，姿勢はどうか ・頭痛，無気力，易刺激性，全身倦怠感はあるか ・意識レベルの変調はあるか ・血圧の変化，ショック症状への進展はないか
症状の程度の観察	・呼吸困難，吸気性喘鳴，犬吠様咳嗽，嗄声の有無と程度 ・呼吸数，呼吸のタイプ，規則性はあるか，深さの程度 ・経皮的酸素飽和度（Sp_{O_2}） ・喀痰および気道分泌物の増加はあるか ・咳嗽時の嘔吐の有無，吐物の量と性状，嘔吐回数，嘔吐の状態，哺乳や食事との関係

治療

軽症	加湿，水分補給，アドレナリン吸入
中等症	上記に加えて 酸素投与，輸液，ステロイド薬投与 ※細菌性の場合→抗菌薬投与
重症	上記に加えて 気管挿管・気管切開

ケアのポイント

呼吸状態緩和の援助	・酸素療法：効果的に吸入できるよう，マスクの位置や固定の仕方を工夫する ・クッションを背中に当てたり肩枕を使用して上体挙上，気道を確保し，子どもにとって最も安楽な体位をとらせる
水分・栄養の管理	・不安定な呼吸状態により水分が多く失われるため，脱水の徴候と症状，水分出納に注意する ・経口摂取が可能な場合は，子どもの好みを取り入れた高カロリー，高タンパク質の消化のよい食事を少量ずつ頻回にとるよう勧める
苦痛緩和への援助	・静かな環境を整え，安静と睡眠を確保する ・酸素療法のマスクなどの固定は，噴霧した薬液が的確に当たるよう，また子どもに与える苦痛が最小限となるよう工夫する ・安静を保ちながらも子どもの好きな遊びができるよう工夫する

下気道の疾患 (文献 45 をもとに作成)

急性気管支炎，急性細気管支炎

▶▶ 病態・症状

	急性気管支炎	急性細気管支炎
原因	アデノウイルス，インフルエンザウイルス，パラインフルエンザウイルス，RS ウイルス，ライノウイルス，肺炎マイコプラズマ ※細菌性気管支炎はウイルス感染に続発することが多い	主に RS ウイルス
病態	・病原体の気管・気管支粘膜への感染による炎症性疾患	・主に 1 歳 6 か月以下，とくに 6 か月以下の乳幼児にみられる細気管支の炎症
症状	・主症状は湿性咳嗽 ・2～3 歳までの乳幼児では，低音性喘鳴が夜間睡眠時または早朝に聴取されることがある	・かぜ症状の数日後に呼気性喘鳴を伴う呼吸困難が主症状 ・冬季に多い ・症状が重い期間は 1 週間前後
治療・ケア	・去痰薬・気管支拡張薬の投与	・対症療法が主体 ・吸引，タッピング，体位変換 ・酸素吸入，人工呼吸管理が必要となることもある ※RS ウイルス感染による重篤な下気道疾患の発症抑制を目的に流行期に抗 RS ウイルス特異的γグロブリン（パリビズマブ）を投与する

▶▶ ケアのポイント

・乳児では，気管や気道が細く，感染症による気道粘膜の浮腫により容易に気道が狭まり，呼吸困難に陥りやすい．そのため，異変は緊急を要する場合が多いことを心にとめておく

・マスクによる酸素吸入を嫌がる場合は，気をそらしたり，できるだけ口元に近づけておけるような介入を行う

肺炎

定義

- 肺炎は，病原微生物の感染によって生じる肺実質の炎症
- 起炎微生物による病因分類として，細菌性肺炎，ウイルス性肺炎，マイコプラズマ肺炎の 3 つに分けられる

症状

- 発熱，全身倦怠感，咳，鼻汁，咽頭痛，喀痰が主症状
- 胸部聴診で，肺への浸潤を示す断続性副雑音（ラ音）または呼吸音の減弱が聴取される．ただし，ウイルス性肺炎・マイコプラズマ肺炎では胸部所見がないこともある

	細菌性肺炎		ウイルス性肺炎	マイコプラズマ肺炎
主な起炎微生物	インフルエンザ菌 肺炎球菌 モラクセラ・カタラリス		ライノウイルス RS ウイルス ヒト-メタニューモウイルス パラインフルエンザウイルス	マイコプラズマ
治療	抗菌薬		抗ウイルス薬	マクロライド系抗菌薬
観察のポイント	全身状態	・熱型の観察 ・悪寒戦慄，全身倦怠感，頭痛などの随伴症状		
	呼吸状態	・呼吸数の増加の有無，咳嗽・喘鳴などの症状の有無 ・努力呼吸（陥没呼吸・肩呼吸・鼻翼呼吸など）の有無 ・酸素飽和度（Sp_{O_2}）の値の確認 ・顔色，口唇チアノーゼの有無 ・呼吸音の減弱や副雑音の有無とその種類，部位		
	一般状態	乳児：機嫌，啼泣の力強さ，哺乳力 幼児：機嫌，活気，食欲		
	その他	・下痢・嘔吐などの消化器症状，脱水症状，発熱時の痙攣の有無		
ケアのポイント	安静保持 室温・湿度 症状の緩和	・安静臥床を保つ ・室温は 20℃ 前後，湿度は 60% 程度（冬季は加湿器使用） ・呼吸しやすい体位をとらせる［下図］		
	水分・栄養の補給，身体の清潔については，「かぜ症候群」の項目（p268）参照			

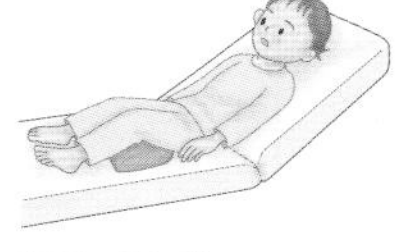

セミファウラー位

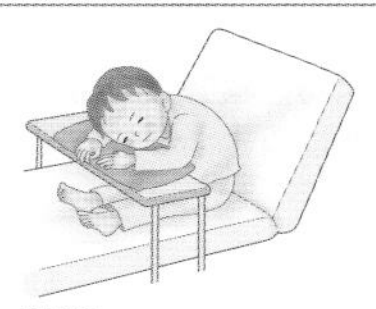

起座位

気管支喘息 (文献 46, 47 をもとに作成)

▶▶ 小児の気管支喘息 (小児喘息)

- 発作性に起こる気道狭窄によって, 喘鳴や咳嗽, および呼気延長を伴う呼吸困難を繰り返す疾患

▶▶ 小児喘息の病態

- 基本病態は, 慢性の気道炎症, 気道過敏性, および気道のリモデリング (組織構造の器質的変化) である
- 過敏性をもつ気管支がさまざまな刺激によって気道狭窄を引き起こすと, 急性増悪 (発作) となる
- 誘因・増悪因子は, アレルゲン (室内塵, ダニ, 花粉, 真菌類, 食物など) だけでなく, 運動, 気道感染, 刺激ガス, 天候の変化, 精神的ストレスなど多様

▶▶ 症状

- 呼吸困難を自覚し, 喘鳴 (呼気相に強く聞かれる高調性の連続音, 笛性喘鳴), 努力呼吸 (陥没呼吸, 鼻翼呼吸, 起座呼吸, 呼気延長), 呼吸数増加, 咳嗽, 喀痰などが観察される [図]

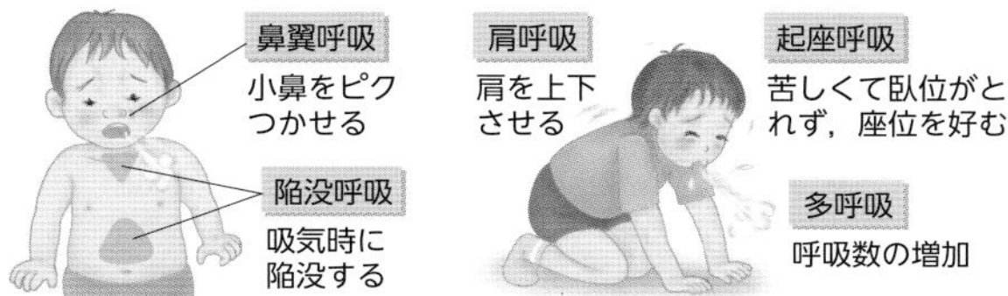

鼻翼呼吸
小鼻をピクつかせる
陥没呼吸
吸気時に陥没する
肩呼吸
肩を上下させる
起座呼吸
苦しくて臥位がとれず, 座位を好む
多呼吸
呼吸数の増加

a. 努力呼吸の症状

ヒュー
ヒュー
笛性喘鳴
呼気相で強く聞かれる

b. 喘鳴

ゴホッ
ゴホッ
喀痰

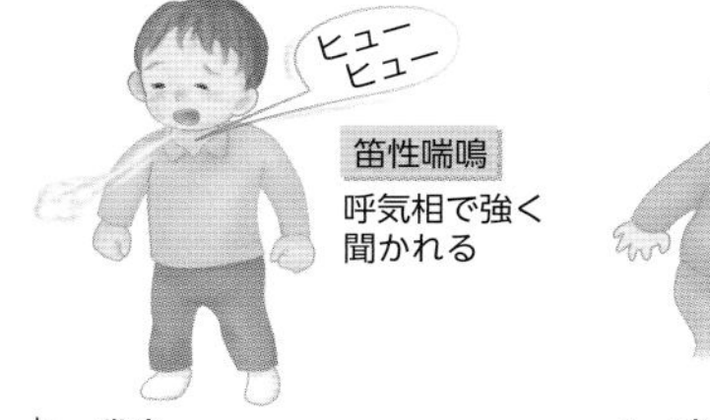

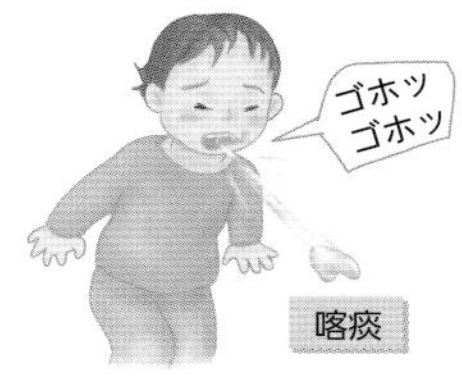

聴診

両側性の呼気性連続性ラ音が聴取される

c. 咳嗽・喀痰

図 気管支喘息の特徴的症状

- 喘息の発作は夜間から早朝にかけて起こることが多い
- 症状はわずかな喘鳴から高度の呼吸困難まで幅広く，発作の程度に応じて，小，中，大発作，呼吸不全の 4 段階に分類される

▶▶ 急性増悪（発作）の症状と所見（文献 48 より転載）

		小発作	中発作	大発作	呼吸不全
主要所見					
症状	興奮状況	平静		興奮	錯乱
	意識	清明		やや低下	低下
	会話	文で話す	句で区切る	一語区切り～不能	不能
	起座呼吸	横になれる	座位を好む	前かがみになる	
身体所見	喘鳴	軽度		著明	減少または消失
	陥没呼吸	なし～軽度		著明	
	チアノーゼ	なし		あり	
Sp_{O_2}（室内気）[*1]		≧96%	92～95%	≦91%	
参考所見					
身体所見	呼気延長	呼気時間が吸気の 2 倍未満		呼気時間が吸気の 2 倍以上	
	呼吸数[*2]	正常～軽度増加		増加	不定
PEF	（吸入前）	>60%	30～60%	<30%	測定不能
	（吸入後）	>80%	50～80%	<50%	測定不能
Pa_{CO_2}		<41 mmHg		41～60 mmHg	>60 mmHg

主要所見のうち最も重度のもので発作強度を判定する
＊1：Sp_{O_2} の判定にあたっては，肺炎などほかに Sp_{O_2} をきたす疾患の合併に注意する
＊2：年齢別標準呼吸数（回/分）
0～1 歳：30～60，1～3 歳：20～40，3～6 歳：20～30，6～15 歳：15～30，15 歳～：10～30

▶▶ 小児喘息の重症度分類（文献 49 をもとに作成）

症状のみによる重症度（見かけ上の重症度）	
間欠型	・年に数回，季節性に咳嗽，軽度呼気性喘鳴が出現 ・ときに呼吸困難を伴う．短時間作用性β_2 刺激薬の頓用で短時間で症状は改善し，持続しない
軽症持続型	・咳嗽，軽度呼気性喘鳴が 1 回/月以上，1 回/週未満 ・ときに呼吸困難を伴う．持続は短く，日常生活が障害されることは少ない
中等症持続型	・咳嗽，軽度呼気性喘鳴が 1 回/週以上．毎日は持続しない ・ときに中・大発作となり，日常生活が障害されることがある
重症持続型	・咳嗽，呼気性喘鳴が毎日持続する ・週に 1～2 回，中・大発作となり，日常生活や睡眠が障害される

▶▶ 急性増悪（発作）時の治療（発作の重症度判定は前頁参照）

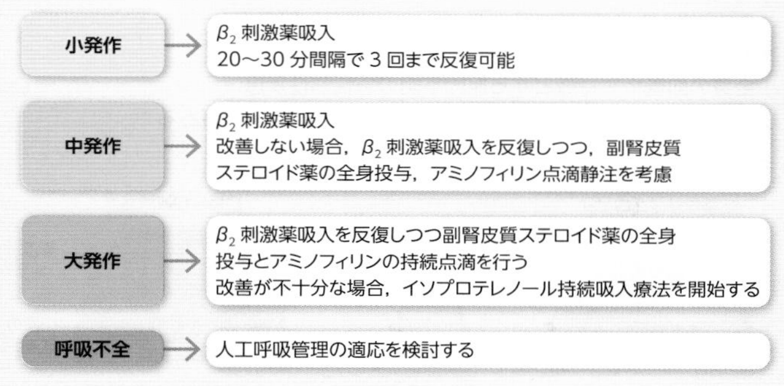

※治療の中心は気管支拡張効果，および即効性のあるβ_2刺激薬の吸入．
上体を起こして安静を保つとともに，酸素吸入（$\mathrm{Spo_2}<95\%$で考慮），補液，腹式呼吸や排痰介助などの肺理学療法，気道感染などの合併症の治療が行われる

▶▶ 長期管理（薬物療法）のポイント

・急性増悪（発作）を予防するための長期管理薬（コントローラー）には，炎症抑制作用のある吸入ステロイド薬，抗アレルギー作用のあるロイコトリエン受容体拮抗薬，生物学的製剤，長時間気管支拡張作用のある長時間作用性β_2刺激薬が用いられる

a. 長期管理薬の服用

・吸入用ステロイド薬は効果的な吸入ができているか，子どもの吸入手技を確認する

・吸入後の含嗽の指導（嗄声，咽頭痛，口腔内カンジダ症などの副作用予防のため）

b. 環境調整

・発作誘発因子を特定し，アレルゲンを除去する（チリダニ，ペット，真菌など）

・日常生活リズムの調整や手洗い，うがいの習慣化

・室内の換気（たばこの煙やホルムアルデヒドなどの化学汚染物質を排除する）

c. ライフスタイルの充実

・学校や地域の行事に積極的に参加する（心身の活動性の向上を目指す）

・運動は急性増悪（発作）の誘因になるが，抗喘息薬の活用，運動の種類や進め方を工夫して積極的に取り組む

→水泳は急性増悪（発作）が起こりにくい

→ウォームアップや普段からのトレーニング，マスクの着用などで運動誘発喘息を予防する

川崎病 (文献 50，51 をもとに作成)

▶▶ 病態生理

- 全身の血管炎を特徴とする原因不明の急性熱性疾患
- 4 歳以下の小児に多く発症し，心臓合併症を伴う場合がある

▶▶ 症状 (文献 52 より転載)

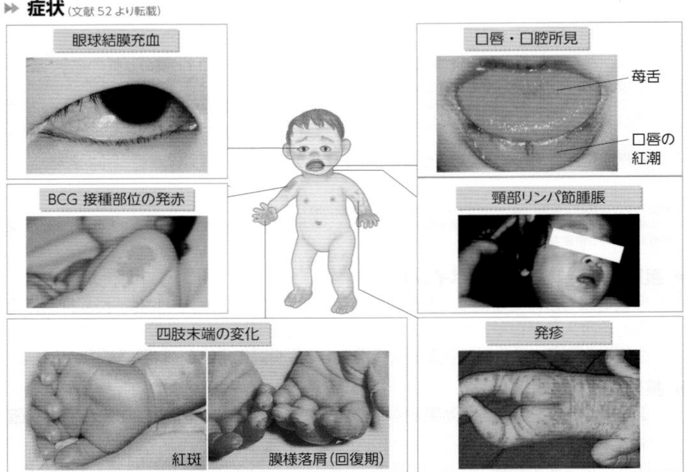

▶▶ 川崎病の主要症状の平均的経過 (文献 53 より引用，一部改変，54 より転載)

		5 病日	10 病日	15 病日	20 病日	25 病日	30 病日
臨床所見	発熱						
	発疹						
	眼球結膜充血						
	口唇発赤						
	口腔内発赤						
	頸部リンパ節腫脹						
	硬性浮腫						
	皮膚落屑						

▶▶ 治療・ケア

a. 急性期の治療

・抗炎症療法として，早期に大量の免疫グロブリン療法が開始される
・免疫グロブリンと併用してアスピリンの経口投与も行われる

b. 急性期のケアのポイント

〔免疫グロブリン療法〕

・投与中は心電図モニターを装着し，不整脈などのモニタリングを行う
・ショックやアナフィラキシー様症状などの徴候と症状（呼吸困難，脈拍数増加，血圧低下，チアノーゼ，異常な発汗，悪心・嘔吐，悪寒など）の観察を行う

〔アスピリン療法（抗血栓療法）〕

・悪心・嘔吐，下痢，下血，出血傾向，発熱，黄疸，食欲不振，腹痛などの有無を観察する
・指示通り確実に服用されているか確認する

〔皮膚・粘膜の清潔と保護〕

・口唇の乾燥，亀裂などによる出血予防のため，ワセリン軟膏を塗布する
・柔らかめの歯ブラシを使用し，食後は口腔内を清潔に保つ

〔発熱・苦痛の緩和〕

・解熱薬の効果的な投与，クーリング，衣服や寝具の調整，適切な室温・湿度の保持，冷たい飲み物を与える，子どもが好む流動食（アイスクリームやゼリーのような）を工夫する
・急性期症状で子どもの機嫌が悪い時は，薄暗い光の環境にしたり，子どもの好む音楽や映像を流す
・かゆい部位に保湿性の冷湿布を貼付する
・掻かないように，柔らかくゆるいミトンの手袋を着用する（不必要な抑制はしないよう工夫する）
・さまざまな検査や処置に対してわかりやすく説明し，終了後はがんばったことを褒める

c. 回復期（解熱後）の治療

・冠動脈病変なしの場合：アスピリン内服
・冠動脈病変ありの場合：アスピリンに他の抗血小板薬，抗凝固薬を併用

d. 回復期のケアのポイント

・四肢末端の変化として，指先からの膜様落屑がみられるようになる．感染予防のため，爪を短く切り，手指の清潔に努める
・血液検査データの異常や冠動脈の拡張が認められる場合は，急性期と同様，安静を心がける

ファロー四徴症 (文献 55 をもとに作成)

▶▶ 病態

・ファロー四徴症とは，①心室中隔欠損，②大動脈騎乗，③肺動脈（右室流出路）狭窄，④右室肥大を四徴とするチアノーゼ性心疾患

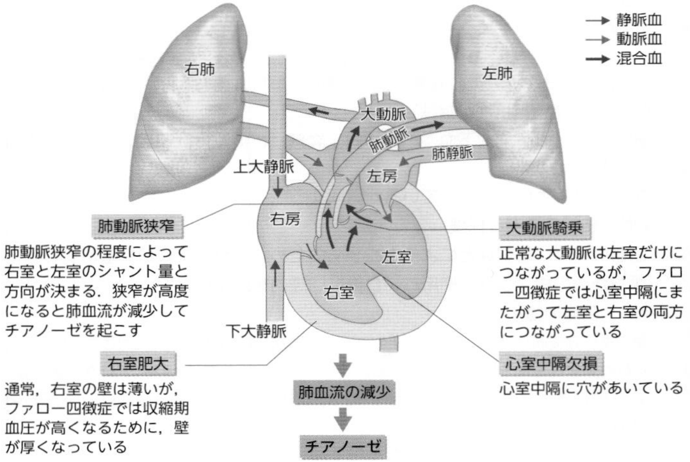

静脈血
動脈血
混合血
右肺
左肺
大動脈
肺動脈
肺静脈
上大静脈
左房
右房
左室
右室
下大静脈
肺動脈狭窄
肺動脈狭窄の程度によって右室と左室のシャント量と方向が決まる．狭窄が高度になると肺血流が減少してチアノーゼを起こす
大動脈騎乗
正常な大動脈は左室だけにつながっているが，ファロー四徴症では心室中隔にまたがって左室と右室の両方につながっている
右室肥大
通常，右室の壁は薄いが，ファロー四徴症では収縮期血圧が高くなるために，壁が厚くなっている
心室中隔欠損
心室中隔に穴があいている
肺血流の減少
チアノーゼ

▶▶ 症状

チアノーゼ
バチ状指（ばち指）
爪が時計皿のようにもりあがっている
心雑音
運動時
息切れ
蹲踞（そんきょ）
急にしゃがむ姿勢をとる

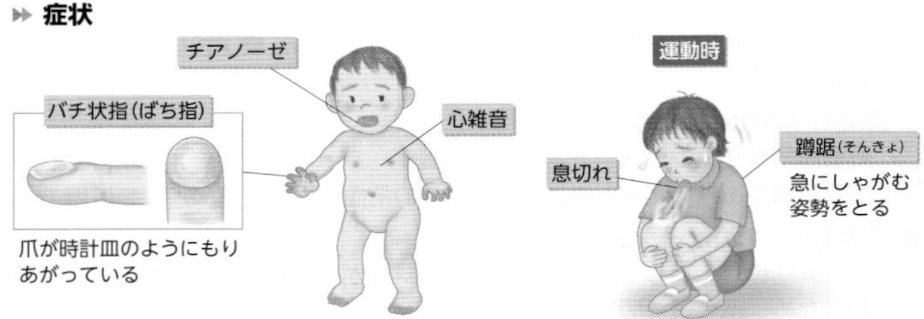

治療

- 根本的な治療には手術（心内修復術）が必要で，1 歳前後に行われることが多い
- 心内修復術では，心室中隔欠損をパッチで閉鎖し，同時に右室流出路の狭窄を解除する
- 根治手術の時期まで無酸素発作や心不全に陥ることなく，順調に成長発達することが当面の最大の目標となる

ケアのポイント

a. 診断直後

- 家族は子どもの成長発達や生命予後に対する不安を感じやすく，疾患や症状に対する理解が不足している．医師と連携しながら，血行動態や合併症の機序など，疾患について模式図や模型など視覚的理解を促す適切な媒体を用いて，家族にわかりやすく説明し，不安の軽減に努める
- いま最も心配していることや大変なことは何かを尋ね，言葉で表現できるよう促す．経済的な心配事であれば MSW（医療ソーシャルワーカー）を導入するなど，必要に応じて，適切な相談窓口などを紹介する

b. 根治手術前

- 啼泣時などに無酸素発作を起こすことがある．啼泣を伴うような処置は，酸素投与ができるような準備をしたうえで実施する．また，このような処置は早朝を避け，午後早めに行うように調整する
- 低酸素状態はチアノーゼにより肉眼的に観察できる．チアノーゼが出現しやすい口唇，爪床，指先，耳朶などを注意深く観察し，無酸素発作を予防する
- 心不全の徴候（多呼吸，陥没呼吸などの努力呼吸，不機嫌，活気がない，哺乳力の低下，食欲の低下など）を呈していないか注意深く観察する
- 心不全徴候が認められる場合は，心電図や呼吸モニタを装着することが多い．モニターの観察を的確に実施できるようにする〔「モニター心電図」の項目（p296）参照〕

c. 退院指導・療養指導

- 根治手術までの日常管理，特に薬物療法と食事療法などに関して，退院後も実施できるよう具体的に伝える
- 家族に無酸素発作に対する対処を指導する．具体的には蹲踞(そんきょ)の姿勢で抱いて，泣かせないようにし，酸素を吸入する．それでも持続する場合は病院での処置が必要となる
- どのような場合に緊急受診が必要かを適切に判断できるように説明し，連絡先や具体的な患児の病状の伝え方について知らせる．パンフレットなど，いつでも再確認できる資料を渡す

食物アレルギー

定義

・食物によって引き起こされる抗原特異的な免疫学的機序を介して生体にとって不利益な症状が惹起される現象（日本小児アレルギー学会，2016）

症状

・アレルゲン摂取直後，遅くとも2時間以内に症状（下記表参照）が出現する
・表の中で，グレード2は何らかの薬物治療が必要なレベル，グレード3はアドレナリン筋肉注射（エピペン®）の適応となるレベルを示す

臨床所見による重症度分類（文献56を改変，57より転載）

症状	グレード1（軽症）	グレード2（中等症）	グレード3（重症）
皮膚・粘膜症状			
紅斑・蕁麻疹・膨疹	部分的	全身性	←
瘙痒	軽い瘙痒（自制内）	強い瘙痒（自制外）	←
口唇・眼瞼腫脹	部分的	顔全体の腫れ	←
消化器症状			
口腔内・咽頭違和感	口，のどのかゆみ，違和感	咽頭痛	←
腹痛	弱い腹痛	強い腹痛（自制内）	持続する強い腹痛（自制外）
嘔吐・下痢	嘔気，単回の嘔吐・下痢	複数回の嘔吐・下痢	繰り返す嘔吐・便失禁
呼吸器症状			
咳嗽，鼻汁，鼻閉，くしゃみ	間欠的な咳嗽，鼻汁，鼻閉，くしゃみ	断続的な咳嗽	持続する強い咳き込み，犬吠様咳嗽
喘鳴，呼吸困難	－	聴診上の喘鳴，軽い息苦しさ	明らかな喘鳴，呼吸困難，チアノーゼ，呼吸停止，Sp_{O_2}≦92%，締めつけられる感覚，嗄声，嚥下困難
循環器症状			
脈拍，血圧	－	頻脈（+15回/分），血圧軽度低下，蒼白	不整脈，血圧低下，重度徐脈，心停止
神経症状			
意識状態	元気がない	眠気，軽度頭痛，恐怖感	ぐったり，不穏，失禁，意識消失

血圧低下　　：1歳未満<70 mmHg，1～10歳<[70+（2×年齢）mmHg]，11歳～成人<90 mmHg
軽度血圧低下：1歳未満<80 mmHg，1～10歳<[80+（2×年齢）mmHg]，11歳～成人<100 mmHg

▶▶ 治療の原則

- 正しい診断に基づいた必要最小限の原因食物の除去
- 原因食物であっても安全に「食べられる範囲」を確認できれば，できるだけ摂取するよう指導する

▶▶ アナフィラキシー発症時の初期対応の手順（文献 58 を改変，59 より転載）

1 バイタルサインの確認
- 循環，気道，呼吸，意識状態，皮膚，体重を評価する

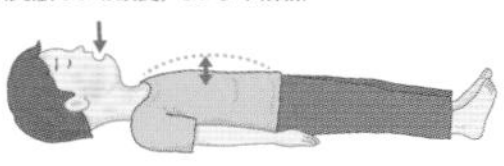

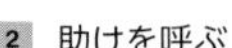

2 助けを呼ぶ
- 可能なら蘇生チーム（院内）または救急隊（地域）

3 アドレナリンの筋肉注射
- 0.01 mg/kg（最大量：成人 0.5 mg，小児 0.3 mg），必要に応じて 5〜15 分ごとに再投与する

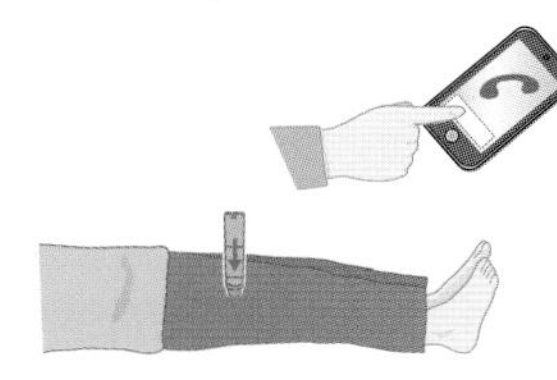

4 患者を仰臥位にする
- 仰向けにして 30 cm 程度足を高くする
- 呼吸が苦しい時は少し上体を起こす
- 嘔吐している時は顔を横向きにする
- 突然立ち上がったり座ったりした場合，数秒で急変することがある

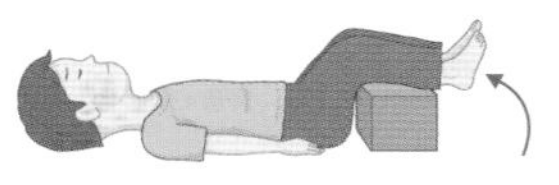

5 酸素投与
- 必要な場合，フェイスマスクか経鼻エアウェイで高流量（6〜8 L/分）の酸素投与を行う

6 静脈ルートの確保
- 必要に応じて 0.9%（等張/生理）食塩水を 5〜10 分の間に成人なら 5〜10 mL/kg，小児なら 10 mL/kg を投与する

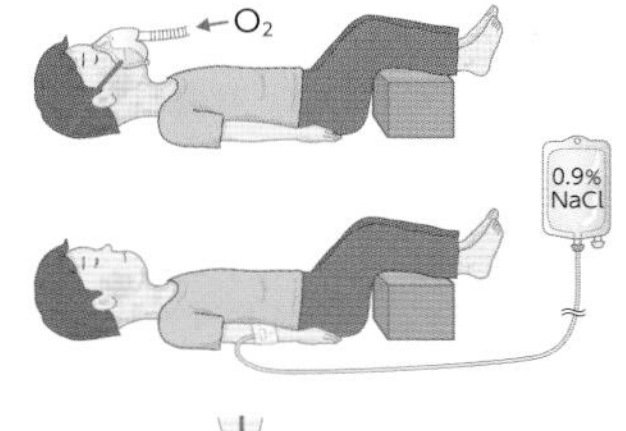

7 心肺蘇生
- 必要に応じて胸部圧迫法で心肺蘇生を行う

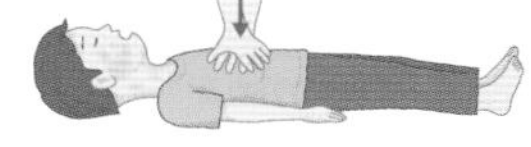

8 バイタルサイン測定
- 頻回かつ定期的に患者の血圧，脈拍，呼吸状態，酸素化を評価する

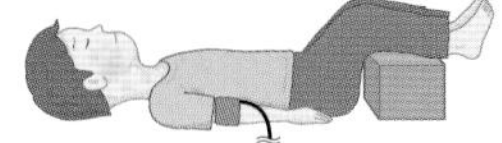

発達障害

▶▶ 分類，特性 (文献 60 より転載，一部改変)

・いくつかのタイプに分類されるが，発達障害者支援法において規定されるのは，下記に示した 3 障害 (広汎性発達障害※，注意欠如・多動性障害，学習障害)

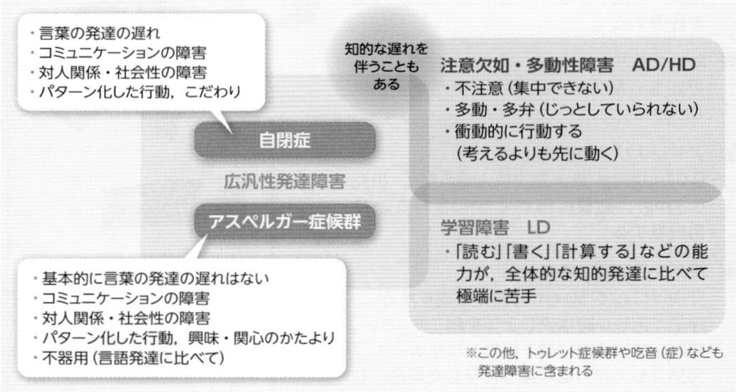

※ DSM-5 では，広汎性発達障害という言葉がなくなり，自閉スペクトラム症という言葉が用いられるようになった

▶▶ 障害ごとのケア・対応のポイント

・前提となるのは，社会順応を目指した無理な正常化ではなく，その子らしいユニークな育ちを支え，自己実現と社会参加を図ることである

障害	ケア・対応のポイント
広汎性発達障害 (自閉スペクトラム症)	・ケアを行う際は，一般に人の感情や興味を分かち合うことが難しいことや，見知らぬ環境へのなじみにくさ，刺激への過敏さを十分に理解しておく ・刺激に対する過反応やこだわりがあるため，過剰な視覚刺激や聴覚刺激が入らないように配慮する ・毎回同じ環境 (使用する部屋，部屋のレイアウト，備品の配置など) を維持するよう努める ・言葉によるコミュニケーションに頼りすぎず，スケジュールや作業を図や絵で示すなど，視覚的な手がかりを増やす ・わかりやすく，はっきりとした言葉で話す ・子どものこだわりを受け止め，認める

障害	ケア・対応のポイント
注意欠如・多動性障害	・子どもの不適応行動ばかりに注意を向け，指摘するのではなく，よい部分にも目を向けてほめるように心がけることが基本となる ・ただし，危険性の高い行動や他人に迷惑をかける行動をとった場合には，ペナルティとして別室に短時間退いてもらうタイムアウトなどの対応もとられる ・特に多動性・衝動性を示す場合は，トランポリンでのジャンプやバルーン上で揺らすなど前庭覚刺激を十分に与えることで，多動性・衝動性がコントロールしやすくなる ・学習上の対応として，1 回の学習時間は短く設定する，こぎざみな段階的な目標設定を行う，1 つの小目標を達成するたびにほめる ・実際に使う物品を 1 つずつ見せながら説明する ・協力してほしいことややってほしくないことは具体的に伝える ・トークンエコノミー法〔子どもがある望ましい行動をした際にごほうび（トークン）を与える〕の活用
学習障害	・学習障害は先天的な障害であり，環境や本人の努力不足によるものではないことを説明する ・苦手なものは何か，その子どもの特徴を把握・理解したうえで学習を進めていく ・苦手な領域（読字，書字，計算）については，自分に合った学習のやり方や工夫（パソコン，読み上げソフト，電卓の利用）を少しずつ身につけられるよう支援する

▶▶ 家族への対応のポイント

- 養育者は，子どもの不適応行動に対して，自身の育て方が悪かったと苦悩したり，子どもを過度に批判・しつけたり，障害への無理解による周囲の非難から抑うつになる場合も多い
- 養育者が子どもの障害や適切なかかわり方を学べるよう支援し，障害を受容できるよう促すことが重要である
- 「頑張ればできる」といった無理な期待や声かけは，子どもを追い詰める結果となることを説明する
- 家族だけで悩まず，所・園や学校と連携し，地域の相談窓口にも相談しながら，特性の理解，接し方を具体的に考えていく
- 必要時，子どもの行動の修正方法を学ぶことで行動変容を促す，ペアレント・トレーニングの介入を検討する

重症心身障害児，超重症児，準超重症児

定義，判定基準

a. 重症心身障害児

- 重度の知的障害および重度の肢体不自由が重複している児童（児童福祉法第7条の2）
- 該当者かどうかの判断基準として，「横地分類」「大島分類」が使用される

b. 超重症児，準超重症児

- 従来の重症心身障害の定義に継続的に濃厚な医療，濃厚な介護をする度合いを加えたもの
- 医療・看護の必要度を点数化し，医療行為を10点，5点，3点の3群に大別し，その中間に8点を設定．合計が25点以上を超重症児，10〜25点未満を準超重症児とする

よくみられる合併症とケア（文献61より転載，一部改変）

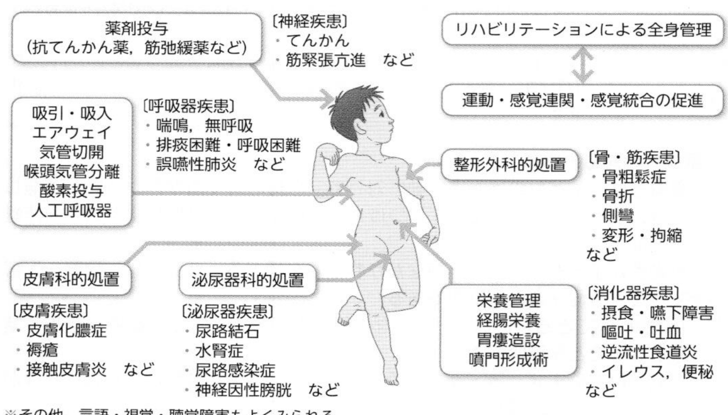

※その他，言語・視覚・聴覚障害もよくみられる

ケアのポイント (文献 62 をもとに作成)

神経系疾患 てんかん	・発作の誘因因子〔過労，睡眠不足，音（電話，ベッド柵の上げ下げ，など），光（窓から差し込む日光，テレビのフラッシュ），体温上昇，など〕となる不必要な刺激を避けるようにする ・発作時は，身体をゆすったり，叩いたりせず，安全に臥床させ，静かに見守る．ただし，いつもとは異なる様子（発作が続く，など）がみられる際は，指導者・医師の指示に従い，対応する
呼吸器疾患 排痰困難	・①徒手的呼吸介助法，②体位ドレナージ，③吸引などを用いた加温・加湿，④エアスタッキング（バッグ換気），⑤カフアシストや肺内パーカッションベンチレータ（IPV）を用いた機械的咳介助のそれぞれを組み合わせ，痰を吸引できる位置まで移動させる
感覚障害	・感覚を刺激するケアとして，ベビーマッサージ，シーツでのブランコ，バランスボールなどを使った感覚運動遊びを取り入れることを検討する ・ただし，重症心身障害児は，感覚の閾値が非常に狭く，快に感じる感覚の種類・幅は限定的であることが多い．閾値を超えた介入は，子どもにとって過敏な刺激となり，ストレスを与えてしまうため，子どもの反応を見ながら介入することが重要
骨・筋疾患 側彎， 変形・拘縮	・本人の身体の変形を無理なくそのまま保持できる姿勢を整え，適度に筋肉や関節を動かすような姿勢の変換を日常的に取り入れる ・ベッド上での姿勢管理の工夫として，股関節や四肢の可動域，側彎の程度を把握してクッションや枕を用いて姿勢を整える．自身の身体の重みで骨折する場合もあるため，身体に沿うようにクッションや枕を当て，接触面を広くし，外力や重力が一点にかからないようにする
泌尿器系 疾患	・排尿にかかわる観察のポイントを押さえ，安定時の状態との違いに早急に気づけるようにしておく ・観察のポイントは，①1回の尿量，②排尿間隔，③尿の色，④尿の性状，⑤尿臭，⑥尿道口の異常の有無，⑦排尿時痛の有無

POINT

・前述した合併症に留意することはもちろんだが，児の生活や活動に視点を当てて実習することが大切

周術期の子どもの看護（術前を中心として）

▶▶ プレパレーション（術前の情報提供内容の例：幼児の場合）（文献63より転載）

手術や麻酔の目的について	・手術の目的 ・麻酔の目的（眠っている間に手術が終わることなど）
これから体験することについて	**〈術前の準備〉** ・手術日術前の絶飲食 ・最終経口摂取（食事・水分を最後にとる時間） ・前投薬を行うこと ・術衣への着替え ・ネームバンドの装着 **〈手術室入室〉** ・手術室への移送（ストレッチャー，抱っこなど） ・手術室前で親と別れること，親が待っている場所 ・手術室の環境　例）照明，機械類 ・手術室のスタッフの様子　例）術衣，帽子，マスク姿 ・麻酔前の覚醒中に身体に触れるもの　例）吸入マスク，モニターセンサーの装着 **〈手術後〉** ・麻酔からの覚醒時にいる場所，そのとき身体についている器械・物品（術前との違い） 例）輸液，酸素マスク，モニターのセンサー，カテーテル・ドレーン，創部の保護・固定 ・手術後には親に会えること ・痛みを緩和するために薬があること，痛みや不快感を伝えることができること ・回復のために子ども自身が行えること，守ってほしいこと 例）安静制限や体位，触れたり引っ張ったりしてはいけないもの，消毒や診察，内服

▶▶ 発達段階別にみた術前の情報提供の方法（文献 64 より転載）

乳児期〜 1歳頃	〈ポイント〉 ・家族への説明および家族の不安の緩和が大切である
幼児期	〈具体的方法〉 ・絵本，アルバム，紙芝居，ビデオによる説明 　・術前・中・後の流れに沿って，絵や写真などの視覚的な情報を中心に説明する 　・記憶力に限界があるため，具体的な説明は 1〜2 日前に行われるとよい ・人形や医療器具のおもちゃなどを用いた実演 　・人形は子どものお気に入りではなく，スタッフの用意したものとする 　・実演のあとに子どもや家族に自由に触ってもらう ・実際に使用する物品や機器（吸入麻酔用マスク，心電図モニター，パルスオキシメータなど）を用いた説明 　・実際の物品などに触れてみて，痛くないことを実感できるようにする 〈ポイント〉 ・子どもがふだん見慣れているものや親しみをもっているキャラクターなどを利用する ・人形や物品に触れることを嫌がる場合には無理強いしない
学童期 思春期	〈具体的方法〉 ・パンフレットやビデオによる説明および資料の紹介 ・実際に使用する物品や機器を用いた説明 ・手術室看護師の術前訪問，手術室の見学（子どもの希望による） 〈ポイント〉 ・視覚的教材と口頭や文書による説明を併用する ・術後の状態や治療の見通しを含め，何がいつまで行われるか，一覧などにして明確に伝える ・とくに思春期ではプライバシーの守られる場所で行う

▶▶ 術前の情報提供のポイント

- 術前・術後を通して子どもが体験する出来事について，①それを行う理由，②実施の方法，③子ども自身がどうすればよいかを，理解しやすい言葉で説明する．そのうえで，その子どもにとって最も適していると思われる方法や取り組み方を本人や家族と話し合う
- 麻酔に関する情報として，①手術は眠っている間に行われ，目が覚めたときには終わっていること，②手術終了後，目覚めたときの周囲の様子や子どもの状況について伝える
- 術後の痛みについては，①痛み止めの薬を使うことができること，②痛みや苦痛を我慢しなくてよいことを説明し，不安をもたせないよう努める

▶▶ 術前の子どものアセスメントのための情報収集項目 (文献 65 より転載)

全身状態	・体重，身長 ・機嫌，活気，意識状態 ・皮膚色(チアノーゼや黄疸など)，発疹の有無 ・体温 ・脈拍数または心拍数，血圧，四肢冷感の有無 ・呼吸数，呼吸音，肺雑音や喘鳴の有無 ・上気道感染症状(発熱，咳嗽，鼻閉・鼻汁など)の有無 ・嘔吐・下痢の有無 ・脱水症状(意識，発熱，皮膚や口唇の乾燥，ツルゴールなど)の有無 ・低血糖症状(意識，冷や汗，生あくびなど)の有無 ・歯のぐらつきの有無
検査データ	・血液検査：白血球数，赤血球数，ヘモグロビン濃度，血小板数，血清電解質濃度(ナトリウム，カリウム，塩素)，尿素窒素，血清クレアチニン ・尿一般検査 ・心電図，胸部 X 線
健康歴	・感染性疾患(小児感染症など)の罹患歴，予防接種歴 ・本人および家族の感染性疾患罹患者との接触の有無 ・過去の手術・麻酔歴 ・アレルギーの有無(薬物アレルギー，ラテックスアレルギーなど) ・慢性的な疾患(喘息，てんかん，内分泌疾患，糖尿病など)の有無と与薬状況，コントロール状況 ・在胎週数，出生時体重
術前の準備	・最終経口摂取時間および内容(固形物・水分) ・前投薬の内容・量・与薬時間 ・最終排泄時間(排尿，排便)
手術の受け止め・対処行動	・手術に対する説明内容とそれに対する反応 ・コミュニケーション能力，意思表示の方法
日常生活状況	・食事・排泄・睡眠のパターン，日常生活行動の自立度 ・癖

▶▶ 術前の絶飲食の確認

- 術前は麻酔による嘔吐や誤嚥予防のために絶飲食の時間が定められる．一般的な絶飲食の時間として，①クリアリキッドは 2 時間，②母乳は 4 時間，③粉ミルクや牛乳は 6 時間
- これが守られているか確認する

▶▶ 術前の関わり

- アセスメントした内容から，術前準備をいつ，誰が，どのように行うのかを検討しておく．術前準備は，その子どもの状況や反応を把握しながら進める
- 一方的な説明は行わず，子どもと一緒に話をするという姿勢が重要

❶子どもが見たことのない物や人について話す
❷子どもが質問してきたら，はぐらかさず，何を聞きたいと思っているのかを確認する
❸手術の前後に子どもが経験すること，たとえば感覚，におい，音，味などを具体的に伝える
❹時間の概念がまだわからず，手術時間を予測できない子どもには，「外が暗くなるまでだよ」などと，わかる表現を用いて伝える
❺子どもに協力してほしいこと，子どもがやってもよいことを説明する
❻手術後も遊べる環境を用意していることを伝える

- 手術前にはさまざまな検査が予定されていることが多い．はじめて行う検査に子どもは強い不安・恐怖をもつ．検査について，発達年齢に応じて説明をし，安全・確実に検査が受けられるよう援助を行う

▶▶ 主な術前検査（文献 66 より転載，一部改変）

目的	検査種別	検査内容
患部または病態の把握	疾患部位	CT，MRI，造影検査，核医学検査
	呼吸器	血液ガス分析，胸部 X 線，心電図，スパイログラム
	循環器	胸部 X 線，心電図，心臓超音波検査，心臓カテーテル検査
	消化器	腹部 X 線，超音波検査，造影検査，内視鏡検査，便検査
	泌尿器	腎機能検査，超音波検査，尿検査，核医学検査
全身状態の把握	血液	血液型，血算，生化学検査，出血時間，凝固時間，不規則抗体
	尿	比重，タンパク質，糖
	心肺機能	心電図，胸部 X 線，スパイログラム
感染症の有無の確認	血液	B 型肝炎，C 型肝炎，HIV 感染症の検査

一次救命処置 (BLS)

医療用小児の BLS アルゴリズム (PBLS アルゴリズム) (文献 67 より転載)

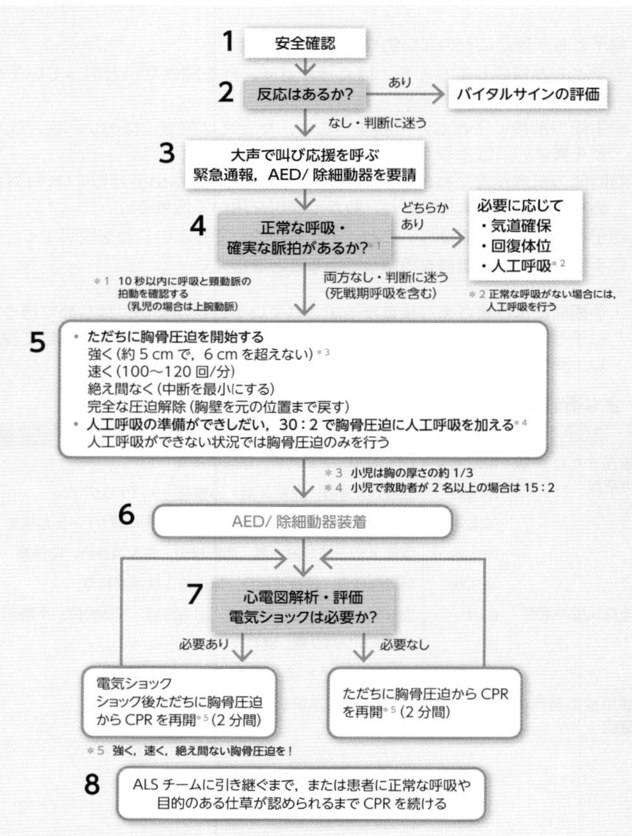

ALS：二次救命処置, CPR：心肺蘇生, AED：自動体外式除細動器

POINT

- 学生が実習の場でこのアルゴリズムに沿って対応する可能性は低いが，知識として押さえておく
- 現実的な対応：できるだけその場を離れずに人を大声で呼ぶ．ベッドサイドの場合，すぐにナースコールを押し，助けを要請する

▶▶ 意識レベルの把握 ※JCS と GCS の詳細は p243 を参照

a. 乳児の場合

- 足底を刺激して反応をみる

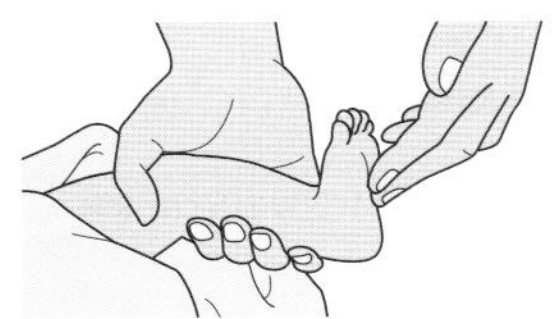

b. 1 歳以上の場合

- 肩を強く叩いて，普段呼ばれている愛称がわかっている場合はそれで呼びかけ，刺激による反応をみる

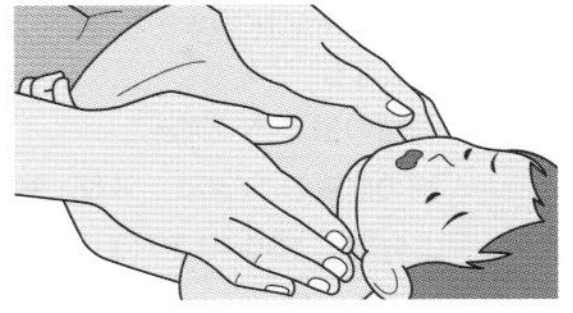

▶▶ 気道確保

頭部後屈あご先挙上法	下顎挙上法（乳児や頸椎損傷が疑われる場合）
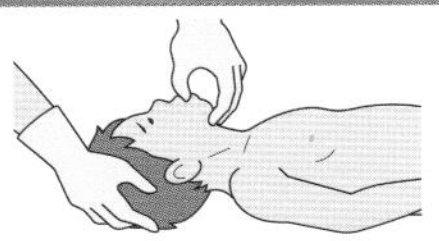	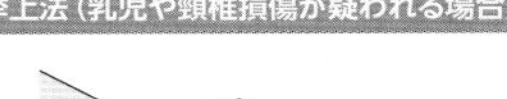 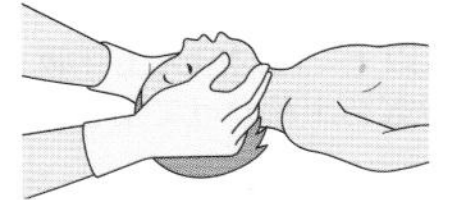
①頭部を後屈，頸部を伸展させ，下顎を前方に突出させて上気道が体幹と水平になるよう体位を整える ②あご先に人さし指を当て，あご先を持ち上げて気道を確保する ③子どもの横に位置し，下顎角の前後に指 2 本ずつをおき，持ち上げる	①下顎角の後部に当てた両手の指を垂直に持ち上げる ②受け口になるように（逆咬合），下顎を前方へ持ち上げる

- 子どもの口元に救助者の耳を近づけて，胸郭と腹部の動きを目で確認して呼吸の有無を判断する

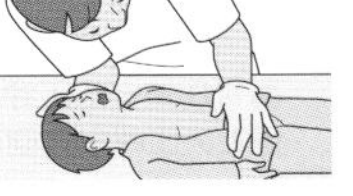

▶▶ 胸骨圧迫

	乳児	1〜15 歳くらいまで
位置	・児の乳首間より指 1 本下の胸骨部 ・乳児の心室は学童や成人に比べ上方に位置する	・両乳頭を結ぶ線より少し足側 (胸骨の下半分)
注意点	・心臓は胸骨の左寄りに位置するが，肋骨の上から圧迫すると骨折の危険性が高くなる ・術者の指 2 本で実施	・手掌をのせたあと，指が児につかないように離す ・手全体を使わない
圧力	・胸の厚みの 1/3 以上 4 cm 未満	・胸の厚みの 1/3 以上 5 cm 未満
速さ	・1 分間に 100〜120 回	

★ 1 秒でも早く処置を行うことが望ましいが，可能ならば手袋を装着する

▶▶ 人工呼吸

- 1 歳未満：口対口鼻人工呼吸 (救助者の口で乳児の口と鼻を同時に覆って呼気を 1 秒かけて 2 回吹き込む)
- 1 歳以上：口対口人工呼吸 (子どもの鼻をつまみ，空気が漏れないようにして呼気を 1 秒かけて 2 回吹き込む)

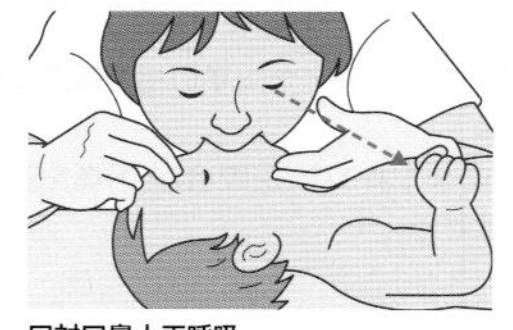
口対口鼻人工呼吸

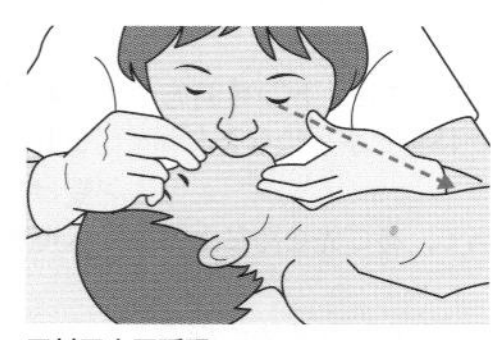
口対口人工呼吸

胸骨の膨らみを目視する

POINT

- 胸骨圧迫と人工呼吸の回数比は 30：2．救助者が 2 人いる場合は，胸骨圧迫 15 回と人工呼吸 2 回の組み合わせとし，1〜2 分ごとに役割を交代する
- 口対口鼻，口対口の人工呼吸を行う場合はフェイスシールドを用いて感染を防止する

Memo

気道の異物除去 (文献 68 をもとに作成)

▶▶ 意識（反応）のある乳児（1 歳未満）の場合

a. 背部叩打法

1. 片膝をついてしゃがむか，座って乳児を膝（または大腿部）の上に乗せる
   - 片手で乳児の頭部と下顎を支え，前腕の上で頭部を体幹より低く保った状態でうつぶせにする

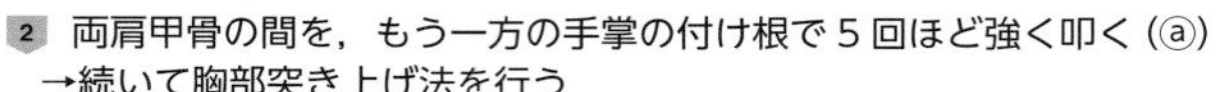

2. 両肩甲骨の間を，もう一方の手掌の付け根で 5 回ほど強く叩く（ⓐ）

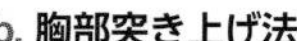

→続いて胸部突き上げ法を行う

b. 胸部突き上げ法

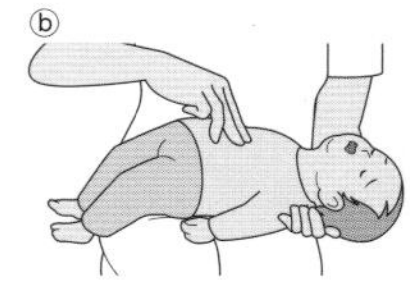

3. 上記に続けて，乳児の後頭部と頸部を注意深く支えながら，頭部を体幹より低く保ったまま仰向けにする
4. 乳児の胸骨の下半分（胸の真ん中）を，2 本指を用いて 1 秒間に 1 回の速さで 5 回ほど圧迫する（ⓑ）
5. 背部叩打法と胸部突き上げ法を交互に行い，異物が除去されるまで繰り返す

※反応（意識）がなくなったら，直ちに救急蘇生法（気道確保，胸骨圧迫，人工呼吸）を行う (p290)

▶▶ 意識（反応）のある子ども（1 歳以上）の場合

a. 腹部突き上げ法（ハイムリック法）

1. 子どもに，腹部を押し上げて異物を除去することを伝える
2. 子どもの背後に立つか（ⓒ），膝をついてしゃがみ（ⓓ），子どもの脇の下に両腕を通して抱きかかえる
3. 片手で握りこぶしを作り，母指側を子どもの臍の上方，剣状突起より下方の部位に当てる
4. 握りこぶしを反対の手でつかみ，すばやく突き上げるように腹部をこぶしで圧迫する
   - 1 回の圧迫で異物を除去するようなつもりで圧迫する
5. 異物が除去されるまで，もしくは異物が排出されない場合は子どもの反応（意識）がなくなるまで繰り返す

※反応（意識）がなくなったら，直ちに救急蘇生法（気道確保，胸骨圧迫，人工呼吸）を行う

ⓒ

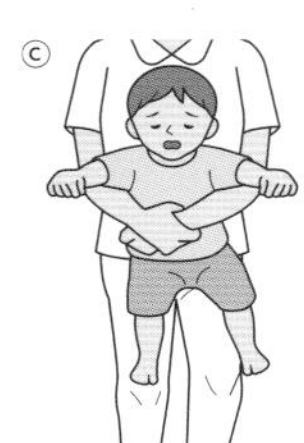

ⓓ

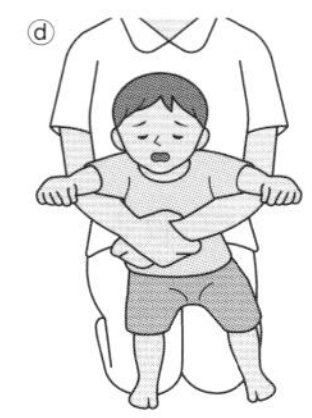

禁忌

・腹部臓器損傷の危険が高いため，新生児や乳児に腹部突き上げ法を行わない

注意

・腹部突き上げ法（ハイムリック法）を行って異物除去に成功し，子どもの呼吸が回復した場合，必ず医師の診察を受け，腹部臓器に損傷がないか確認する

b. 背部叩打法

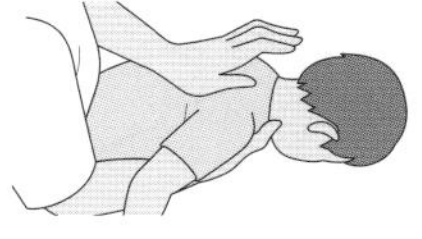

1. 両肩甲骨の間を，もう一方の手掌の付け根で5回ほど強く叩く
2. 異物が除去されるまで，もしくは異物が排出されない場合は子どもの反応（意識）がなくなるまで繰り返す

※反応（意識）がなくなったら，直ちに救急蘇生法（気道確保，胸骨圧迫，人工呼吸）を行う

▶▶ 意識（反応）のない子どもの場合

1. 大声で周囲の注意を喚起して，119番通報・AED手配を依頼するとともに，救急蘇生法（心肺蘇生）を開始する
2. 気道確保の際，咽頭部に異物が目で確認できたら，1本の指でかき出す

禁忌

・異物が目で確認できなければ，異物を逆に押し込んでしまう危険があるため，口腔内に指などを入れて，見えない状態で異物を探ることはしない

・また，そのために心肺蘇生を中断してはならない

モニター心電図

▶▶ 小児の心電図の特徴

・小児の心電図の特徴として以下のことがあげられる

・心拍数が多い
・右室優位，右軸優位の傾向
・QRS の波高が高い
・胸部誘導で陰性 T 波を認める
・洞性不整脈が多い
・年齢，成長によって波形が異なる

▶▶ 3 点誘導法

a. 電極の貼付部位

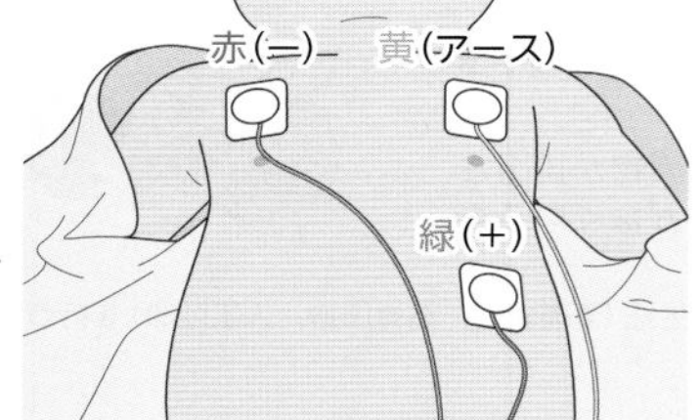

マイナス (－) 電極 (赤)：右鎖骨下窩
アース (黄)：左鎖骨下窩
プラス (＋) 電極 (緑)：左前腋窩線上で最下肋骨上

▶▶ 正常心電図の各部の名称と波形[図]

波形	意味
P 波	心房が興奮する時に発生する
QRS 波	心室が脱分極によって興奮する時に発生する
T 波	心筋の再分極を表す
U 波	T 波に続くゆるやかな波であるが，はっきりわからない場合もある
PQ 時間	P 波の始まりから QRS 波の始まりまでの時間間隔
QT 時間	QRS 波の始まりから T 波の終わりまでの時間間隔
ST 部分	QRS 波の終わりから T 波の始まりまでの部分
RR 間隔	QRS 波と QRS 波の間隔

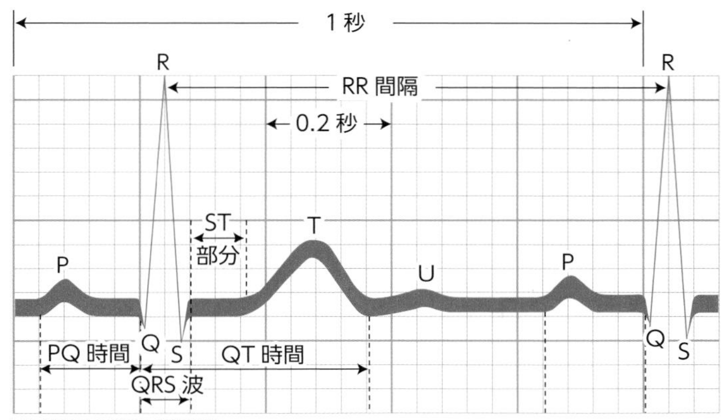

図 正常心電図の波形と各部の意味

▶▶ 判読の手順

1. 心拍数および呼吸数が正常か否かや，リズムの変化の有無などを確認する
2. 不整脈がないか確認する
   - PP 間隔や PR 間隔は一定か
   - P 波の有無や波形はどうか
   - PQ 間隔や PR 間隔は正常か
   - QRS の幅は正常か
   - ST の変化はないか
3. 波形に異常がある場合や，異常かどうかわからない時は，モニター波形をプリントアウトする

POINT

- 体動などで不整脈のような波形がみられることもあるため，実際に脈を触れたり，患児の状態を観察するなどして，判断する必要がある
- 電極の貼り替えに伴う苦痛を軽減するよう努める．皮膚を手で押さえ，接着部を180 度折り返しながらゆっくりと電極を剥がす
- 持続モニタリングを行う場合は 1 日 1 回は電極の貼付場所を変え，皮膚トラブルを避ける

動脈血ガス分析

▶▶ 動脈血液ガスデータの基準値

項目	正常値
pH	7.35〜7.45
Pa_{O_2}（動脈血酸素分圧）	80〜100 Torr（mmHg）
Pa_{CO_2}（動脈血二酸化炭素分圧）	36〜44 Torr（mmHg）
HCO_3^-（重炭酸イオン）	22〜26 mEq/L
Sa_{O_2}（動脈血酸素飽和度）	96〜99%
BE（塩基過剰）	−2.2〜+2.2 mEq/L
O_2Hb（酸素化ヘモグロビン）	95〜98%
Na^+	135〜149 Eq/L
K^+	3.6〜5.0 mEq/L
アニオンギャップ	12 mEq/L
乳酸	0.8〜1.2 mmol/L
血糖	70〜110 mg/dL

POINT

- 各項目が何の指標なのか押さえておく
  - pH　：体内の酸・塩基平衡
  - Pa_{O_2}：肺の血液酸素化能力
  - Pa_{CO_2}：肺の換気能力
- 検体は採取したら速やかに検査室に届ける．時間が経過すると，白血球から CO_2 が血液中に排泄され，Pa_{CO_2} が高値になるなどの変化が生じる

▶▶ パルスオキシメーター持続モニタリングの場合の装着の注意点（足に巻く場合）

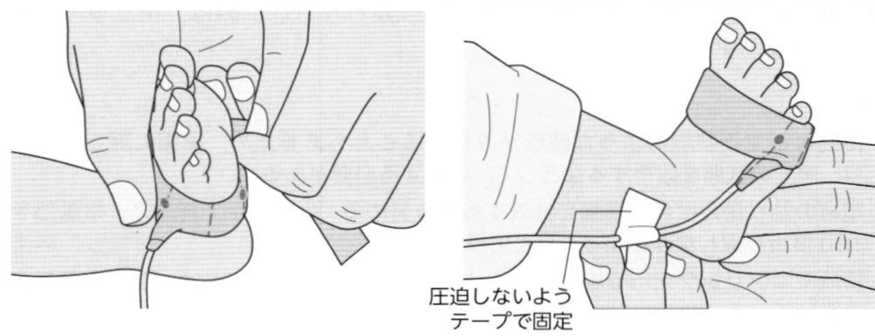

注意点

- プローブのテープを引っ張りながら貼ると，圧迫が増し，血流障害や皮膚トラブルの原因となるため，注意する
- プローブの圧迫やセンサーの発光により発赤や水疱形成，壊死，熱傷などを起こす危険がある．子どもの基礎疾患に応じて1〜3時間ごとの頻回な観察と装着のしなおしが必要

▶▶ Sp_{O_2}（経皮的動脈血酸素飽和度）

- Sp_{O_2} と Pa_{O_2}（動脈血酸素分圧）はほぼ比例するが，直線関係ではなく，下図のような曲線関関係を示す
- パルスオキシメーター使用にあたっては，脈拍（パルス）を正確に反映していない時の Sp_{O_2} 値は不正確なので，子どもの体動などに注意する

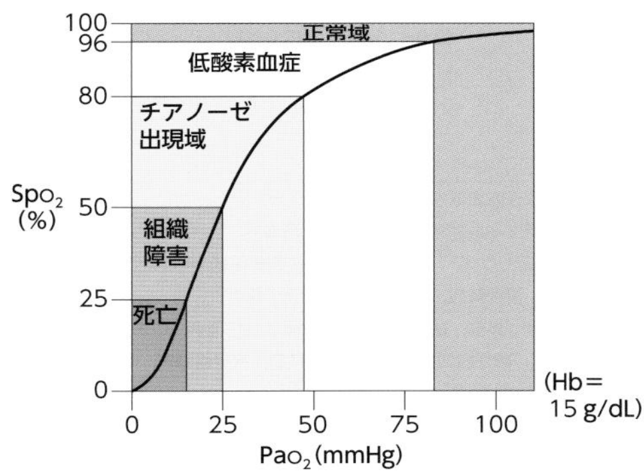

血液検査

血液検査の年齢別平均値および正常域(文献 69 をもとに作成)

		生下時	1日	1週
赤血球	(×10^{12}/L)	5.25±0.4*	5.14±0.6	4.86±0.6
ヘモグロビン	(g/dL)	16.5±1.5	18.5±2.0	17.5±2.0
ヘマトクリット	(%)	51±4.5	56±5.5	54±6.0
平均赤血球容積(MCV)	(fL)	108±5.0	108±6.5	105±9.5
白血球	(×10^3/μL)	18.1 (9.0～30.0)**	18.9 (9.4～34.0)	12.2 (5.0～21.0)
好中球	(×10^3/μL)	11.0 (6.0～26.0)	11.5 (5.0～21.0)	5.5 (1.5～10.0)
リンパ球	(×10^3/μL)	5.5 (2.0～11.0)	5.8 (2.0～11.5)	5.0 (2.0～17.0)
単球	(×10^3/μL)	1.1	1.1	1.1

＊平均値と標準偏差　＊＊平均値と正常範囲

値が増加・減少する主な原因(文献 70 をもとに作成)

赤血球，ヘモグロビン，ヘマトクリット	↑：真性多血症，二次性赤血球増加症 ↓：鉄欠乏性貧血，再生不良性貧血，悪性貧血，白血病
白血球	↑：感染症，炎症(関節リウマチ，痛風など)，血液疾患(白血病，真性多血症など) ↓：再生不良性貧血，悪性貧血，重症感染症，薬剤の影響
好中球	↑：急性細菌性感染症，外傷，梗塞性疾患，慢性骨髄性白血病，中毒，ストレス ↓：ウイルス性感染症，急性白血病，再生不良性貧血，放射線障害
リンパ球	↑：ウイルス性感染症，慢性リンパ性白血病 ↓：急性感染症の初期，悪性リンパ腫，全身性エリテマトーデス
単球	↑：感染症，単球性白血病
アミラーゼ	↑：急性膵炎，悪性腫瘍，糖尿病性ケトアシドーシス，腎不全，十二指腸穿孔 ↓：シェーグレン症候群，末期の膵がん
クレアチンキナーゼ	↑：急性心筋梗塞，多発性筋炎，気管支喘息，甲状腺機能低下症，筋萎縮症，脳梗塞 ↓：甲状腺機能亢進症，長期臥床
アルカリホスファターゼ(ALP)	↑：肝内胆汁うっ滞，胆嚢炎，閉塞性黄疸，肝炎，脂肪肝，甲状腺機能亢進症
乳酸脱水素酵素(LDH)	↑：急性心筋梗塞，悪性貧血，悪性腫瘍，肝炎，血液疾患，甲状腺機能低下症，肺梗塞・塞栓症 ↓：抗がん剤や免疫抑制薬の投与
AST	↑：肝炎，肝硬変，心筋梗塞，ショック
ALT	↑：肝炎，肝硬変，ショック，脂肪肝，胆嚢炎
γ-GT	↑：肝炎，閉塞性黄疸，胆嚢炎，薬剤性肝障害，脂肪肝
コリンエステラーゼ(ChE)	↓：急性劇症肝炎，肝硬変症，農薬中毒，先天性欠損症

1か月	3か月	6か月	1歳	2〜6歳	6〜12歳
4.1±0.6	3.7±0.35	4.6±0.35	4.6±0.4	4.7〜±0.35	4.8〜±0.3
14.2±2.0	11.3±1.0	11.8±1.0	12.2±0.7	12.6±0.5	13.5±1.0
43±6.0	33±3.0	36±3.0	36±1.5	37±1.5	40±2.5
104±9.5	96±9.5	91±8.5	78±4.0	81±3.0	86±4.5
10.8 (5.0〜19.5)		11.9 (6.0〜17.5)	11.4 (6.0〜17.5)	9.8 (5.5〜17.0)	8.3 (4.5〜14.5)
3.8 (1.0〜9.0)		3.8 (1.0〜8.5)	3.5 (1.5〜8.5)	3.7 (1.5〜8.5)	4.4 (1.5〜8.0)
6.0 (2.5〜16.5)		7.3 (4.0〜13.5)	7.0 (4.0〜10.5)	5.4 (2.0〜9.5)	3.3 (1.5〜7.0)
0.7		0.6	0.6	0.5	0.4

血清総タンパク	↑：肝硬変症，脱水，熱傷 ↓：急性肝炎，がん末期，ネフローゼ症候群，免疫不全症
アルブミン	↑：脱水症 ↓：ほとんどの病態異常，低栄養状態
A/G比（アルブミン/グロブリン比）	↑：免疫不全症，免疫グロブリンの低下
クレアチニン（Cr）	↑：尿毒症，慢性腎炎，腎不全 ↓：妊娠，筋ジストロフィー，急性肝不全
尿酸（UA）	↑：高尿酸血症，痛風，慢性腎不全，悪性リンパ腫 ↓：遺伝性腎性低尿酸血症，尿酸低下薬の過剰投与
総コレステロール	↑：家族性高コレステロール血症，家族性複合型脂質異常症，甲状腺機能低下症，糖尿病 ↓：低栄養（悪性腫瘍などに伴う），低βリポ蛋白血症，甲状腺機能亢進症，肝硬変
総ビリルビン	↑：肝炎，肝硬変，胆管炎，黄疸，溶血性貧血
カルシウム（Ca）	↑：悪性腫瘍，原発性副甲状腺機能亢進症，ビタミンD中毒，サルコイドーシス ↓：ビタミンD不足，慢性腎不全（高リン血症を伴う），副甲状腺機能低下症
無機リン（IP）	↑：腎不全，抗がん剤による影響，副甲状腺機能低下症 ↓：原発性副甲状腺機能亢進症，熱傷
マグネシウム（Mg）	↑：慢性腎不全，マグネシウム含有薬剤による影響
鉄（Fe）	↑：ヘモクロマトーシス，ヘモジデローシス，再生不良性貧血，溶血性貧血，急性肝炎 ↓：妊娠，鉄欠乏性貧血，慢性出血，悪性腫瘍

血液生化学検査 (文献 71 をもとに作成)

項目名(単位)		生後 1 か月	生後 6 か月	1 歳
アミラーゼ	男性	―～54	17～132	61～211
(U/L)	女性	―～46	21～114	67～226
クレアチンキナーゼ(CK)	男性	55～304	98～465	66～389
(U/L)	女性	13～252	78～415	61～316
アルカリホスファターゼ(ALP)	男性	430～1,140	334～982	344～1,060
(U/L)	女性	413～1,080	357～960	361～958
乳酸脱水素酵素(LDH)	男性	311～709	369～817	397～734
(U/L)	女性	314～737	365～826	351～784
AST	男性	19～61	25～85	23～51
(U/L)	女性	20～71	22～76	22～50
ALT	男性	10～50	12～62	5～25
(U/L)	女性	11～68	10～63	5～31
γ-GT	男性	19～117	6～29	5～16
(U/L)	女性	21～106	4～23	5～15
コリンエステラーゼ(ChE)	男性	254～543	264～569	281～549
(U/L)	女性	246～595	254～615	270～534
血清総タンパク(TP)	男性	5.0～6.5	5.7～7.2	6.1～7.7
(g/dL)	女性	5.0～6.5	5.7～7.4	6.1～7.7
アルブミン	男性	3.3～4.2	3.9～4.8	4.0～4.9
(g/dL)	女性	3.5～4.2	3.9～5.0	4.0～5.0
A/G比	男性	1.5～2.5	1.6～2.6	1.5～2.4
(アルブミン/グロブリン比)	女性	1.6～2.8	1.6～2.8	1.4～2.4
クレアチニン(Cr)	男性			0.3～0.6
(mg/dL)	女性			0.3～0.6
尿酸(UA)	男性	1.4～3.5	2.1～4.9	2.3～5.8
(mg/dL)	女性	1.4～3.9	1.9～4.5	2.3～5.7
尿素窒素(UN)	男性	4.0～15.4	3.7～14.7	8.0～19.2
(mg/dL)	女性	3.6～16.2	3.2～15.5	7.4～19.1
総コレステロール	男性	92～197	105～221	115～220
(mg/dL)	女性	90～210	103～225	111～223
総ビリルビン	男性	0.3～5.3	0.2～1.4	0.1～0.7
(mg/dL)	女性	0.4～7.8	0.2～1.3	0.1～0.7
カルシウム(Ca)	男性	9.3～11.3	9.5～11.5	9.4～11.4
(mg/dL)	女性	9.5～11.3	9.8～11.6	9.6～11.1
無機リン(IP)	男性	5.5～7.4	4.8～6.7	4.2～6.2
(mg/dL)	女性	5.7～7.5	4.6～6.7	4.2～6.2
マグネシウム(Mg)	男性	1.9～2.5	1.9～2.6	1.9～2.5
(mg/dL)	女性	1.9～2.4	2.0～2.6	1.8～2.5
鉄(Fe)	男性	60～174	20～100	19～148
(μg/dL)	女性	55～176	12～109	13～137

AST：アスパラギン酸アミノトランスフェラーゼ
ALT：アラニンアミノトランスフェラーゼ
γ-GT：γ-グルタミルトランスペプチダーゼ

3歳	6歳	12歳	15歳	17歳
65～217	68～221	64～215		
65～223	63～220	60～215		
59～332	53～277	56～305	61～350	
57～289	53～256	47～212	44～194	
307～942	291～891	388～1,190	225～680	
334～897	331～891	285～790	133～462	
335～666	281～586	254～544		
320～701	286～606	246～497		
20～45	17～39	14～33		
20～44	16～38	12～30		
4～24	4～23	3～20		
5～27	4～25	3～18		
5～17	6～18	7～23		
5～15	5～16	6～18		
268～522	252～488	238～457		
263～522	254～503	225～446		
6.1～7.7	6.2～7.8	6.5～8.3		6.7～8.5
6.2～7.9	6.3～8.1	6.5～8.4		6.8～8.7
3.9～4.8	3.8～4.7	4.0～4.9		4.1～5.1
4.0～5.0	3.9～5.0	4.0～5.1		4.1～5.2
1.4～2.3	1.3～2.1	1.3～2.0		
1.4～2.3	1.3～2.1	1.2～2.0		
0.3～0.7	0.4～0.7	0.5～0.8		
0.4～0.7	0.4～0.8	0.4～0.9		
2.3～5.9	2.3～5.9	2.8～6.5		
2.3～5.7	2.3～5.7	2.6～6.2		
8.2～19.6	8.6～20.2	8.1～19.4		
7.5～19.3	7.7～19.6	7.1～18.7		
113～218	113～217	114～219		
111～223	111～223	115～229		
0.1～0.7	0.1～0.6	0.1～0.9		
0.1～0.6	0.1～0.6	0.1～0.8		
9.1～11.0	8.9～10.6	8.9～10.7		
9.2～10.8	8.8～10.5	8.8～10.5		
3.9～5.9	3.8～5.7	3.6～5.5		
4.0～6.0	3.8～5.7	3.4～5.3		
1.8～2.4	1.8～2.4	1.8～2.4		
1.8～2.4	1.8～2.4	1.8～2.4		
20～151	21～159	31～193	38～213	43～227
16～150	20～163	26～177	23～172	22～169

尿検査，便検査

尿検査

主な検査項目と基準値

検査項目	基準値	わかること
尿比重	1.012～1.025	↑（1.025 以上）：脱水，糖尿病，ネフローゼ症候群，利尿薬 ↓（1.010 以下）：水分過剰摂取，慢性腎不全，尿崩症
尿 pH	6.0 前後	pH7.4 以上（アルカリ尿）：アルカローシス，尿路の細菌感染症 pH4.5 未満（酸性尿）：アシドーシス，糖尿病，酸性食品摂取
尿蛋白	－	＋：慢性糸球体腎炎，糖尿病性腎症，高血圧性腎硬化症
尿糖	－	＋：糖尿病，胃切後，甲状腺機能亢進症
ケトン体	－	＋：飢餓，運動，糖尿病，嘔吐，下痢
尿潜血反応	－	＋：腎臓や尿路の出血，ヘモグロビン・ミオグロビン尿

排尿行動の発達（文献 72 をもとに作成）

- 新生児期は神経系が未発達なため，膀胱に尿がたまると反射的に排尿する
- 生後 6 か月過ぎに排尿反射の抑制が始まり，排尿回数が少しずつ減る
- 1 歳過ぎる頃，排尿時に泣くサインを示すようになる
- 幼児期には大脳皮質の発達により，尿意を感じると少しの間なら排尿をがまんできるようになる
- 排尿行動の完全な自立は 3 歳半頃

体重あたりの尿量（mL/kg/日）（文献 73 より転載）

新生児～6 か月	6 か月～5 歳	5～10 歳	思春期
60	60	50	40

小児の排尿機能の目安（文献 74 をもとに作成）

月齢	膀胱容量（1 回排尿量の目安）	1 日の排尿回数	備考
生後 1 か月まで	5～20 mL	20 回程度	1 回量はごく少量
生後 1～6 か月	10～80 mL	10～20 回	泣いたり動いたりに伴い反射的に排尿する様子から，6 か月頃には睡眠時の排尿が減る
生後 6～12 か月	50～180 mL	10～16 回	成長に伴い昼間の排尿回数が減り，1 回量が増える
1～2 歳	80～200 mL	7～12 回	夜間睡眠時に排尿がないことも出現
2～4 歳	100～250 mL	5～8 回	

参考　1 歳未満　期待膀胱容量（mL）＝体重（kg）×7
　　　1 歳以上　期待膀胱容量（mL）＝[年齢（年）＋2]×25

尿量の異常

- 多尿→尿量が 1 日 2,500 mL 以上
- 乏尿→尿量が 0.8 mL/時以下あるいは 200 mL/m^2/日以下
- 無尿→腎からの尿排泄が完全に停止した状態
- 尿閉→膀胱に尿がたまっていても尿路閉塞や神経障害のため排尿できない

a. 多尿 (文献 75 をもとに作成)

病型	原因
心因性多尿	心因反応，神経症，精神病
中枢性尿崩症	特発性，分娩障害，脳腫瘍（頭蓋咽頭腫など），脳炎，脳外傷，白血病，ランゲルハンス細胞組織球症
腎性尿崩症	尿細管機能異常症，電解質異常（低 K 血症，高 Ca 血症），薬剤（リチウム，シスプラチンなど），腎不全．尿細管間質性腎炎，逆流腎炎，遺伝性腎炎など

※その他，小児糖尿病も多飲多尿を示す代表的な疾患

b. 乏尿 (文献 76 をもとに作成)

	原因
急速に起きた無尿，乏尿（急性腎不全）	①腎前性（腎動脈の血流低下が誘因）
	・大量出血
	・火傷
	・下痢・脱水
	②腎性（腎実質に原因）
	・溶血性尿毒症症候群
	・急性尿細管障害（薬物など）
	・ミオグロビン尿症（剣道の踏み込み後など）
	・腎性低尿酸血症（運動後）
	・ネフローゼ症候群
	・急性糸球体腎炎
徐々に発現した乏尿（慢性腎不全）	・各種慢性腎炎
	・先天性低形成腎（腎不全の原因疾患として頻度が高い）
	・逆流腎症
	・まれに薬物などによる中毒性腎障害

POINT

- 症状が出てから受診までの情報は診断に有用なため，養育者から丁寧に収集する
- 医師の指示に基づき採尿を実施する場合は，その目的や方法について，子どもの発達段階に即して説明することが大切

尿の色調・性状 (文献 77 より転載)

尿の色調・性状		備考
淡黄色〜黄褐色	正常	尿の色調は尿量に左右され，尿量が多いほど淡色になる
無色〜淡黄色	希釈尿，多尿，低比重尿	尿細管での尿の濃縮が障害されるとみられる
乳白色〜白濁	膿尿，細菌尿，脂肪尿，乳び尿	尿路に炎症が生じている可能性がある
濃黄色〜茶褐色	濃縮尿，ビリルビン尿，ウロビリン尿	肝臓，胆嚢疾患の可能性がある
赤色〜赤褐色	血尿，ヘモグロビン尿，ミオグロビン尿，ポルフィリン尿，PSP (検査試薬) 尿	尿路疾患や出血傾向を疑う 検査試薬の影響を受ける場合がある
黒色〜黒褐色	メラニン尿，ヘモジデリン尿	溶血性貧血でみられる
混濁	尿は本来透明である	尿が白く濁っている→尿路に炎症が起こっている可能性がある
臭気	尿の色が濃くなると，臭いも強くなる傾向がある	糖尿病患者で血糖値のコントロールができていないと，甘酸っぱい臭いがすることがある

POINT

- 尿の異常を認めた場合には，全身状態も細かく観察することが重要
- 家族の疾患や治療に対する捉え方を確認し，不安はないか，治療計画に沿った行動をとってもらえるかアセスメントする

便検査

小児の排便の特徴 (文献 72 をもとに作成)

- 新生児期では母乳や人工乳，乳児期では離乳食の進み具合，幼児期では幼児食など，食事内容の変化に伴って排便回数や便性状に変化がみられる
- 母乳栄養の乳児の便は水様〜泥状便で，人工乳栄養児の便に比べて軟らかく，回数も多い (次頁参照)
- 離乳食の進行にしたがって固形便に変化し，離乳食が完了する頃には 1 日 1〜2 回の硬便となって排便が安定する

主な検査項目と基準値

検査項目		基準値	わかること
便潜血		−	＋：腫瘍（大腸がん，大腸ポリープ），直腸潰瘍，炎症（急性大腸炎，イレウス，寄生虫感染，細菌性大腸炎），クローン病など
寄生虫卵・原虫	軟便・水様便・粘血便（直接塗抹法）	−	＋（運動性なし）：虫卵，赤痢アメーバシスト，大腸アメーバシスト，ジアルジアシストなど ＋（運動性あり）：赤痢アメーバ（栄養体），ジアルジア（栄養体），糞線虫（幼虫）
	固形便（直接塗抹法・MGL法）	−	＋：線虫類（回虫，鞭虫卵），吸虫類，条虫類，原虫類（赤痢アメーバシスト，大腸アメーバシスト，ジアルジアシスト）
	固形便（セロファンテープ法）	−	＋：蟯虫卵，無鉤条虫卵

健常児の排便回数（文献78をもとに作成）

年齢		排便回数（/週）	排便回数（/日）
0〜3か月	母乳栄養児	5〜40	2.9
	人工乳栄養児	5〜28	2.0
6〜12か月		5〜28	1.8
1〜3歳		4〜21	1.4
3歳以上		3〜14	1.0

ブリストル便形状スケール

タイプ	特徴
1. コロコロ便	木の実のようなコロコロした硬い固まりの便，または兎糞状の便
2. 硬い便	短いソーセージ様の塊の便（塊便）
3. やや硬い便	表面にひび割れのあるソーセージ様の便
4. 普通便	表面がなめらかで軟らかいソーセージ，あるいはヘビのようなとぐろを巻く便
5. 軟便	はっきりとした境界のある，水分の多い軟らかい半固形の便
6. 泥状便	境界が不明瞭でふにゃふにゃの不定形の小片便，泥状・粥状の便
7. 水様便	固形物を含まない液体状の便

★便の状態を客観的に判断でき，排便調整を行う際の指標となる

予防接種

定期接種

対象疾病	ワクチン	種類	接種方法	回数
ジフテリア (D)，百日咳 (P)，破傷風 (T)，ポリオ	4 種混合 (DPT-IPV) ワクチン	不活化	皮下注射	3 回
				1 回
	2 種混合 (DT) ワクチン	不活化	皮下注射	1 回
麻疹 (M)，風疹 (R)	MR 混合ワクチン	生	皮下注射	1 回
				1 回
日本脳炎	日本脳炎ワクチン	不活化	皮下注射	2 回
				1 回
				1 回
結核	BCG ワクチン	生	経皮注射	1 回
Hib インフルエンザ菌 b 型感染症	Hib ワクチン	不活化	皮下注射	3 回
				1 回
肺炎球菌感染症 (小児)	小児用肺炎球菌 13 価ワクチン	不活化	皮下注射	3 回
				1 回
水痘	水痘ワクチン	生	皮下注射	2 回
HPV (ヒトパピローマウイルス) 感染症 (子宮頸がん)	HPV ワクチン*	不活化	筋肉内注射	3 回
B 型肝炎	B 型肝炎ワクチン (HB ワクチン)	不活化	皮下注射または筋肉内注射	2 回
				1 回
ロタウイルス感染症**	ロタウイルス 1 価ワクチン	生	経口摂取	2 回
	ロタウイルス 5 価ワクチン	生	経口摂取	3 回

*HPV ワクチンについては，2013 (平成 25) 年 6 月以降，定期接種の積極的な推奨はされていない

任意接種 (主なもの)

対象疾病	ワクチン	種類	接種方法
流行性耳下腺炎 (おたふくかぜ)	流行性耳下腺炎ワクチン	生	皮下注射
インフルエンザ	インフルエンザワクチン	不活化	皮下注射

予防接種を受けられない子ども

❶明らかに発熱 (通常 37.5℃以上) している，❷重篤な急性疾患にかかっていることが明らかである (急性で重症な病気で薬を飲む必要のある子どもは，その後の病気の変化もわからないため，原則としてその日は接種を受けられない)，❸予防接種の接種液に含まれる成分でアナフィラキシーショックを起こしたことがある，❹BCG 接種においては，BCG その他の予防接種，外傷などによるケロイドが認められる，❺その他，医師が不適当な状態と判断した場合

予防接種のスケジュールに関する情報は頻繁に改定されるため，最新の情報を日本小児科学会などのウェブサイトで確認するようにすること

2021 年 8 月現在

接種対象者		標準的な接種年齢
1 期初回：生後 3～90 か月未満		生後 3～12 か月
1 期追加：生後 3～90 か月未満〔1 期初回接種（3 回）後，6 か月以上の間隔をおく〕		1 期初回接種（3 回）後，12～18 か月
2 期：11～13 歳未満		11～12 歳
1 期：生後 12～24 か月未満		—
2 期：5 歳以上 7 歳未満（小学校就学前の 1 年間）		—
1 期初回：生後 6～90 か月		3～4 歳
1 期追加：生後 6～90 か月未満（1 期初回接種後，おおむね 1 年をおく）		4～5 歳
2 期：9～13 歳未満		9～10 歳
生後 1 歳未満		生後 5～8 か月
初回 3 回	生後 2～60 か月に至るまで	初回接種開始は生後 2～7 か月に至るまで
追加 1 回		
初回 3 回	生後 2～60 か月に至るまで	初回接種開始は生後 2～7 か月に至るまで
追加 1 回		追加接種は生後 12～15 か月に至るまで
生後 12～36 か月に至るまでに 2 回		初回接種は生後 12～15 か月
小学校 6 年生～高校 1 年生相当の女子		中学校 1 年生
初回 2 回	1 歳に至るまで	生後 2～9 か月に至るまで
追加 1 回（初回接種から 140 日以上経過後）		
生後 14 週 6 日後までに 1 回目，4 週間隔で生後 24 週までに 2 回目の接種完了		
生後 14 週 6 日後までに 1 回目，4 週間隔で生後 32 週までに 3 回目の接種完了		

**ロタウイルスワクチンは 2020 年 10 月から定期接種となっている

接種対象者	回数
1 歳以上の未罹患者	2 回
B 類定期接種の対象者を除く全年齢	秋季に 1 回または 2 回

▶▶ 予防接種の際に注意が必要な子ども

❶心血管系疾患・腎疾患・肝疾患・血液疾患・発育障害などの基礎疾患がある，❷予防接種を受けたあと 2 日以内に発熱がみられた，および全身性発疹などのアレルギーを疑う症状がみられたことがある，❸予防接種の接種液に含まれる成分でアレルギーを起こすおそれがある，❹過去に痙攣を起こしたことがある，❺過去に免疫不全と診断された，および近親者に先天性免疫不全症の人がいる，❻BCG 接種では，家族に結核患者がいて長期に接触があった場合など，過去に結核に感染している疑いがある

文献

1) 奈良間美保(著者代表)：系統看護学講座 専門分野Ⅱ 小児看護学[1] 小児看護学概論 小児臨床看護総論 第14版. p31, 医学書院, 2020
2) 厚生労働省雇用均等・児童家庭局：平成22年乳幼児身体発育調査報告書. 厚生労働省, 2011
3) 内山聖(監修), 原寿郎, 他(編)：標準小児科学 第8版. p9, 2013
4) 日本小児保健協会(編)：DENVER Ⅱ デンバー発達判定法 第2版. p28, 日本小児医事出版社, 2016
5) 遠城寺宗徳：遠城寺式・乳幼児分析的発達検査法―九州大学小児科改訂新装版. 慶應義塾大学出版会, 2009
6) 前川喜平：成育小児科学. p63, 診断と治療社, 1997
7) 鈴木義之：新生児・乳児の反射. 小林登, 他(監修)：乳幼児発育評価マニュアル. p83, 文光堂, 1993
8) 前掲1), p329
9) Bridges KMB: Emotional development in early infancy. Child Development 3(4): 324-341, 1932
10) 前掲1), p99
11) 前掲1), p314
12) 浅野みどり(編)：根拠と事故防止からみた 小児看護技術 第3版. p168, 医学書院, 2020
13) 前掲12), p174
14) 前掲1), p316
15) 前掲1), p296
16) 前掲12), p211
17)「授乳・離乳の支援ガイド」改定に関する研究会(編)：授乳・離乳の支援ガイド(2019年版). p34, 厚生労働省, 2019
18)「日本人の食事摂取基準(2020年版)」策定検討会：日本人の食事摂取基準(2020年版). 厚生労働省, 2019
19) 前掲3), p28
20) 前掲1), pp344-345
21) 前掲1), p345
22) 前掲1), pp345-353
23) 浅野みどり, 杉浦太一, 山田知子(編)：発達段階からみた 小児看護過程(+病態関連図) 第3版. pp610-627, 医学書院, 2017
24) 前掲1), pp377-383
25) 前掲23), pp629-643
26) 前掲1), p380
27) 前掲1), pp391-397
28) 前掲23), pp705-719
29) 前掲1), p393
30) 前掲1), pp353-356
31) 前掲23), pp671-691
32) 前掲1), p353
33) 前掲23), p674
34) 前掲12), p321
35) 前掲1), pp383-385
36) 前掲23), pp692-704
37) 前掲1), pp371-377
38) 前掲23), pp345-360
39) 前掲23), p659
40) 前掲1), p410
41) 奈良間美保(著者代表)：系統看護学講座 専門分野Ⅱ 小児看護学[2] 小児臨床看護各論 第14版. pp178-179, 医学書院, 2019
42) 前掲41), pp185-186
43) 前掲41), pp179-180
44) 前掲23), pp127-143
45) 前掲41), pp180-181
46) 前掲41), pp113-117
47) 前掲23), pp471-489
48) 日本小児アレルギー学会：小児気管支喘息治療・管理ガイドライン2020. p149, 協和企画, 2020
49) 前掲48), p38
50) 前掲23), pp396-413
51) 前掲41), pp218-222
52) 前掲23), p396
53) 浅井利夫, 他：川崎病治療法3群プロスペクティブ・スタディのフォローアップ成績および臨床データの検討. 小児科26：995-1004, 1985
54) 上村茂, 他：川崎病の診断と必要な検査. 小児看護24(2)：189-195, 2001
55) 前掲23), pp179-197
56) 柳田紀之, 他：携帯用患者家族向けアレルギー症状の重症度評価と対応マニュアルの作成および評価. 日本小児アレルギー学会誌28(2)：201-210, 2014
57) 日本小児アレルギー学会 食物アレルギー委員会作成〔海老澤元宏, 他(監修)〕：食物アレルギー診療ガイドライン2016. p135, 協和企画, 2016
58) Simons FE, et al: World allergy organization guidelines for the assessment and management of anaphylaxis. World Allergy Organ J 4(2): 13-37, 2011
59) 日本アレルギー学会(監修), Anaphylaxis対策特別委員会(編)：アナフィラキシーガイドライン. p13, 2014
60) 内閣府 政府広報オンライン HP(https://www.gov-online.go.jp/featured/201104/contents/rikai.html)
61) 江草安彦(監)：重症心身障害療育マニュアル 第2版. p24, 医歯薬出版, 2005
62) 倉田慶子, 他(編)：ケアの基本がわかる重症心身障害児の看護―出生前の家族支援から緩和ケアまで. へるす出版, 2016
63) 前掲1), p261
64) 前掲1), p262
65) 前掲1), p263
66) 矢永勝彦, 他(編)：系統看護学講座 別巻 臨床外科看護総論 第11版. p407, 医学書院, 2017
67) 日本蘇生協議会(監修)：JRC蘇生ガイドライン2020. p159, 医学書院, 2021
68) 前掲12), pp511-513
69) Bertram HL: Reference values in infancy and childhood. Nathan DG, Frank AO (ed): Hematology in Infancy and Childhood 4th ed. W. B. Saunders, 1993, Appendix (ii, iii, iv, xi, xiii, xiv)
70) 大久保昭行, 井上智子(編)：わかる! 検査値とケアのポイント 第2版. 医学書院, 2015
71) 小児基準値研究班：日本人小児の臨床検査基準値. (財)日本公衆衛生協会, 1997
72) 前掲12), p97
73) 前掲3), p198
74) Hamano S, et al: Evaluation of functional bladder capacity in Japanese children. Int J Urol 6(5): 226-228, 1999
75) 五十嵐隆：小児腎疾患の臨床 改訂第5版. 診断と治療社, 2012
76) 森川昭廣, 内山聖(編)：小児科診療マニュアル. pp129-130, 医学書院, 2002
77) 任和子, 他(編)：根拠と事故防止からみた基礎・臨床看護技術 第2版. p655, 医学書院, 2017
78) Fontana M, et al: Bowel frequency in healthy children. Acta Paediatr Scand 78: 682-684, 1980

母性—妊娠期

妊娠の成立と診断

アセスメント項目，検査

月経の停止	個人差はあるが，月経周期が順調で，性生活のある健康女性の月経が停止した場合は，妊娠の可能性が考えられる
基礎体温	妊娠が成立すると高温相が 2 週間以上持続する．17 日以上高温相が持続して月経が発来しない場合は，妊娠の徴候と考える
つわり	妊婦の約 50～80%に認められる妊娠初期の悪心・嘔吐などを主とする症状．妊娠 6 週前後に始まり 12～16 週頃にはおさまるといわれるが，個人差が大きい．症状が強い場合を妊娠悪阻という
免疫学的妊娠反応	妊娠が成立すると hCG が分泌される．母体血中に入った hCG は尿中に排泄され，これを検出するのが妊娠反応である．正常妊娠であれば，予定月経のころ（妊娠 4 週）には妊娠反応が陽性になる（診断薬の測定値が 20 万～50 万 mIU/mL）
内診	手指を挿入して骨盤内臓器を触診する内診と，外陰部視診およびクスコ腟鏡を挿入し，腟壁と子宮腟部の状態を観察する腟鏡診が一般に行われる．妊娠により，手指挿入による内診では子宮体部の軟化と増大を認める．腟鏡診では子宮腟部のリビド着色や乳白色の腟分泌増加を認める
超音波診断	経腟プローブを用いた超音波断層法により早期から診断が可能．妊娠 5 週には子宮内にリング状のエコー像として胎囊がみられ，6 週には胎囊内に胎芽およびその心拍動が認められるようになる
胎児心音の聴取	超音波ドップラー法により胎児心音を聴取する（妊娠 9～12 週頃）．胎児心拍数は毎分 110～160 で，母体の脈拍数より多い
胎動感	初妊婦では 20 週前後に，経妊婦では 18 週前後に感知することが多い
胎児の触知	妊娠が進むと，児頭はかたく丸い部分として触れ，四肢は小部分として母体の腹壁から触知できるようになる．妊娠後期にはレオポルド触診法で児背や殿部の輪郭も触知できる

妊娠期間

数え	月	第1月	第2月	第3月	第4月	第5月	第6月	第7月	第8月	第9月	第10月	
満	週	0 1 2 3	4 5 6 7	8 9 10 11	12 13 14 15	16 17 18 19	20 21 22 23	24 25 26 27	28 29 30 31	32 33 34 35	36 37 38 39	40 41 42 43
妊娠区分		妊娠初期				妊娠中期			妊娠後期			

妊娠週数の判定

- 妊娠週数は超音波検査により診断される場合が多い[表]

表 妊娠週数判定の指標

週数	指標	備考
妊娠5〜7週頃まで	・子宮内の胎嚢の大きさ(最大長径)	・胎嚢の形は一定せず，誤差が大きい
妊娠7週頃〜	・頭殿長(CRL，胎児の頭部から殿部まで直線で測った長さ) 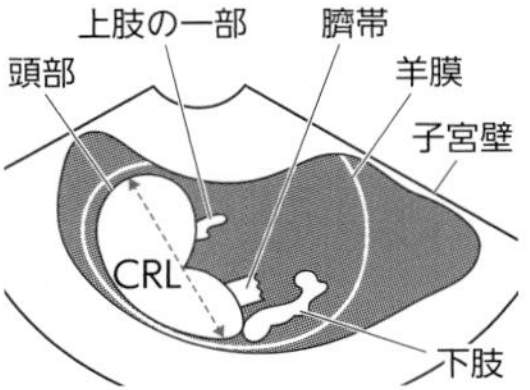 	・妊娠8〜11週までの間は誤差が少なく，最も信頼性の高い指標
妊娠12週以降	・児頭大横径(BPD)など ・超音波計測で求められる胎児の頭蓋最大横径	・分娩まで胎児の大きさの判定にも用いられる

妊娠の正常経過(文献 1 より転載)

妊娠月数(数え)	第1月	第2月	第3月	第4月	第5月
妊娠週数(満)	0 1 2 3	4 5 6 7	8 9 10 11	12 13 14 15	16 17 18 19
出産分類	流産				
3分割	妊娠初期				
母体の変化	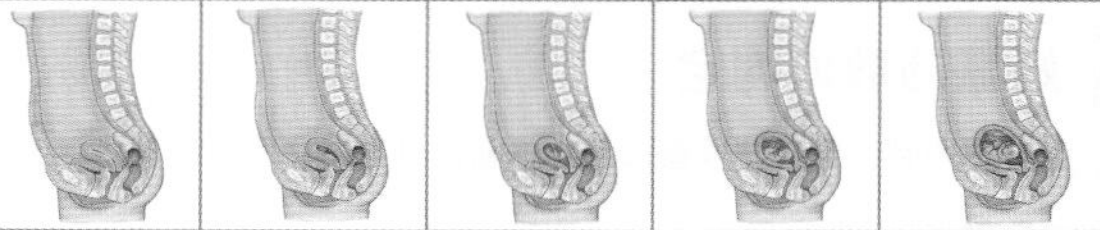				
子宮の大きさ		鶏卵大〜	鵞卵大〜	手拳大〜	小児頭大〜
子宮の底長(cm)				〜12	〜15
子宮底の高さ				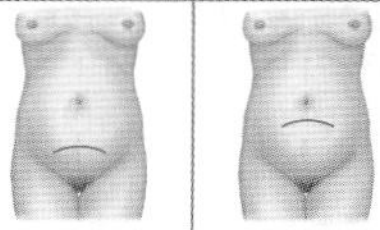 第15週 恥骨結合と臍の中間	第19週 臍下2〜3横指
胎齢(満)	0 1	2 3 4 5	6 7 8 9	10 11 12 13	14 15 16 17
期分類	胎芽期				
胎芽・胎児の発育		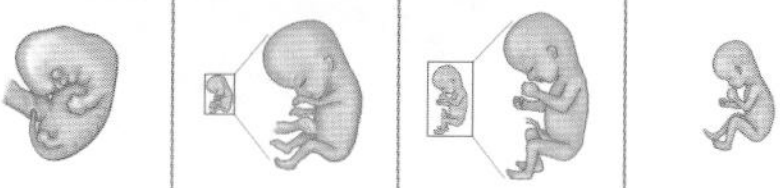			
身長(cm)		〜0.4	〜9	〜16	〜25
体重(g)		〜4	〜20	〜100	〜250
胎嚢(GS)(mm)		10〜39	40〜54		
頭殿長(CRL)(mm)		6〜14	15〜50	51〜93	
児頭大横径(BPD)(mm)			10〜18	19〜36	37〜49
大腿骨長(FL)(mm)			5〜7	8〜16	17〜29
器官形成期(臨界期)		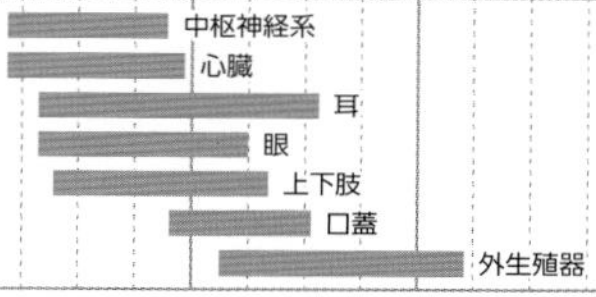 中枢神経系 心臓 耳 眼 上下肢 口蓋 外生殖器			

1) 子宮底長の概算式＝妊娠週数－5 (cm)
2) ハーゼの身長概算法　妊娠 5 か月まで：(妊娠週数)^2 (cm)，妊娠 6 か月以降：5×妊娠月数 (cm)
3) 榊の体重概算法　妊娠前半期：2×(妊娠月数)^3 (g)，妊娠後半期：3×(妊娠月数)^3 (g)

第 6 月	第 7 月	第 8 月	第 9 月	第 10 月	
20 21 22 23	24 25 26 27	28 29 30 31	32 33 34 35	36 37 38 39	40 41 42 43
早産（22～）	早産	早産	早産	早産（～36）　正期産（37～）	正期産（～41）　過期産（42～）
妊娠中期		妊娠後期			
成人頭大					
～21	～24	～28	～31	～35	35
第 23 週 臍高	第 27 週 臍上 2～3 横指	第 31 週 剣状突起と臍の中間	第 35 週 剣状突起下 2～3 横指	第 39 週 剣状突起と臍の中間	第 40 週 剣状突起と臍の中間
18 19 20 21	22 23 24 25	26 27 28 29	30 31 32 33	34 35 36 37	38 39 40 41
胎児期					
～30	～35	～40	～45	～50	50～51
250～650	650～1,000	1,000～1,500	1,500～2,000	2,000～3,000	3,000～3,500
50～61	62～72	73～82	83～88	89～93	94～95
30～35	36～50	51～58	59～65	66～69	70～71

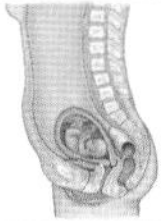

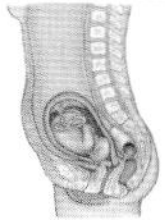

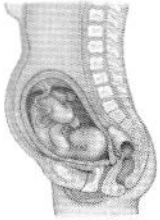

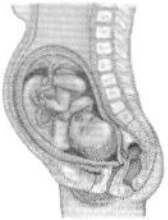

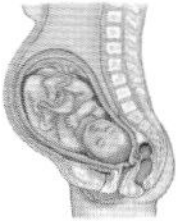

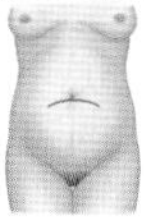

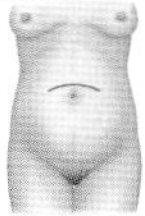

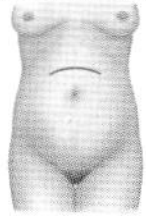

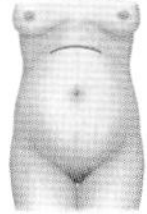

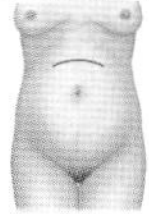

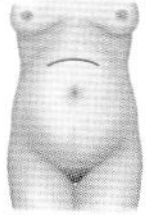

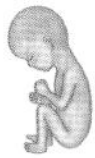

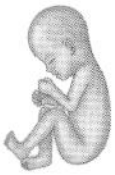

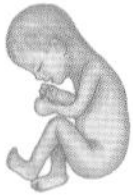

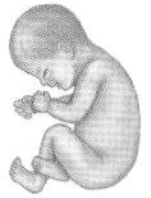

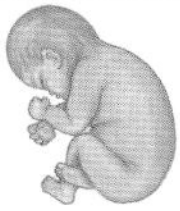

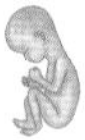

妊娠による身体の変化

押さえておくべき妊娠による身体の変化 (文献 2 をもとに作成)

子宮	妊娠中に最も大きく変化する器官．妊娠月数に応じて子宮底の高さが変わる［表1］．また，子宮峡部は，非妊娠時には約 1 cm にしかすぎないが，妊娠後期には約 10 cm にもなる
乳房	エストロゲンとプロゲステロンの作用により乳腺組織が肥大増殖し，乳房は非妊娠時の約 3 倍に肥大する
血液	妊娠中は循環血液量，とくに血漿量が増加する．また，表2 に示したような変化が生じる
循環	妊娠中は循環血液量が増加して心臓への負担が大きくなり，心拍数，心拍出量，1 回拍出量が上昇する．また，妊娠後期には増大した子宮の影響を受けて，循環器系は体位によって大きく変動するため，各体位をとることで生じうる症状や病態を押さえておく必要がある〔例：妊娠後期に仰臥位になると，増大した子宮に下大静脈が圧迫されて心臓に血液が戻らなくなり，ショック状態となることがある（仰臥位低血圧症候群）〕
呼吸器	増大した子宮により横隔膜が挙上され，胸式呼吸となる．肺活量や呼吸数に変化は生じない
消化器	胎盤から分泌されるプロゲステロンの影響により，胃腸の動きは一般的に減退する．また，増大した子宮が腹部を圧迫することなどから，便秘が生じやすく，腹部膨満感を訴える
泌尿器	腎血流量，糸球体濾過値が約 1.5 倍に増加し，これに伴い，血清尿素窒素値やクレアチニン値は低下する．また，妊娠後期になると，増大した子宮による圧迫や骨盤内の神経圧迫のために半数以上の妊婦に尿失禁が認められる
内分泌	妊娠中は胎盤性ホルモンによりコルチゾール濃度が増加するため，SLE などの自己免疫疾患は妊娠前よりよくコントロールされ，妊娠中は安定する．しかし，胎盤娩出後は悪化することがあり，注意が必要
骨格系	増大した子宮を支えるために重心が変化し，脊柱の曲がりが強くなる［図］．また，妊娠によるホルモンの影響で骨盤関節部の靭帯・結合織は柔軟となり，関節可動域が増し，分娩の助けとなる
体重	乳房・子宮の増大，皮下脂肪・タンパク質の貯蔵などにより体重が増加する．個人差があるが妊娠後期では 1 週間に約 500 mg 以内の増加，全妊娠期間を通しては約 7～12 kg の増加が好ましいとされる

表1 妊娠中の子宮底の高さ

妊娠月数	子宮底の高さ
3か月末	恥骨結合上縁
4か月末	恥骨結合上縁と臍のほぼ中央
5か月末	臍下2横指
6か月末	臍高
7か月末	臍上2横指
8か月末	臍と剣状突起のほぼ中央
9か月末	剣状突起下2横指
10か月末	臍と剣状突起のほぼ中央

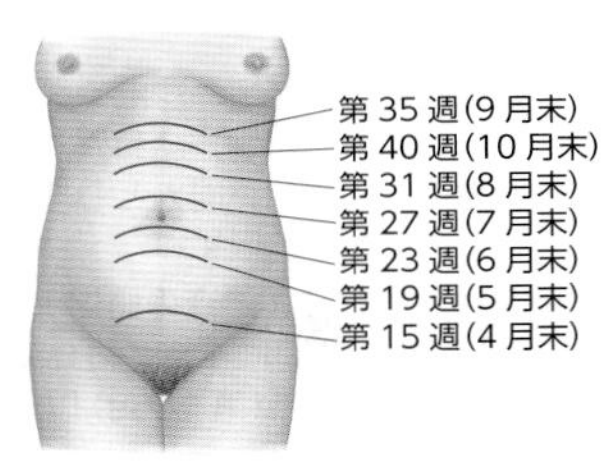

表2 妊娠中変動する血液検査データ

	非妊娠時	妊娠中期	妊娠後期
赤血球数 (×10^4/mm^3)	380〜480	320〜400	340〜420
ヘモグロビン (g/dL)	12〜16	10〜12	10〜12
ヘマトクリット (%)	33〜45	30〜40	32〜42
白血球数 (/mm^3)	3,500〜8,500	6,000〜16,000	6,000〜16,000

	非妊娠時	妊娠中期	妊娠後期
血小板数 (×10^4/mm^3)	14〜33	16〜38	17〜40
血清蛋白 (g/dL)	6.7〜8.3	5.7〜7.3	6.2〜7.8
総コレステロール (mg/dL)	150〜175	160〜220	195〜275
フィブリノゲン (mg/dL)	200〜400	200〜350	250〜450

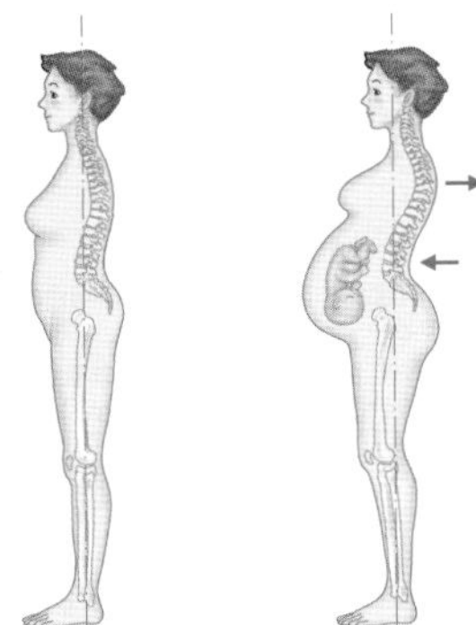

図 妊娠中の脊柱の曲がりの変化

妊娠すると，増大した子宮，胎児，付属物，羊水の重量により身体の重心が前方に移動する．上体をやや後方に引いてバランスをとろうとするため，→のように胸椎は後彎が，腰椎は前彎が増強する

問診

- 妊娠期では，妊娠の診断や妊娠週数の確定，妊娠の時期に相応する変化を遂げているかの判定，産科異常の有無の診断，胎児の発育と健康状態の把握，妊婦のセルフケア能力と心理状態の評価などを目的として，以下の項目についての情報を聴取する
- 問診を含む健康診査の時期・回数の目安は，妊娠初期〜妊娠 23 週（第 6 月末）では 4 週間に 1 回，妊娠 24 週〜妊娠 35 週（第 9 月末）では 2 週間に 1 回，妊娠 36 週（第 10 月）以降〜分娩では 1 週間に 1 回

情報収集項目とアセスメントの視点（文献 3 をもとに作成）

情報収集項目	アセスメントの視点
主訴	・どのような自覚症状があって来院したか ・自覚症状としての月経停止，悪心・嘔吐などの消化器症状，全身倦怠感などがあるか
年齢	・ハイリスク妊娠（20 歳未満の若年妊婦，35 歳以上の初産婦，40 歳以上の経産婦）か
非妊娠時の体格	・非妊娠時の体重，肥満度[表]，身長（145 cm 以下では狭骨盤が疑われる）
就業状況	・有職女性か専業主婦か．有職女性であれば職種，業務内容，勤務形態，通勤手段などを聞く
生活環境	・住所，電話番号，連絡先，通院・入院時の交通手段 ・住居周辺の環境（騒音，排気ガスなど環境問題はないか） ・戸建てか集合住宅か，高層階か，エレベーターの有無など ・家族構成 ・在日外国人の場合は，サポート資源はあるか，母国の文化との違いによる困難なことがあるか
生活習慣	・規則正しい生活習慣・食習慣であるか ・タバコ，酒などの嗜好品の摂取状況 ・常用薬の有無（胎児の発育状況や形態異常を引き起こす薬物もある） ・運動，睡眠・休息の状況
結婚歴	・未婚・既婚の別，初婚・再婚の別，結婚年齢など
家族歴	・パートナーの年齢，既往歴，健康状態，血液型，係累の遺伝性疾患の有無 ・妊婦の両親，兄弟姉妹の健康状態に問題はないか（家系内に遺伝性疾患がある場合は慎重に聴取し，不安を抱かせることがないよう接する） ・妊婦の母親，姉妹の妊娠・分娩経過に関する情報（妊娠合併症の有無，分娩の難易度，多胎や児の発育異常の有無，死産や先天異常をもつ児を分娩した者はいないかなど）

表 体格区分（非妊娠時）

低体重（やせ）	BMI　18.5 未満
ふつう	BMI　18.5 以上 25.0 未満
肥満	BMI　25.0 以上

BMI=体重（kg）/[身長（m）]^2

情報収集項目	アセスメントの視点
既往歴	・内科・外科疾患の既往の有無．高血圧，心疾患，腎疾患，呼吸器系疾患，性感染症やウイルス性疾患などの感染症，結核性疾患，糖尿病，甲状腺疾患，膠原病などは妊娠・分娩経過に影響を及ぼす ・骨盤の変形を伴う疾患の既往の有無．小骨盤腔の形状に変形が疑われる場合は，胎児の通過を障害することがある ・婦人科疾患の既往の有無．婦人科疾患は妊娠の成立や継続に関係するものが多い ・不妊症の治療歴 ・手術歴や麻酔の種類，副作用の有無
現病歴	・病名，症状の程度，治療内容と経過
月経歴	・初経年齢 ・月経周期日数や持続期間，月経血量の異常の有無 ・月経前緊張症や月経随伴症状の有無と程度
既往妊娠歴・分娩歴	・妊娠回数，分娩回数 ・流早産，死産の有無 ・先天異常児の分娩の有無，合併症・産科異常の有無 ・分娩経過に異常はなかったか：正期産・早産・過期産，分娩様式，産科手術の有無，分娩所要時間，分娩異常の有無，分娩の難易度，出血量の多寡 ・出生体重，児の状態に問題はなかったか ・産褥経過に問題はなかったか ・過去の妊娠，出産をどのようにとらえているか
妊娠経過	・分娩予定日を決めるため，最終月経開始日を正確に聴取する ・妊娠時期に適した母体の変化，胎児発育を遂げているか判断するため，妊娠週数を把握する ・つわりの有無（妊婦の約 50〜80%に認められる） ・胎動を自覚できているか（妊娠 18 週頃には自覚できる） ・妊娠経過に伴う異常徴候，マイナートラブルがあるか ・妊娠時期に応じた乳房の変化があるか
心理状態	・妊娠を受容できているか ・ボディイメージの変化を受け入れているか ・妊婦としての自己を受け入れ，出産・育児に向けた準備ができているか ・パートナーとの関係は良好か
セルフケア行動	・適切なセルフケア行動（栄養摂取，体重管理，姿勢，ADL，運動，睡眠，休息，清潔，衣類，靴，マイナートラブル，性生活）がとれているか
家族・役割関係	・父親役割行動はとれているか ・家族の受け入れ態勢はよいか

視診

情報収集項目とアセスメントの視点 (文献4をもとに作成)

情報収集項目		アセスメントの視点
全身	姿勢，歩き方，動作	・体型の変化から，悪い姿勢や歩き方になっていなか確認する．肩をすぼめて背が丸まっている，顎が上がって腰が反っているという姿勢はいずれも不適切
	体格	・栄養状態を判断する
	形態的特徴	・妊娠経過や分娩の難易度に影響するような形態的異常はないか
顔面	顔色，眼瞼結膜の色，口唇の色	・血色がすぐれない場合は，貧血を疑う
	妊娠性肝斑の有無	・褐色の色素沈着であり，産褥数か月で消失する場合が多い
	浮腫の有無	
乳房	乳房の大きさ，形[図1]	・発育状態はどうか．図1に示した乳房のタイプでは，Ⅰ型からⅢ型へいくほど発育状態が良好
	乳頭・乳輪の形態[表]	・乳頭頂の大きさや乳頭側壁の長さ，乳輪の広さ，乳頭・乳輪の硬さはどうか．これらは，産褥期の授乳の適否に影響する ・形態的異常（扁平乳頭，陥没乳頭）がないか[図2]
腹部	腹部の形，膨隆の有無	・狭骨盤を疑う所見である尖腹，懸垂腹はないか
	妊娠線，色素沈着の有無	
	臍窩の状態	
	浮腫の有無	
外陰部	静脈瘤の有無，瘢痕の有無	・これらがある場合，分娩時に会陰の伸展を妨げる場合がある
	陰唇の着色の程度	
	分泌物の量と性状	・量が多い場合や黄緑色の膿性帯下を認める場合は，腟カンジダ症やトリコモナス症などの感染症の可能性がある ・水様性の分泌物がある場合には，破水の可能性がある
	浮腫の有無	
下肢	浮腫の有無	・触診と併せて判断する
	静脈瘤の有無	・静脈瘤とは，下肢の静脈が太くなって瘤状に浮き出て見えるようになった状態 ・足のだるさ，重さ，疲れやすさや，血栓性静脈炎を合併し，発赤，硬結，熱感，疼痛を訴える妊婦も多いため，問診も併せて行う

乳房のタイプ	Ⅰ型	Ⅱa 型	Ⅱb 型 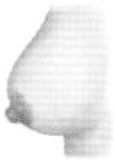	Ⅲ型 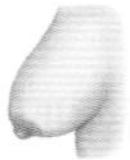
特徴	扁平	おわん型		下垂が著しい 大きい
		下垂を伴わない	下垂している	
出現頻度	3～4%	52～55%	27～32%	10～15%

図1 乳房の形態

表 乳頭・乳輪の形態

乳頭頂の大きさ	乳頭側壁の長さ	乳輪の広さ	乳頭・乳輪の硬さ
大：1.7 cm～ 中：1.3～1.6 cm 小：～1.2 cm	長：1.3 cm～ 中：0.7～1.2 cm 短：～0.6 cm 扁平乳頭：0.4 cm 以下	広い：5.8 cm～ 中：3.5～5.7 cm 狭い：～3.4 cm	硬い：鼻翼の硬さ 中：口唇の硬さ 軟らかい：耳たぶの硬さ

a. 扁平乳頭

乳頭が乳輪と同程度の高さしかなく，扁平になっているもの．扁平乳頭は乳房緊満があると授乳は難しいが，乳輪の伸展性を高めれば授乳は可能となる

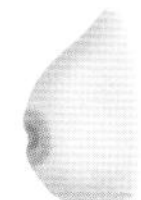

b. 陥没乳頭

乳頭が突出せず，陥没しているもの．直接授乳は困難で，ほとんど不可能と判断される

図2 形態的異常（扁平乳頭，陥没乳頭）

触診

情報収集項目とアセスメントの視点 (文献5，6をもとに作成)

情報取集項目	アセスメントの視点
顔面	・浮腫の有無・程度(視診で観察されるときは同時に触診も行う)
乳房	・乳房の大きさ，形，緊満の程度 ・乳頭の大きさ，形，硬さ，伸展性[左図] ・乳腺の発育状態[右図] ・初乳圧出の有無．乳房・乳頭を圧迫し，初乳分泌の有無をみる 図 乳房・乳頭の観察
腹部	・腹壁の厚さ，緊張度 ・子宮の大きさ，形 ・子宮底の位置，高さ ・子宮収縮の状態 ・胎児各部の所在と位置(胎位，胎向，胎勢)→次頁の「レオポルド触診法」参照 ・胎児下向部の位置 ・羊水量の多寡 ・胎動
下肢	・浮腫の有無・程度[表]．脛骨稜を指で押して陥没の有無と程度を判断する

表 下肢の浮腫の評価基準

評価	浮腫の程度
−	圧痕がない
±	圧痕不鮮明．触診でくぼみを触知できる
+	軽度の圧痕．すぐに消失する．指頭の1/2程度のくぼみ(約2 mm)
2+	指頭全部が埋まる程度のくぼみ(約4 mm)
3+	圧痕鮮明．1分くらい消えない(約6 mm)
4+	圧痕鮮明．2〜5分くらい消えない(約8 mm)

POINT

- 触診は手を温めてから行い，プライバシーに十分配慮する
- 乳房・乳頭に痛みが生じない程度の強さで触診する
- 子宮を腹壁上から触診できるのは12週以降．胎児部分を正確に触知できるのは24週以降

▶▶ レオポルド触診法

- 診察者は妊婦の右側に立ち，第 1 段から第 3 段までは顔を妊婦の頭部に向けて相対する．第 4 段は足のほうを向く
- 腕や指先の力を抜き，指・手掌全体でゆっくりと静かに診察する
- 胎位，胎向，胎勢の詳細は p377 参照

	観察項目	手技
第 1 段	子宮底の位置(高さ)，形，胎児部分の存否，種類，胎位，など	両手を少し彎曲させ，指先をそろえて子宮底に当て，軽く押す
第 2 段	子宮壁の厚さ，緊張度，子宮の形，大きさ，硬さ，羊水量の多寡，胎向(児背，小部分の向き)，胎児の数，胎動，など	子宮底に当てた両手を子宮壁に沿って下方に移動させながら触診する．手掌を平たくして子宮の側壁を左右交互に押しながら，臍付近まで達する．一側の手で圧を加えるときに他側の手は動かさない
第 3 段	下向部の種類，移動性，骨盤入口への嵌入の程度，児頭の位置，浮球感(バロットマン)，など	片手の母指と示指・中指の間で恥骨結合上にある胎児部分をつかむ．指は恥骨結合上縁から骨盤内部に向かって，できるだけ深く圧入する必要がある．このとき，下向部の全部，または一部が骨盤入口部になければならない
第 4 段	下向部の種類，移動性，骨盤内嵌入の程度，など	妊婦の足のほうを向く．両手の 4 指をそろえて少し彎曲させ，子宮側壁に当てる．母体の下腹部から骨盤の方向にゆっくり指先を圧入し，胎児下向部をつかむ

計測診

情報収集項目とアセスメントの視点 (文献7，8をもとに作成)

・健診ごとに体重と血圧を測定し，妊娠16週以降では子宮底長・腹囲も測定

情報収集項目		アセスメントの視点
全身	身長	身長は骨盤の大きさと関連が深い．145 cm以下の低身長の妊婦は狭骨盤，児頭骨盤不均衡により帝王切開となることが多い
	体重	非妊娠時の体重と身長から体格(BMI)を評価し，推奨体重増加量の範囲にあるか判断する[表1]
	血圧，体温，脈拍	
腹部	子宮底長	恥骨結合上縁から子宮底最高点までの距離を，腹壁に沿って測定した長さ[図1]
	子宮底高	恥骨結合上縁から子宮底最高点までの直線距離．妊娠の時期に相応する変化を遂げているか確認する[図2，表2]
	腹囲	
	骨盤の大きさ	X線撮影により計測される．狭骨盤や児頭骨盤不均衡の診断に用いる

表1 体格区分別 妊娠全期間中の推奨体重増加量および1週間あたりの推奨体重増加量(妊娠中期～後期)

体格区分(非妊娠時)	妊娠期間中の推奨体重増加量	1週間あたりの推奨体重増加量
低体重(やせ)：BMI[*1]18.5未満	9～12 kg	0.3～0.5 kg/週
ふつう：BMI18.5以上25.0未満	7～12 kg	0.3～0.5 kg/週
肥満：BMI25.0以上	個別対応[*2]	個別対応

＊1 BMI (body mass index) ＝体重(kg)/[身長(m)]^2
＊2 BMIが25.0をやや超える程度の場合は，推奨体重増加量はおよそ5 kgを目安とし，著しく超える場合には他のリスクなどを考慮しながら，臨床的な状況を踏まえ，個別に対応していく

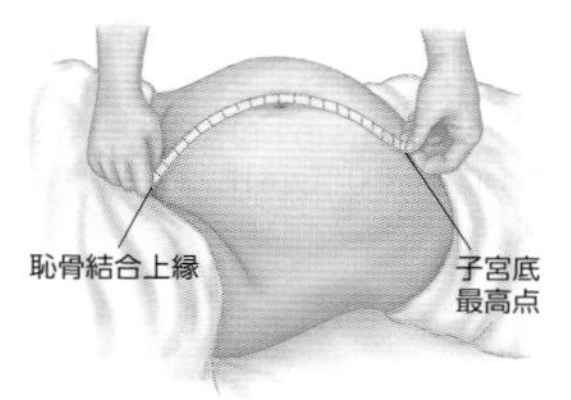

図1 子宮底長の測定法

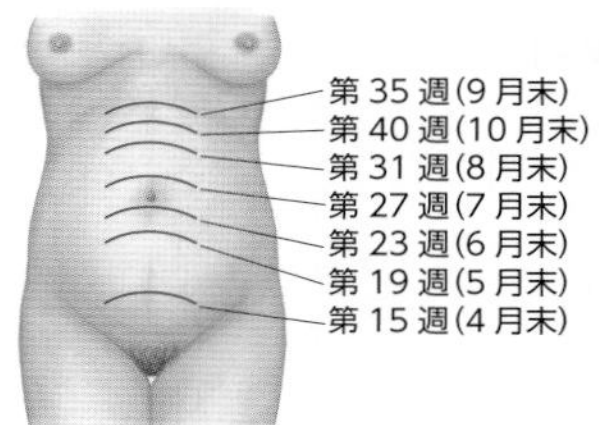

図2 妊娠各週の子宮底の高さ

表2 妊娠週数と子宮の大きさ，子宮の位置

妊娠週数（月数）	子宮の大きさ	子宮の高さ	子宮前壁の長さ
妊娠 03 週末（ 1 月末）	鶏卵大（6×4 cm）		
妊娠 07 週末（ 2 月末）	鵞卵大（7×5 cm）		
妊娠 11 週末（ 3 月末）	手拳大		
妊娠 15 週末（ 4 月末）	小児頭大		恥骨結合上 12 cm
妊娠 19 週末（ 5 月末）	成人頭大		〃 15 cm
妊娠 23 週末（ 6 月末）		臍高	〃 18〜21 cm
妊娠 27 週末（ 7 月末）		臍上 2〜3 横指径	〃 21〜24 cm
妊娠 31 週末（ 8 月末）		臍と剣状突起のほぼ中央	〃 24〜28 cm
妊娠 35 週末（ 9 月末）		剣状突起の下 2〜3 横指径	〃 27〜31 cm
妊娠 39 週末（10 月末）		35 週末よりは低位となる	〃 32〜35 cm

子宮底長の概算法
①妊娠週数から計算する：妊娠週数－5 cm
②妊娠月数から計算する：妊娠第 5 か月末まで「妊娠月数×3」，妊娠第 6 か月以降「妊娠月数×3＋3」

Memo

ノンストレステスト（NST）

・子宮収縮のない状態で分娩監視装置を用いて，胎児心拍数や胎動を一定時間モニタリングし，胎児の健康状態をアセスメントする

▶▶ NST のグラフの見方［図］

・グラフの上段に胎児心拍数の波形が，下段に子宮収縮の波形が記録され，それらの間に胎動が記録される

・縦軸は，上段では 1 分間あたりの胎児心拍数（beats per minute：bpm）を，下段では子宮収縮圧（mmHg）を示す．横軸は時間を示し，胎児心拍数，胎動，子宮収縮の変化が 1 分間ずつ継続して記録される

a. グラフ内の用語の意味

・**胎児心拍数基線**：平均胎児心拍数を示す．正常な経過であれば，110～160 bpm の範囲にある

・**胎児心拍数基線細変動**：胎児の状態が良好な場合にみられる，心拍数の細かい変化（ゆらぎ）．妊娠後半期には 6～25 bpm の変動があるのが正常

・**一過性頻脈**：胎児が身体を動かす（胎動がある）ときに一時的に心拍数が多くなることで生じる．一定範囲で出現するのが正常で，20 分間の NST をしている間に，心拍数 15 bpm 以上で 15 秒以上持続する一過性頻脈が 2 回以上あれば，胎児の状態は良好（reactive）と判断される．一方，一過性頻脈が 20 分間に 1 回以下の場合は non reactive と判定され，胎児発育不全が多く，胎児機能不全の発症頻度も高い

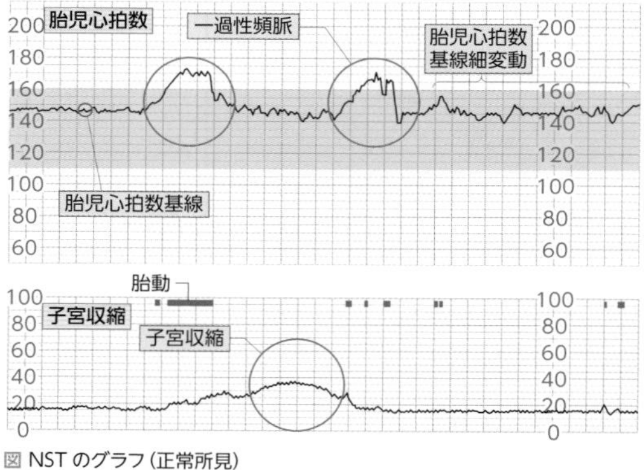

図 NST のグラフ（正常所見）

聴診 (文献 9 をもとに作成)

- 胎児生存の証明，胎児の健康状態の判定，胎児異常の発見のために聴診を行う
- 胎児心音や胎児心拍数，リズムの異常の有無をみる［図1］
- 超音波ドップラー法［図2］は妊娠 8～9 週以降，トラウベ法は妊娠 18～20 週以降の妊婦に行う
- 現在では超音波ドップラー法が広く普及しており，トラウベ型桿状聴診器は医療機関ではほとんど使われない

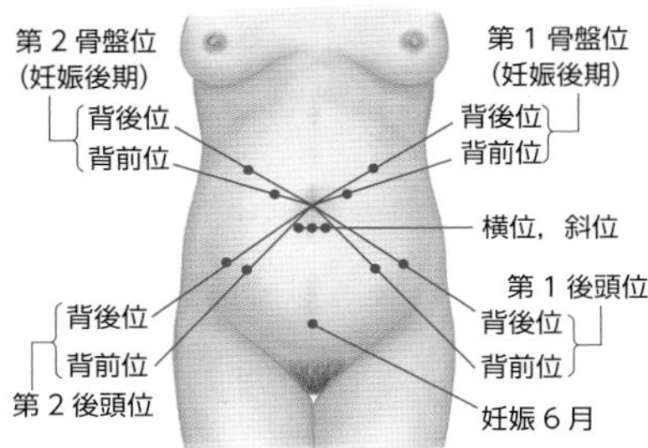

図 1 胎児心音が最も明瞭に聴こえる部位

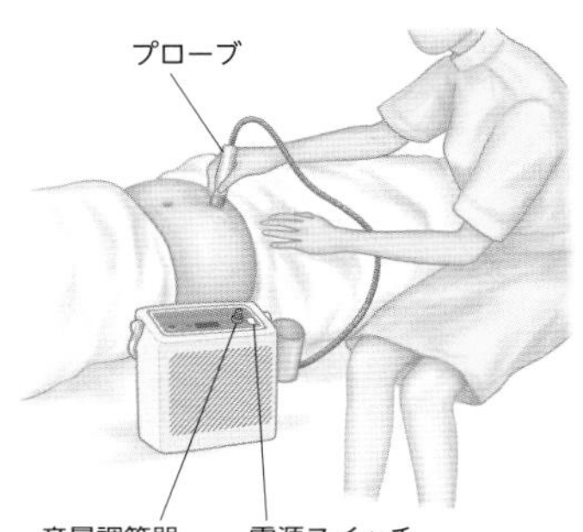

図 2 超音波ドップラー法による胎児心音の聴診法

妊娠中の検査

妊婦健康診査（文献10より転載，一部改変）

- 妊婦健康診査は医師または助産師により行われる
- 妊婦や胎児の健康状態を把握・診査し，異常の早期発見や，健康状態に応じた適切な医療を提供する

表 妊婦健康診査のスケジュール（例）

<table>
<tr><th>妊娠週数（月数）</th><th>4〜7週（2月）</th><th>8〜11週（3月）</th><th>12〜15週（4月）</th><th>16〜19週（5月）</th><th>20〜23週（6月）</th><th>24〜27週（7月）</th><th>28〜31週（8月）</th><th>32〜35週（9月）</th><th>36〜39週（10月）</th><th>40週〜（11月）</th></tr>
<tr><td>健診頻度</td><td colspan="2">11週末までに3回程度</td><td colspan="3">4週間に1回</td><td colspan="3">2週間に1回</td><td colspan="2">1週間に1回</td></tr>
<tr><td>診察内容</td><td>問診
視診
内診：妊娠性変化など</td><td>問診
視診
聴診：胎児心音</td><td colspan="6">問診
視診：腹部
触診：腹部，浮腫
聴診：胎児心音
妊娠20週以降に視診・触診：乳房（必要時）</td><td colspan="2">問診
視診：腹部，浮腫
聴診：胎児心音
内診：分娩徴候，頸管成熟度など</td></tr>
<tr><td>諸計測</td><td colspan="3">体重
血圧</td><td colspan="7">体重
血圧
腹囲・子宮底長</td></tr>
<tr><td>尿検査</td><td>妊娠反応
尿蛋白
尿糖</td><td colspan="7">尿蛋白
尿糖</td><td colspan="2">尿蛋白
尿糖
尿中エストリオール（必要時）</td></tr>
<tr><td>超音波検査</td><td>経腟的
妊娠の確認：GSなど</td><td colspan="2">経腟的
胎児心拍動確認
胎児の成長（CRL，BPDなど）</td><td colspan="7">経腹的（必要時）
胎児の位置・成長（BPD，FL，APTD，TTD）
胎盤の位置，羊水量
子宮頸管長計測（経腟）</td></tr>
</table>

妊娠期に行う検査（山王病院リプロダクション・婦人科内視鏡センター）（文献 11 より転載）

妊娠時期	初期	中期		後期
週数の目安	8〜16 週	17〜20 週	24〜28 週	35〜36 週
検査項目	〈初期採血〉 感染症（HBs 抗原，HCV 抗体，HIV 抗体*，梅毒），血液型，トキソプラズマ抗体（IgG，IgM），不規則抗体，風疹抗体，麻疹抗体（IgG），グルコース，HbA1c，血算，PT，APTT ・クラミジア抗原（中期までに） ・子宮腟部細胞診 サイトメガロウイルス抗体	・内診・超音波検査で頸管無力症の有無の確認 ・胎盤の位置（20 週ごろ） ・胎児超音波スクリーニング（18〜20 週） ・子宮頸管長測定（18〜24 週）	〈中期採血〉 血算，AST/ALT，血清尿酸値，HTLV-1 抗体 50 gGCT（ブドウ糖負荷試験） 胎児超音波（心臓）スクリーニング（28〜31 週）	〈後期採血〉 血算 ・GBS 培養検査（腟入口部および肛門周囲） ・NST（ノンストレステスト） ・内診 ・初産婦で児頭が高い，身長 150 cm 以下の場合：X 線骨盤計測 ・予定帝王切開の場合：術前検査+不規則抗体

*要 HIV 検査同意書

▒：採血による検査項目　▒：内診・超音波検査などによる検査項目　▒：状況に応じて行う検査項目

羊水検査［図］

- 胎児の健康状態の判定，胎児機能不全の発見，胎児腎機能の評価，胎児先天異常の発見，妊娠糖尿病の発見を目的に行われる
- 羊水は胎児の肺の発育に関与しているため，妊娠週数が早く，大量の羊水流出がある場合は，胎児の肺の低形成が起こりやすい
- 羊水量の把握は，超音波断層法を用いて羊水腔を計る方法がとられる．羊水ポケット法，羊水インデックス（AFI）が広く使われている
- 妊娠時期を問わず，800 mL を超えると判断される場合を羊水過多という

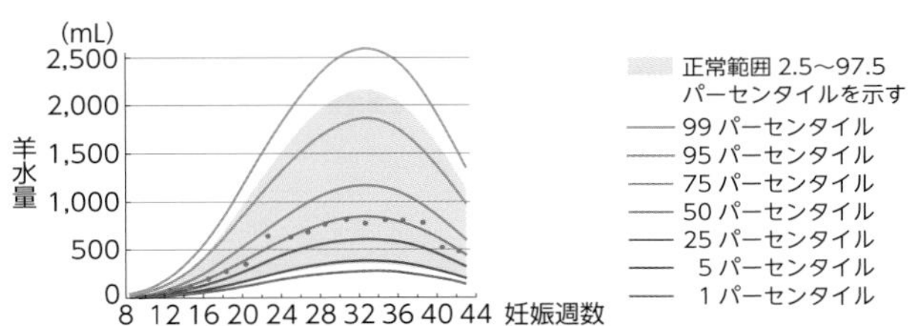

妊娠 16 週ではおよそ 160 mL で，妊娠 32 週頃まで増加する．妊娠 33〜34 週にピークに達したのち減少に転じ，妊娠 42 週では 400 mL 程度となる

図 妊娠による正常羊水量（文献 12 より転載）

食生活，栄養

食生活援助の基本と留意点

- 妊娠期は，妊娠に伴う子宮増大や乳腺の発育などの母体の変化，胎児の成長，母乳栄養に必要な栄養・エネルギーが必要となる
- 「日本人の食事摂取基準（2020 年版）」に照らし合わせ，年齢，妊娠週数，身体活動レベルに合せてエネルギーや栄養素が摂取できているかを評価する［表］

表 妊娠中の食事摂取基準（1 日あたり）

	エネルギー (kcal) 身体活動レベル		タンパク質* (g)	脂肪エネルギー比率 (%)	カルシウム* (mg)	鉄* (mg)	マグネシウム* (mg)
	Ⅰ	Ⅱ					
18～29 歳	1,700	2,000	50	20～30	650	6.5***	270
30～49 歳	1,750	2,050	50	20～30	650	6.5***	290
妊婦	+50（初期）， +250（中期）， +450（後期）		+0（初期） +5（中期） +25（後期）	—	—	+2.5（初期） +9.5 （中期・後期）	+40

	葉酸* (μg)	ビタミン A* (μgRE)	ビタミン B_1* (mg)	ビタミン B_2* (mg)	ビタミン B_6* (mg)	ビタミン B_{12}* (μg)	ビタミン C* (mg)	ビタミン D** (μg)
18～29 歳	240	650	1.1	1.2	1.1	2.4	100	8.5
30～49 歳	240	700	1.1	1.2	1.1	2.4	100	8.5
妊婦	+240[1)]	+0（初期・中期） +80（後期）	+0.2	+0.3	+0.2	+0.4	+10	8.5

＊推奨量　＊＊目安量　＊＊＊月経なし
1）中期・後期のみ．初期は通常の食品以外の食品に含まれる葉酸を 400 μg/日摂取することが望まれる

食事指導内容の例と根拠（文献13をもとに作成）

指導内容	根拠
・妊娠初期はビタミンAを過剰に摂取しないよう指導する	・催奇形性がある．ビタミンAを多く含む食品として，レバー，うなぎ，サプリメント（過剰摂取に注意）などがあげられる
・妊娠初期から鉄や葉酸を積極的に摂取する	・葉酸は胎児の神経管形成障害を予防する
・食塩摂取量の目標量を6.5 g/日未満とする	・妊娠高血圧症候群の予防
・肥満，過重体重増加への注意を促す	・妊娠高血圧症候群や遷延分娩，糖尿病などを引き起こしやすい

嗜好品（タバコ，酒，カフェイン）のリスク

- 妊娠期の喫煙は，低出生体重児の出生や流産・早産，胎盤早期剝離，周産期死亡率の増加などとの関連が指摘されている
- 妊婦が飲酒すると胎児に様々な影響（低体重・顔面を中心とする奇形・脳障害など）を及ぼし，胎児性アルコール症候群と呼ばれている．現在は，ADHDや成人後のアルコール依存症のリスクなど，より広い範囲で影響があることがわかっており，胎児性アルコール・スペクトラムと呼ばれることもある
- カフェインの過剰摂取により，流産や低出生体重児のリスクが高くなる

清潔

指導内容の例と根拠 (文献 14 をもとに作成)

項目	指導内容	根拠
全身	・毎日の入浴またはシャワー浴を勧める．身体を温めるためには湯船につかるよう指導する	・妊娠中は基礎代謝が亢進し，発汗や老廃物の排泄が増加する．また，皮膚が敏感になり，瘙痒感が増す．特に夏は乳房下部に汗疹を生じる妊婦もいる
	・入浴は 40〜41℃の適温で，10 分間が目安となる	・湯温が 42℃以上の高温また 30℃以下の低温だと，交感神経を刺激して血圧が上昇することがある
	・妊娠瘙痒の妊婦では，入浴後に保湿剤を塗布することを検討する	・妊娠後期は腹部の皮膚が伸展して薄くなるため，乾燥しやすくなる
外陰部	・綿素材で肌への刺激が少なく，通気性のよい下着を着用するよう勧める	
	・温水洗浄トイレの利用や微温湯で洗浄するなどしてもよいが，自己判断で腟内洗浄は行わないよう伝える	・腟の自浄作用を妨げることになる
	・おりものシートは基本的には使用しないよう指導する	・おりものシートの使用は，においや痒みを悪化させる原因となることがある
口腔内	・食後の歯みがきやうがいをこまめに行うよう指導する	・妊娠中はエストロゲン，プロゲステロンの増加により，歯肉に変化が起こりやすく，齲歯・歯肉炎が発生・悪化しやすい状態にある ・内分泌環境の変化，唾液分泌の低下に加え，つわりのある時期や妊娠後期には食事回数が増えたり，セルフケア行動が不足し，口腔清掃を怠りがちになる
乳頭	・痂皮様のものがある場合は，入浴 1 時間くらい前に乳頭にクリームを塗布したりオイルを含ませたコットンなどで湿布してから清拭・洗浄するよう指導する	・妊娠中期から少量の初乳が分泌されるようになり，初乳が乾燥し痂皮化して乳頭亀裂を起こしたり，乳栓となって乳管を閉塞させる可能性がある

衣服

選択のポイント

マタニティウェア[図]	・本人の好みに合う ・妊婦の身体的変化に合わせられ，サイズ調整が可能 ・ゆったりとし，腹部などを締め付けない ・保温性，通気性，吸湿性がよい ・軽く，皮膚を刺激しない素材 ・洗濯および着脱が容易
下着（ブラジャー，ショーツ，ストッキング・タイツ）	・ショーツ：綿素材で肌への刺激が少なく，通気性がよい ・ブラジャー：妊娠 12 週頃から乳房が大きくなり始めるのに応じて，締めつけない，ゆったりとしたもの．経済性をふまえ，授乳用のソフトブラジャーを選択するとよい ・ストッキング・タイツ：腹部を圧迫しないマタニティ用，静脈瘤予防のためのサポートタイプなどがある
靴	・安定し，歩きやすい ・靴底に滑り止めがある ・吸湿性，通気性にすぐれる ・弾力があり，やわらかい素材 ・足の甲まで覆われる ・非妊娠期よりやや大きいサイズのもの（ホルモンの影響で下肢に浮腫が生じやすくなり，日常使用していた靴がきつくなることがある）

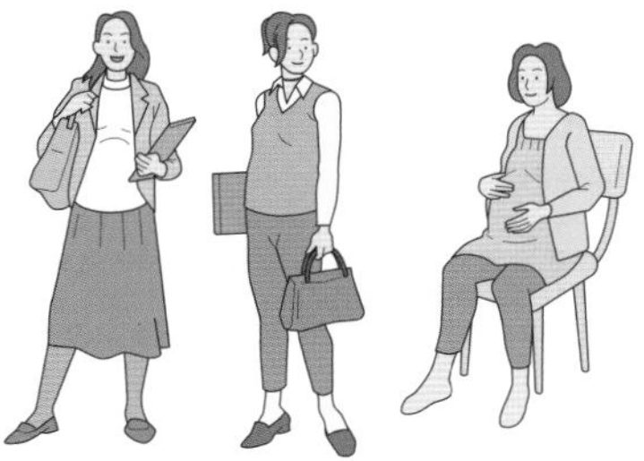

a. 通勤着　b. 室内着

図 マタニティウェアの例

休息 (文献 15 をもとに作成)

- 妊娠初期ではホルモンの影響で眠気や疲れを感じやすい．疲労の蓄積は妊娠中の異常の誘因となるため，適宜休息をとる必要がある
- 妊娠後期には，増大した腹部により寝苦しくなり，臥床時の体位が制限される
- 頻尿も妊娠初期や後期に生じやすく，睡眠を阻害する．昼寝で睡眠時間を補ったり，楽な姿勢で休息を取り入れるよう促す．シムス位や座位での足台の利用も勧める[図]
- 妊娠後期で妊婦が仰臥位をとると，増大した子宮が下大静脈を圧迫するため，静脈還流量が減少し，心拍出量が減少する．血圧低下により，悪心・顔面蒼白・呼吸困難などを呈することがある (仰臥位低血圧症候群)．このような症状を呈した場合，左側臥位への体位変換を促し，子宮による圧迫を解消すれば速やかに回復する

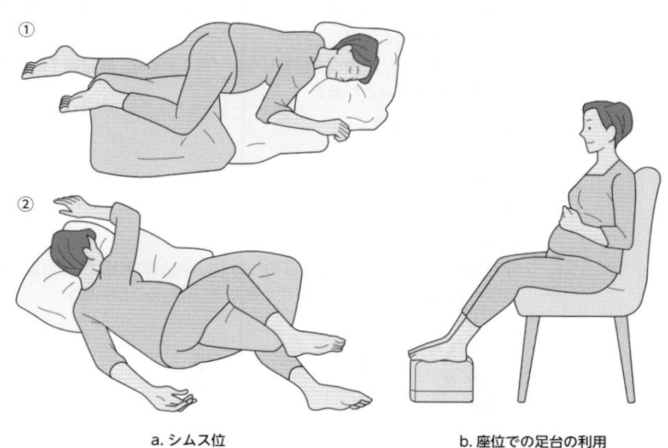

シムス位：①と②は向きを変えて体位を示したもの．頭を低めの枕にのせ，うつ伏せぎみに寝る．左向きであれば，左腕を後方に投げ出すようにし，右腕を曲げて顔の近くに置く．上側の足 (図では右足) は深く曲げてクッションの上に置き，下側の足 (図では左足) は軽く曲げる

図 休息での楽な姿勢

Memo

日常生活動作

日常生活活動 (文献 16，17 をもとに作成)

- 妊娠したことで，日常生活が大きく制限されることはない
- 妊娠による身体変化から，家事などの日常生活活動においては，安全や腰痛予防のためによい姿勢を心がけ，転倒予防や腹圧をかけないことが望まれる［図1］
- 物の持ち上げや階段の昇降のポイントは，図2 のとおり
- 重い物を持ち上げたり，長時間同一体位を続ける動作は腹部や腰部に負担がかかり，流早産や腰背部痛の原因となるため，避けるよう伝える

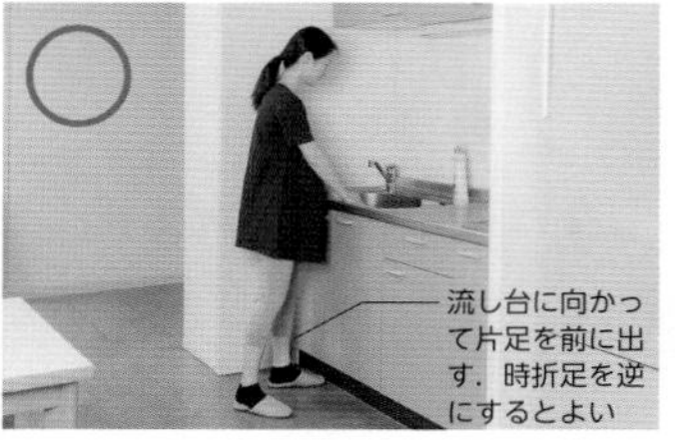

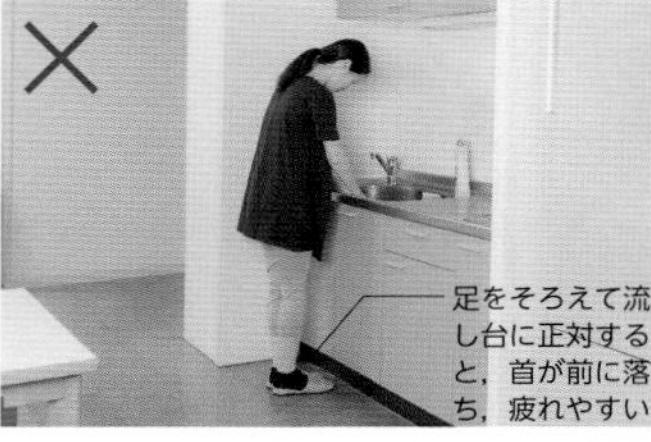

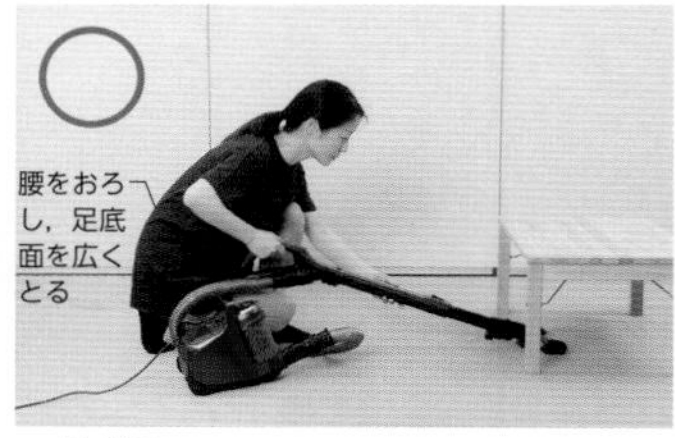

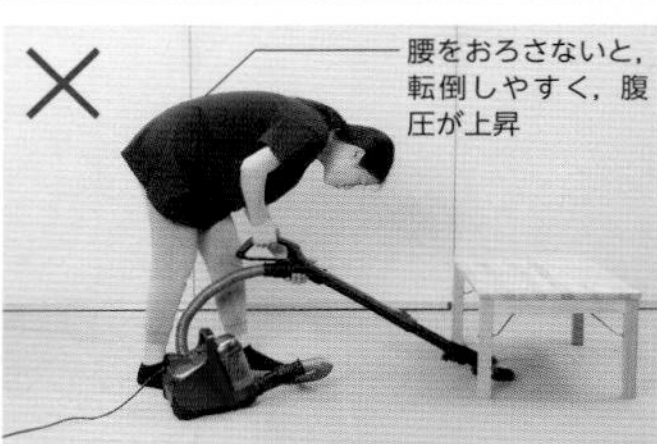

a. 良い姿勢　　b. 悪い姿勢

図1 日常生活活動の姿勢

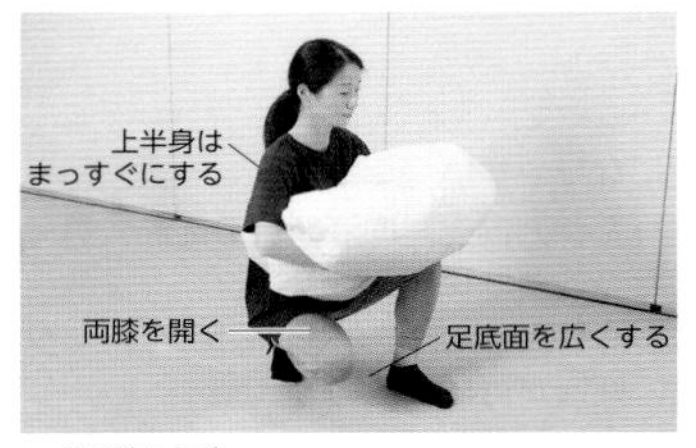

a. 物の持ち上げ

手すりを
しっかり
つかむ
踵からおり，体重を
支える足はしっかり
床につける

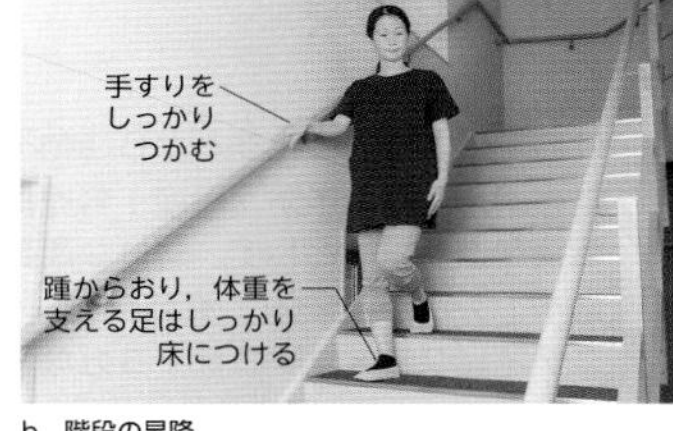

b. 階段の昇降

図2 物の持ち上げや階段の昇降のポイント

妊婦の姿勢

- 妊婦の姿勢は，子宮増大によって重心が前方に移動するため，次第に反り身になり，頸椎・腰椎の生理的前彎が増大する［図3］
- 正しい姿勢と悪い姿勢の例は図3 のとおり

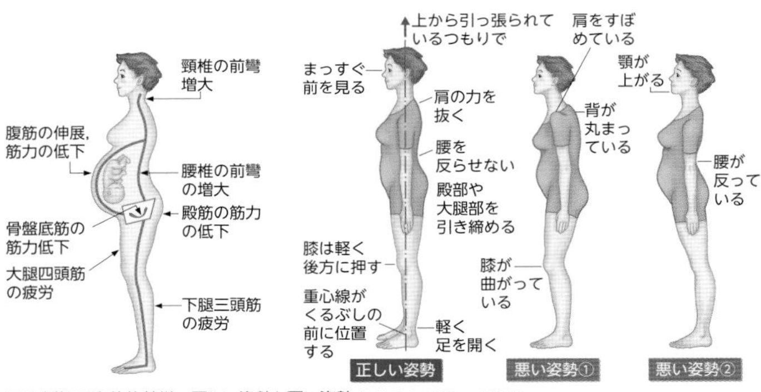

図3 妊婦の身体的特徴，正しい姿勢と悪い姿勢（文献 18 より転載，一部改変）

運動，体操

- 妊娠中は体型の変化などから運動不足になりやすい
- 健康増進，肥満予防，出産・育児に向けた体力向上，血液循環の促進，気分転換などを目的として，適度な運動を行うことは重要
- 散歩（ウォーキング），妊婦体操，妊婦水泳（マタニティスイミング），マタニティビクス，マタニティヨガなどは，妊婦が行いやすい

散歩（ウォーキング）

- 姿勢を正しくし，歩幅を広くとり，少し早足で歩く［図］
- 1日30分〜1時間程度とする
- 買い物を兼ね，継続して行うことが望ましい

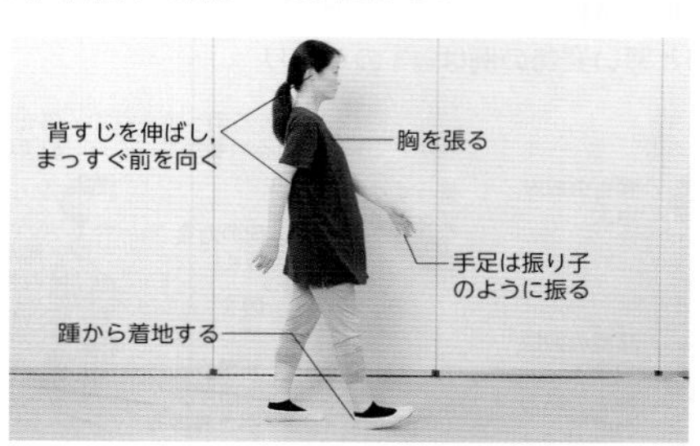

図 ウォーキングのポイント

妊婦体操（文献19，20をもとに作成）

- 妊婦体操は，妊娠による身体の機能低下の予防，マイナートラブル（便秘，腰痛など）の予防・軽減に加え，分娩に必要な体力の維持・増進につながる
- 体操の際は，身体に負担のない姿勢（椅子に座る，あぐらをかく，横になるなど）をとる．腹式呼吸を取り入れ，呼吸のリズムに合わせて行うとよいため，腹式呼吸をその場で確認し，正しい呼吸法を促す
- 呼吸は息をしっかり吐いた後，腹部を膨らませるように鼻からゆっくり息を吸い（5秒），口からゆっくり吐く（5秒）ようにする
- 体操の種類にもよるが，軽いものは妊娠12週頃から徐々に始め，16週以降は毎日，無理なく，少しずつでも習慣的に行えるように指導する

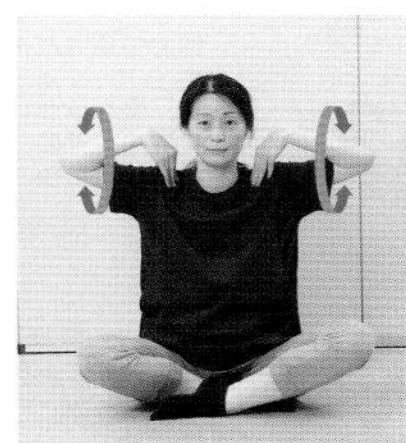

両腕を肩の高さに挙上し，肩に指先をつける．肘で円を描くように回旋し，肩を前と後ろから十分に回旋する

肩回し運動

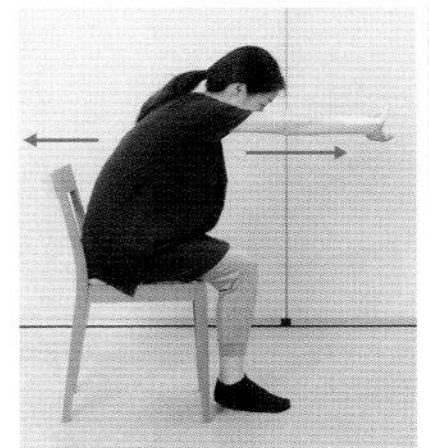

背中を丸め，腹部を引き締める．組んだ両手は前方水平方向に，背中は後方に引っ張る

背中・腕のストレッチ（脊柱起立筋，肩甲骨周囲筋，腕の筋肉の運動）

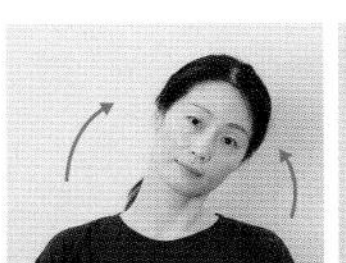

首のストレッチ（朝晩各 5 回）

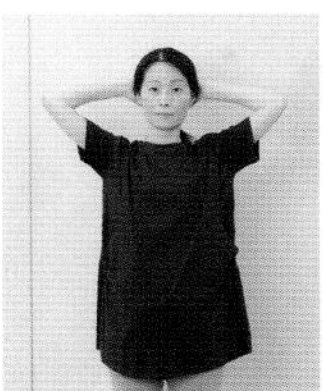

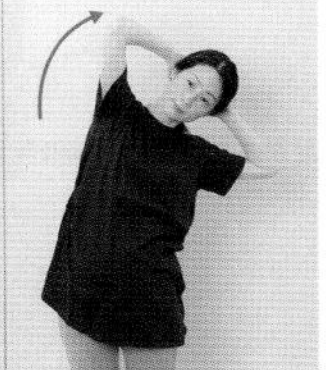

側腹筋のストレッチ（朝晩各 5 回）

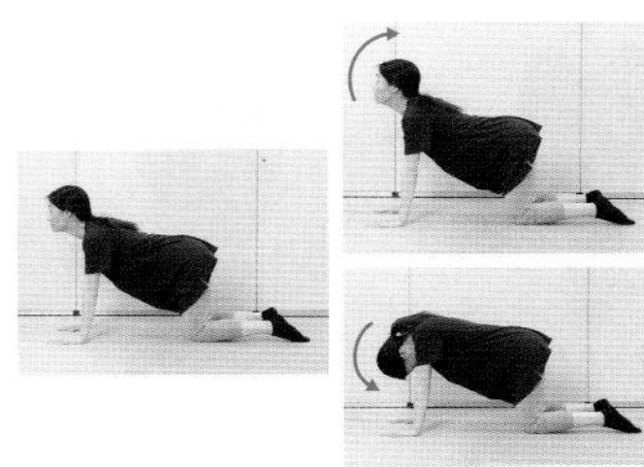

腰背部のストレッチ―ねこのポーズ（朝晩各 5 回）

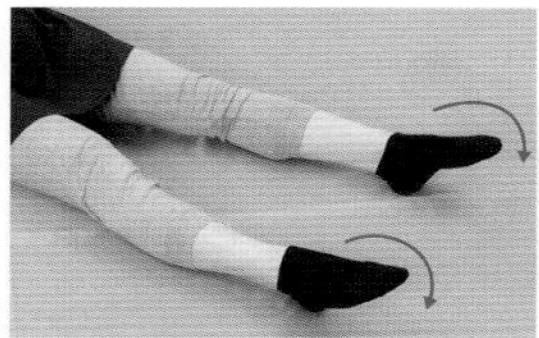

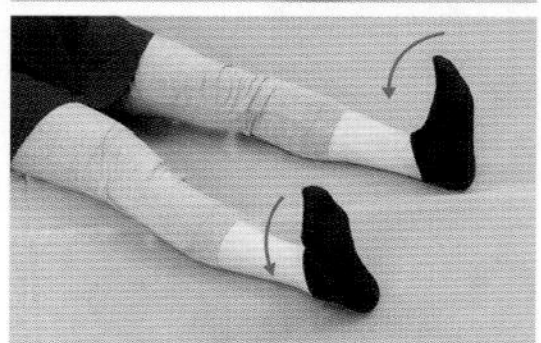

足首のストレッチ（朝晩各 5 回）

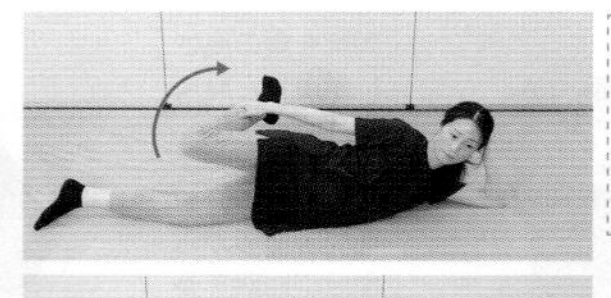

頭の位置はどちらでもよく，楽なほうを選ぶ．そのうえで膝を後方に引く

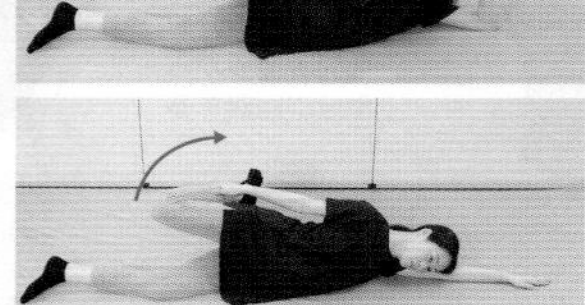

大腿四頭筋のストレッチ（朝晩各 5 回）

下腿三頭筋のストレッチ（朝晩各 2 回）

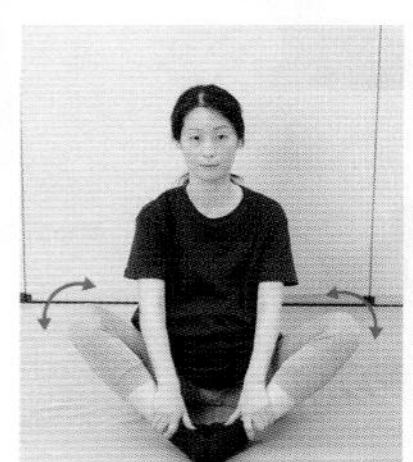

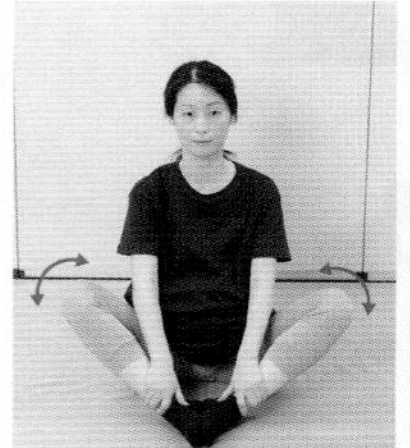

股関節のストレッチ（朝晩各 10 回）

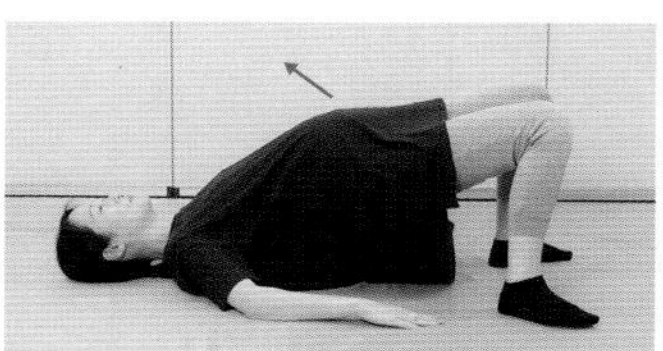

骨盤底筋群の運動―ケーゲル体操・すべり台の体操（朝晩各 5 回）

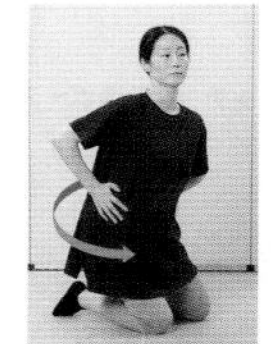

腰まわし運動（朝晩各 1 分）

POINT

- 筋肉を疲労させすぎない．反復回数は多くしすぎない
- ストレッチやウォーキングなどで身体が少し温まった状態で行う
- 運動中は楽な姿勢を心がける（例：仰臥位時は両膝を曲げる）

逆子体操

- 妊娠後期になると羊水量が減り，胎児の頭のサイズも大きく重くなるため，約 95%は頭位に戻るが，残りの 5%が逆子のまま出産を迎えるといわれている
- 逆子をなおすための逆子体操があるが，科学的に効果が証明されているわけではないため，逆子体操を勧めていない施設もある
- 逆子の多くは分娩時までに自然回転をし，頭位になることが多いため，これを期待する．妊娠 30 週になっても逆子が改善しない場合は胎位矯正（逆子体操）を行い，胎児が自分で回転できるように促す
- 軽度の子宮収縮を生じさせることがあるため，早産傾向にある妊婦には指導しない．体操の実施は，必ず医師に相談をしたうえで行う

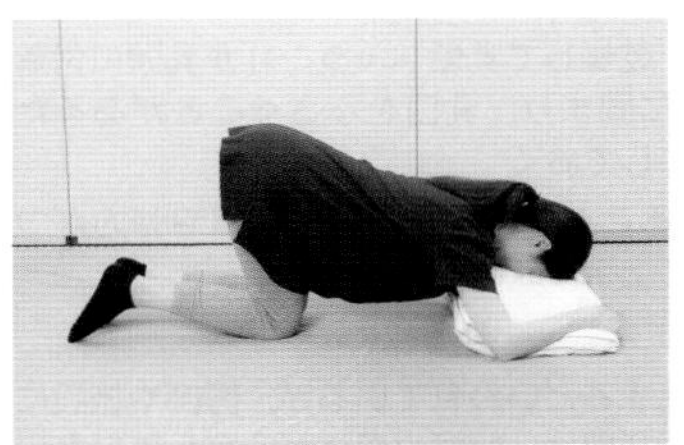

胸膝位

側臥位

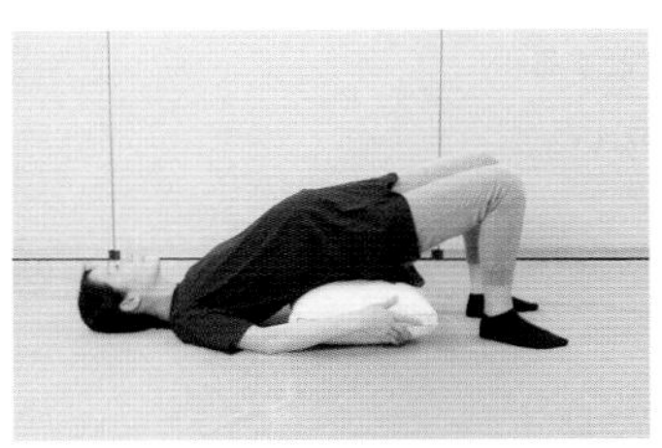

ブリッジ法

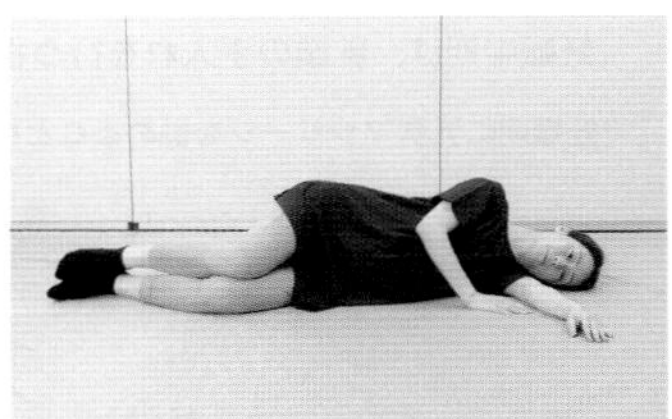

側臥位

乳頭ケア

乳頭の清潔

- 妊娠 18 週頃より粘稠度が高い初乳が少量分泌される．それが乾燥すると乳頭表面を痂皮様に覆うため，放置すると乳頭亀裂の原因となる．入浴時によく洗う
- 痂皮様のものがある場合は，乳頭にコールドクリームを塗布したり，オイルを含ませたコットンなどで湿布した後に清拭・洗浄するよう指導する

乳頭のマッサージ (文献 21 をもとに作成)

効果

- 妊娠後期には母乳がにじんできたり，乾燥して乳垢 (にゅうこう) が乳頭に付着することがある．これが角栓のように固まり，乳口をふさぐことがあるため，乳頭マッサージを行い，きれいにしておく
- 乳頭マッサージで乳頭を軟らかくすることにより，適度な伸縮や弾力がつく．これにより，児が吸い付きやすく上手く飲めるようになる

時期

- 妊娠後期頃から乳頭マッサージを開始するといわれているが，医師や施設によって考え方はさまざまである．妊娠初期は，胎児や母体が安定していないため避ける
- 妊娠中期は，乳頭の手入れを行う程度とする

※妊娠期に乳房マッサージを勧めることは少ない

▶▶ 方法

・マッサージ用オイル・クリームなどを使ってもよい．清潔な手で行い，爪で乳頭を傷つけないように注意する

1 母指と示指，中指で乳頭と乳輪部を軽くつまみ，乳輪部も軽く引っ張る．これを何度か繰り返す

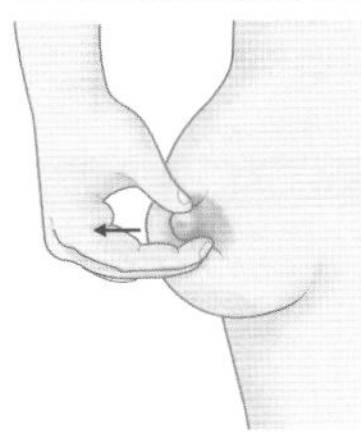

2 母指と示指で乳頭と乳輪部を強めにつまみ，3〜5 秒ほど圧力を加える

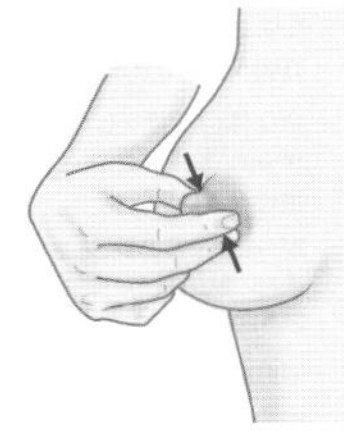

3 乳頭や乳輪部の位置や向きを少しずつ変えながら全体を圧迫する．また，乳頭をつまみ，横や縦方向に少しずらす

マイナートラブル

- 妊娠中のマイナートラブルとは，妊娠経過に伴うエストロゲンやプロゲステロンなどのホルモンの変化や子宮の増大によって生じる種々の不快症状のこと［表］
- 児に直接影響しないが，不快感や症状の継続は日常生活に影響するだけでなく，出産・育児に対する前向きな準備を遅らせることもある

表 妊娠中のマイナートラブルの特徴，原因・誘因，予防・援助（文献 22 より転載）

症状	特徴	原因・誘因	予防・援助
つわり	・妊娠初期（通常は 16 週までに消失する） ・吐きけ・嘔吐，食欲不振がおもな症状 ・空腹時やにおいによって誘発されることが多い ・異常に症状が強い場合，妊娠悪阻と診断される	・hCG などのホルモンの影響 ・精神的因子	・起床時に空腹で症状が出現することがあるため，起床後，簡単なものを食べてから起き上がる ・少量を頻回に摂取する ・家人につくってもらったり，外食する ・無理に食べる必要はないが，水分はできるだけ摂取する ・精神の安定に心がけ，気分転換をはかる ・妊娠への肯定的感情を高める
めまい・立ちくらみ	・妊娠初期または後期 ・起立性調節障害が多い	・hCG やプロゲステロンなどのホルモンの影響による，血管運動神経の不安定 ・貧血 ・過換気症候群	・急な体位変換をしない．起き上がる前に，軽く手足を動かす ・適度な運動 ・同一姿勢を長時間とらない．下肢を適当に動かしたり，弾性ストッキングの着用によって血流の停滞を防ぐ
便秘	・妊娠初期または後期に多い	・プロゲステロンの影響 ・つわりによる摂食量の減少 ・運動不足 ・増大した子宮による圧迫	・適度な運動 ・食物繊維の摂取 ・水分の摂取 ・緩下薬は医師の指示により使用
頻尿	・妊娠初期と後期に生じやすい ・残尿感や排尿時痛があるときには膀胱炎を疑う	・妊娠初期は増大した子宮に膀胱が圧迫されるため ・妊娠後期は，児頭の下降により，膀胱が圧迫されるため	・特別な予防法はない ・がまんすると膀胱炎になりやすい．外出時は，トイレの場所を確認するとよい ・夜間の頻尿により睡眠不足となるときは，睡眠前の水分摂取を控える
腰背部痛	・妊娠後期におこりやすい	・子宮の増大や体重増加のため重心が前方移動し，腰仙骨部前彎度が増強するため ・リラキシン・プロゲステロン・エストロゲンにより，筋・靭帯結合組織が弛緩し，支持力が低下するため	・正しい姿勢を保つ ・妊婦体操を行う ・踵の高さが 2〜3 cm の靴をはく（姿勢を保つため） ・妊婦用ガードルの着用 ・休息をとる（寝るときはかためのの布団，マットレスに寝る） ・背中のマッサージ，温罨法を行う

症状	特徴	原因・誘因	予防・援助
下肢の痙攣	・妊娠後期におこりやすい ・こむらがえりともよばれる．いわゆる足がつった状態	・血液循環の悪化や，カルシウム摂取不足，さらには，疲労などによる	・カルシウムおよびビタミンB群を十分に摂取する ・過労を予防する ・適度に下肢を動かしたり，あたためたり，マッサージによって血液循環を促す ・痙攣をおこしたときは，その筋をゆっくりのばす
静脈瘤・痔	・妊娠後期に生じやすい ・下肢にできやすいが，外陰部にできることもある．直腸にできた場合，痔核という	・プロゲステロンによる静脈管壁の緊張の低下と，子宮の増大による下肢静脈血の還流障害 ・きつすぎるガードルや腹帯もときに影響を及ぼす	・からだを締めつける衣服は避ける ・足を上げて休む ・長時間立ちつづけない．立ちっぱなしになるよりは，歩いたり，足踏みをする ・マタニティ用の弾性ストッキングを着用する
浮腫	・妊娠後期におこりやすい	・エストロゲンによる水分貯留 ・増大した子宮による下肢静脈血の還流障害	・妊婦体操または下肢の屈伸運動などを行う ・足を上げて休息する ・弾性ストッキングの着用
胸やけ	・妊娠後期におこりやすい	・プロゲステロンによる食道蠕動運動の低下，噴門部括約筋の弛緩，胃の食物通過時間の延長 ・増大子宮による胃の圧迫	・少量・頻回の食事摂取 ・臥床時に，上半身を挙上する ・必要時，制酸剤を用いる
帯下	・妊娠中は増加する ・悪臭や瘙痒感を伴う場合は感染を疑う	・グリコーゲンが増加し，腟の酸性度は高まるが，酸性度に強い真菌類などは繁殖しやすい	・感染予防と不快感を取り除くため，こまめに下着をかえる ・瘙痒感がある場合は，受診する ・腟内洗浄は自己判断で行わない
瘙痒感	・妊娠中期以降におこりやすい ・腹部や腰部周囲のこともあれば，全身におこる場合もある	・ホルモンの変化や皮膚の乾燥が考えられる ・妊娠線出現に伴うこともある	・皮膚の清潔保持 ・衣服は天然素材で，刺激の少ないものを選択する ・保湿剤の塗布 ・増強時は皮膚科の受診をすすめる

POINT

・妊娠合併症の前駆症状の場合もあるため，マイナートラブルと決めつけないよう注意する．妊婦の訴えを傾聴し，症状の観察とアセスメントを行い，異常との鑑別をする

外来でよくみる症状

症状，状態と指導内容 (文献 23，24 をもとに作成)

症状，状態	指導内容
貧血	
・妊娠中は血漿量が増加するため，血液が希釈される ・妊娠性貧血の診断基準は，ヘモグロビン 11 g/dL 未満および/またはヘマトクリット 33%未満 ・近年，成人女性の貧血は増加しており，さらに妊娠により鉄需要量が増えるため，妊娠性貧血の妊婦は少なくない．頭痛，めまい，息切れといった症状が出ることもある	・鉄分を多く含む食品を摂取することが重要 [表] ・規則正しい生活，休養と適度な運動を心がける ・ビタミン C との同時摂取により吸収が促進される ・本人の好みや調理技術に合わせて指導する
便秘	
・妊娠初期はプロゲステロンの増加による腸管の蠕動運動低下，つわりによる食事摂取量の低下，運動不足により，便秘を起こしやすい ・妊娠後期には増大した子宮が腸管を圧迫して蠕動運動を抑制し，横隔膜の運動性が低下する．また，腹筋も低下することもあり，排便が抑制される	・規則的な排泄習慣を心がける ・散歩，妊婦体操 (p338)，入浴などにより血液循環を促す ・水分や食物繊維の摂取を心がける

表 鉄を多く含む食品の例

食品名	100 g 中の鉄含量 (mg)	1 回分の常用量		
		分量 (g)	目安量	鉄含量 (mg)
豚レバー	13	50		6.5
鶏レバー	9	50		4.5
牛肉 (モモ)	2.4	80	薄切り 4 枚	1.92
あさり	3.8	30	約 10 個	1.14
しじみ	8.3	30	殻ごと 1/2 カップ	1.59
だいず (干)	9.4	20	大さじ山 1 杯	1.36
高野豆腐	7.5	20	1 枚	1.5
納豆	3.3	50	1 パック	1.65
枝豆 (ゆで)	2.5	100	さやつき小鉢 1 杯	2.5
小松菜 (ゆで)	2.1	80		1.68

症状，状態	指導内容
浮腫⇒「触診」の項目（p322）参照	
・妊婦の60〜70%にみられる．高血圧を伴わない限り，生理的症状である ・循環血液量や心拍出量，腎血流量の増加や，エストロゲン・アルドステロンの増加によるナトリウムと水分の再吸収率の上昇，増大した子宮による下大静脈の圧迫により，下肢に浮腫が生じやすくなる	・妊婦体操（p338），下肢の屈伸運動，入浴，腓腹部などのマッサージ，弾性ストッキングの着用，適度な水分補給，足を冷やさない，塩分摂取の制限，など
腰痛	
・妊娠期には子宮の増大や体重増加により重心が前方へ移動する．バランスを保持しようとして，腰仙骨部前彎が強くなった姿勢をとることで腰痛が起こる ・妊娠に伴うホルモンの変化により，骨盤を支える筋肉・靱帯結合組織が弛緩して支持力が低下するため，腰背部痛が起こりやすくなる	・前傾姿勢になる時間を減らす．アイロンがけや掃除機を使う際は意識して休憩を取り，腰部への負担を和らげる ・入浴は38〜40℃くらいの湯につかり，腰部を温め，筋肉の緊張をほぐす ・重い物を持つことを極力避ける ・適度に身体を動かし，ストレッチで腰痛を予防する
塩分の過剰摂取	
・塩分の過剰摂取は血圧上昇につながり，妊娠高血圧症候群になるおそれがある．妊娠高血圧症候群は胎児の発育不全や機能不全のリスクを高める ・「日本人の食事摂取基準2020年版」では，18歳以上女性の1日あたりの塩分摂取の目標量は6.5 g未満	・薄味の食事とする．外食時も塩分控えめの食事を心がける ・だし（煮干し，昆布，かつお節など）を濃いめにとり，減塩味噌や減塩しょうゆなどを活用する ・汁物は1日1回とする．汁を少なくし，具を多めにする ・塩分の多い加工品を食べる時は，副菜や付け合せの味を薄くして一緒に食べるようにするなど，食べ方を工夫する ・漬け物などの塩分が多いものは控える
過度の体重増加	
・体重が増えすぎると妊娠高血圧症候群や妊娠糖尿病などを起こしやすく，微弱陣痛などのトラブルの原因になる	・バランスを意識した食事をとる，甘いものは控える，脂肪は植物性のサラダ油やごま油などでとる，夕食の時間が遅くなりすぎないよう調整する

妊娠高血圧症候群

妊娠高血圧症候群とは

- 妊娠高血圧症候群には，胎盤形成障害による血管内皮細胞の障害が引き起こす血管攣縮（れんしゅく）と血管透過性の亢進，および母体側の要因（肥満，若年・高齢，糖尿病，本態性高血圧など）がある．両者は互いに影響し合い，本病態が形成される
- ①妊娠高血圧腎症，②妊娠高血圧，③加重型妊娠高血圧腎症，④高血圧合併妊娠の 4 つの病型分類がある［表 1］
- 類似の病態として HELLP 症候群があり，溶血，肝酵素上昇，血小板減少の 3 つを主徴とする

表 1 妊娠高血圧症候群の分類（文献 25 をもとに作成）

病型分類	
①妊娠高血圧腎症	③加重型妊娠高血圧腎症
1）妊娠 20 週以降にはじめて高血圧を発症し，かつ，蛋白尿をともなうもので分娩 12 週までに正常に復する場合 2）妊娠 20 週以降にはじめて発症した高血圧に蛋白尿を認めなくても，以下のいずれかを認める場合で，分娩 12 週までに正常に復する場合 i）基礎疾患のない肝機能障害 ii）進行性の腎障害 iii）脳卒中・神経障害 iv）血液凝固障害 3）妊娠 20 週以降にはじめて発症した高血圧に，蛋白尿を認めなくても子宮胎盤機能不全（胎児発育不全，臍帯動脈血流異常，死産）をともなう場合	1）高血圧が妊娠前あるいは妊娠 20 週までに存在し，妊娠 20 週以降に蛋白尿，もしくは基礎疾患のない肝腎機能障害，脳卒中，神経障害，血液凝固障害のいずれかをともなう場合 2）高血圧と蛋白尿が妊娠前あるいは妊娠 20 週までに存在し，妊娠 20 週以降にいずれかまたは両症状が増悪する場合 3）蛋白尿のみを呈する腎疾患が妊娠前あるいは妊娠 20 週までに存在し，妊娠 20 週以降に高血圧が発症する場合 4）高血圧が妊娠前あるいは妊娠 20 週までに存在し，妊娠 20 週以降に子宮胎盤機能不全をともなう場合
②妊娠高血圧	④高血圧合併妊娠
妊娠 20 週以降にはじめて高血圧を発症し，分娩 12 週までに正常に復する場合で，かつ妊娠高血圧腎症の定義にあてはまらないもの	高血圧が妊娠前あるいは妊娠 20 週までに存在し，加重型妊娠高血圧腎症を発症していない場合

▶▶ 治療

- 原則，入院管理とする．降圧目標は高血圧軽症レベル（140～159/90～109 mmHg）
- 妊娠の終了が基本的な治療である．母体と胎児の安全を最大の目的とした，適切な分娩時期の決定が必要．妊娠継続が可能と判断された場合は薬物療法，食事療法，保存的治療を行う
- 胎児に関しては，発育・健康状態が超音波検査や NST，胎盤機能検査により診断され，分娩時期や分娩様式が検討される

▶▶ ケアのポイント

- 医学的管理とともに精神的な援助が必要
- 既往疾患や家族歴，肥満・過剰体重増加など，妊娠高血圧症候群のリスク因子の有無を確認し，肥満防止に向けた生活・栄養指導を行う［表2］
- 医学的管理を要する場合には，母児の観察と安静，栄養指導（食事指導）が基本となる
- 妊婦の血圧や体重，尿量などを定期的に観察し，子癇の前駆的症状である眼症状（眼華閃発など），脳症状（頭痛など），胃症状（悪心・嘔吐など）の有無を観察する

表2 妊娠高血圧症候群の生活指導および栄養指導（文献 26 より転載）

1．生活指導	
＊安静 ＊ストレスを避ける ［予防には軽度の運動，規則正しい生活が勧められる］	
2．栄養指導（食事指導）	
a）エネルギー摂取（総カロリー） 非妊娠時 BMI24 未満の妊婦： 30 kcal×理想体重（kg）＋200 kcal 非妊娠時 BMI24 以上の妊婦： 30 kcal×理想体重（kg） ［予防には妊娠中の適切な体重増加が勧められる］： BMI（body mass index）＝体重（kg）/［身長（m）］^{2} BMI<18 では 10～12 kg 増 BMI18～24 では 7～10 kg 増 BMI>24 では 5～7 kg 増 b）塩分摂取 7～8 g/日程度とする（極端な塩分制限は勧められない） ［予防には 10 g/日以下が勧められる］	c）水分摂取 1 日尿量 500 mL 以下や肺水腫では前日尿量に 500 mL を加える程度に制限するが，それ以外は制限しない．口渇を感じない程度の摂取が望ましい d）蛋白質摂取量 理想体重×1.0 g/日 ［予防には理想体重×1.2～1.4 g/日が望ましい］ e）動物性脂肪と糖質は制限し，高ビタミン食とすることが望ましい ［予防には食事摂取カルシウム（1 日 900 mg）に加え，1～2 g/日のカルシウム摂取が有効との報告もある．また，海草中のカリウムや魚油，肝油（不飽和脂肪酸），マグネシウムを多く含む食品に高血圧予防効果があるとの報告もある］

※注：本表は 2019 年 9 月に推奨が停止された．現段階では，個人差を配慮してゆるやかな指導を心がけるとされている

糖代謝異常合併妊娠（文献 27 をもとに作成）

糖代謝異常合併妊娠とは

- 母体が糖代謝異常に罹患している場合の妊娠である
- 妊娠中の糖代謝異常は，「妊娠糖尿病」「妊娠中の明らかな糖尿病」「糖尿病合併妊娠」の 3 つに分類される［表］
- 糖代謝異常は，インスリンの分泌もしくは作用が低下することによって血糖値が上昇する病態である
- 妊婦が高血糖になることで胎児にも合併症をもたらす

表 妊娠と糖代謝異常の分類

妊娠糖尿病 gestational diabetes mellitus : GDM	妊娠中に初めて発見，または発症した糖尿病に至っていない糖代謝異常
妊娠中の明らかな糖尿病 overt diabetes in pregnancy	空腹時血糖値≧126 mg/dL，または HbA1c 値≧6.5%
糖尿病合併妊娠 pregestational diabetes mellitus	妊娠前にすでに診断されている糖尿病（1 型糖尿病，2 型糖尿病），または確実な糖尿病網膜症があるもの

治療［図］

- 血糖コントロール：血糖自己測定が必要で，毎食前，毎食後 2 時間と就寝前の 7 回が求められる
- 食事：3 回食で目標血糖値が達成できない場合は，各食事を 2：1 程度に分割し，1 日 6 回食にすることが有用．超速効型インスリンを用いて食後血糖を是正する方法が普及しつつある
- インスリン：食事療法を行っても目標血糖値が達成できない場合はインスリン投与の適応となる

ケアのポイント

- 適切な血糖コントロールにはセルフケア能力が求められるため，十分な援助が必要
- 栄養士と連携をとりながら栄養指導を行う
- インスリンを投与する場合は，低血糖時の症状や対応について十分な説明を行う

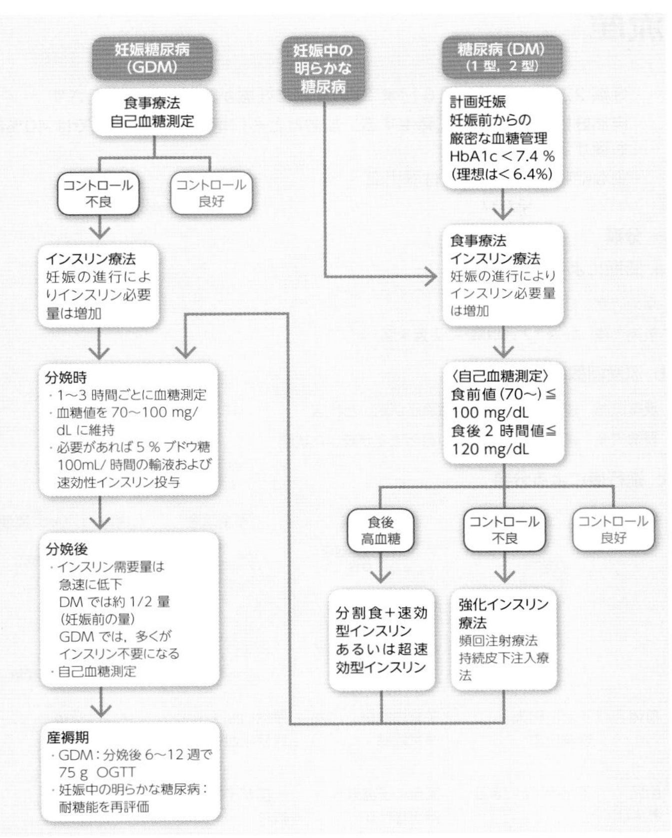

図 糖代謝異常合併妊娠の治療フロー

流産 (文献28，29をもとに作成)

- 妊娠22週未満(21週6日まで)の期間に妊娠が終了したものをさす
- 自然妊娠の8〜15%に発生する．加齢とともに増加し，40歳代では40%にも達する
- 主な症状は下腹部痛と性器出血

分類

a. 時期による分類

早期流産	妊娠12週未満
後期流産	妊娠12週以降〜22週未満

b. 流産回数による分類

反復流産	連続して2回，自然流産が続いた状態
習慣流産	連続して3回以上の自然流産が続いた状態

c. 進行度による分類

病態・症状	進行流産	完全流産	不全流産	稽留(けいりゅう)流産
	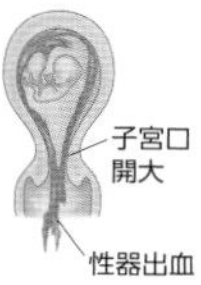 子宮口開大 性器出血	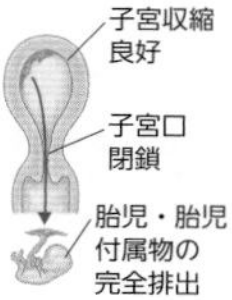 子宮収縮良好 子宮口閉鎖 胎児・胎児付属物の完全排出	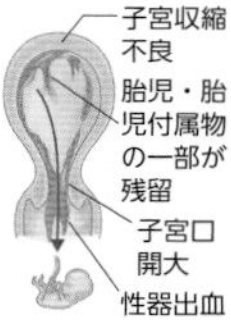 子宮収縮不良 胎児・胎児付属物の一部が残留 子宮口開大 性器出血	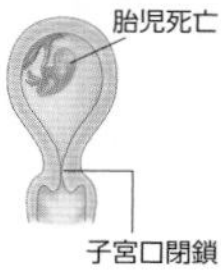 胎児死亡 子宮口閉鎖
母体	子宮口開大 性器出血	子宮口閉鎖 子宮収縮	子宮口開大 性器出血	子宮口閉鎖 性器出血なし 下腹部痛なし
胎児および付属物	子宮内にとどまる	完全に子宮外へ排出される	一部が子宮内に残存	子宮内で死亡

▶▶ 原因

- 原因は，胎児側因子，母体側因子，夫側因子があるが，不明な場合も多い

〈原因〉

胎児側因子

染色体異常
臍(さい)帯・胎盤の異常

母体側因子

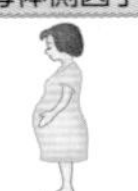

子宮因子（子宮頸管無力症など）
内分泌因子（黄体機能不全など）
自己免疫疾患
染色体異常

夫側因子

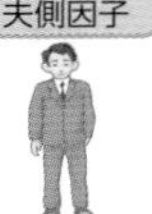

染色体異常

原因不明

実際の臨床では，不明のことが多い
習慣流産の約半数は原因不明

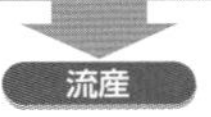

▶▶ 治療

- 妊娠継続の可能性がある切迫流産では，安静〔「切迫早産・早産」の項目 (p354) 参照〕が第一選択である
- 感染症が原因の場合には抗菌薬を投与する
- 子宮頸管無力症が原因の場合には子宮頸管縫縮術を行う
- 切迫流産以外の流産，すなわち正常妊娠に復する可能性のない場合には子宮内容除去術を必要とする
- 早期流産では，子宮内容除去術を行う
- 後期流産では，ゲメプロスト腟坐薬による陣痛誘発を行い，胎児ならびに付属物を娩出させる．処置後には子宮収縮薬・抗菌薬を投与する
- 習慣流産の場合，原因は多岐にわたるが，それぞれの原因に応じた治療を行う

▶▶ ケアのポイント

- 子宮内容除去術を実施する場合は，医師より術前の禁飲食などの指示が出される．一般の手術と同様，アクセサリーを外す，化粧やマニュキュアは除去するなどの指導を行う
- 術後，嘔吐に備え，ベッドサイドにガーグルベースンとタオルを置いておく
- 精神面への配慮がきわめて重要となる．児との別れという事実を家族と一緒に受けとめられるよう，ほかの児の泣き声が聞こえないような個室を準備することが望ましい
- 心理的な防衛反応として，医療者に対して非難や不信感を表出することがある．看護師は温かい態度で接し，誤解がある場合は正しい情報を医師から説明できるよう調整する

切迫早産・早産 (文献 30，31 をもとに作成)

切迫早産・早産とは

- 妊娠 22 週以降，37 週未満に定期的に子宮収縮（自覚的または胎児心拍数モニタリングなど他覚的に）を認め，子宮頸管の熟化・短縮，子宮口開大を伴うものを切迫早産といい，または分娩に至るものを早産という［図］
- 早産は全分娩の約 5％に認められる．妊娠 28 週未満の超早産では児の未熟性のため，新生児の予後が不良となることがある
- 原因としては，前期破水，子宮内感染（絨毛膜羊膜炎）が最も多い．他に多胎妊娠，羊水過多，絨毛膜下血腫，子宮頸管短縮，子宮頸管無力症も主要な自然早産の原因となる

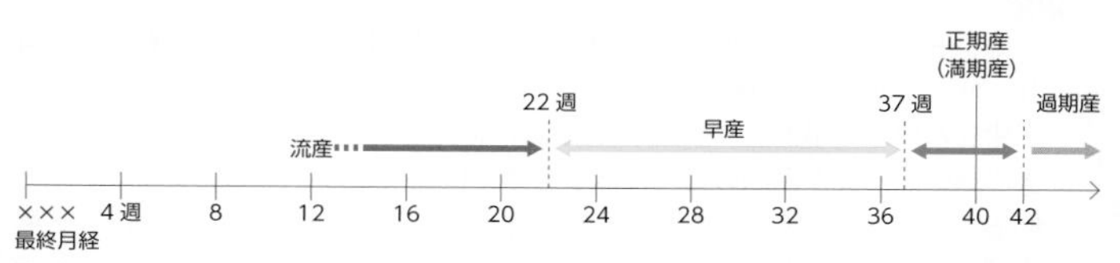

図 流産と早産

症状

- 自覚症状として，子宮収縮と下腹部痛，性器出血を認める

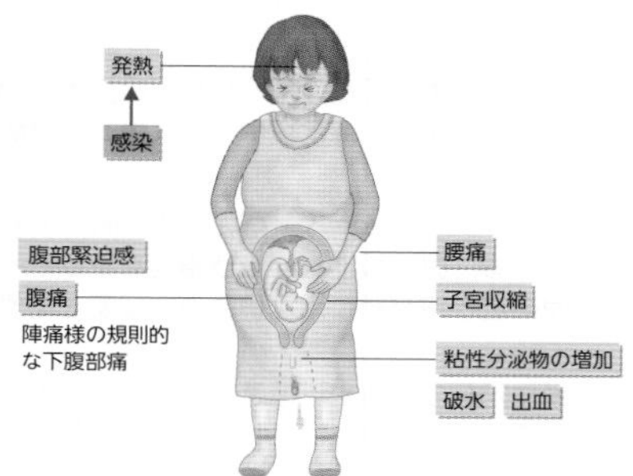

検査

母体に対する評価

- 経腟超音波検査：子宮頸管長の計測（頸管長 25 mm 未満は頸管短縮）
- 子宮収縮の評価：1 時間に 6 回以上の子宮収縮
- 内診：子宮頸管の開大，短縮，軟化の評価
- 血液検査：母体の白血球数や CRP 値の上昇（絨毛膜羊膜炎などの子宮内感染の場合）
- 腟分泌物培養：B 群溶血性連鎖球菌（GBS）陽性の場合にはとくに注意が必要
- 頸管粘液中顆粒球エラスターゼ検査：感染症の初期状態を検出
- 破水の診断

胎児に対する評価

- 胎児心拍数陣痛図：胎児 well-being（健康状態）を評価

治療

- 規則的な子宮収縮や子宮頸管が熟化傾向（開大あるいは頸管長短縮）の場合は切迫早産と診断し，子宮収縮抑制薬の投与や入院安静などの治療を行う
- 主な子宮収縮抑制薬（切迫早産治療薬）には硫酸マグネシウム水和物（マグセント）とリトドリン塩酸塩（ウテメリン）がある．前者は全身倦怠，呼吸抑制，後者は頻脈，肺水腫などの副作用に注意する

ケアのポイント

- 切迫早産の原因として絨毛膜感染がある．安静時も清潔を保持し，腟からの上行性感染の発生や悪化を避ける
- 長期臥床が必要の場合，四肢の筋力低下や肺活量低下および血栓症のリスクも高まるため，状態に応じて床上での下肢運動を行う
- 突然の入院によるショック，切迫早産の症状や予後に関する不確かさによる不安，胎児に対する自責の念など，心理的側面における問題点は多い．妊婦の訴えを傾聴し，適切な情報を提供し，自己の状況をコントロールできる感覚が得られるよう援助することが重要

多胎妊娠（文献32をもとに作成）

・2人以上の胎児を同時に妊娠する場合を多胎妊娠という
・胎児数により，双胎，三胎，四胎，五胎とよぶ
・単胎妊娠に比べ，妊娠中は，切迫早産，妊娠糖尿病，妊娠高血圧症候群，HELLP症候群，急性妊娠脂肪肝，胎児発育不全などの合併症のリスクが高い

▶▶ 分類[図]

・卵性による分類と膜性による分類が存在する

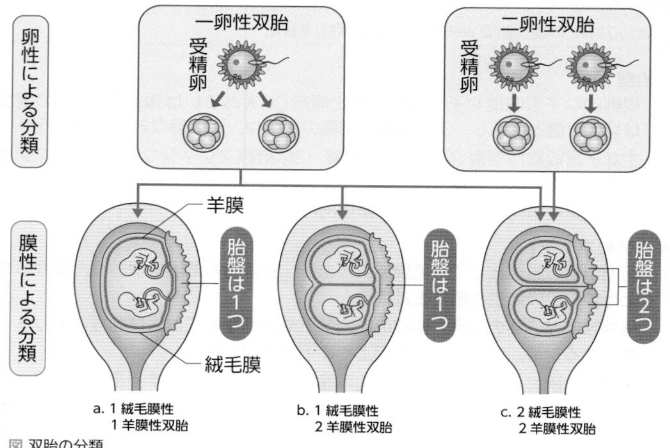

図 双胎の分類

▶▶ 治療，ケアのポイント

・早産の予防として，安静が有効であると考えられている
・子宮収縮を伴う切迫早産の場合は，入院安静だけではなく，子宮収縮抑制薬としてリトドリン塩酸塩あるいは硫酸マグネシウム水和物の点滴が有効
・分娩後は，過度に伸展した子宮筋の収縮が不良となり，弛緩出血となることがあるため，注意する
・多胎妊娠では，妊娠高血圧症候群や貧血などの合併症を引き起こすため，これらを予防するための食事管理が重要となる

前置胎盤（文献 33 をもとに作成）

- 胎盤の一部または大部分が子宮下部に付着し，内子宮口に及ぶものをいう
- 診断は超音波断層法により確定される
- 前置胎盤が診断されている場合は，内診により大量出血を誘発することがあるため，むやみに内診をしない
- 全分娩の 0.5％に発生し，初産婦（0.2％）より経産婦（5％）に多い

▶▶ 分類［図］

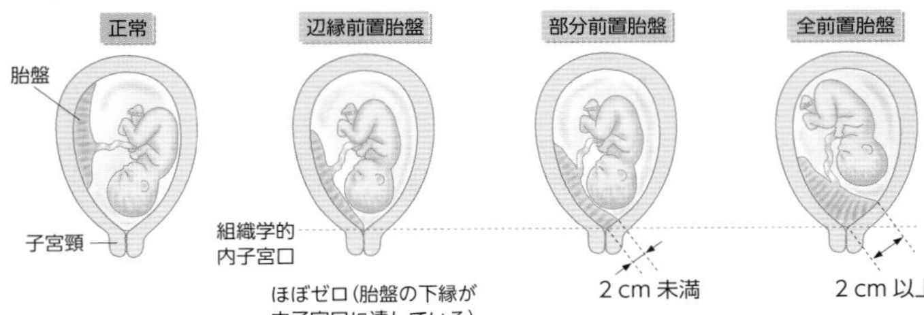

図 前置胎盤の分類

▶▶ 治療，ケアのポイント

- 胎児が未成熟な時期で，出血が少量の場合は，安静および子宮収縮抑制薬の使用によって妊娠を継続させる
- 出血が多量または胎児が十分に成熟している場合は，帝王切開が行われる
- 妊娠 37 週末までに帝王切開術が実施される
- ①安静の保持，②出血状態の観察，③胎児心拍数モニタリングがケアのポイントとなる
- ケアは，長期安静による身体・精神面への影響をふまえて行う
- 緊急帝王切開となる可能性に備えて準備を行う

Memo

母性―分娩期

分娩の正常経過（文献 34 より転載，一部改変）

	妊娠期					
陣痛の分類	妊娠陣痛（腹緊）					
	ブラクストン＝ヒックス収縮	前駆陣痛（妊娠後期）	開口期陣痛（分娩第 1 期/開口期）			
陣痛の特徴	・不規則 ・弱い収縮 ・大半は痛みを伴わない	・不規則 ・しばしば痛みを伴う	・10 分おきに規則正しく起こる，または 1 時間に 6 回の陣痛をもって分娩開始とする ・弱く持続時間の短い収縮から，分娩の進行に伴って強く長い収縮になる			
子宮口	0 cm	1～2 cm	2～3 cm	4～6 cm	7～8 cm	9～10 cm
子宮内圧 陣痛周期 陣痛持続時間				40 mmHg 3 分 70 秒	45 mmHg 2 分 30 秒 70 秒	50 mmHg 2 分 60 秒
産痛部位			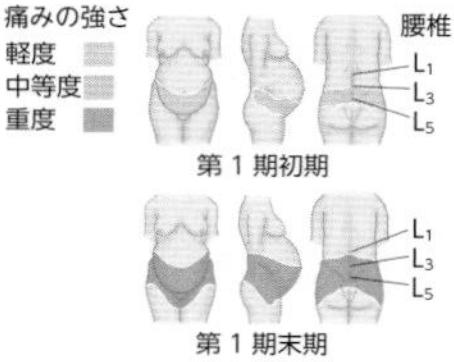 痛みの強さ 軽度 中等度 重度 腰椎 L_1 L_3 L_5 第 1 期初期 L_1 L_3 L_5 第 1 期末期			
分娩時間 初産婦			10～12 時間			
分娩時間 経産婦			5～6 時間			
陣痛の作用		頸部を軟化，展退し，分娩準備状態にする 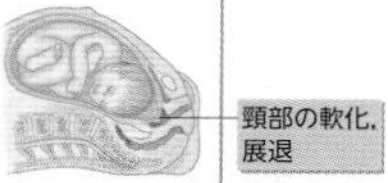 頸部の軟化，展退	子宮頸管（子宮口）を開大する 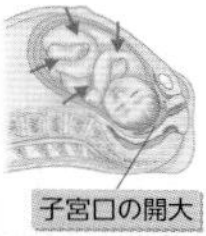 子宮口の開大			
児頭の回旋		児頭浮動 骨盤入口部への進入前は児頭が浮動	分娩第 1 期 第 1 回旋 児頭が前方に強く屈曲し，骨盤入口へ進入			
児頭下降度	−3	−2	−1 → +3			

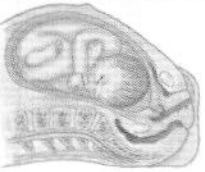

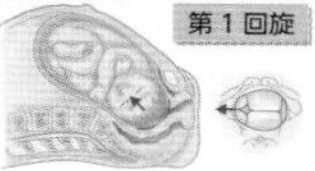

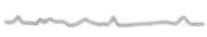

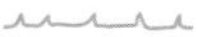

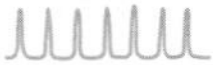

分娩期		産褥期
分娩陣痛		
娩出期陣痛 (分娩第 2 期/娩出期)	後産期陣痛 (分娩第 3 期/後産期)	後陣痛
・分娩進行に伴って収縮増強，周期短縮，持続時間延長 ・持続時間は最長，間欠期は最短，最も強い収縮	・比較的弱い陣痛 ・持続時間が長い	・不規則 ・しばしば疼痛を伴う ・経産婦で強く出る
10 cm		
50 mmHg 2 分 60 秒		
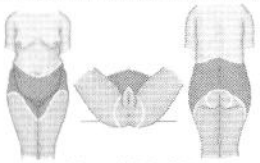 第 2 期初期 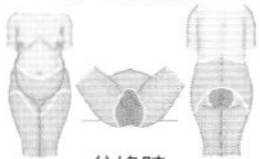 分娩時		
1〜2 時間	15〜30 分	
30 分〜1 時間	10〜20 分	
胎児を圧出する 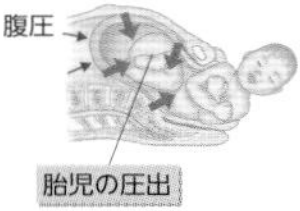 腹圧 胎児の圧出	胎盤の剥離娩出，胎盤剥離面の止血 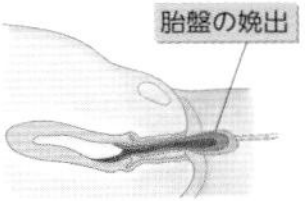 胎盤の娩出	胎盤剥離面の止血，子宮復古を促す
分娩第 2 期		
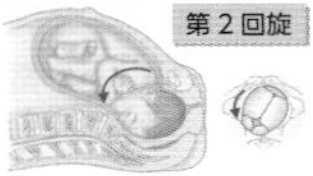 第 2 回旋 児頭が内回旋しながら骨盤内を下降	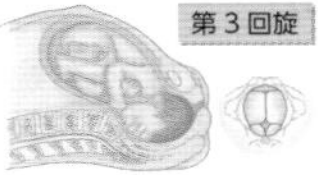 第 3 回旋 恥骨結合下縁を支点に児頭が伸展反屈	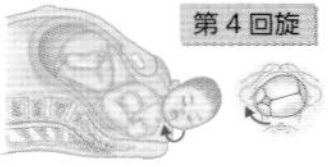 第 4 回旋 児頭が外回旋
+4 →		

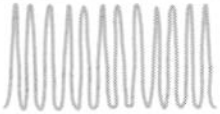

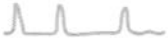

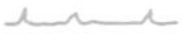

分娩の経過ごとの知識 (文献 35, 36 をもとに作成)

分娩の前兆

- 分娩開始前に先立って起こる徴候を分娩の前兆といい，①胎児の下降感，②偽陣痛（前駆陣痛），③産徴（おしるし），④子宮頸部の熟化がある

❶胎児の下降感：児頭の骨盤内への下降により上腹部の圧迫感が軽減するが，児頭による膀胱の圧迫で頻尿になり，恥骨痛を生じる．また，児頭が骨盤に圧迫されるため，胎動が減少する

❷偽陣痛：軽度の陣痛様子宮収縮が起こるが，経過をみている間に軽快・消失してしまう

❸産徴：子宮下部の開大と子宮頸管の展退によって卵膜と子宮壁にずれが生じて出血し，粘液のまじった血性帯下を認める．多くはこの2～3 日以内に分娩が開始する

❹子宮頸部の熟化：子宮頸管が軟化・短縮（展退）し，子宮口は開大する．頸管の成熟に伴って分泌物が増える

- 子宮頸部の熟化の程度をビショップスコアで評価する［表］

表 ビショップスコア

因子＼点数	0	1	2	3
子宮頸管開大度 (cm)	0	1～2	3～4	5～6
子宮頸管展退度 (%)	0～30	40～50	60～70	80～
胎児下降度 (station) (cm)	−3	−2	−1～0	+1～
子宮頸部硬度	硬	中	軟	
子宮口位置	後方	中央	前方	

評価 (13 点満点中)　≦4：子宮頸管熟化不全　≧9：子宮頸管成熟

分娩第 1 期 (開口期)

- 分娩開始から子宮口全開大までの時期を分娩第 1 期といい，産道が形成される
- この時期の陣痛を開口期陣痛とよび，次第に強さと頻度が増加し，持続時間が延長する
- 児頭が骨盤に進入すると卵膜は胎胞を形成し，子宮口の開大を促す

- 子宮口が急速に開大する極期に，産婦は悪心・嘔吐を訴えたり，痛みによる過呼吸を起こし，四肢末梢にしびれを訴えることがある
- 経産婦の分娩所要時間は初産婦（約 12 時間）の約 1/2

分娩第 2 期（娩出期）

- 子宮口全開大から胎児が産道を下降し娩出されるまでの時期を分娩第 2 期といい，この時期の陣痛を娩出期陣痛とよぶ．陣痛発作に一致して腹圧が加わり，陣痛の強さ，頻度は最大となる
- 陣痛発作時に陰裂が開いて児頭の一部が見え，間欠時には後退し見えなくなる状態を排臨，排臨後，間欠時にも児頭が陰裂に露出したままの状態を発露という
- 胎児は回旋しながら産道を下降し，娩出される
- 胎胞は陣痛の圧力で緊満し，卵膜が破れて羊水が流出し（破水），児頭下降の潤滑液となる

分娩第 3 期（後産期）

- 児娩出から胎盤，卵膜が娩出されるまでの時期を分娩第 3 期という
- 児娩出から数分後，胎盤は子宮壁から剝離し，同時に一時的に弛緩していた子宮筋が再び強く収縮して胎盤を押し出そうとする
- 胎盤が剝離すると少量の出血を認める（剝離出血）
- 胎盤の娩出は大半がシュルツェ様式［次頁図 1］をとるが，ほかにダンカン様式，混合様式の場合もある

シュルツェ様式	胎盤の中央部から剝離が始まり，胎盤後血腫を母体面側に包んで辺縁部まで剝離し，胎児面の中央部から娩出される
ダンカン様式	胎盤の子宮口下縁から剝離が始まり，母体面から娩出される．胎盤娩出に先立って胎盤後血腫が流出する

- 剝離した胎盤は子宮収縮と腹圧のみで腟内に押し出される場合もあるが，多くは軽く子宮底を圧し，臍帯を軽く牽引することにより娩出される

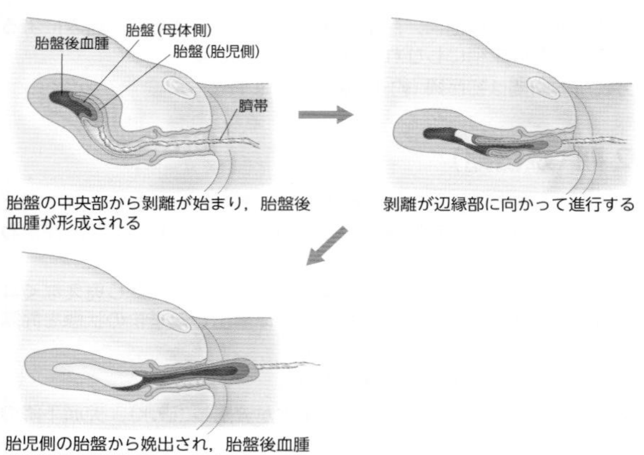

図1 胎盤娩出(シュルツェ様式)

分娩第4期(分娩後2時間)

- 胎盤娩出後から，産褥早期の2時間までを分娩第4期という
- この時期は産道の裂傷，子宮の弛緩による異常出血がみられる可能性があり，注意が必要．なお，分娩第4期までの出血が500 mLを超えるものを分娩時異常出血(p398)とする
- 子宮は不規則に収縮し，元の大きさへ戻ろうとする後陣痛が起こる．これにより，胎盤が剥離した子宮壁の血管が収縮し，止血する[図2]

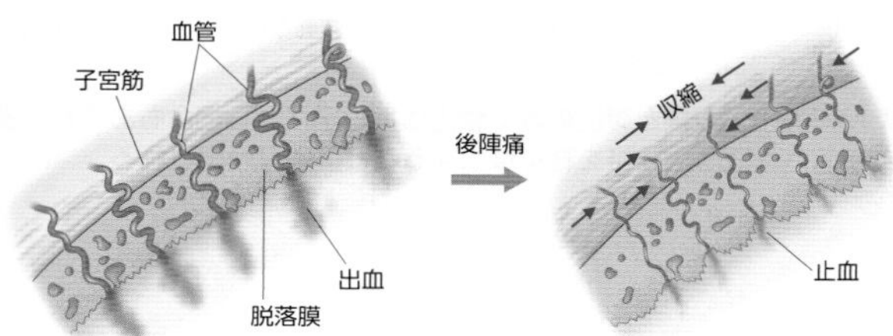

図2 後陣痛による止血(生物学的結紮)

Memo

記録類からの情報

・産婦の一般的および医学的な個人情報，今回の妊娠経過についての客観的データから，分娩経過に影響する因子をアセスメントする
・産婦・胎児の健康問題に影響を及ぼすハイリスク因子をスクリーニングする

情報収集項目とアセスメントの視点 (文献 37 をもとに作成)

	情報取集項目	アセスメントの視点
一般情報	年齢	・年齢によるリスク因子を把握する
	体重，身長，肥満度，その他形態的特徴	・軟産道通過困難，微弱陣痛，分娩遷延などの原因や誘因となる肥満や妊娠期間中の過度な体重増加に関する情報を把握する ・経腟分娩が不可能になる狭骨盤（産科学的真結合線が 9.5 cm 未満）のリスクやその診断がされていないか．身長や体格と関連するため，低身長（とくに 145 cm 以下）の産婦では，視診，計測診と併せて判断する必要がある
	住所，居住地の生活環境	・妊娠中の日常生活や退院後の生活を確認する
	家族構成および家族歴	
	緊急連絡先	
	職業とその内容	
医学的情報	既往歴	・分娩の進行に影響する医学的な問題をもっていないか ・子宮筋腫，卵巣嚢腫，不妊治療歴など婦人科の既往歴も把握する
	現病歴	・感染症（B 型肝炎，梅毒，B 群溶血性連鎖球菌感染症，成人 T 細胞白血病など）に関する検査結果を把握する
	月経歴	
	既往妊娠，分娩，産褥経過	・経産婦の場合，直近の分娩経過（分娩所要時間，異常の有無など）とその体験内容が分娩を予測するうえで有用な情報となる ・既往分娩回数とは，妊娠満 22 週に達した以降の分娩の回数．初回妊娠で正期産だった女性は「1 妊 1 産」「G1P1」と表記されている ・今回の妊娠・分娩回数は，流産経験のない初産婦なら分娩前は「1 妊 0 産」，分娩後は「1 妊 1 産」と表記されている
	血液型	・血液型不適合妊娠による新生児溶血性貧血のリスクがある

情報取集項目		アセスメントの視点
今回の妊娠・分娩経過	妊娠週数，分娩予定日	・分娩予定日から入院時の妊娠週数を計算する
	妊娠経過	・妊娠経過中の産科異常や母体の合併症の有無を確認し，分娩経過に影響する因子を把握する
	胎児の状態	・胎児の発育状況や健康状態を確認する
	出産準備の状況	・受講した出産準備教育に関する情報を得て，分娩進行の理解度，補助動作などのセルフケア行動の準備状況を把握する

Memo

問診

- 分娩経過の診断に必要な主観的情報を収集し，分娩進行状態と産婦・胎児の身体的健康状態についてアセスメントし，安全な分娩へのニードを判別する
- 未受診妊婦や飛び込み出産以外の産婦の場合，基本的に記録類から得た妊娠経過に関する情報の確認と，分娩の進行状態に応じて優先度の高い情報を収集する
- ハイリスク因子をスクリーニングする

情報収集項目とアセスメントの視点 (文献 38，39 をもとに作成)

＊記録類からの情報がない場合，不足している情報がある場合に問診する

	情報収集項目	アセスメントの視点
主訴	主訴と自覚症状，およびそれらが出現した時刻	・陣痛発来を主訴とするときは，陣痛開始の時刻，陣痛発作・間欠時間，腹壁の緊張度を把握し，分娩の時期の判断をする ・破水・破水感を主訴とするときは，破水の時刻，羊水流出の状態を確認する ・出血を主訴とするときは，出血量，陣痛との関係を確認し，産徴と異常出血の鑑別に必要な情報をさらに収集する ・主訴と分娩経過に影響を及ぼすおそれのある事項との関係を判断する
非妊娠時の体格	非妊娠時の体重，身長，肥満度＊	・身長や体格から狭骨盤（産科的真結合線が 9.5 cm 未満）の可能性と経腟分娩のリスクをアセスメントする．145 cm 以下の産婦はそのリスクが高いため，視診，計測診と併せて判断する
	妊娠期間中の体重増加量＊	・妊娠期間中の体重増加量は，推奨範囲内であったか確認する（p324）．過度な体重増加や肥満は，軟産道通過困難，微弱陣痛，分娩遷延などの原因や誘因となる
現病歴	疾患名，症状とその程度，治療内容と経過＊	・分娩経過や母児の健康に影響を及ぼすと予測される疾患・症状か
既往妊娠歴・分娩歴	既往妊娠，分娩回数，問題の有無＊，分娩経過の異常の有無＊	・今回の分娩の経過を予測するうえで，既往の分娩経過の異常に関する情報や，直近の分娩所要時間を聴取することは重要 ・既往分娩回数とは，妊娠満 22 週に達した以降の分娩の回数．初回妊娠で正期産だった女性は「1 妊 1 産」「G1P1」と表現する ・今回の妊娠・分娩回数は，流産経験のない初産婦なら分娩前は「1 妊 0 産」，分娩後は「1 妊 1 産」と表記する

情報取集項目		アセスメントの視点
妊娠経過	分娩予定日*，妊娠週数*	・分娩予定日から入院時の妊娠週数を計算する
	妊娠経過*	・どのような妊娠経過をたどったか，分娩に影響する異常はなかったか
分娩経過	陣痛の有無，陣痛開始の時刻	・分娩が開始しているか，分娩経過のどの時期にあるか
	陣痛発作と間欠時間の自覚	・分娩開始を診断するうえで陣痛の観察が重要．触診，モニタリングによって客観的情報を収集する
	産徴の有無	・分娩開始の徴候の有無を確認する
	分泌物の有無	
	破水の有無	・破水があれば，その時刻，量，性状，流出状況を確認する．また，羊水流出の状態によって安静度を決定する必要がある
	胎動の有無	・胎動の自覚から，胎児の生存を判断する
	努責感の有無	・努責感があれば分娩が近いことが予測される．これは分娩第 1 期の終わりから第 2 期にみられ，胎児が下降していることを示す徴候
心理状態	分娩を受容できているか*	・望んだ妊娠か，産婦としての自己を受け入れているか，出産に臨む行動に問題がないか
	パートナーとの関係*	・パートナーとの関係は良好か，パートナーはサポート資源となりえるか
家族・役割関係	父親役割行動*	・パートナーの父親役割の認識について確認する
	家族の受け入れ態勢*	・子どもを迎える環境が整っているか

視診

- 問診で得た分娩経過に関する情報をもとに，分娩進行状態や産婦・胎児の健康状態を外診（視診，触診，計測診，聴診）によって把握し，出生までに要する時間や新生児の健康状態の予測をする

情報収集項目とアセスメントの視点（文献 40，41 をもとに作成）

情報取集項目		アセスメントの視点
全身	体格，姿勢，脊柱の状態	・分娩の難易度に影響する形態的・機能的特徴（例：低身長や肥満，骨格のゆがみなど）はないか
	栄養状態	・体格，顔色，眼瞼結膜の状態などから栄養状態を判断する
	意識状態	
	動作，運動	・入院時や問診時の歩行の様子や動作から，陣痛の強さを推測する
顔面	表情	・表情から産痛の有無や強さ，不安の有無・程度を判断する
	顔色，眼瞼結膜の色	・血色がすぐれない場合は，貧血を疑う
	浮腫の有無	
胸部	乳房と乳頭の大きさ・形	・授乳に適した乳房・乳頭の状態かどうか，触診と併せて判断し，分娩後の問題を予測する
腹部	大きさ，形	・狭骨盤を疑う尖腹，懸垂腹の所見がないか
	腹壁の弾性・緊張度	
	皮膚の妊娠性変化	・着色，新旧妊娠線の有無，皮下脂肪の増加などを確認する
	発疹，瘙痒感の有無	・皮膚の瘙痒感は妊娠後期によくみられる症状だが，治療が必要な皮膚疾患との鑑別が必要
	浮腫の有無	
外陰部	着色の程度，瘢痕の有無，浮腫・静脈瘤の有無	・分娩時に会陰の伸展を妨げるような会陰部の静脈瘤や瘢痕がないか
	産徴，分泌物の量・性状，羊水漏出の有無	・産徴，分泌物の量と性状を観察し，分娩の進行度を確認する ・血性分泌物の量が増え，粘稠（ねんちゅう）度も増していれば分娩第 1 期の終わり頃と判断する ・水様性の分泌物があるときは，破水を疑う ・羊水漏出があるときは，胎児機能不全の徴候である混濁の有無と程度を確認する
	腟口・肛門の哆開（しかい）の程度，会陰部の膨隆	・会陰部が膨隆し，腟口，肛門の哆開が観察された場合，胎児が下降して，娩出が近いと判断する．内診の必要性を考え，医師や助産師に報告する
下肢	浮腫・静脈瘤の有無	・浮腫があるときは症状に関する問診や触診と併せて診断する ・疼痛や知覚異常がないか確認する

触診

情報収集項目とアセスメントの視点 (文献 41，42 をもとに作成)

	情報取集項目	アセスメントの視点
頭頸部	浮腫の程度	・視診で浮腫を確認したら，触診する
	頸部リンパ節，甲状腺	・頸部リンパ節腫脹，甲状腺腫脹の有無・程度をみる
胸部	乳房の大きさ・形・緊張，乳頭の大きさ・形	・授乳に適した乳房・乳頭の状態かどうかアセスメントし，分娩後の問題を予測する (p321)
	初乳分泌の有無	
	副乳腺，乳腺腫瘍の有無	
腹部	子宮収縮の程度	・収縮の程度から，陣痛がどのような状態 (上昇期，極期，下降期) にあるか確かめる
	子宮底の高さ，子宮の形・大きさ・硬度	・レオポルド触診法第 1 段，第 2 段 (p323) で，妊娠週数に対する子宮底の位置 (高さ)，子宮の形・大きさ・硬さ，子宮壁の厚さ・緊張度，胎児の発育状態を把握する
	腹壁の厚さ・緊張度	
	羊水の多少	・レオポルド触診法第 2 段で羊水量を観察する
	胎位・胎向・胎勢	・分娩の予後に大きく影響する胎位・胎向がないかアセスメントする (p377) ・胎向は第 1，第 2 のいずれも分娩予後に影響しない
	胎児先進部と骨盤との関係	・胎児先進部の骨盤入口部への通過の有無を観察する
	収縮輪の高さ	・切迫子宮破裂を疑う収縮輪の異常な上昇 (病的収縮輪，バンドルの病的収縮輪) がないか
	膀胱充満の有無	・膀胱充満による胎児の下降への影響を把握する
外陰部	圧痛・腫脹の有無	
	静脈瘤の有無	・静脈瘤は会陰の伸展を妨げる場合がある
	会陰部の伸展性・柔軟性	・伸展性や柔軟性に問題はないか
下肢	浮腫・静脈瘤の有無	・脛骨稜を指圧し，陥没の有無と程度を確認する

計測診

・問診で得た分娩経過に関する情報をもとに，分娩進行状態や産婦・胎児の健康状態を外診（視診，触診，計測診）によって把握し，出生までに要する時間や新生児の健康状態の予測をする

情報収集項目とアセスメントの視点 (文献 41，43 をもとに作成)

情報取集項目		アセスメントの視点
全身	血圧，脈拍，体温	
腹部	腹囲，子宮底長，子宮底高	・胎児発育の状態を確認し，出生体重を予測する ・予測される胎児の大きさや体重から，分娩への影響や新生児の健康問題をアセスメントする
	陣痛発作時間と間欠時間，陣痛の強度	・腹壁が緊張と弛緩を繰り返す時間から陣痛の進み具合を把握する ・通常，分娩監視装置を装着して描かれた陣痛曲線から時間・強度を読み，分娩の進行度を判断する
	骨盤の大きさ	・身長 150 cm 以下，子宮底長 36 cm 以上，超音波断層法で児頭大横径 9.6 cm 以上または推定体重 3,800 g 以上で巨大児が予想されるとき，分娩後長時間経過しても胎児の下降が進まないとき，ザイツ法 (+) のとき，骨盤の形態異常が予想されるときなどは，児頭骨盤不均衡[図]が疑われ，必要時，X 線による骨盤計測を行う
	胎児心音の最良聴取部位 (p327)	・胎児心音の最良聴取部位の下方正中線上への変化から分娩の進行を把握する
	胎児心拍数(p379)	・胎児の健康状態を推測する ・胎児機能不全を疑う変動一過性徐脈がないか確認する

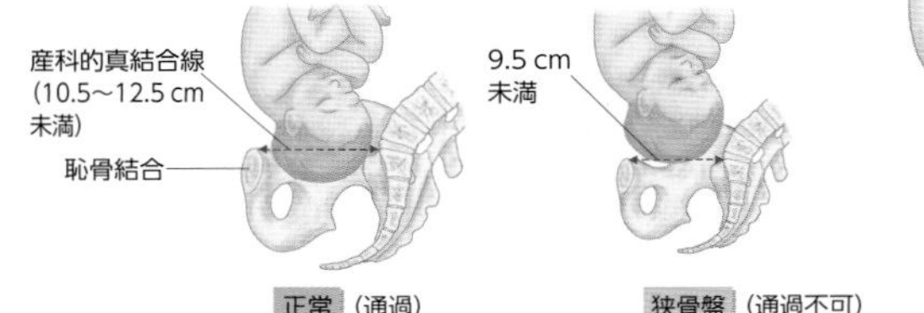

図 児頭骨盤不均衡の病態

聴診

情報収集項目とアセスメントの視点 (文献 44, 45 をもとに作成)

情報取集項目		アセスメントの視点
胸部	心音，呼吸音	・呼吸・循環器疾患合併を疑う音はないか
腹部	胎児心音	・1 分間連続で 110〜160 回/分，規則正しい重複音で，第 1 音は心臓の収縮期に，第 2 音は大動脈弁閉鎖期に一致する．トントンと澄んだ音として聴こえる (清澄音) ・胎児心音と鑑別が必要な音：胎児側では臍帯雑音，胎動音，母体側では動脈音，子宮雑音，腸雑音
	胎児心拍数(p379)	・通常，入院時から胎児心拍数モニタリングを 40 分程度行う．それによって得られた胎児心拍数陣痛図 (CTG，図) を判読し，胎児・胎盤系機能を把握する ・胎児心拍数波形に異常を認める場合は，徐脈の種類を判別し，深呼吸や体位変換などの対応を行うとともに医師に報告する必要がある

※ CTG の見方や記録内の用語の意味については p326 参照

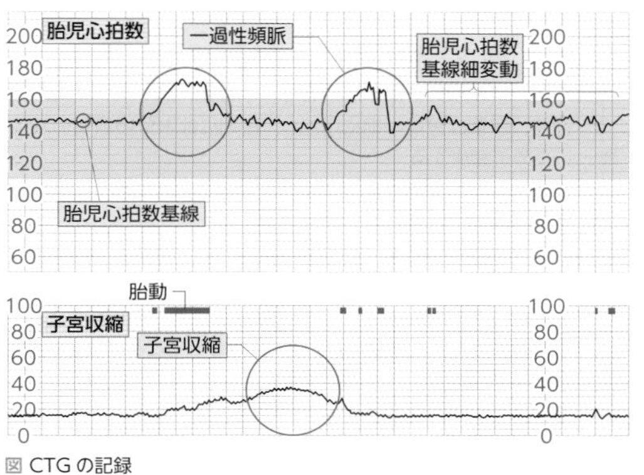

図 CTG の記録

母体の健康状態

情報収集項目とアセスメントの視点 (文献46をもとに作成)

情報収集	アセスメントの視点
バイタルサイン	・体温は，通常，分娩中にほとんど変化しない．0.3℃以上の上昇は感染などを疑い，他の所見と併せて異常の有無を判断する ・脈拍数は陣痛発作時にわずかに増加するが，間欠時には戻り，大きく変化しない ・呼吸数は分娩第2期に約24回/分となるが，意図的に呼吸を操作していることを考慮する ・血圧は分娩の進行とともに上昇し，分娩第1期後半に最も高くなり，分娩第2期の陣痛発作時には，収縮期・拡張期血圧とも間欠時の15～20%程度増加する．ただし，正常な産婦では150 mmHgを超えることは少ない ・不安が緊張として現れると，陣痛間欠時にもかかわらず，頻脈，血圧の上昇，過呼吸，肩に力が入っているなどがみられる
血液検査	・赤血球数は約10%増加，ヘモグロビン値も上昇．白血球数は11,500～15,000/μLまで増加
尿検査	・蛋白，糖，ケトン体，潜血，混濁の有無を把握する
排泄機能	・尿量，排尿回数，残尿感の有無，水分摂取量，発汗の程度を把握する ・通常，尿量は分娩初期に増加し，後期には水分摂取量の減少や水分喪失のために減少する ・直腸や膀胱の充満が胎児の下降を妨げていないか，排泄状態を定期的に確認する ・膀胱充満は子宮収縮を抑制するといわれ，腹壁上から充満した膀胱が触れるときは排尿を促す ・分娩第2期には胎児の下降により排便反射が引き起こされ，便意を訴えることがあるが，安易にトイレへ歩行させることは望ましくない．分娩の進行状態に関連づけて判断する
体力・疲労感	・産婦の体力や疲労感の程度を的確に把握する ・分娩時は，消化吸収機能の低下によって十分な栄養摂取ができないことや睡眠不足のために体力の消耗を招きやすい ・初産婦は経産婦に比べ，分娩所要時間が長い分，消費エネルギーが大きい

娩出力

情報収集項目とアセスメントの視点 (文献 45，47 をもとに作成)

情報収集	アセスメントの視点
娩出力	・分娩進行の時期に相当した娩出力があるか ・陣痛と腹圧が協調しているか
陣痛の状態	・子宮収縮の強さ，発作の頻度，発作持続時間に問題はないか ・陣痛の状態は，産婦の自覚，触診，外測陣痛計，内測陣痛計の観察から把握する ・陣痛の異常は分娩の遷延や子宮破裂のリスクとかかわる ・陣痛の強さ，陣痛の周期，陣痛持続時間，体位と陣痛の強さとの関係を把握する ・分娩進行の促進には，仰臥位より側臥位，立位のほうが有効
腹圧の状態	・腹圧をかける時期は適切か，強さは適切か，骨盤軸の方向に有効に腹圧がかかっているか，腹圧に影響する因子はないか ・腹圧は胎児の下降を促すが，子宮口の開大・展退には無効であり，分娩第 1 期の子宮口全開大前に腹圧をかけることは頸管裂傷の原因となる ・胎児娩出時の過強腹圧は会陰裂傷を拡大する ・努責 (いきみ) のかけ方は適切か (自然のいきみは 5〜6 秒程度)
産痛	・産痛の部位は分娩進行に伴っているか，陣痛の強さに見合った痛みの変化や質かどうか (p360) ・痛みの程度を産婦の表情・反応・態度・動作・姿勢や筋緊張から把握する ・産痛に影響する因子を確認し，分娩進行を阻害している因子の除去に努める ・骨盤の形態異常，胎児の回旋異常などの分娩異常や，卵巣嚢腫茎捻転の合併などの可能性がある．これらの存在により痛みを非常に強く訴えることがある ・既習の産痛緩和法をどの程度理解・習得しているか，どの程度実施して効果がみられているか

胎児の位置，先進部の位置と下降度

情報収集項目とアセスメントの視点 (文献 48，49 をもとに作成)

情報収集項目	アセスメントの視点
胎児の位置（胎位，胎向，胎勢）[図]	・胎位は頭位（正常）であるか ・児背が母体左側にある第 1 胎向，右側にある第 2 胎向のいずれでも問題はない ・胎勢は顎を胸に近づけた屈曲状態にある屈位（正常）であるか
児頭の回旋	・第 1 回旋で児頭は屈位をとって小泉門を先進（正常）させているか ・第 2 回旋によって先進する小泉門が母体の恥骨側（前方）に回るように胎児長軸を回旋（正常）させているか ・分娩様式が前方後頭位でない場合，分娩は遷延あるいは停止することがあり，難産が予想される ・児頭を後方に屈曲伸展する異常胎勢を反屈位といい，先進部により前頭位（軽度反屈），額位（中等度反屈），顔位（高度反屈）に分かれる ・正期産で成熟児が額位あるいは顎部後方顔位のままで進行する場合，経腟分娩は難しい
胎児下降度	・胎児の下降は順調か ・産道通過がスムーズであれば産瘤は形成されない．産道の抵抗が大きく，胎児が長時間産道内にとどまるほど産瘤は大きくなる ・産瘤の急激な増大は，児頭に対する強い圧迫があることを示し，胎児の危険を示すサイン
正軸進入と不正軸進入	・矢状縫合の位置は正しいか ・左右頭頂骨が同じ高さで骨盤腔に進入し，矢状縫合がほぼ正しく骨盤軸上を下降する正軸進入か ・矢状縫合が前方にずれて後在頭頂骨が先進した不正軸侵入の場合，後在頭頂骨が上になるように重なって骨盤進入が困難となり，経腟分娩は難しい
児頭の応形機能	・産道通過に問題のない骨重積か．正常ならば前在頭頂骨の下に後在頭頂骨が進入して，さらにその下に後頭骨，前頭骨が入る順で重なっている ・骨重積の強さで産道通過の難易を推測できる ・産道が狭く，時間がかかったものほど児頭の変形の程度が強い ・回旋異常のあったものは先進部の種類によって特徴的な方向に形を変えており，娩出後に特徴的な形態をみる

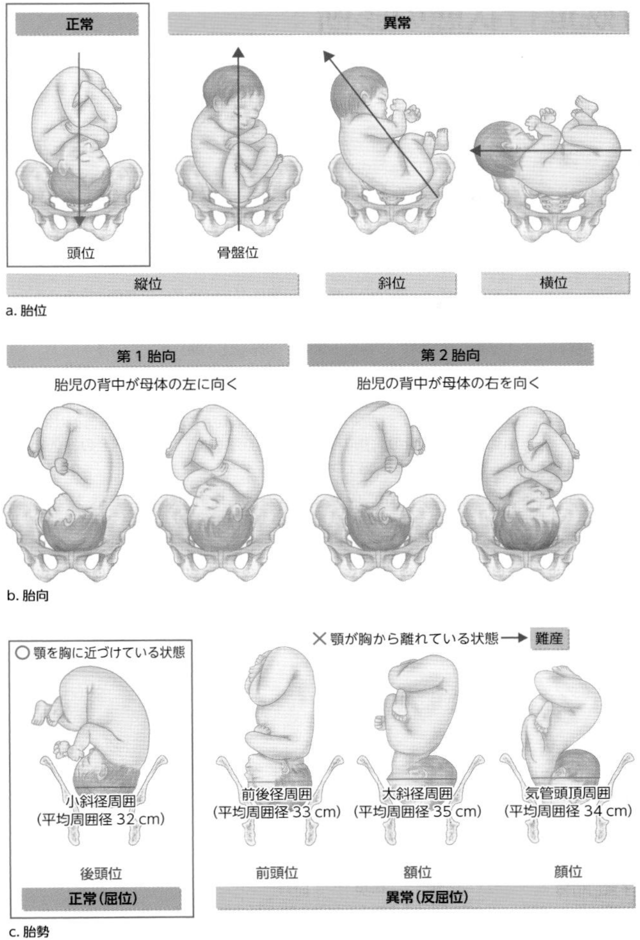

正常

異常

頭位

骨盤位

縦位　斜位　横位

a. 胎位

第 1 胎向

胎児の背中が母体の左に向く

第 2 胎向

胎児の背中が母体の右を向く

b. 胎向

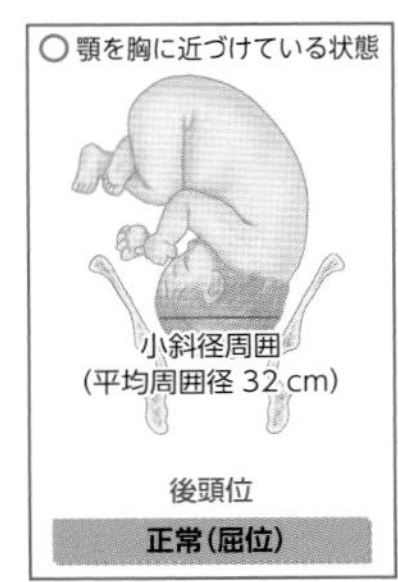

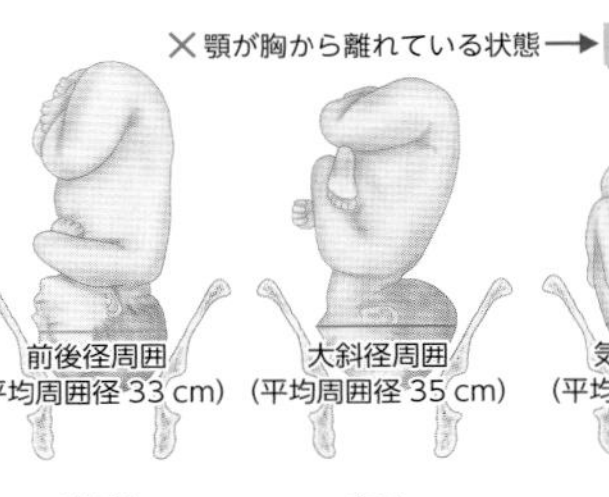

→ 難産

気管頭頂周囲
(平均周囲径 34 cm)

前頭位　額位　顔位

異常(反屈位)

c. 胎勢

図 胎児の位置

分娩進行状態の診断

情報収集項目とアセスメントの視点 (文献 50, 51 をもとに作成)

情報収集項目	アセスメントの視点
内診所見	・ビショップスコアは何点か [表] ・分娩開始時のビショップスコアが低いほど分娩所要時間が長く，とくに 7 点以下では分娩時間が 20 時間を超える例が増加する ・臨床的にはビショップスコアの合計得点よりも各因子の変化から判断するほうが多い
分娩経過時間の評価	・子宮頸管開大，胎児の下降から分娩経過と分娩遷延の有無を評価する
胎児・胎盤娩出	・①子宮口全開大，②排臨・発露，③児娩出の時刻を把握する ・下記についても確認する ①娩出時の胎位，胎向，胎勢，②児の状態〔出生 1 分後，5 分後のアプガースコア (p467)〕，③児の全身状態，外表奇形の有無，④胎盤娩出時刻，⑤胎盤実質，卵膜の欠損の有無 (大きな遺残は子宮収縮不全の原因となるため，娩出を促す処置が行われる)
分娩時出血量	・出血量 (分娩時の出血の平均：250 mL，正常範囲：500 mL まで)，血液の色，出血のしかた，凝血の有無，後陣痛との関係を把握する ・バイタルサインに異常がないか注意深く観察し，出血性ショックが疑われるときはただちに医師に報告する
分娩損傷の有無	・軟産道 (腟壁・会陰) に裂傷がみられないか．裂傷があれば縫合の準備 ・腟・外陰血腫や骨産道の損傷の有無を把握する．損傷部位は恥骨結合が最も多く，ついで仙腸関節

表 ビショップスコア

因子＼点数	0	1	2	3
子宮頸管開大度 (cm)	0	1～2	3～4	5～6
子宮頸管展退度 (%)	0～30	40～50	60～70	80～
胎児下降度 (station)	−3	−2	−1～0	+1～
子宮頸部硬度	硬	中	軟	
子宮口位置	後方	中央	前方	

評価 (13 点満点中)
≦4：子宮頸管熟化不全
≧9：子宮頸管成熟

胎児の健康状態

情報収集項目とアセスメントの視点 (文献 52, 53 をもとに作成)

情報収集項目	アセスメントの視点
胎児の大きさ	・推定胎児体重 (EFW) はいくらか
胎児心拍数	・胎児心音に異常がないか ・胎児心拍陣痛図上で胎児心拍数基線, 胎児心拍数基線細変動, 一過性変動に異常所見がなければ経過を見守る (p326) ・胎児心拍数は 110〜160 bpm で, 基線細変動が保たれ, 一過性頻脈があり, 一過性徐脈が観察されなければ, 安心できるパターンである ・安心できない一過性徐脈 [表] は, 変動一過性徐脈, 遅発一過性徐脈, 遷延一過性徐脈で, それぞれ軽度と高度に分類される ・心拍数基線, 基線細変動, 一過性徐脈の組み合わせから, 胎児の低酸素症へのリスクの程度を把握する ・遅発一過性徐脈は胎児の低酸素症の初期にみられ, 胎児にストレスがかかっていることを示すサイン

表 一過性徐脈の軽度と高度についての分類基準

種類	軽度	高度
変動一過性徐脈	最下点が 70 bpm 未満で持続時間が 30 秒未満 または最下点が 80 bpm 以下にならないもの または, 最下点が 70 bpm 以上 80 bpm 未満で持続時間が 60 秒未満	最下点が 70 bpm 未満で持続時間が 30 秒以上 または, 最下点が 70 bpm 以上 80 bpm 未満で持続時間が 60 秒以上
遅発一過性徐脈	基線から最下点までの心拍数低下が 15 bpm 未満	基線から最下点までの心拍数低下が 15 bpm 以上
遷延一過性徐脈	最下点が 80 bpm 以上	最下点が 80 bpm 未満

胎児付属物の状態とその観察（文献 54 をもとに作成）

胎児付属物の状態に関する情報収集項目とアセスメントの視点

情報収集項目	アセスメントの視点
羊水	・羊水混濁はないか ・分娩時の胎便排出により羊水混濁が見られることがある．排出後間もないものでは淡緑色，3～4 時間後で淡褐色，約 9 時間後には淡黄色に変わる ・羊水量の異常がないか ・破水などによる羊水量の急激な減少は，ショックや常位胎盤早期剥離，臍帯・四肢の脱出を起こすリスクがある ・羊水過少の場合は臍帯が直接圧迫され，変動一過性徐脈の出現頻度が高くなるため，胎児心拍数モニタリングを行い，分娩経過を注意深く観察する必要がある
卵膜	・卵膜に異常がないか．卵膜が脆弱化しているときは前期破水，早期破水を起こしやすい ・胎胞形成があるか．緊張が持続していれば，児頭が骨盤腔に嵌入していると判断できる
破水の時期	・破水の時期[表]は適切か．非適時破水（前期，早期，遅滞）の場合は，胎児心拍数モニタリングを行い，臍帯・胎児小部分の脱出の有無を把握する
胎盤	・胎盤の付着部位を確認する ・胎盤剥離徴候の有無の確認する．胎盤剥離徴候を 2 つ以上認めたら，胎盤娩出操作が行われる ・胎盤の娩出様式（シュルツェ様式，ダンカン様式，両者の混合した半母体面で娩出する混合様式）はどれか ・胎盤剥離異常を示す臨床症状（急激な子宮底の上昇，板状の子宮，激痛，陣痛間欠時の外出血など）がないか ・長時間にわたり剥離徴候が認められない場合は，癒着胎盤が疑われる

表 破水の時期

名称	破水の時期	原因
前期破水	分娩開始以前	絨毛膜羊膜炎などの感染による卵膜の脆弱化や急激な腹圧の亢進
早期破水	分娩開始後から子宮口全開大近くまでの間	絨毛膜羊膜炎などの感染によって卵膜が脆弱化しているとき，胎児先進部と産道との間に不適合があるとき，子宮口の開大が困難なとき，急激な腹圧の亢進など
適時破水	分娩第 1 期終了頃	
遅滞破水	子宮口が全開大し先進部が深く骨盤腔内に進入した時点でも破水しないもの	前羊水（胎胞内の羊水）の過少，頸管の急速な開大など

胎児付属物の観察に関する情報収集項目とアセスメントの視点

情報収集項目	アセスメントの視点
胎盤実質	・胎盤の形態に異常がないか．通常，円形から楕円形，直径 20 cm 前後，厚さ 2 cm 程度 ・胎盤の重さは臍帯，卵膜を含めて 500 g 前後で，児体重に対する胎盤重量の比率は 1/6 ・娩出された胎盤実質と血管の走行を観察し，周辺部などに欠損がないか確認する ・副胎盤がある場合，胎盤実質の欠損が生じやすく，遺残の原因となりやすい ・子宮内に胎盤が遺残すると，子宮収縮不良，大量出血，子宮内感染を生じる可能性がある ・胎盤実質は適度な弾力があるものが正常で，硬くて弾力がない，水っぽくつぶれるものは異常 ・石灰沈着の有無を観察する．石灰沈着は妊娠高血圧症候群や過期妊娠の場合に多くみられる
臍帯	・色，直径，長さ，ワルトン膠様質の発育状態，結節の有無，血管の数，臍帯付着部位を観察する ・正常の臍帯の長さは 50～60 cm，直径約 1.5 cm，臍静脈 1 本，臍動脈 2 本．血管はワルトン膠様質で覆われている．臍帯の捻転は 10 回程度 ・各血管が 1 本ずつの単一臍帯動脈の場合，児の 20～30%に先天奇形を合併するため，児の全身状態と合わせて観察する ・臍帯真結節の形成の有無を把握すると同時に，真結節と偽結節を区別する．真結節は結節の強さにより臍帯の血行障害を起こす可能性があり，胎児機能不全や胎児死亡に至る場合がある ・臍帯付着部位は，胎盤の中央，側方，辺縁，卵膜の 4 つに分かれる．卵膜付着の臍血管が子宮口に面している場合には，分娩時に損傷されて胎児の失血が生じる．辺縁付着でも損傷し，失血のリスクがある
卵膜	・色，黄染の有無，裂口部位，欠損の有無，質（強さ・脆弱さ）を確認する ・通常，卵膜は灰白色，半透明 ・卵膜の黄染は胎便による着色で，妊娠・分娩経過中に胎児に危険があったことを示す ・卵膜の付着部位は通常胎盤の辺縁から始まっている ・正常な卵膜の場合，絨毛膜と羊膜とを容易に剝離できる ・卵膜遺残がある場合には，子宮収縮不良や大量の出血，子宮内感染を生じる可能性がある

安楽な分娩

分娩経過と看護の実際 (文献 55 をもとに作成)

分娩の前兆

援助および指導内容
・分娩の徴候を理解しているかを把握する
・入院の準備，時期，手続き，バースプランなどを確認する
・陣痛発来や破水時の対処法，陣痛の測定方法，過ごし方に関する具体的な情報を提供する
・異常が予測される場合や破水時の注意事項を伝える
・パートナーや家族に，産婦の緊張をほぐしたり，気をまぎらわしたりするなどの精神的支えとなるよう伝える．妊娠期の分娩準備教育の場面などを利用し，パートナーや家族に指導しておく
・破水した感じがある場合は，陣痛がなくても入院を促す
・破水感のある場合は，感染防止のため，入院前の入浴，シャワー浴は禁止であることを伝える
・可能な限り座位または横になった状態で来院するよう伝える

分娩第 1 期：分娩開始 (電話での問合せ)

援助および指導内容	根拠・留意点
・産婦の訴えをよく聞き，会話から落ち着き，緊張の程度を把握する	
・母親学級や妊婦保健指導で学習したことを思い出して，落ち着いて行動するよう伝える	
・氏名，初産か経産か，分娩予定日，陣痛初覚の時刻，現在までの陣痛の変化と，現在の陣痛の状態，破水や出血の有無，妊婦健診での診断や注意事項 (骨盤位，妊娠合併症など)，交通手段と入院に要する時間などを質問して，分娩進行状態を把握し，入院の必要性を判断する	・興奮していたり，不安や緊張が現れていたりするため，手際よく，わかりやすい言葉で必要な情報を質問する
・分娩の切迫性を判断するために，できる限り産婦と直接会話する	・安心感を与えることもできる
・入院や診察の必要性があると判断したことを産婦にわかりやすく伝え，落ち着いて入院・来院できるように具体的な助言をする	・不安な気持ちを受け止めながら，会話を進める

分娩第 1 期：子宮口開大 3 cm～

援助および指導内容	根拠・留意点
・入院オリエンテーションを行う ・陣痛室での過ごし方 (体力の消耗を最小限にする，分娩を円滑に進める方法など) について説明する	・異常がなければ，体位や行動は自由にして問題ないが，仰臥位低血圧症候群を予防するため，仰臥位で 30 分以上過ごさないよう説明する ・オリエンテーションでは，分娩経過や陣痛室での過ごし方などを簡潔に説明する

援助および指導内容	根拠・留意点
・分娩経過および母児の健康状態に関する情報を収集する．整理・記録し，分娩経過図（パルトグラム）にまとめ，分娩経過の把握と，今後の予測を行う ・出産への態度，分娩に伴う反応，基本的ニード，家族関係の面からアセスメントする	・この時期の胎児心音は 30 分に 1 回，フリードマン曲線の活動期に入り陣痛周期が短くなったら 15 分ごとに 1 回，子宮収縮終了後に聴取する ・異常が疑われた場合は，その根拠となる症状や情報を医師に報告する
・指示に従って，与薬や検査の介助を行う	
・産婦が過ごしやすいよう，環境を整える（空調，換気，照度）	・身体の保温や産婦の安全をはかる
・効果的に対処行動がとれるよう，呼吸法，弛緩法，圧迫法，マッサージ法を指導・援助する ・対処法がうまく実行できているときは評価し，持続して効果的に行えるように，具体的に指導する	・子宮収縮は次第に頻回になり，強さも増す．呼吸法などで対処することで不安が軽減し，出産への自信が出てくる
・破水後，羊水が多量に流出している場合，骨盤位の場合は骨盤高位を保ち，歩行を控えるよう説明する	

▶▶ 分娩第 1 期：子宮口 5〜6 cm 開大

援助および指導内容	根拠・留意点
・分娩経過および産婦と胎児の健康状態を把握し，アセスメントする	・15 分に 1 回観察・記録する
・現在の分娩の進行状況を説明するとともに，産婦の訴えをよく聞く ・セルフケア行動が困難になっている部分（清潔・排泄など）を把握し，援助する	・分娩が急激に進行し，身のまわりの気づかいができなくなる
・不安の原因を探り，それに適した対応をする．産婦に寄り添ったり，家族などの重要他者と連携して不安を軽減する	・分娩が急激に進行するため，精神的に余裕がなくなり，孤独感や不安感が増す
・苦痛・産痛緩和の援助とともに，産婦の対処能力を高める支持的・評価的援助を行う ①呼吸法，弛緩法などをリードしたり，一緒に行う ②圧迫，マッサージ，温罨法などを実施する ③安楽な体位を工夫する	・分娩への主体性を維持・促進させるためには，対処能力を高める支持的・評価的援助が必要
・産婦の訴えをよく聞き，陣痛発作中の表情・動作・様子を観察する	・陣痛や不安が強くなると，呼吸のリズムが速くなり，過換気症候群や血圧の上昇を認める

分娩第 1 期：極期始まり，子宮口 7〜8 cm 開大

援助および指導内容	根拠・留意点
・経産婦の場合は，分娩室へ安全に移送する	・経産婦では分娩時刻が予測される．初産婦の場合は，約 1 時間後に全開大すると判断される
・産婦のそばに付き添い，産婦・胎児の観察をしながら，産婦のニードや思いを受け止める	・努責感などの不快症状が増し，対処行動の実施が困難になり，くじけそうになりやすい状況である
・タッチやマッサージ・圧迫によって全身のリラックスを促す	
・努責を回避するため，呼吸のリズムや深さをリード・調整し，また外陰部を圧迫する	・陣痛発作ピーク時に努責感が生じ，息をとめてしまうことがある
・陣痛間欠時には少しでも休息がとれるように援助する	
・対処できていることを毎回認め，主体性を支持する	・自信と恐怖が交錯する時期である
・陣痛間欠時に，分娩の進行や今後の見通し，短期的な目標を説明する ・産婦や家族のがんばりを称賛し，主体性のある出産を支持する態度で接する	・産婦が現状を理解し，目標を見つけることで，分娩への恐怖心がうすれ，失いかけている自信を取り戻すことにつながる ・産婦だけでなく家族にも説明する

分娩第 1 期：移行期，子宮口 8〜10 cm 開大

援助および指導内容	根拠・留意点
・分娩進行状態の観察と胎児モニタリングを中心に行う ①破水の有無，外陰部の抵抗，肛門部や陰裂の哆開(しかい)の有無など ②破水直後や努責後は，胎児心音を必ず確認し，胎児心拍数の変化，とくに持続徐脈の出現に注意する	・破水とともに臍帯脱出が起きる危険性がある
・不安や苦痛，自己制御力をアセスメントする ・産婦のどんな行動も分娩による影響であり，ありのままに受けとめる ・現在の状態が長く続くものではないことをわかりやすく説明する	・感受性が突然強くなり，恐怖心が増す時期で，怒りやなげやりな態度を示すこともある
・子宮収縮のタイミングをはかって努責を回避できるように援助する	・徐々に呼吸法で回避できない努責感となり，自制が難しくなる

分娩第 2 期：子宮口全開大（10 cm）

援助および指導内容

- 分娩室の環境を調整し，新生児のためのタオル・布などの物品，処置用の器材や蘇生機器などを準備し，点検しておく
- 産婦を努責しやすい体位に調整する
- 分娩監視装置で陣痛と胎児を観察する
- 陣痛発作が始まったら深呼吸をしてから腹圧をかけるなど，努責の効果的なタイミングを誘導したり，腹圧をかける方向を支持する
- 陣痛間欠時には深呼吸を促し，全身のリラクセーションを促す
- 陣痛間欠時には冷たいタオルなどで汗をふいたり，うちわで風を送るなどの援助を行う．水分補給を促す
- 効果的に努責できない産婦には，恐怖心を取り除くようタッチする，おだやかな声で話しかけ産婦のがんばりを認め，勇気づけるなど，緊張がやわらぐよう援助する
- 児の娩出後，産婦・立ち会い者とともに生命の誕生を喜び，心からの祝福やねぎらいの言葉をかける
- 出生児の様子を観察するとともに，分娩介助者に出生時刻・性別，奇形の有無などについて確認する
- 分娩介助者の判断のもとに母児対面などの機会を設定する．母児対面時は，児の健康状態や保温に十分注意する

分娩第 3 期

援助および指導内容

- これから胎盤が娩出することを説明する
- 胎盤剝離の徴候，子宮収縮状態，出血に注意して観察する
- 産道の裂傷などの異常の有無を観察する
- 膀胱充満は子宮収縮を妨げるため，膀胱が充満していないか観察し，必要ならば導尿を行う

分娩第 4 期：分娩後〜2 時間まで

援助および指導内容	根拠・留意点
・異常徴候を見すごさないよう状態を観察する 主な観察項目：子宮底の高さ，子宮収縮状態，出血状態と出血量，体温，脈拍，血圧．後陣痛，縫合部痛，肛門痛，悪寒，不快感などの訴えの有無	・分娩中から分娩後 2 時間までの出血量が 500 mL 以上の場合は異常であり，ただちに医師に報告する
・分娩直後 2 時間は分娩室で観察が必要なことを説明し，休息を促す	
・水分補給を促し，汗をふきとる ・清潔や保温をはかる ・場合によっては軽い食事を勧める	・分娩による体力・エネルギーの消耗や大量の発汗により，分娩後は脱水傾向にあり，口渇感や，微熱・悪寒を訴える産婦もいる

身体面への援助 (文献 56 をもとに作成)

産痛緩和のための身体的ケア

- ①温・冷罨法，②足浴，シャワー浴，入浴などでの温水の利用，③アロマセラピー，④タッチング，圧迫法 (指圧)，マッサージ法などを行う

a. 陣痛発作時の圧迫法，マッサージ法

- ①腎兪 (じんゆ)，②志室 (ししつ)，③次髎 (じりょう) などの周囲にある快痛部位の刺激が効果的．④合谷 (ごうこく) は，痛みを強めず，子宮収縮を強化するツボ [図 1]
- 分娩時の腹部およびそれ以外のマッサージ法は図 2 のとおり

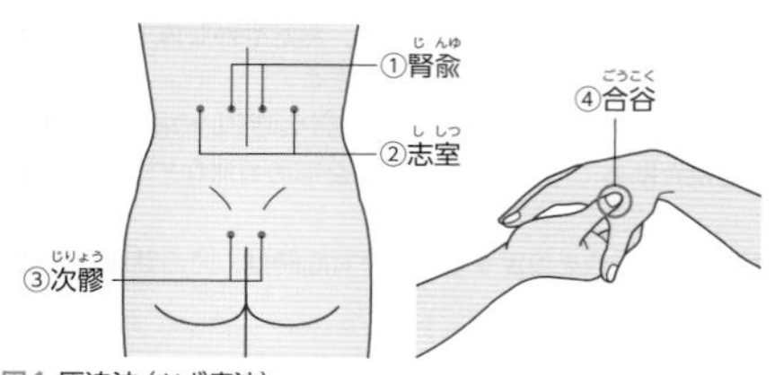

①第 2・3 腰椎棘突起の間から外側に指 2 本の位置
②第 2・3 腰椎棘突起の間から外側に指 4 本の位置
③第 2 後仙骨孔
④手背側の母指と示指が交わる位置

図 1 圧迫法 (ツボ療法)

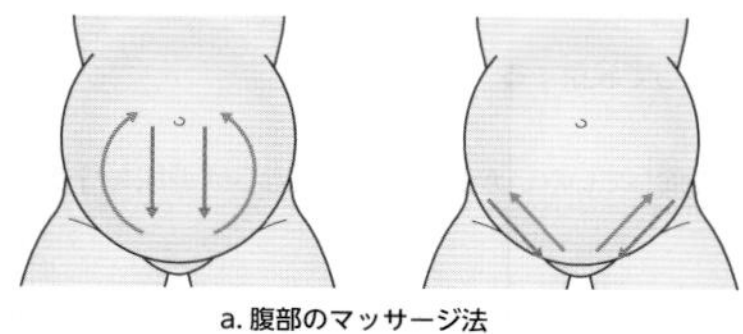

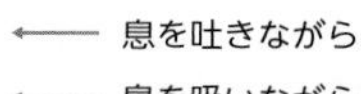

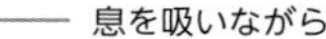

a. 腹部のマッサージ法

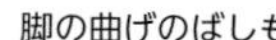

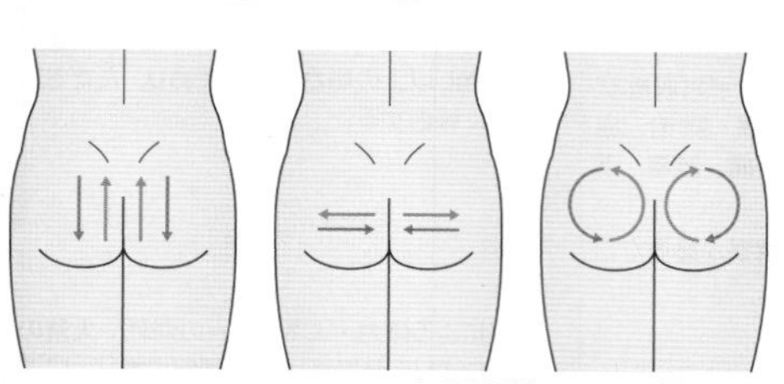

b. 腹部以外のマッサージ法

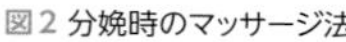

図 2 分娩時のマッサージ法

POINT

- 力の入れ具合や速度は産婦の好みに合わせる
- 腰部の圧迫は，産婦がテニスボールや握り拳を用いて行う方法もある

産婦が主体的に行う産痛緩和法

- 産婦が主体的に行う産痛緩和法として，呼吸法，自律訓練法，漸進的リラクセーション法（筋弛緩法），イメジェリーがある．ただし，これらは妊娠中からの訓練が必要
- 体位を工夫することで産痛を緩和できる［図3，4］．同一体位で過ごすと，特定部位の圧迫・緊張から産痛を強く感じることがある

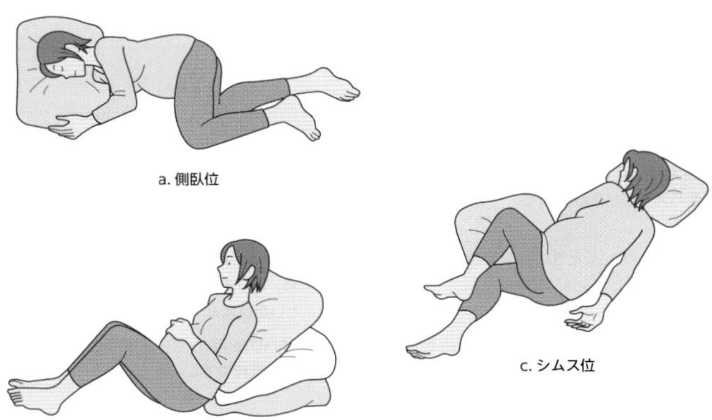

図3 分娩時の安楽な体位

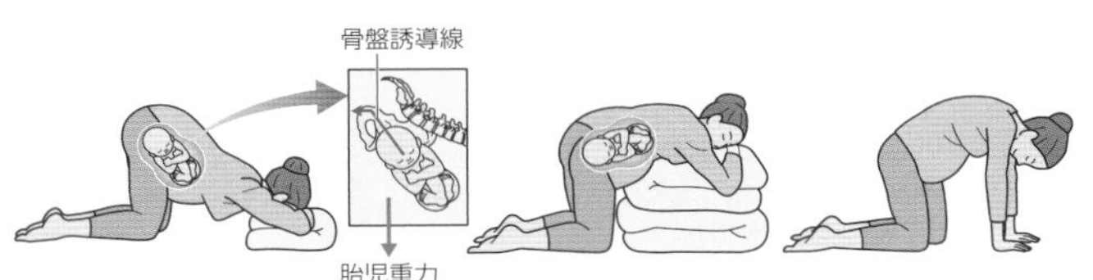

膝胸位をとることで，胎児重力により胎児の進行が抑えられ，一時的に陣痛が和らぐ

図4 急激な分娩進行を抑制する体位

出産環境の調整（文献57をもとに作成）

援助および指導内容	根拠・留意点
・不安や恐怖を与えず気持ちが安定するように，物理的・人的にリラックスできる環境を提供する ・産婦が陣痛対処に集中できるように，声のトーンを低くしておだやかにし，また余計な話を避ける	・ほかの産婦の叫ぶ声や，機器がふれあう音などは，産婦に恐怖心を与える
・適切な室温・湿度を保ち，換気・採光も気持ちが落ち着くように整える	・明かりの照度を下げると，落ち着いた環境になる
・羞恥心やプライバシーにも十分な配慮する	
・リラックスできるBGMを流したり，アロマテラピーなどを実施する	・BGMや香りは，事前に産婦の好みを確認しておく

精神面への援助（文献57をもとに作成）

援助および指導内容	根拠・留意点
・陣痛間欠時に名前を呼んで視線を合わせるなど，安心感を与えることを心がける	・処置を協調的に受けることができるように身ぶり手ぶりをしつつ声かけをするとよい
・産婦が緊張しているときには深呼吸を促し，タッチングによりリラクセーションを促す	・産婦の身体は敏感になっているため，タッチは声をかけてからゆっくりとしたリズムで，鈍感な部位から行う
・陣痛発作時に立ち会っている家族が手をつなげるようにする	・安心感を与え，不安が強い産婦からは好まれやすい
・産婦が付き添っている人々に気をつかっているとアセスメントした場合は，その人々に退室を促す	
・産婦を尊重し，ありのままの状況を受け止め，そばに付き添いあたたかく受容的な態度で接するのが効果的（ドゥーラ効果）	・医療者の威圧的な態度や事務的態度，産婦を叱責・否定するような態度は，産婦の自尊感情を低め，産痛や苦痛を増幅する要因となる
・産婦が緊張している原因を直接尋ねたり，胎児のことを話題にしたりし，その産婦らしい言動を引き出す ・やさしいおだやかな態度を保ち，ゆっくりとした身体マッサージなどでスキンシップをはかる	

産婦が利用できる分娩対処様式

アクティブバース

- アクティブバースとは産婦自身の本能と身体の生理的メカニズムに沿った自然な分娩
- 陣痛時に身体を動かして心肺機能の活性化を促し，分娩の進行を容易にすることで和痛効果が得られる
- しゃがむ，ひざまずく，座る，立つ，骨盤を振動・回転させる，膝胸位，肘膝位をとるなど，産婦自身が楽だと感じる動作や体位を工夫し，自由に取り入れていく[図]．アクティブバース中に呼吸法やリラックス法の決まりはない

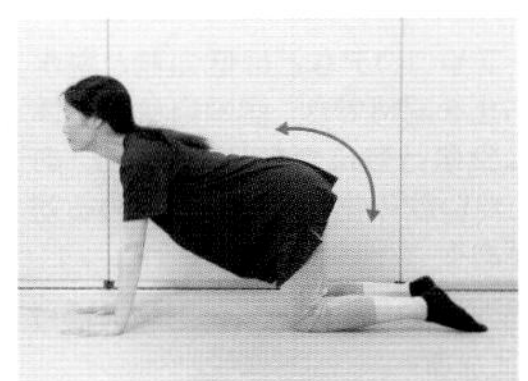

a. 骨盤を振動させる

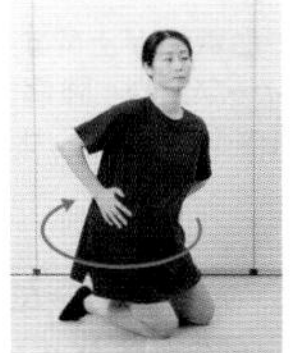

b. 骨盤を回転させる

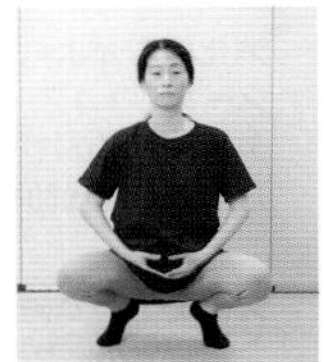

c. しゃがむ

図 アクティブバース

呼吸法

- 分娩時に役立つ呼吸法に共通する目的は，①陣痛発作時に緊張を緩和すること，②分娩中に胎児へ十分な酸素を供給すること，③娩出力を高めるまたは調節すること

援助および指導内容

- 吸気よりも呼気に意識を集中し，ゆっくり長く息を吐くよう促す
- 分娩進行状態に応じて産婦が呼吸しやすい速さ（リズム）を勧めるが，できるだけゆっくりとした横隔膜を介した腹式深呼吸を取り入れる
- 呼吸法に合わせてマッサージや圧迫法を取り入れるとより効果的
- 産婦に，腹式呼吸を意識できるように腹部に手を当て，腹壁の動きを確認するよう説明する

生活援助 (文献 58, 59 をもとに作成)

分娩第 1 期

水分・栄養（分娩第 1 期）	
援助および指導内容	根拠・留意点
・水分や食事の摂取状況，排尿回数・量を把握する．水分と単糖類・二糖類などの消化がよくエネルギー源として取り込みやすい食品を少しずつ摂取できるように援助する	・分娩は長時間にわたり，たくさんのエネルギーを使うため，体力を消耗する．低血糖による微弱陣痛や，水分摂取不足による脱水をまねく危険性もある
・陣痛発作時や悪心・嘔吐が強い場合は無理に飲食しなくてもよいことを説明する	
・消化吸収がよく，短時間で血糖値が上昇するスープ，ココア，ミルクティーなどや，陣痛間欠時に産婦が片手で口に運べるおにぎり，サンドイッチなどを勧める	・スープやココアなどは低血糖と脱水の防止を期待でき，産婦自身の主体的な食事行動につながる．また，あたたかい飲み物は気持ちを静める効果がある
・陣痛の間隔が短くなったら，アイスクリーム，シャーベット，ゼリー，プリンなどの喉ごしのよい半流動食や，チョコレート，バナナなどを勧める	・陣痛が頻繁になると，固形物を摂りにくくなる
・柑橘類や炭酸飲料の摂取は控えるよう説明する	・吐きけを誘発することがある
・妊娠高血圧症候群の産婦には，スポーツドリンクを摂りすぎないよう注意する	・スポーツドリンクは水分として吸収されやすいため脱水予防にはなるが，塩分が多い
・自由な姿勢で飲水できるよう，吸い飲み，ストロー，ストロー付きペットボトルなどを用意する	・分娩が進行すると，起き上がったり，自分で飲み物を把持したりすることも困難になる
・小さな氷片を水分補給として用いる	・分娩が進行すると体温が上昇し，口腔内やのどが渇きやすくなる
・帝王切開術の可能性がある場合は，医師からの情報を確認し，水分・栄養の摂取制限について説明する	・帝王切開の場合，水分摂取・食事摂取は禁忌である

排泄（分娩第１期）	
援助および指導内容	根拠・留意点
・陣痛間欠時を見計らってトイレへの歩行を促し，自然排尿を試みてもらう	・陣痛発作時は痛みにより移動が困難である ・転倒のおそれがある産婦には必ず付き添う
・3時間ごとに排尿を促す	・分娩開始後は，児の先進部による圧迫で膀胱の変形，尿道の伸展が生じ，排尿困難をきたしやすい
・膀胱充満の有無を確認する．波動は尿の貯留を意味するため，陣痛間欠期にトイレへ誘導する	・膀胱充満は児頭の下降を妨げる
・歩行困難である，自分で下着を外せないなど，産婦のセルフケアに問題がある時は，陣痛間欠時にトイレまで付き添う	・セルフケアを十分に行えない時は，予想以上に分娩が進行している可能性がある．歩行の適否を慎重に判断する
・自然排尿がない場合，①水分の摂取状況，②膀胱充満の有無を確認する	・知覚神経麻痺により，尿意の減弱や一過性の尿閉が生じ，尿が貯留していても尿意を感じないことがある
・自然排尿がなく，膀胱充満がある場合は，分娩の進行状態を把握したうえで，導尿を実施する	
・排便が1日以上ない，あるいは便意・残便感がある場合，水分を積極的にとることや，便意がなくても陣痛間欠時にトイレに座ること，繊維を多く含む食べ物をとることを勧め，自然排便を促す	・直腸の充満は児頭の下降を妨げ，分娩の進行を遅らせる原因となる
・トイレで努責しないように伝える	・便意の出現から急激に分娩が進行することがある

清潔（分娩第１期）	
援助および指導内容	根拠・留意点
・破水していなければ，産婦の希望や状態に応じて入浴やシャワー浴を勧め，その援助をする	
・安全に入浴・シャワー浴ができるように，浴室・脱衣室の環境を整える	・滑り止め付きシャワー椅子などを準備し，不必要な物品を片づけ，転倒を防ぐ
・入浴・シャワー浴は疲労しない程度とし，気分がすぐれないなどの変わったことがあれば，すぐにナースコールするよう説明する	・長くなると疲労や血圧の上昇を招く ・途中で陣痛発作が起きたら，あわてず呼吸法やリラックス法で休息し，間欠時に行動するよう伝える

（つづく）

（つづき）

清潔（分娩第１期）	
援助および指導内容	根拠・留意点
・入浴・シャワー浴後は，血圧や脈拍，気分，疲労感を確認する．胎児心音を聴取し，異常の有無を確認	
・産婦が足浴を希望する場合，安楽な体位（座位）をとり，15 分くらい足を温める．その後，足趾や足底をマッサージしながら，石けんとウォッシュクロスで洗う	・アクティブチェアやベッドサイドに座ってもらうとよい ・温熱やマッサージによるリラックス，気分転換などの効果も得られる
・足浴終了後は床などの水分をしっかり拭き取り，転倒を防止する	
・産婦が外陰部の清潔を保てるよう，セルフケアの必要性と方法を説明する ①３時間ごとにトイレに行き，温水洗浄便座で外陰部を洗浄し，新しいパッドに交換してもらう ②破水している場合は，温水洗浄便座による洗浄は中止してもらう	・分娩の進行に伴い，外陰部は腟分泌物，血性分泌物で汚染されやすくなる ・腟からの上行性感染を防止する
・産婦が外陰部のセルフケアができない場合，分娩が進行してトイレまで歩けなくなった場合は，外陰部洗浄およびパッド交換を行う	・実施時は，感染防止のためディスポーザブル手袋を着用する
・ベッドサイドで歯みがきや含嗽ができるよう，物品の準備や片づけなどを行う	・分娩の進行に伴い，洗面所への歩行や「うがいをしたい」という要求ができなくなることが多い

睡眠・休息（分娩第１期）	
援助および指導内容	根拠・留意点
・室温・湿度，室内の明るさ，環境音などを，産婦の状態・希望を確認しながら調整する	
・休息や睡眠をとることが体力の保持・回復につながり，分娩の進行を順調に促進することを説明する．眠けを感じたらいつでも眠ることや，眠れなくても横になり閉眼して休むことを勧める	・睡眠が不足すると疲労感が増し，体力が消耗して陣痛を弱め，分娩が遷延する原因となる
・睡眠への導入として，入浴やシャワー浴，足浴を勧めたり，温かい飲み物の摂取を促す	・全身の血液循環が促進され，全身の緊張をほぐす
・産婦の状態に応じて，リラックス法やマッサージ，タッチングを効果的に実施する	・産婦の希望があれば，好みの香りでアロマセラピーを実施してもよい

家族，パートナーへのケア（分娩第１期）

- 陣痛室には家族やパートナーがリラックスできるよう，椅子，その他家具などを置く
- 分娩進行状況や産婦に表れている反応，今後の見通し，短期的な目標を，陣痛間欠時にわかりやすく説明し，心の安定をはかる
- 産婦に付き添う家族やパートナーが食事をとれるように，しばらくの間，産婦と離れてもよいことや，産婦の状態や希望に応じて一緒に食事ができることなどを説明する
- 産婦の状態や排尿の必要性を説明し，可能な範囲で歩行やトイレまでの付き添いをしてもらう
- 清拭の必要性，方法を説明し，ケアに参加できるよう調整する
- 可能な範囲で産婦の歩行や階段の昇降に付き添ってもらう
- 分娩経過が長い場合，付き添う家族やパートナーも疲労しているため，休息や睡眠をとるよう声をかける．産婦と家族・パートナーの意思を尊重しつつ，例えば，継続して産婦を支えられるよう，この時期に付き添いを交代したり，自宅に戻って休んだりすることを提案する

Memo

分娩第 2・3 期

水分・栄養（分娩第 2・3 期）

援助および指導内容

- 分娩第 2・3 期では，分娩の進行が順調であれば水分摂取の制限はなく，いつでも飲水できることを説明し，陣痛間欠時に水分摂取できるよう援助する
- 仰臥位や側臥位など，産婦の行動が制限されている場合は，吸い飲み，ストロー付きペットボトルなどを用意し，いつでも水分を摂取できるよう援助する

排泄（分娩第 2・3 期）

援助および指導内容

- 分娩第 2 期になると，児の娩出に備えて万全を期すため，トイレで排泄することはほとんどない．膀胱充満があれば導尿する．便意がある場合はがまんしないよう伝え，自然排便を促す
- 分娩第 3 期では，尿意がある場合，胎盤娩出を優先する必要性を伝え，胎盤娩出後に導尿を行う

清潔（分娩第 2・3 期）

援助および指導内容	根拠・留意点
・顔や首の汗を温かいタオルで適宜拭いたり，うちわなどであおいだりする	・発汗に伴う不快感を最小限にする

休息（分娩第 2 期）

援助および指導内容	根拠・留意点
・陣痛間欠時に全身の力を抜き，休息するよう促す	・分娩に集中する時期であり，間欠時には心身をリラックスさせ，体力の消耗を最小限にする
・児の娩出まで時間がかかりそうな時は，側臥位で休めるように体位を整える	

家族，パートナーへのケア（分娩第 2 期）

- 付き添う家族やパートナーに，産婦の飲水を介助してもよいことを説明し，分娩の場を共有できるように支援する
- 状況に応じて汗を拭いたり，うちわであおいだりしてもらい，ケアに参加できる機会をつくる
- 児が娩出されたら，産婦・家族・パートナーとともに新たな生命の誕生を喜び，心からの祝福やねぎらいの言葉をかける

分娩第 4 期

水分・栄養（分娩第 4 期）

援助および指導内容	根拠・留意点
・産婦の状態が安定しており，正常からの逸脱，緊急事態の可能性がないと判断できた場合，水分とともに食事を提供する	・第 4 期では大出血などの分娩異常が起こる可能性があり，異常発生時は緊急処置が行われる．異常が起こらないと判断できるまでは水分摂取にとどめる
・食事は食べやすい大きさ，形状にして提供する	

排泄（分娩第 4 期）

援助および指導内容	根拠・留意点
・尿意と膀胱充満の有無を確認し，褥婦の状態に異常がなければ，トイレまで付き添い，排尿の援助をする	・分娩時の児頭による末梢神経の圧迫で，尿意があっても一時的に自然排尿がみられないことがある
・移動が困難な場合は，床上での排尿を援助する	
・膀胱は充満しているにもかかわらず，尿意がなく自然排尿もない場合は導尿する	・膀胱を空にして子宮収縮を促す必要がある

清潔（分娩第 4 期）

援助および指導内容	根拠・留意点
・産婦に清拭・更衣の必要性と方法を説明し，協力を得る ・外陰部，大腿内側，殿部の血液を拭き取り，分娩直後用の産褥パッドを外陰部に当てる	・産婦の身体や寝衣には，羊水や血液などが付着しており，感染防止のため手袋，エプロンを着用して清拭する
・身体を拭きながら，適宜汚れた寝衣を取り除き，新しい寝衣に交換する	・産婦の体動を最小限にし，負担をかけないように実施する

睡眠・休息（分娩第 4 期）

援助および指導内容	根拠・留意点
・室温，照明などを調整し，静かな環境を提供する	
・安心して過ごせるように，必ずベッド柵を上げる	・母児の転落を防止する
・産婦の状態に異常がないか観察し，異常がないと判断できれば，休息するよう伝える ・興奮して休めない産婦には，眼を閉じているだけでもよいことを説明する	・分娩後の産婦の疲労は強く，心身を休める必要があり，眠ってしまってもよいことを説明する

家族，パートナーへのケア（分娩第 4 期）

・産婦の休息や睡眠のタイミングで，付き添っている家族やパートナーが休息できるよう配慮する．とくに深夜などの場合には，産婦の状態を説明したうえで，自宅で休むよう伝える

遷延分娩 (文献 60 をもとに作成)

遷延分娩とは

- 分娩開始後，正常なパターンを逸脱した分娩経過を示し，初産婦では 30 時間以上，経産婦では 15 時間以上経過しても児の娩出に至らないもの
- 分娩の三要素 (下記) のいずれか，あるいは複数に異常がある場合のほか，鎮痛薬の過量投与，疲労などで分娩は遷延する

> ❶娩出力の異常：微弱陣痛
> ❷産道の異常：高齢初産，子宮奇形，子宮頸管の線維化・熟化不全，児頭骨盤不均衡など
> ❸娩出物の異常：回旋異常，胎位・胎勢異常，多胎，巨大児

ケアのポイント

a. 診察・治療の介助

- 分娩経過の遷延は胎児への影響も大きい．陣痛の性状と胎児心拍数に注目し，異常の早期発見に努める
- 陣痛が微弱で子宮収縮促進薬が投与される場合は，分娩監視装置による連続胎児モニタリングを行い，指示された薬剤の量・滴下速度かを確認する

b. 産痛・疲労緩和への援助

- エネルギーを適宜補給できるように援助し，体力の消耗を最小限にする
- 呼吸法などでも水分も失われがちなため，水分を適宜補給する
- 心身のリラクセーションを促したり，産痛緩和法 (呼吸法，マッサージ，音楽の利用，室温の調整など) を取り入れ，体力の消耗を抑える
- 疲労が著しい場合は，休息・睡眠できる環境を整える (例：入浴や足浴を行い，リラックスした状態をつくる，入室者を最小限にした静かな環境を提供する)

c. 産婦・家族の心理面への援助

- 子宮収縮促進薬による陣痛促進が行われる場合は，産婦・家族に分娩の進行状況，胎児ウエルネスについて情報提供を行い，不安の緩和を図る

破水（文献 61 をもとに作成）

▶▶ 破水とは

- 卵膜が破綻し，羊水が流出することを破水といい，通常，分娩第 1 期の後半から子宮口全開大後の児が娩出される直前に起こる．分娩第 2 期の破水を適時破水という［図］
- 陣痛開始前に起こる前期破水は，子宮内感染（絨毛膜羊膜炎），多胎妊娠，羊水過多，切迫早産，子宮の奇形などが原因となる
- 分娩開始から子宮口全開大までに起こるものを早期破水という
- 適時破水以外の場合，臍帯や四肢の脱出，微弱陣痛，遷延分娩，上行感染，胎児機能不全などの異常をきたしやすい

陣痛発来
①前期破水
分娩開始前に起こる
②早期破水
分娩開始から子宮口全開大までに起こる
子宮口全開大
③適時破水
理想的な破水

図 破水の種類

▶▶ アセスメントのポイント

- 破水が生じた時点から細菌侵入が可能となり，母児の感染の危険性が高まる．そのため，通常の母児のアセスメントに加え，産婦の体温や脈拍を中心としたバイタルサイン，羊水混濁や悪臭の有無，胎児心拍数の変化を経時的に観察し，異常の早期発見に努める［表］

表 破水時に注目したいアセスメント項目

❶破水の日時（破水からの経過時間）	❺胎児先進部の確認と下降の程度
❷羊水の流出量，色，臭い，混入物の有無，混濁の有無	❻胎児心拍数
❸外陰部の清潔状態とセルフケア能力	❼産婦のバイタルサイン，CRP 値
❹妊娠週数，胎児の成長発達の程度，AFI 値	❽子宮収縮の有無と程度，子宮頸管の状態
	❾産婦の出産への態度

▶▶ ケアのポイント

- 破水時には外陰部の清潔保持と抗菌薬投与により感染を予防する
- 感染予防のため，通常，入浴やシャワー浴は禁止となることから，全身の清潔への援助を行う
- 産婦が定期的および排泄後に外陰部の清潔保持行動をとれるように援助する．不可能な場合には，直接介助する

分娩時異常出血 (文献62，63をもとに作成)

▶▶ 分娩時異常出血とは

・分娩時出血が500 mL以上のもの
・異常出血に続いて，顔面蒼白，冷感，血圧低下，頻脈などを呈する
・分娩時出血量はしばしば過少評価され，妊娠後期の母体血圧は1,500 mL程度の出血までは維持されるが，これを上回ると産科ショック，産科DICを合併しやすい [表]
・主な原因は前置胎盤，常位胎盤早期剝離，子宮破裂，軟産道裂傷，癒着胎盤，子宮内反症，弛緩出血
・多胎分娩，前置・低置胎盤，巨大子宮筋腫合併分娩，巨大児誘発分娩，既往帝王切開分娩，羊水過多などがリスク因子となる
・出血原因の鑑別や対策が困難な場合は腟内ガーゼ充填など最低限の止血処置を行い，輸液・輸血を施行しながら，すみやかに高次医療機関へ搬送する

表 産科ショックと産科DIC

産科ショック	・妊娠や出産に伴って発生したショック．大部分が分娩時異常出血による出血性ショックである ・発症時期によっては胎児への影響も大きい
産科DIC	・産科的基礎疾患が原因で発生した播種性血管内凝固 (DIC) ・血液凝固系が活性化している妊娠中は血栓症やDICを発症しやすい ・産科DICの基礎疾患として，①常位胎盤早期剝離，②羊水塞栓症，③分娩時異常出血，④急性妊娠脂肪肝，⑤HELLP症候群，⑥子癇，重症妊娠高血圧症候群，⑦死胎児稽留症候群などがある

▶▶ 分娩時異常出血時のケアのポイント

・産科出血のリスクを判別し，異常出血による出血性ショックやDICにならないように，産科危機的出血への対応ガイドラインや院内マニュアルの内容を熟知して日ごろから備える
・分娩時出血が500 mLを超える場合や中等量でも持続する出血で止血しそうにない場合には，医師に連絡すると同時に，全身状態の観察や血管確保などの処置の準備をする
・外出血量が少量でも生命を脅かす腹腔内出血・後腹膜腔出血をきたす子宮破裂などを起こしていることもあるため，計測した出血量だけでなく，バイタルサインの異常 (頻脈，低血圧，乏尿)，ショックインデックス (SI) に留意して管理する

帝王切開 (文献 64，65 をもとに作成)

▶▶ 帝王切開とは

- 開腹し，子宮壁を切開して胎児を娩出させる方法で，近年増加傾向にある
- 基本的に経腟分娩が不可能な場合，母体または胎児に急いで分娩を終了させる必要性が生じた場合に選択される．緊急度によって予定帝王切開と緊急帝王切開とに大別される
- 母体側の適応：①狭骨盤，軟産道強靭などの産道異常がある，②切迫子宮破裂（帝王切開の既往）のリスクがある，③子宮腫瘍，子宮奇形がある，④妊娠高血圧症候群，心疾患，呼吸器疾患など全身性疾患
- 胎児側適応：①胎児位置異常（骨盤位，横位，顔位）がある，②巨大児である，③臍帯が脱出している，④胎児機能不全を起こしている

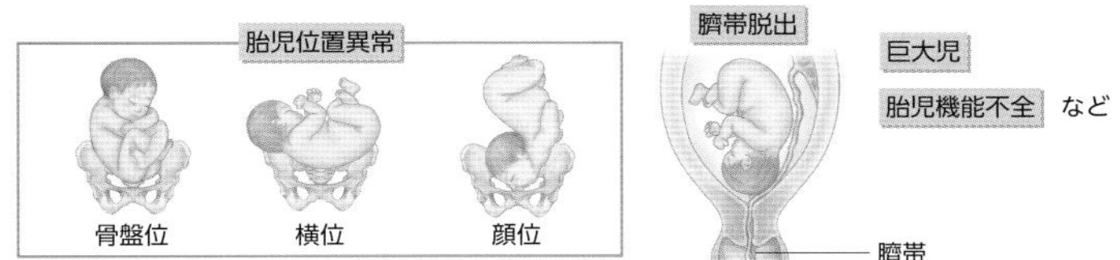

▶▶ ケアのポイント

a. 術前

- 術前の処置，麻酔，帝王切開の流れ，術前後の過ごし方，スケジュールなどについて，資料を示しながらわかりやすく説明し，妊婦・家族が安心して帝王切開術による出産にのぞめるようにする
- 術後は，弾性ストッキングや下肢の加圧ポンプを用いて，肺塞栓症の予防に努める必要があることを説明する

b. 術中

- 術中に不安を感じ緊張する産婦も多いため，児が元気であることを知らせたり，手を握ったりして安心感を与える．また，深呼吸やリラックスを促し，緊張を和らげる
- 母児の状態が安定しており，児に異常所見がなければ，母親に児とのアイコンタクトやスキンシップ，声かけを促す

c. 術後

- 麻酔による腸蠕動の停止と腹部の創部痛のため，便秘になりやすい．無理のない範囲で活動するよう促し，便秘を予防する
- 創部の状態を観察し，創周囲の発赤，腫脹，皮下血腫，血腫，疼痛などがないか確認する

吸引分娩・鉗子分娩（文献 66〜68 をもとに作成）

▶▶ 吸引分娩とは

- 胎児の頭部に吸引カップを装着し，真空ポンプまたは手動で陰圧をかけて吸着させ，骨盤誘導線に沿ってカップの柄を牽引して胎児を娩出させる急速遂娩術［図1］
- 母体の重篤な産道裂傷が少ないため，鉗子分娩より普及している
- 適応は①胎児機能不全，②児頭回旋異常，軟産道強靱，続発性微弱陣痛などによる分娩第２期の遷延・停止，③母体合併症（心疾患，妊娠高血圧症候群，喘息発作時など）や母体疲労などのため分娩第２期短縮が必要な場合

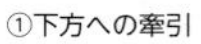

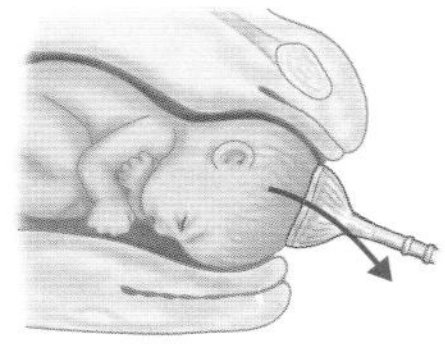

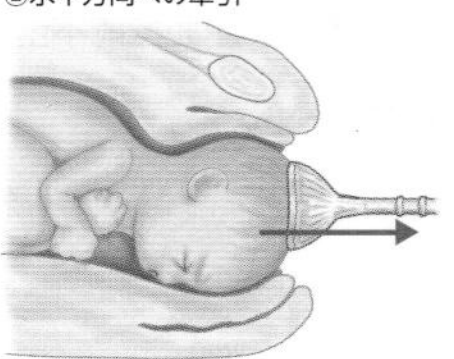

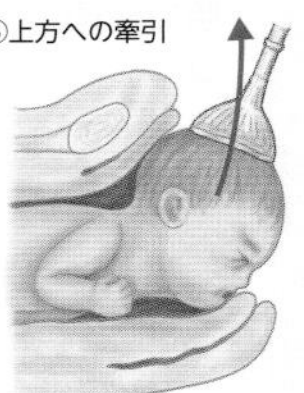

図1 吸引分娩術の実際

▶▶ 鉗子分娩とは

- 鉗子のへら状の部分で胎児の頭部を把持し，骨盤誘導線に沿って牽引して児頭を娩出させる急速遂娩術［図2］
- 鉗子分娩は吸引分娩に比べて経腟分娩成功率は高いが，吸引分娩の普及により近年施行回数が減少している
- 適応は吸引分娩と同じだが，要約は次のとおり．①児頭骨盤不均衡の臨床所見がない，②子宮口全開大かつ既破水，③児頭が鉗子適位（ステーション＋2 以上），④児が生存，⑤母体の膀胱・直腸が空虚

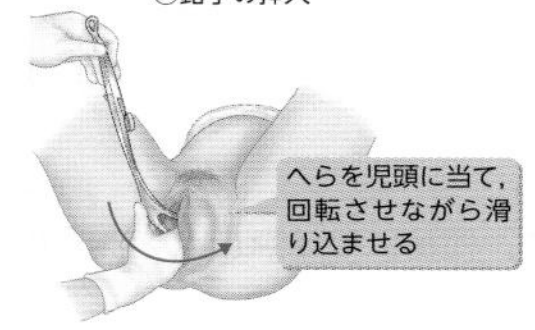

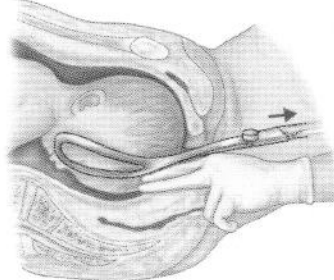

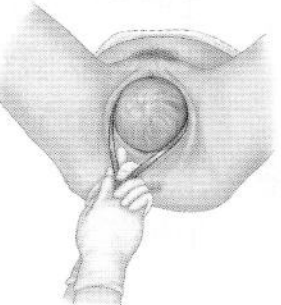

図2 鉗子分娩術の実際

ケアのポイント

a. 準備

- 必要な器材の点検・準備を行う
- 児が仮死状態で出生する可能性を考慮し，口・鼻腔および気道内吸引や酸素吸入，保育器も同時に準備する
- 産婦・家族に処置の必要性を事前に説明し，娩出への協力が得られるようにする
- 吸引分娩では吸着部位に血腫を，鉗子分娩では把持した部位に鉗子のあとを残すことがある．分娩後に産婦や家族が驚きや戸惑いをおぼえないよう，事前に十分な説明を行い，現状や処置の必要性を理解できるように援助する

b. 処置中

- 医師の指示に従って呼吸法を援助したり，体位を調整する

c. 分娩後

- 母児の分娩損傷，分娩外傷の程度を把握するための検査・処置を介助する
- 医師の指示による薬物投与を目的（子宮収縮の促進，感染予防）に応じて正確に行う
- 出血量を観察し，医師に情報提供を行う（異常出血の早期発見）
- 母体の循環動態を注意深く観察し，医師に情報を提供する
- 緊急処置のため事前に産婦に十分な説明ができない場合は，施行後に褥婦・家族がわかりやすいように必要性を説明し，分娩経過について納得・理解できるように支援する
- 疼痛の緩和やセルフケア不足への援助は，正常分娩と同様に行う
- 授乳指導，育児指導，退院指導などは正常分娩の褥婦と同様に実施する

無痛分娩 (文献 69 をもとに作成)

▶▶ 無痛分娩とは

- 薬剤投与により産痛を緩和し，分娩を順調に進行させることを目的に行われる．ただし，完全に痛みを取り除くことは難しい
- 近年，産科麻酔技術を 24 時間体制で提供できる施設が増加し，実施率は上昇傾向にある

a. 方法

- 薬剤全身投与法と局所麻酔法 (硬膜外麻酔，脊椎麻酔，神経ブロック) がある
- 薬剤全身投与法では鎮痛薬，鎮静薬，麻薬などの筋肉内注射・静脈内注射，吸入麻酔薬などが使われる
- 局所麻酔法では硬膜外麻酔と陰部神経麻酔があり，前者が無痛分娩の主流になっている

▶▶ ケアのポイント

- 無痛分娩の利点・欠点も含めて十分に説明し，インフォームド・コンセントを得る
- 利点は，①鎮痛効果により心肺への負荷が軽減し，体力が保持される，②胎児への酸素供給が維持される，③疲労感が少なく，出産後の回復が比較的早い，など
- 一方，欠点は，①麻酔薬による副作用 (陣痛微弱，遷延分娩，第 2 期遷延など) が生じる可能性がある，②保険適用外である (経済的負担の増大)，など
- 麻酔薬の導入後は，鎮痛効果のほか，微弱陣痛や回旋異常などの徴候がないか注意深く観察する

母性—産褥期

産褥の正常経過 (文献 70 より転載)

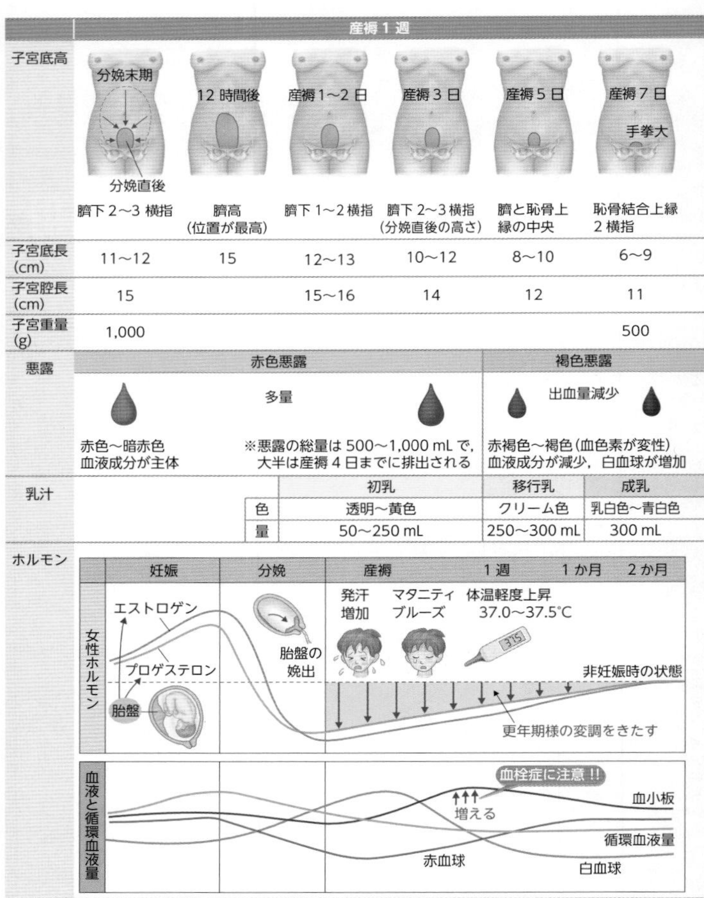

	産褥 1 週					
子宮底高	分娩末期／分娩直後	12 時間後	産褥 1～2 日	産褥 3 日	産褥 5 日	産褥 7 日（手拳大）
	臍下 2～3 横指	臍高（位置が最高）	臍下 1～2 横指	臍下 2～3 横指（分娩直後の高さ）	臍と恥骨上縁の中央	恥骨結合上縁 2 横指
子宮底長 (cm)	11～12	15	12～13	10～12	8～10	6～9
子宮腔長 (cm)	15		15～16	14	12	11
子宮重量 (g)	1,000					500
悪露	赤色悪露				褐色悪露	
	赤色～暗赤色 血液成分が主体	多量 ※悪露の総量は 500～1,000 mL で，大半は産褥 4 日までに排出される			出血量減少 赤褐色～褐色（血色素が変性） 血液成分が減少，白血球が増加	
乳汁			初乳		移行乳	成乳
		色	透明～黄色		クリーム色	乳白色～青白色
		量	50～250 mL		250～300 mL	300 mL

	産褥2週	産褥3週	産褥4週(1か月)	産褥5週	産褥6週	産褥7週	産褥8週(2か月)
	腹壁上から触知できない				鶏卵大 ほぼ非妊娠時の大きさに戻る		
	10	8〜9			7		
	300〜350			200			60
	黄色悪露		白色悪露	消失			
	悪露量減少 黄色〜クリーム色 白血球が主体		悪露量大幅減 灰白色〜透明 子宮腺分泌液が主体				
	〜		900 mL				

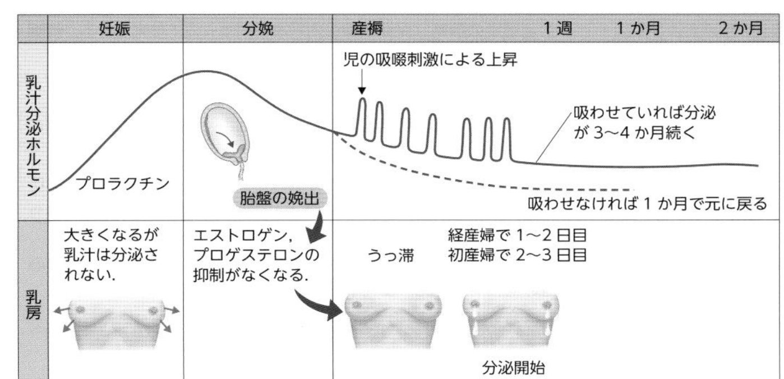

記録類からの情報

- 非妊娠時の健康状態，妊娠期や分娩経過の情報は，褥婦の現在の健康状態に影響を及ぼすハイリスク因子を把握したり，産褥期の看護の方向性を検討するときに焦点を絞り込んだりする際に役立つ
- 出生時の児の状態は褥婦の心理状態に大きく影響するため，褥婦の情報と同時に新生児に関する情報も記録類から確認する
- 分娩後の疲労も残っている褥婦の負担を少なくするため，診療録，看護記録，母子健康手帳などから，褥婦の基礎的情報，医学的情報，妊娠・分娩・産褥経過を確認する
- 収集した個人情報の取り扱いは適切に管理し，守秘義務を厳守する

情報収集項目とアセスメントの視点 (文献 71，72 をもとに作成)

	情報収集項目	アセスメントの視点
基礎的情報	年齢	・年齢は育児に関する能力や問題への対応能力，身体の回復に影響する因子などを予測するのに役立つ ・特に高年であれば産褥経過への影響，若年であれば問題への対応能力や育児に関する能力を把握する
	体格など	
	職業	・授乳方法や退院後の育児への影響，社会的資源や制度の利用に関する準備の程度をアセスメントするために，就労の有無，仕事の内容，復職の予定を把握する
	住所および生活環境	・生活環境の情報は保健指導の内容を検討する際に参考になる．詳細は問診で確認する
	家族構成	・退院後の育児で協力を得られる家族はいるか
医学的情報	既往歴	・妊娠・分娩・産褥期に増悪する基礎疾患は，産褥期の身体の回復にも影響を与える
	過去の妊娠・分娩・産褥経過	・過去の妊娠・分娩・産褥経過の情報から，今回の産褥経過（子宮復古など）に影響する因子を把握する．最近の出産時の産褥経過は有用な情報となる ・今回の産褥期の看護の方向性を検討するために，過去の産褥期の心身の回復や，育児・授乳に関する経験や考え方は欠かせない情報である

情報収集項目		アセスメントの視点
今回の妊娠・分娩経過	妊娠の経過	・妊娠中の産科異常，母体の合併症，胎児の異常など，産褥経過に影響する因子を把握する
	出産準備の状況	・受診状況や母親学級の参加状況，保健指導内容などを確認し，産褥期のセルフケア行動や育児に対する準備性をアセスメントする
	分娩時の状態・分娩経過	・産褥早期の褥婦の健康状態に与える影響を予測するため，分娩時の妊娠週数，分娩様式，分娩所要時間，分娩の難易度，出血量の多寡などを把握する ・褥婦と新生児，家族の関係性における看護の方向性を検討するために，分娩時の家族のかかわり方に関する情報を確認する
	新生児の健康状態	・児の受容や母親役割遂行に影響する因子を把握する

Memo

問診

- 褥婦の疲労を考慮し，記録類から得た情報を系統的に整理したうえで必要な情報を得る
- 個人情報を尋ねるときは，周囲の環境などに十分な配慮が必要
- 産褥 1〜2 日の褥婦は出産体験を語りたい欲求をもっていることが多く，その機会を利用して一緒に体験を振り返りつつ，必要な情報を得る
- 産褥期の正常な経過を理解したうえで，産褥日数に照らしてアセスメントする
- 問診から得られた情報は，客観的データと統合してアセスメントする
- 精神的問題はチームで情報を共有し，判断することも必要

情報収集項目とアセスメントの視点 (文献 72，73 をもとに作成)

情報収集項目		アセスメントの視点
自覚症状	健康状態の自覚	・分娩後の疲労度や体動時の筋肉痛，休息（睡眠）の程度などをどのように自覚しているか確認する．これらは，セルフケア行動や育児行動に影響する
	不快症状（マイナートラブル）の有無と程度	・身体的疼痛（後陣痛，外陰部の創痛，肛門部の痛みなど）や便秘などの不快症状が，セルフケア行動や育児行動，また睡眠の妨げになっていないか ・異常徴候を示す不快症状を訴えていないか．原因や治療の必要性をアセスメントするために，訴えの内容・程度，出現時期など，詳しく情報を収集する ・経産婦ほど後陣痛は強く，訴えも多い．ただし，我慢できないほどの痛みは卵膜や胎盤の遺残の可能性があり，詳細な検査が必要となるため，速やかに医師へ報告する ・マイナートラブルの場合，セルフケアが可能か情報を収集し，セルフケアの指導や緩和ケアにつなげる

情報収集項目		アセスメントの視点
セルフケア行動	セルフケアの状態	・セルフケア行動が適切にとれているか．これは身体の回復度や退行性変化，進行性変化，育児行動にも影響を及ぼす．産褥日数と照合しながらセルフケアの状態をアセスメントする
	栄養	・身体の回復や乳汁分泌に向けて十分な栄養・水分が摂取できているか．栄養に関する知識，食欲や食事摂取量，体重の増減などを把握する
	活動と休息・睡眠	・分娩後の離床状況や日常生活活動状況を把握し，セルフケアの状態を判断する ・どのように休息しているか，また疲労が残っていないか．授乳開始後は児の生活リズムに合わせた睡眠パターンとなる．不十分な休息や疲労の蓄積は，褥婦の日常生活活動や育児に影響する
	排泄	・セルフケア行動を阻害しているマイナートラブル（便秘，排尿障害，会陰部の創痛，肛門部の疼痛，腰背部痛など）がないか
	清潔の保持	
	乳房管理	
心理状態	出産体験の自己評価	・出産が褥婦自身にとって満足できる体験だったか．出産体験は自尊感情を高めるものだが，出産体験を否定的にとらえていたり，自尊感情が低下していたりすると，児との愛着・絆形成，育児に影響を及ぼす ・母親への適応過程のどの段階にあるか，言動から把握する ・抑うつ気分や涙もろさなどのマタニティブルーズの症状がないか．産後うつ病は早期発見・早期治療が重要であり，症状の出現や時期・期間を把握する
	児への感情	・児について，どのような気持ちや期待をもっているか．希望した性別ではない，健康状態に問題があるなど，期待したイメージと異なる児が出生した場合は，児の受容が遅れたり，育児ストレスが予想される ・児への感情は育児行動を通して変化しているか．母親として徐々に児を受容していくが，産後の苦痛があるときや気分が不安定な状態は，児との相互作用を阻害する要因になるおそれがある
育児の準備状況	育児知識の獲得状況，育児用品の準備状況	・育児に必要な準備がどの程度できているか．ここから児への期待や受け入れを推測できる
	過去の育児状況	・経産婦では，すでに獲得している育児の知識・技術，育児経験をどのように評価しているか
	母親役割モデルの存在	・親役割遂行に向け，育児モデルとなる人がいるか ・育児のサポート資源はあるか，誰がいつまで援助してくれる予定か

（つづく）

（つづき）

情報収集項目		アセスメントの視点
家族・役割関係	父親役割行動	・パートナーは児の出生を喜んでいるか，育児に積極的に参加しようとしているか．児の誕生に対するパートナーの気持ちや言動は，褥婦の母親役割への適応に大きく影響する ・パートナーと育児に関する役割調整をしているか，退院後の生活と互いの役割にどのようなイメージをもっているか
	家族の受け入れ態勢	・家族は児の出生を喜んでいるか．家族の反応を褥婦自身がどのように受けとめているか把握する
生活環境	入院中の環境に関する問題の有無	・今までとは異なる生活環境，タイムスケジュールに適応できているか．疲労が蓄積しない配慮が必要 ・他の褥婦や医療者と適切な関係がとれているか．身近な人的資源は，健康回復や育児に関する情報源である
	退院先の住環境	・同居者は誰か，住宅の種類，地域の環境，公共施設や商店街などへの利便性などを把握する．退院先の住環境は，日常生活行動や育児に関する保健指導の参考になる
	退院後のサポート資源	・退院後のセルフケア不足を支援したり育児を手伝ってくれる人はいるか
	（在日外国人の場合）母国との違いによる困難の有無	・コミュニケーションは可能か，通訳を依頼できる人はいるか ・母国の文化や育児に関する考え方，生活習慣の違いを把握する．母国の文化を尊重した対応が必要
生活習慣	生活習慣	・規則正しい生活習慣をもっているか．褥婦の健康だけでなく，児の生活のリズムを整え，発育によい影響を与える ・休息をとる工夫ができているか．授乳のため睡眠が断続的となり，疲労が残りやすくなる
	食生活習慣	・産褥期に必要な栄養摂取に関する知識をもっているか
	嗜好品の摂取状況（喫煙，飲酒など）	・喫煙や受動喫煙の害について知識があるか ・飲酒習慣があるか．褥婦の飲酒によって，アルコールが母乳に移行してしまう．新生児は肝臓が未発達でアルコールを分解できない
	常用薬の有無	・服用しなければならない薬があるか．薬剤の母乳中への移行の可能性もあり，母親に服薬が必要な場合は，医師に相談する
就労状況	職場復帰の予定，自営業者の就労開始の予定	・労働状況を把握し，職場復帰・就労開始の時期を把握する．自営業や農業，漁業などの第一次産業に従事している場合，労働力として大きく期待されており，一般に産後も過重労働になりやすい
	労働者保護に関する制度の知識	・産後休業，育児休業の制度について知っているか（p480）

視診

・全身および局所の観察を通して，進行性変化，退行性変化が産褥日数に相応して進んでいるかアセスメントする．回復過程を正しく判断するためにも，経過日数に応じた身体所見や基準値を把握しておく

情報収集項目とアセスメントの視点 (文献74〜76をもとに作成)

情報収集項目		アセスメントの視点
全身	姿勢や動作	・座っているときや動いているときの形態的・機能的異常がないか，動作はスムーズか．疼痛や筋肉痛などにより，その部位の動作がぎこちなくなる．会陰痛があるときは歩幅が小さく，動作も緩慢になる
	体格	・体格から栄養状態を判断する
頭頸部	顔	・顔色や口唇の色が悪くないか，眼瞼結膜が白くなっていないか．これらの観察から鉄欠乏性貧血になっていないか判断する
	顔面の浮腫	・浮腫があるときは触診と併せて判断する
	表情	・苦痛，不快感，疲労感，不安，抑うつの有無を確認する．これらは必ずしも表情に出るとは限らないため，日常の会話などを通して情報を得る ・表情が乏しい場合，マタニティブルーズ，産褥うつ病などの産褥精神病を考慮する
乳房	乳房の大きさ・形，緊満の程度	・乳房の大きさ・形（Ⅰ〜Ⅲ型）から乳腺組織の発育状態をみる[図1]．Ⅲ型が最も発育がよい ・乳房は左右均等に発育しているか．左右差があっても，乳汁が良好に分泌されていればよい ・乳房の強い緊満や痛みなど，母乳栄養の確立を阻害する因子を把握する
	乳頭の大きさ・形，亀裂や出血の有無	・乳頭は適度に突出しているか，扁平乳頭，陥没乳頭などの形態異常がないか[図2]．乳頭の形や大きさは授乳に適しているかを把握する ・乳頭が口唇様に柔らかく，弾力性があるか ・乳頭の亀裂や出血など，母乳栄養の確立を阻害する形態的な因子を把握する
	母乳の状態	・産褥経過に沿って初乳，移行乳，成乳へと移行しているか．進行性変化が順調に進んでいるかを把握する[図3] ・成乳期の乳汁が黄色みを帯びている場合，乳汁うっ滞，乳腺炎が生じている可能性がある．乳房・乳頭の状態と併せて判断する

(つづく)

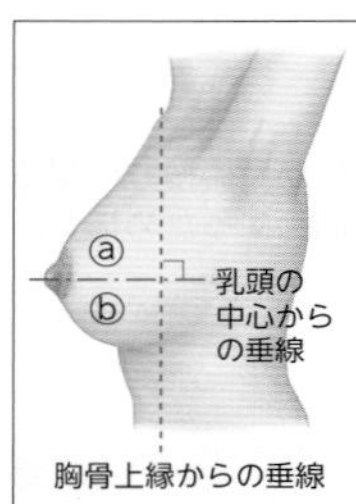

	Ⅰ型	Ⅱa型	Ⅱb型	Ⅲ型
乳房のタイプ				
ⓐ:ⓑの割合	ⓐ<ⓑ	ⓐ≒ⓑ	ⓐ>ⓑ	ⓐ≫ⓑ
特徴	扁平	おわん型 下垂を伴わない	おわん型 下垂している	下垂が著しい 大きい

乳房を側面から観察し，胸骨上縁から下ろした直線に対して乳頭から直交する線を仮定して求めた乳房の上半分ⓐと下半分ⓑから判断する

図1 乳房の形態

正常乳頭
直径および側壁の長さがおよそ1cm程度の円柱状で，突出している

裂状乳頭
乳頭が著明に分葉化して，左右，上下などに分かれている．溝の部分に亀裂や炎症を起こしやすい

扁平乳頭
乳頭が乳輪と同程度の高さしかなく，扁平になっているもの．扁平乳頭は乳房緊満があると授乳は難しいが，乳輪の伸展性を高めれば授乳は可能となる

陥没乳頭
乳頭が突出せず，陥没しているもの．直接授乳はほとんど不可能と判断される

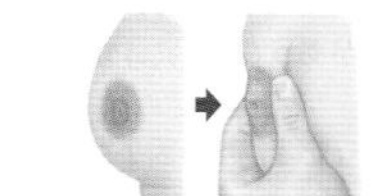

真性陥没乳頭
授乳の要領で乳輪部周辺を母指と示指で圧すると，乳頭が乳輪に埋まるように引き込まれてしまうもの

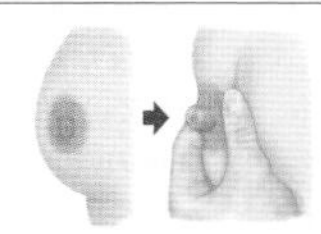

仮性陥没乳頭
左記と同様に圧すると，乳頭が反屈して前方に突出させられるもの

図2 乳頭の形態

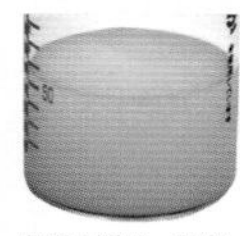

初乳：透明～黄色

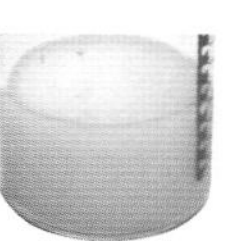

成乳：乳白色～帯青白色

図3 乳汁の色

（つづき）

情報収集項目		アセスメントの視点
腹部	大きさ・形	・腹部の大きさや形の変化は産褥日数に応じたものか
	皮膚の変化	・腹壁のしわ，たるみなどの状態を把握する．復古に要する期間は個人差が大きく，緩徐である．通常，腹壁は非妊娠時に比べ緊張が弱く，弛緩し，未産婦の状態には戻らない ・妊娠線は産褥日数に伴い退色し，光沢のある白色調となる．瘢痕化し，生涯消失することはない
	膀胱の充満状態	・恥骨直上部の膨満状態をみる．触診と併せて行う
外陰部	外陰部の状態	・清潔が保たれているか，セルフケアができているか．外陰部には分娩によって細かな擦過傷ができており，排泄物や悪露により汚染しやすく，感染予防が重要 ・浮腫，発赤，疼痛がないか．浮腫は通常数日で消失する ・外陰部の疼痛や不快感は身体の回復や母親への適応過程に影響するため，症状緩和へ向けた介入が必要
	会陰縫合部の状態	・創の癒合状態は順調か ・浮腫，発赤，出血，滲出液，変色など，異常はないか ・腫脹・硬結があるときは，さらに触診で確認する．創の離開があるときは，指導者に報告する ・会陰部の腫脹が増大したり，疼痛を強く訴えるときは，腟や外陰部に血腫が形成されていることがある．静脈瘤があった褥婦では，とくに注意が必要
	悪露の量と性状	・悪露の量と色は産褥日数に応じた変化であるか．子宮復古，胎盤剝離面の回復をアセスメントする ・分泌物が化膿性で悪臭を放ち，性状が正常な変化をたどっていない場合，子宮内膜に感染をきたしている可能性がある
	静脈瘤の有無	・分娩後速やかに改善しているか．妊産婦の静脈瘤は，子宮の増大による血流阻害や女性ホルモン増加による血管壁の弛緩で生じるといわれ，分娩後はこれらの原因が除去される ・分娩後，血栓性静脈炎に移行することもあるため，静脈瘤が残存する場合には注意が必要

触診

- 感染防止のため，観察者の手指が分泌物で汚染されることがない診察項目を優先する
- 悪露，乳汁などの分泌物に触れる可能性がある項目では，スタンダードプリコーションに従う
- 乳房所見は乳汁の分泌状態，乳房マッサージなどに関連して変化し，産褥日数を考慮して判断する

情報収集項目とアセスメントの視点 (文献 76～78 をもとに作成)

情報収集項目		アセスメントの視点
顔面	浮腫の程度	・視診で浮腫を認めた場合は，触診で浮腫の程度を確認する ・指で押して圧痕が残るか．圧痕が残れば浮腫ありとし，圧痕の状態から程度を把握する (p322)．浮腫が強いときは全身性の浮腫が疑われるため，排尿状態も確認する
乳房	乳房の張り・緊張度	・乳房がかたく触れるか，熱感や圧痛があるか (乳房緊満)．乳汁産生が急激に生じたためにみられる反応であり，通常産褥 3～4 日頃の所見である．乳汁分泌が良好になれば，乳房は弾力のある柔らかい組織となる
	乳腺の発育状態	・皮下に結節状の乳腺が乳頭から放射線状にかたく触れるか．乳腺の発育が不十分な場合，乳汁の分泌に影響する
	乳頭・乳輪の柔軟性・伸展性	・授乳に適した柔軟性・伸展性があるか．乳頭・乳輪の柔らかさ伸びのよさは児の吸啜のしやすさにつながる ・乳頭の柔軟性，弾力性は授乳前後あるいはマッサージによって変化するため，毎回，状態の把握が必要
	乳汁圧出の有無	・乳汁の湧(ゆう)出状態により，乳管の開通状態，開口数を把握する ・乳汁分泌の状態は授乳と併せてアセスメントする

情報収集項目		アセスメントの視点
腹部	子宮の形態（高さ・硬度）	・子宮底の高さ（長さ），硬さから子宮収縮の程度を確認する．収縮が良好ならば，硬式テニスボール程度の硬さで，すぐに触知できる ・産褥日数の浅いときは子宮が大きい ・子宮底の高さが上昇あるいは変化しない，子宮がやわらかい場合は，子宮収縮が妨げられていることを示す ・子宮の境界が不明瞭な時は子宮底の輪状マッサージを行い，収縮を誘発して反応を確認する
	膀胱の充満程度	・恥骨直上部の充満を触知できるか，軽い圧迫で尿意を感じるかどうかを把握する．膀胱に尿が貯留していると，感染や子宮収縮を妨げるおそれがある
	恥骨結合離開の有無	・恥骨部の疼痛が強く歩行に支障をきたすような場合は，恥骨部に溝状の破裂部を触れる．恥骨結合離開を診断するため，X 線撮影検査が必要
外陰部・生殖器	外陰部の腫脹の範囲・硬さ	・視診で腫脹を確認した場合は，触診で腫脹の範囲，硬さ，圧痛の有無を確認する ・腫脹や硬結が急速に大きくなっている，鎮痛薬が効かない場合は皮下出血や血腫（外陰血腫，腟壁血腫）の形成が疑われ，治療を要することがある ・外陰血腫，腟壁血腫のリスク因子として，鉗子・吸引分娩，急速な分娩進行，軟産道強靱，巨大児，回旋異常などがある
	創の癒合状態	・創離開の有無，縫合糸の牽引感や疼痛の有無も把握する
	浮腫の程度	・浮腫の程度を確認する．浮腫が強いと排尿障害の原因になることがある
肛門部	痔疾・脱肛の大きさ，腫脹の程度	・外痔核では肛門部に有痛性・浮腫状の腫瘤が触れる ・内痔核は肛門内に静脈瘤状に膨隆している ・脱肛の程度や出血の有無から，整復が可能かどうかを判断する ・再脱出の有無，肛門括約筋の収縮状態を把握する
下肢	浮腫の程度	・脛骨稜での陥没の有無と程度を確認する ・水分摂取状況と併せて判断する

計測診

情報収集項目とアセスメントの視点 (文献 79，80 をもとに作成)

情報収集項目		アセスメントの視点
全身	体重	・非妊娠時の体重にどの程度まで戻っているか
	バイタルサイン	・発熱や頻脈など感染を疑うものはないか．合併症などのリスクがある褥婦では，データの変動に注意
	排尿回数・尿量	・正常な経過であれば，1 日の排尿回数のみ計測する ・排尿回数や尿量が少ない場合，水分出納 (水分摂取量，発汗・乳汁分泌，出血量など)，尿意の有無などの情報から原因が腎機能なのか，排尿機能なのかを明らかにする．排尿機能障害の場合，尿の停滞により感染の危険性が高まったり，膀胱充満により子宮収縮が妨げられる ・産褥早期には，妊娠中に体内に貯留した水分が排出されるため，一時的に尿量が増加する．分娩当日は 1,500～2,000 mL に達し，産褥 2～5 日まで尿量の増加した状態が続く ・難産や分娩所要時間が長い事例は，排尿困難や尿閉，尿失禁などを起こすリスクが通常の褥婦より高い．初回の自然排尿までの時間，尿量の情報は重要
乳房	乳汁分泌量	・乳腺組織の発育状態に影響を受ける．児が必要とする量が分泌できているか，乳汁産生や乳管開通がどの程度なされているかを把握する
生殖器	子宮底長	・子宮復古は正常に経過しているか
	悪露量	・量は産褥日数に応じているか．子宮の収縮が妨げられている場合は，悪露の量が増加する

Memo

母体の全身状態

- 妊娠・分娩による母体の変化（解剖学的変化と機能的変化）が妊娠前の状態に回復する産褥期には，退行性変化と進行性変化が身体に生じ，これらは同時に進行する．経過中の異常の有無を診断する情報を得る
- 臨床所見や検査データから回復過程を正しく判断する
- 母体の回復を阻害する因子をアセスメントし，適切な介入につなげていく
- 心身の状態，生活環境を把握し，褥婦のセルフケア行動に結びつけていく

情報収集項目とアセスメントの視点（文献81，82をもとに作成）

情報収集項目		母体の変化とアセスメントの視点
バイタルサイン	体温	・通常，褥婦の腋窩温は36.5～37.0℃．分娩末期には0.5℃程度の体温の上昇がみられるが，24時間以内に平熱に戻る ・体温の変化は微熱（37.0～37.9℃）程度．産褥1日頃の微熱は分娩時に生じた創傷が治癒する過程によるものとされる．一方，38.0℃以上は産褥感染症を疑う．この場合，分娩中の発熱，前期破水など，感染のリスクがないか同時に情報収集する
	心拍数	・増加していた心拍数は妊娠前の正常範囲（60～80回/分）に戻る ・脈拍は，少しの運動や感情の変化で変動しやすい傾向がある ・一過性の徐脈（40～50回/分）をみることがある．過度な安静，食事の摂取不足，基本的な生活環境との関連性を把握する ・頻脈（100回/分以上）が持続する場合は，異常出血や感染，心疾患などを疑い，体温や血圧，検査データなどの情報と併せてアセスメントする
	血圧	・分娩中上昇した血圧は速やかに下降し，正常範囲に戻る ・血圧は褥婦の日常生活活動や育児などを進めるうえで必要な情報．高血圧の場合，活動範囲の制限が必要になる ・急激な血圧低下は産科出血，ショックを疑う．呼吸，脈拍の把握とともに，合併症を確認する ・産褥48～72時間は産褥子癇を発症するリスクが高い．子癇の既往，妊娠高血圧症候群，HELLP症候群，双胎などのリスク因子をもつ褥婦では，分娩後24時間までは1～2時間ごとに血圧を測定し，変動の把握する ・産褥4日頃にみられる一過性の血圧上昇（10～20 mmHg）は，妊娠時に拡張した細動脈が回復する過程として一過性の血管収縮が起こることによる

情報収集項目		母体の変化とアセスメントの視点
血液検査	検査所見	・正常な分娩経過では平均して全血のおよそ 16%が失われるが，分娩後，血液の濃縮によりヘモグロビン濃度，ヘマトクリット値は通常低下しない ・分娩時，出血量が多かった褥婦では，血球数，ヘモグロビン濃度は分娩前より大きく低下し，回復も遅れる ・産褥早期には正常な経過でも CRP・白血球数・赤血球沈降速度は増加する ・血栓に関連する凝固系の反応や検査項目から肝機能や腎機能を把握する ・検査結果だけでなく，自覚症状，他覚症状の観察を十分に行い，異常徴候の早期発見，早期介入，重症化の予防が重要
	炎症所見の有無と程度	・CRP・白血球数・赤血球沈降速度により，感染や炎症の存在を把握する．発熱など他の症状と併せて判断する
尿検査	尿蛋白，尿糖	・産褥 2 日頃になると，尿蛋白，白血球，赤血球は検出されなくなる ・尿糖が産後 1 週間の間に検出されることがある ・妊娠中に妊娠高血圧症候群を合併していた場合，蛋白尿は改善するが，正常化するまで 2～6 週間を要し，定期的な観察が必要 ・妊娠高血圧症候群，妊娠糖尿病などの合併症がある褥婦では，24 時間尿を用いて蛋白尿の観察が必要．蛋白尿の増加や血圧の上昇は，子癇発作を起こす可能性がある
排尿機能	自然排尿・尿意，排尿困難，尿閉の有無	・分娩後 4 時間以内に自然排尿があったか．妊娠中に増大した子宮の影響で尿管の運動機能が低下したり，分娩時の児頭圧迫による末梢神経の圧迫で神経麻痺を起こしたりして，排尿困難になることがある．多くは数日以内に改善する ・6 時間を経過しても自然排尿がみられなければ，導尿を行う
	排尿時痛・残尿感，頻尿の有無	・尿路感染が起きていないか，排尿時痛や残尿感，頻尿の有無を確認する．バイタルサインと併せて判断する
	尿量	・尿量が少ないときは，水分摂取量，発汗の程度，乳汁分泌の程度，出血量，浮腫の有無から，原因が腎機能なのか排尿機能なのかを判断する ・尿量が多いときは腎疾患を疑う

（つづく）

（つづき）

情報収集項目		母体の変化とアセスメントの視点
排便機能	排便の有無	・産褥2日を過ぎても排便がないときは，直腸充満による不快感や痔疾の悪化が生じる．原因に応じた介入を検討する
	排便困難の有無	・排便困難がある場合には，その原因を把握する．産褥早期は妊娠後期からの腸蠕動低下や分娩時の食物・水分摂取の減少，腹壁の緊張低下，会陰部や肛門部の痛みなどが原因となるほか，運動不足や発汗量の増加，乳汁分泌による水分喪失も要因となる
	排便に関する自覚症状の有無	・腹部膨満感，残便感などの自覚症状はないか
	便秘を誘発する因子や排便を障害する因子の有無	
体重	分娩終了後の体重	・分娩直後の体重は分娩前より5～6 kg減少する ・体重は産褥2週までは顕著に減少し，その後，5，6週間から数か月かけて妊娠前の体重に戻る．この期間の体重の減少には，子宮の縮小，悪露量，乳汁分泌量，食事摂取量，水分摂取量，尿・発汗に伴う水分の喪失量，浮腫の有無，ADLに伴う消費エネルギーなどが関与する
	産褥の健診時の体重および妊娠後期からの減少量	・体重が増加している場合は，浮腫や過剰な栄養摂取などがないか原因を把握し，必要時介入する ・妊娠前の体重に戻るのは約7割で，残りは妊娠前よりも体重が増加した状態のままである．そのうちの一部は妊娠・分娩のたびに体重が増加し，肥満につながるリスクがある ・産後の肥満は，排卵障害や静脈血栓症のリスク因子である
皮膚	腹壁の状態	・弛緩した腹壁は骨盤底とともに時間をかけて回復するが，元の状態にはならない
	妊娠線	・妊娠線は瘢痕化し，白い光沢のある旧妊娠線へと変化する
	発汗の程度	・発汗量が多く，睡眠中は著明である
卵巣機能	排卵・月経の再開	・月経の再開時期は授乳の有無に左右され，授乳していなければ分娩後6～8週で再開する ・授乳中の場合，月経の再開は分娩後2か月～1年半と，個人によりばらつきがある ・初回の月経は無排卵性のことが多いが，月経前に排卵が開始していることもあり，受胎調節の指導が大切

情報収集項目		母体の変化とアセスメントの視点
感染徴候	バイタルサイン，自覚症状	・褥婦は分娩による組織の損傷や出血，疲労，ストレスなどにより体力・抵抗力が低下しており，易感染状態にある ・産褥期に生じる感染症には，主に子宮内に感染源を認める産褥熱，創部感染，乳腺炎，泌尿器系感染症，呼吸器感染症などがある ・バイタルサインの変化（発熱，頻脈など），自覚症状の訴え（疼痛，熱感など）から感染徴候を見逃さないようにする ・分娩後の高熱，皮疹，ショック症状があるときは，死亡率の高い劇症型 A 群レンサ菌感染症を疑う
	検査所見	・白血球数，CRP などの血液所見，分泌物培養検査の結果などから，感染源や原因，重症度，増悪因子などを推測する

Memo

退行性変化

退行性変化[図1]とアセスメントの視点(文献76，83をもとに作成)

情報収集項目		アセスメントの視点
子宮体部	子宮底の位置，子宮底長，子宮の硬さ	・産褥日数に応じた位置・硬さであるか，子宮復古の状態を評価する ・子宮底の位置は，胎盤娩出直後は臍下2～3横指(恥骨結合上11～12 cm)，分娩12時間後には最も高い臍高または臍上1横指となる．その後，産褥4日までは産褥日数と臍下横指数がほぼ一致する．産褥2週以降は腹壁から子宮底を触知することはできない[図2] ・子宮の大きさは産褥6～8週で妊娠前と同じになる ・子宮底の位置が標準を逸脱して高い，あるいは変化しないとき，子宮底が柔らかいときは子宮復古不全を疑い，子宮収縮を誘発して反応をみる
	子宮復古を妨げる因子	・膀胱や直腸の充満，胎盤組織や卵膜などの遺残，子宮内感染などが子宮復古不全の原因となる ・分娩経過，産褥期の全身状態の回復状況を把握する．子宮筋の疲労(双胎などによる子宮筋の過度伸展，遷延分娩など)，貧血や疲労，過度の安静などは，子宮復古に影響する ・後陣痛の訴えの少ない褥婦では，子宮復古不全を疑い，アセスメントする ・強い後陣痛を訴える褥婦では，子宮内の胎盤片や卵膜の遺残のおそれがある
子宮頸管	子宮頸管の回復	・内診の情報から子宮頸管の回復の程度を把握する ・子宮頸管は分娩後8時間程度で元の形状となり，開大の程度は産褥3日で2指，産褥12日では1指が通る程度となり，4週間後には閉鎖する
腟	腟壁の回復状態	・分娩直後の腟壁は伸展して皺襞(しゅうへき)を失い，腟腔は広い ・腟壁の回復には約6週間かかる．分娩後1週間で腟腔が戻り，4週間で皺が復元する ・腟入口部や陰唇には哆開(しかい)が残る
	リビド着色の消退	・腟粘膜の着色は徐々に消退し，7～8週間で消失する ・外陰部の着色はわずかに残る

(つづく)

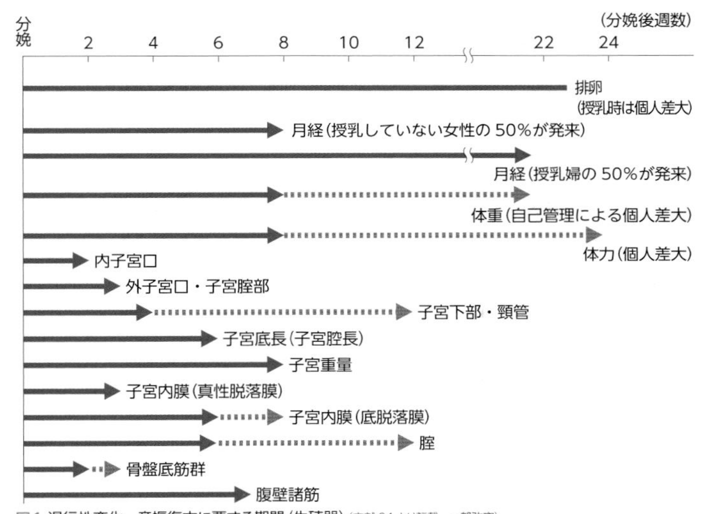

図1 退行性変化，産褥復古に要する期間（生殖器）(文献 84 より転載，一部改変)

図2 分娩後の子宮底の位置の変化

（つづき）

	情報収集項目	アセスメントの視点
悪露	悪露の量の変化［図3］，悪露の持続期間	・悪露の量は 500〜1,000 g で，個人差が大きい ・授乳時に悪露が増量することがある．これは，乳頭刺激がオキシトシン分泌を促し，子宮収縮を招くためである ・悪露は産褥 4 日までに全量の 3/4 が排出され，産褥 4 週頃まで持続する．分娩後 8 週までには消失する ・悪露の持続期間は母体の年齢や経産回数，出生児の体重，あるいは授乳の有無などに左右されない
	混入物の内容と量	・混入物の有無とその内容を確認する．産褥早期に，臥床後に鶏卵大程度の大きな凝血塊をみることがあるが，子宮収縮が良好であれば問題ない ・凝血塊が混入し，量が多い場合は子宮復古不全の可能性がある ・胎盤組織や卵膜が混入する場合は，胎盤遺残を疑う．診断には経腟超音波検査が有用
	悪露の性状の変化，悪露の臭い	・悪露の色は産褥経過とともに変化する［図3］．産褥日数に応じた性状の変化をしているか評価する ・産褥 7 日を過ぎても赤色悪露が続く場合は，止血が不完全で，子宮復古不全と判断する ・悪臭・腐敗臭がある場合は，産褥子宮内膜炎などの感染を疑い，他の情報と併せて判断する
後陣痛	後陣痛の有無と程度，後陣痛による苦痛の有無	・後陣痛は生理的現象の 1 つ．子宮復古を促すものだが，多くは有痛性で不快な症状として自覚される ・後陣痛の有無，苦痛の程度を把握し，生活に支障をきたしていないか判断する ・発現時期，部位，程度と，子宮底の高さ，悪露の状況，乳頭刺激との関連をアセスメントし，他の疾患と鑑別する ・後陣痛がない場合は子宮収縮不全の可能性がある ・後陣痛は分娩後数時間以内に始まり，産褥 1〜2 日に強く，産褥 3 日頃には軽減する ・産褥 4 日を過ぎても強い痛みを訴えるときは胎盤組織・卵膜の遺残，子宮内感染を疑う
	後陣痛を増強する因子	・増強因子には経産婦，多胎妊娠・羊水過多などによる子宮の過伸展，子宮収縮薬，授乳などがある ・子宮収縮薬を使用しているときは，薬効を評価する．収縮が強すぎると判断されれば，減量または中止が検討される ・授乳時にはオキシトシン分泌により子宮収縮が増強し，痛みが増す

（つづく）

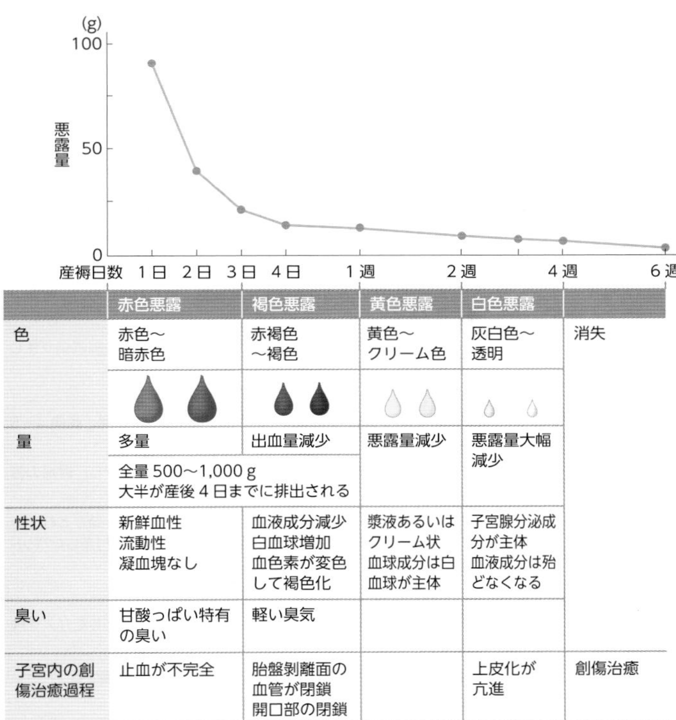

	赤色悪露	褐色悪露	黄色悪露	白色悪露	
色	赤色～ 暗赤色	赤褐色 ～褐色	黄色～ クリーム色	灰白色～ 透明	消失
量	多量	出血量減少	悪露量減少	悪露量大幅 減少	
	全量 500～1,000 g 大半が産後 4 日までに排出される				
性状	新鮮血性 流動性 凝血塊なし	血液成分減少 白血球増加 血色素が変色 して褐色化	漿液あるいは クリーム状 血球成分は白 血球が主体	子宮腺分泌成 分が主体 血液成分は殆 どなくなる	
臭い	甘酸っぱい特有 の臭い	軽い臭気			
子宮内の創 傷治癒過程	止血が不完全	胎盤剥離面の 血管が閉鎖 開口部の閉鎖		上皮化が 亢進	創傷治癒

図 3 悪露の変化（文献 85 より転載）

（つづき）

情報収集項目		アセスメントの視点
性器出血	異常な性器出血の有無と程度	・胎盤剝離面の血管は，子宮収縮に伴う圧迫・絞扼（生物学的結紮（けっさつ））によって止血する（p364）．子宮収縮が不良の場合，弛緩出血のリスクがある ・分娩後の異常出血が疑われる場合，出血量，血液の色，子宮の収縮状態，バイタルサインを把握し，出血性ショックのアセスメントを行う
子宮内膜	子宮内膜の回復状態	・産褥1か月までは子宮内膜は治癒過程にあり，体温，心拍数，子宮底の高さ，悪露の変化から，正常に回復しているかを判断する ・胎盤付着部位以外では，産褥6～8日で内膜の創面が上皮細胞で覆われはじめ，分娩後3～4週間で完全な子宮内膜が再生する ・胎盤剝離部はその周辺から新生上皮細胞で覆われはじめ，6週間以後に完了する
軟産道の損傷	会陰部，腟，子宮頸管の裂傷の有無と程度，処置内容	・外陰部には，会陰裂傷や切開創以外にも小さな挫創や擦過傷が生じている．部位や程度，処置の有無，内容を把握しておく
	創傷の回復状態	・創傷が順調に治癒しているか．適切な処置により，通常，産褥4～5日で創は癒合し，1～2週間で治癒する ・経日的に創部・縫合部の状態，症状，歩行時の様子から，褥婦の苦痛の程度を把握する ・創部の安静と感染防止が図られ，適切なセルフケア行動がとれているか．外陰部の創部は排泄物で汚染しやすく，悪露が付着したパッドは感染源になりやすい
	創部痛を増強する因子	・歩行，座位，排泄で疼痛を強く訴えることが多い ・創部痛を増強する因子は何かアセスメントし，要因に応じた介入を検討する
	腟壁・外陰血腫の治癒過程	・血腫の大きさにより処置が異なるため，治療内容を把握する ・医師の指示に従い，適切に圧迫止血ができているか

Memo

進行性変化

情報収集項目とアセスメントの視点 (文献 76，86 をもとに作成)

情報収集項目		アセスメントの視点
乳房	乳房の変化	・乳汁の産生，分泌に伴う乳房の変化を把握する ・乳房は血管が怒張し，血流量が増して熱感を伴う．このような状態は乳汁分泌が良好である可能性が高い
	乳房緊満の程度	・急激な乳汁産生によるもので，産褥 2～4 日にみられる ・乳房の張りや緊張の度合いから，乳房内の乳汁の産生や排出の状態を把握する
	うつ乳の有無	・乳汁産生が排出以上に進み，乳房内にうっ滞して乳管を圧迫し，排乳障害を起こしている状態．搾乳によって排乳障害を軽減する必要があり，乳房緊満との鑑別が重要
	乳頭・乳輪の状態	・乳頭・乳輪のやわらかさ，乳頭のタイプ，大きさが児に適しているか(p412)．直接授乳の方法や援助のための情報として収集する
乳汁の産生[表]	産褥日数に応じた適切な乳汁量か	・乳汁分泌は産褥 2 日頃から始まり，産褥 1 週でほぼ確立する ・初産婦では経産婦より乳汁分泌は遅く，産褥 3～4 日頃から急速に亢進する ・乳汁量は個人差が大きいことに留意する
	児の要求量を分泌できているか	・授乳回数や授乳間隔により，児の要求する量を分泌できているかを判断する
	乳頭刺激の効果	・乳頭への吸啜刺激により乳汁の産生・分泌，射乳が促進される．乳汁分泌の開始後，児による効果的な吸啜刺激が得られているか確認する ・児の哺乳を妨げる因子はないか．吸啜刺激がなければプロラクチンの分泌量は急激に下降し，乳汁分泌は停止する
	乳汁成分の変化	・産褥日数に応じた色や性状か．初乳は産褥 2 日頃から分泌が始まり，産褥 5 日頃から移行乳となり，産褥 7～10 日から青白色不透明の成乳となる[図] ・初乳はラクトアルブミンやラクトグロブリンのような易消化性のタンパク質を多量に含み，栄養価が高い

表 乳汁の産生（文献 87 より一部抜粋）

産褥日数	乳汁量（1 日総量）	呼称	色	性状	味	臭い	乳房緊満
0～1 日	5～ 20 mL	初乳	透明水様	蜜のように やや粘稠			(－)
2	50～ 70						(±)
3	140～250		帯黄色	粘稠性強	甘味薄	独特の強いかおり	(＋)
4	230～310		～		砂糖の少ない ミルクセーキ様		(＋)
5	270～400	移行乳	クリーム色	粘稠性やや弱	甘味やや薄		(±)
6	290～450		～				(±)
7	320～		薄クリーム色 ～				(－)
8～14	500～		乳白色 ～	不透明	↓	↓	
15～28	700～	成乳	帯青白色	さらさらしている	甘味少しあり	母乳様のかすかに甘いかおり	
29～	900～						↓

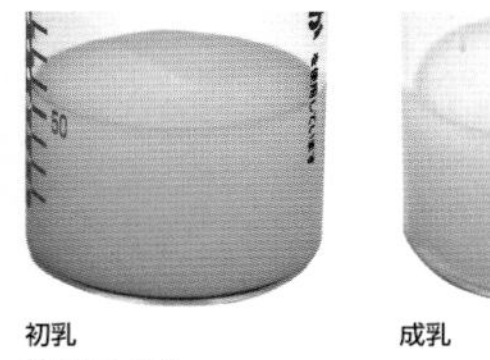
初乳

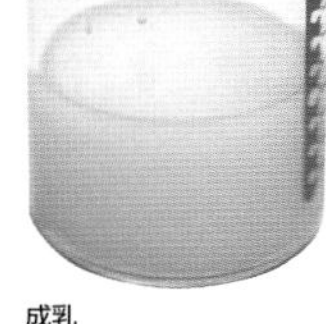
成乳

図 乳汁の色

生活援助（栄養，排泄，清潔，安楽）

栄養（文献 88，89 をもとに作成）

栄養摂取

- 栄養摂取は褥婦の身体の回復を促すだけでなく，母乳を通して児の健康にも影響する．褥婦と新生児の健康状態に合わせ，必要十分な栄養を摂取できるよう援助する
- 「日本人の食事摂取基準」に示されている褥婦に必要な栄養付加量は，乳汁分泌量 780 mL/日 で算出しているため，褥婦の分泌量によって付加量を検討する．授乳を行っていない褥婦には，付加は不要．特に良質のタンパク質，ミネラル，ビタミン類の摂取が必要
- 食事指導時は，ライフスタイルに取り入れやすい情報にして提供する

表 授乳期の食事摂取基準

項目	非妊婦（身体活動レベルⅡ）		授乳婦[5]
	18～29 歳	30～49 歳	
エネルギー（kcal）	2,000	2,050	+350
タンパク質（g）**	50	50	+20
ビタミン A（μgRE）[1)**]	650	700	+450
ビタミン D（μg）***	8.5	8.5	8.5
ビタミン E（mgα-TE）[2)***]	5	5.5	7.0
ビタミン K（μg）***	150	150	150
ビタミン B_1（mg）**	1.1	1.1	+0.2
ビタミン B_2（mg）**	1.2	1.2	+0.6
ナイアシン（mgNE）[3)**]	11	12	+3
ビタミン B_6（mg）**	1.1	1.1	+0.3
葉酸（μg）**	240	240	+100
ビタミン B_{12}（μg）**	2.4	2.4	+0.8
ビタミン C（mg）**	100	100	+45
カルシウム（mg）**	650	650	—
鉄（mg）**	6.5[4]	6.5[4]	+2.5
銅（mg）**	0.7	0.7	+0.6
ヨウ素（μg）**	130	130	+140
亜鉛（mg）**	8	8	+4

1) RE：レチノール当量　2) α-TE：α-トコフェロール当量　3) NE：ナイアシン当量　4) 月経なし
5) ＋表示は付加量を示し，＋表示のないものは授乳期の摂取量である
＊目標量　＊＊推奨量　＊＊＊目安量

▶▶ 食事・栄養の援助・指導の例と根拠

項目	援助および指導内容	根拠，留意点
食事指導	・従来の食生活を踏まえたうえで，改めるべき食生活に焦点を絞って指導する	・産後は育児に時間がとられるため，褥婦の食生活からかけ離れた指導はどんなに正しくても実践は難しい．また，急激な変更は，褥婦のストレスとなる
	・朝昼夕食に間食を加えて5～6回/日にする方法もあるが，1日の食事量は増えすぎないように注意する ・月齢が進み，授乳時間がある程度決まったら，母親の食事時間と授乳時間を調整するよう指導する	・消化時間などを考慮すると，乳汁分泌に効果的なタイミングである．ただし，新生児期の授乳間隔は頻回で，母親の食事時間との関係を調整するのは難しい
栄養指導	・乳汁分泌を促進するために必要な栄養素・エネルギー量を付加して摂取する ・授乳時のエネルギー付加量＝褥婦の年代，生活活動強度における非妊娠時の必要エネルギー+350 kcalである	・乳汁分泌の増加に伴い，必要量が増加する
	・肥満のある褥婦は，肥満の改善が必要．肥満度をふまえたエネルギー量に調整する	・産後の肥満は，排卵障害や静脈血栓症の危険因子となる．長期的には子宮体がん・乳がん，生活習慣病への影響も懸念される
	・貧血からの回復・予防のため，ヘモグロビンの合成に使われる鉄分や造血作用のあるビタミン B_6，B_{12}，葉酸，銅などを含む食品を一緒に補給する ・海藻や貝類は，動物性タンパク質やビタミンCを含む食品と一緒に摂取する	・分娩時の出血や妊娠時からの鉄欠乏性貧血により，褥婦は貧血になりやすい ・食品によりヘム鉄の含有量に差があり，吸収率も異なる．動物性タンパク質やビタミンCは鉄の吸収率を向上させる
	・茶や水などエネルギーのないもので，十分な水分の摂取を促す	・産褥期は乳汁分泌で水分を失う．また，会陰部や肛門部の疼痛により便秘になりやすい

※妊娠高血圧症候群，糖尿病，循環器・腎疾患などの基礎疾患がある場合は，管理栄養士に食事指導を依頼

排泄 (文献 90，91 をもとに作成)

▶▶ 排泄の援助・指導の例と根拠

項目	援助および指導内容	根拠，留意点
排尿	・褥婦が一人でトイレに行く場合は，歩行開始直前にバイタルサインをチェックする．初回歩行時は，看護師が付き添う	・分娩後は循環動態が不安定であり，また帝王切開後は創痛や麻酔の影響などもあり，めまい，ふらつきなどによる転倒のリスクが高い
	・排尿困難がある場合は，排尿しやすい環境にしたり，排尿を刺激する援助（下腹部の圧迫，外陰部に温水を流すなど）を実施したり，その方法を指導する	・帝王切開直後や重度の分娩損傷では，循環動態管理のために膀胱留置カテーテルが挿入されていることが多いため，尿量を管理する
尿失禁	・産後 3 週までは，臥床できる環境で生活し，重い物や子どもを抱き上げるなどの骨盤底に負荷のかかる動作は最低限にする，腹筋のトレーニングや胴まわりを締める下着類の着用を回避するよう指導する	・産褥期は骨盤底も腹壁も低緊張であり，並行して回復していく．腹腔内圧が上昇するような動作を骨盤底の支持力が回復する前に実施すると，骨盤底と腹筋の緊張のバランスをくずす原因となる
	・退院時，骨盤底のトレーニングは，産後 8 週まで継続するよう指導する	・経腟分娩で引きのばされた筋肉の収縮力を取り戻すのに効果があり，妊娠前の状態に回復する時期まで続けることが望ましい
排便	・落ち着いて排便できる環境を整える	・便意を感じても児の世話を優先したり，児のことが気がかりで排便に十分な時間をとれない場合がある
便秘	・食事の摂取量が少ない場合は，その原因を探り，食物繊維を多く含む食物を多く摂るなどの改善策を褥婦とともに検討する	・食物繊維を多く含む食物は腸の内容物の容量を多くし，腸を拡張することにより便の排出を促す
	・産褥体操（p438）など，意図的に活動するよう指導する	・産褥早期は日常生活の活動量が少ない
	・水分の摂取量が少ないときは，摂取を勧める	・乳汁の分泌亢進により水分の必要量は妊娠前より多くなる
	・目覚めたときや食後などに便意が生じやすいため，排便を試みるように伝える	・結腸の平滑筋の活動が活発になり，排便が促されやすい

清潔 (文献 92，93 をもとに作成)

▶▶ 清潔の援助・指導の例と根拠

項目	援助および指導内容	根拠，留意点
全身の清潔	・シャワー浴の注意点を説明し，勧める	・産褥 1 か月までは子宮内膜が治癒過程にあり，腟からの上行感染を防ぐため入浴は禁止する
	・必要時，シャワー浴や洗髪の介助を行う	・シャワー浴は産褥 1 日から可能であり，褥婦の回復状態に応じて実施する
	・シャワー浴が不可能な場合，清拭の実施と介助を行う	・産褥早期は発汗しやすく，また乳汁が分泌され，身体の不快感をまねく．不適切な対処は乳房に感染を生じさせる可能性がある
	・シャワー浴が不可能な場合，足浴の実施と介助を行う	・下肢の浮腫は水分摂取過剰や疲労，分娩時の出血の影響などにより生じ，褥婦の多くに認められる．足浴は下肢の浮腫を軽減し，またリラクセーションや疲労回復につながる
外陰部の清潔	・外陰部の状態を観察し，洗浄する	・悪露の排泄や会陰部の損傷があり，異常の早期発見のためにも観察は重要．感染防止のために外陰部を清潔に保つ必要がある
	・排尿・排便後は外陰部の清拭あるいは微温湯による洗浄を必ず行うよう説明する．また，清拭時は手前から肛門に向けて拭くよう注意する	・感染を防止する
	・産褥パッドは 3～4 時間ごとに交換するよう説明する	・悪露の付着したパッドは細菌の温床となりやすい
	・交換した産褥パッドを観察するよう伝える．量が多い，血塊があるときは必ず看護師に伝え，パッドを見せるように説明する	・悪露に異常があれば，子宮の収縮状態を確認する必要がある

安楽（文献 94，95 をもとに作成）

安楽の援助・指導の例と根拠

項目	援助および指導内容	根拠，留意点
腰痛	・腰痛に対しては腰部の負担軽減やうっ血の改善，鎮痛薬の使用などで緩和を図る	・弛緩した腹筋は分娩後すぐに回復しないため，体幹を支持できない．また，会陰部痛や肛門部痛もあり，腰部に負担をかけた歩行になりやすい
	・ウエストニッパーや腹帯を利用する利点やその種類を紹介し，実際に装着しながら使い方を指導する	・腰部を支持することで，腰部の負担を軽減し，腰痛を緩和する ・骨盤固定の位置がずれていると尿漏れや痔，子宮脱などを起こすおそれがある
	・ウエストニッパーや腹帯を強く締めすぎない，また就寝時は外すよう説明する	・締め過ぎは皮膚を圧迫し，褥瘡のリスク因子となる ・装着したまま就寝すると，下半身がうっ血し，創部や脱肛・痔核の悪化，下肢の浮腫，下肢静脈瘤を生じる可能性がある
	・湯たんぽや温タオルなどを用いて，腰部を温めるよう指導する	・分娩により腰部の筋肉は疲労し，うっ血していることが多い．うっ血は腰痛を増強させるため，温罨法で血液循環を改善する ・低温でも長時間，同一部位を温めることで，低温熱傷を起こすおそれがあるため，適宜，皮膚の状態を確認する
肩こり	・肩こりに対しては，褥婦の希望に沿って，温罨法やマッサージ，首・肩の体操［図］を指導する	・授乳や搾乳を 1 日に何回も行ったり，長時間抱っこをしたりするため，首や肩の筋肉の緊張が続き，首や肩がこりやすい
	・首を左右前後に倒したり，肩関節を回す運動を指導する	・首や肩の筋肉を収縮・弛緩させることができ，血液循環を改善する
	・温タオルを用いて，肩や首を温めるよう指導する	・温熱効果で筋肉の血液循環が改善されるとともに，リラクセーションも得られる
	・授乳姿勢を確認し，褥婦の頭部や体幹の傾きを調整する	・授乳時の頭部の傾きと肩こりの増悪との関連が指摘されている

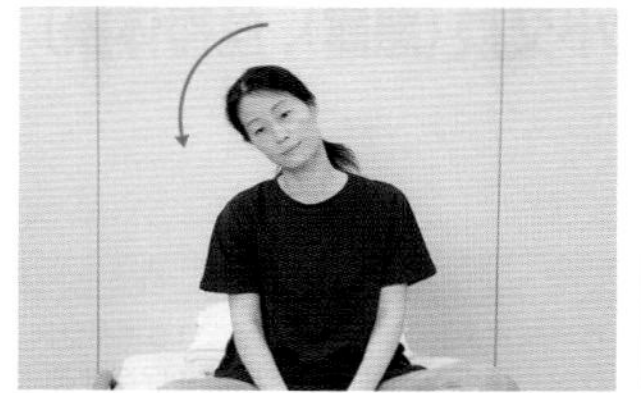
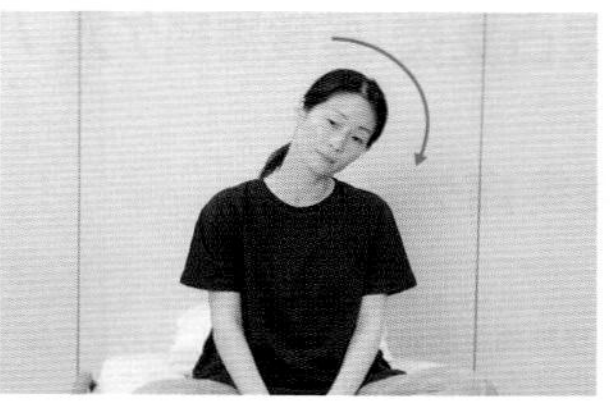

a. 首を左右に倒す

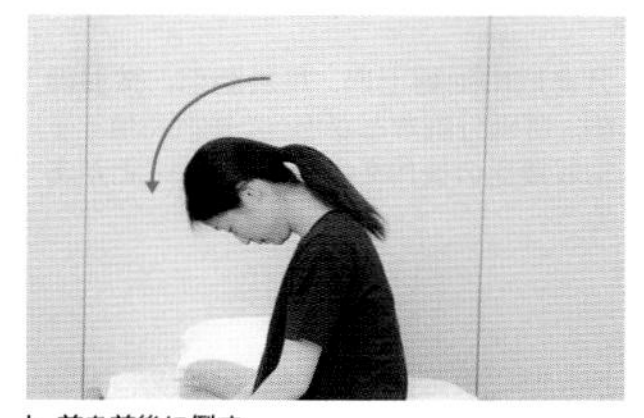
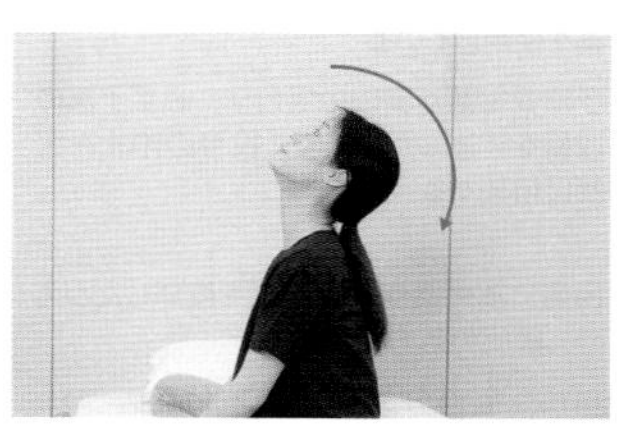

b. 首を前後に倒す

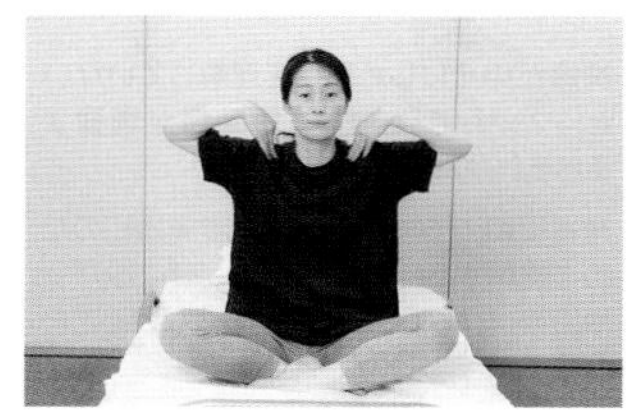
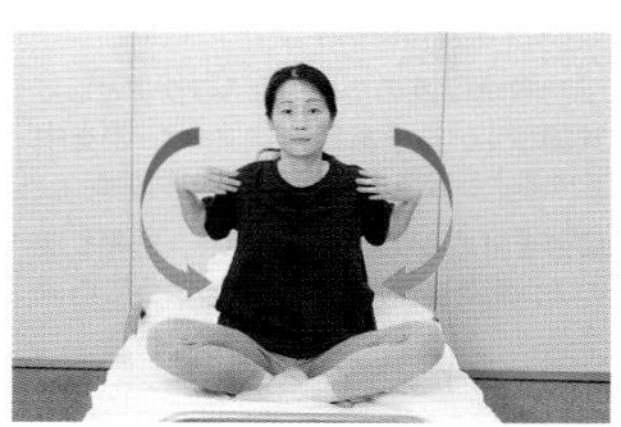

c. 肩を回す

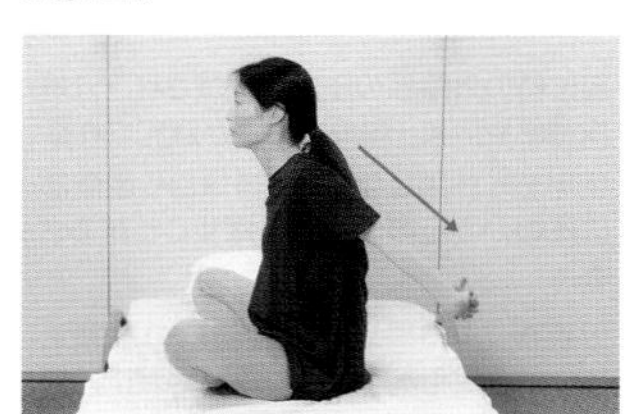

d. 胸と腕を伸ばす

図 首・肩の体操

産褥復古支援〔産後疼痛ケア，パッド交換（悪露），産褥体操〕

産後疼痛ケア（文献 96 をもとに作成）

項目	援助および指導内容	根拠，留意点
後陣痛	・後陣痛が増強している要因に合わせて援助する．主な要因は①経産婦である，②授乳による乳頭刺激がある，③子宮収縮薬を使用している	・授乳による乳頭刺激で分泌されるオキシトシン，子宮収縮薬は子宮収縮を促進する
	・子宮収縮薬が要因の場合は，必ず子宮の収縮を確認したうえで，投与の中止を医師に相談する	・分娩期に弛緩出血，癒着胎盤，微弱陣痛，遷延分娩などがあった褥婦には，子宮収縮薬の使用を中止できないことがある
	・褥婦に鎮痛薬使用の希望を確認したうえで，医師の処方を受ける	
	・鎮痛薬服用のタイミングを授乳の 30～60 分前とすることで，快適な授乳が行えることを褥婦に説明する	・授乳時に後陣痛を強く感じるため，薬効時間を考慮して服用すると効果的
	・子宮収縮促進のためのセルフケアとして実施している子宮底輪状マッサージを中止するよう伝え，その理由も説明する	・褥婦が中止にした理由を理解していないと，マッサージを続け，後陣痛が増強するおそれがある
	・腹部を締めるウエストニッパー，腹帯を緩める，または使用を中止するように指導する	・産褥早期に子宮収縮促進，腰痛緩和のために使用することの多いウエストニッパーや腹帯は，後陣痛の持続につながることがある
創痛	・創傷部の強い疼痛では，鎮痛薬の処方を医師に相談する	
	・円座や産褥椅子などの使用を勧める．創傷部に圧がかからないよう，褥婦に合った高さ，大きさのものを選択してもらう	・座位時の外陰部の圧迫が軽減され，分娩損傷部や痔核・脱肛の疼痛が緩和される ・使用感を体験しながら，褥婦自ら創傷部に圧のかからない体位を探すことができる
	・分娩後 24 時間以内ならば，冷罨法を実施する	・分娩後 24 時間以内の会陰部の冷罨法は，疼痛緩和と会陰部の浮腫軽減に効果があることが示されている

（つづく）

(つづき)

項目	援助および指導内容	根拠，留意点
痔核・脱肛	・潤滑剤を塗布して脱肛の整復を行うが，疼痛が強ければ無理に実施しない	・整復しなければうっ血の進行や下着やナプキンによる擦過傷を生じ，疼痛の増強や感染のおそれがある
	・痔核の炎症や疼痛に対しては坐薬や軟膏の処方を医師に相談する	
	・排便後は微温湯で洗浄するよう指導する	・肛門部を清潔に保ち，感染を防ぐ
乳房緊満	・児の欲求に応じて頻回に授乳するよう指導する	・乳房緊満を予防する
	・緊満による強い疼痛には，授乳と授乳の間に冷たいタオルなどで乳房を冷湿布するよう指導する．ただし，冷やしすぎは乳汁分泌低下につながるため注意する	・血液やリンパ液が乳房組織内に充満・うっ滞することが原因のため，冷罨法によって血管を収縮させ，うっ滞を改善する
	・乳房を締めつけるような衣類を避けるように説明する	

パッド交換（悪露）(文献 97，98 をもとに作成)

項目	援助および指導内容	根拠，留意点
パッド交換	・産褥 1 日以降，悪露の量が正常な産褥経過をたどっていると判断されるときは計量しなくてよいことを説明する	
	・悪露の性状や量 (p425) の異常について説明し，異常が認められたならばすぐに看護師に伝える，あるいは受診するよう説明する	・活動量の増加によって，一時的に出血を伴うことがあるが，持続する出血や，量の増加，悪臭などが生じた場合は感染などが起きている可能性がある
	・悪露の量の測り方として，①秤量してパッドの重さを引いて算出する方法，②目算で表現する方法があることや，それぞれの特徴を説明し，実施してもらう	・目算では大量出血の場合，少なめに判断する傾向がある
	・量の目安は次にように説明する 〈秤量の場合〉 1 g=1 mL として計算する 〈目算〉 3～4 時間で大パッドが広く汚れる：多量 月経時の量が多いときとほぼ同じ：中等量 月経時と同じ小パッドが少し汚れる程度：少量	

産褥体操（文献 99 をもとに作成）

項目	援助および指導内容	根拠，留意点
産褥体操	・運動の内容や効果を説明する	・産褥体操は産褥期の身体の回復を促すだけでなく，血液の循環を促して下肢の浮腫，静脈瘤や血栓の形成を予防する，乳汁分泌を促すほか，心身のリラクセーションにつながる
	・褥婦の生活や状態に合わせて，どの運動をいつどのように行うか，褥婦とともにプログラムを組む	・入院中だけでなく退院後も日常的に運動を継続できるようにする
	・産褥日数に合った内容を指導する．できれば産褥 1 日から始め，身体的負荷の少ない内容の体操を取り入れる〔図〕	・出産直後は，分娩損傷部の疼痛，後陣痛，母体疲労などが強く，身体の状態を考慮する必要がある．また，状態に不適切な体操は，逆に身体症状を悪化させる

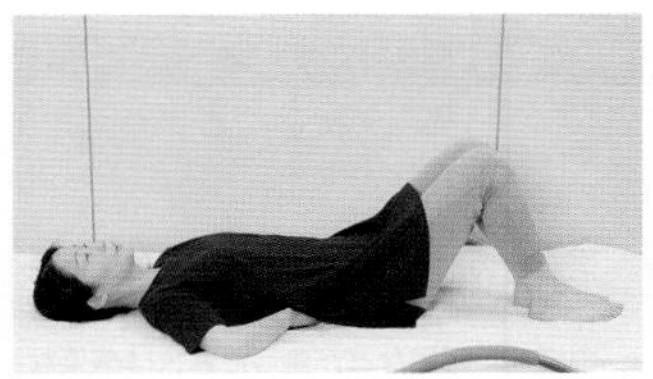

a. 腹式呼吸

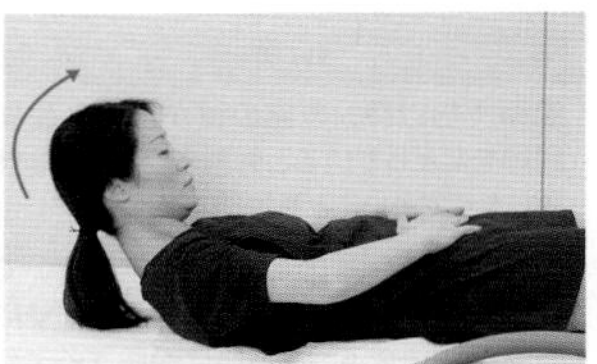

b. 頭の持ち上げ，起き上がり

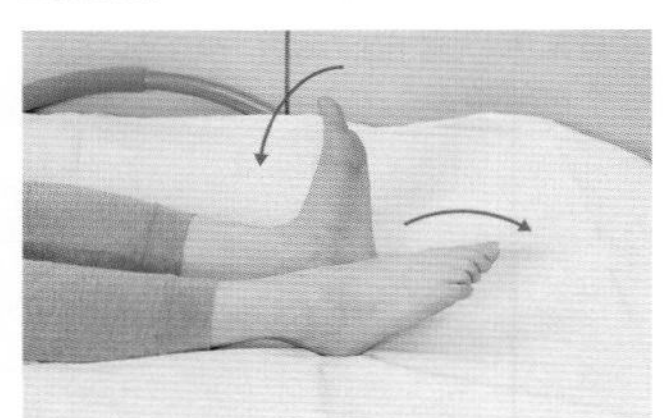

c. 足の曲げ伸ばし，回転

図 産褥体操の例

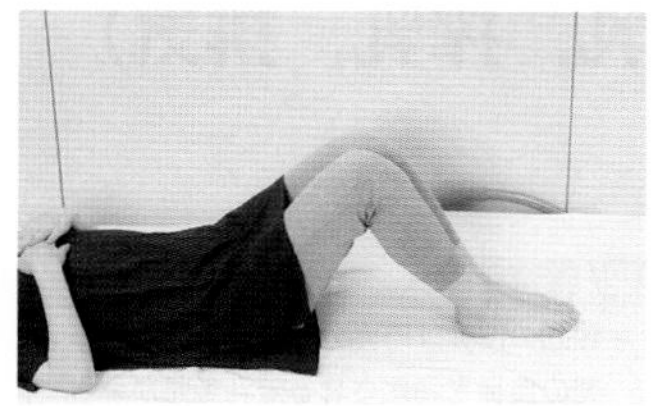

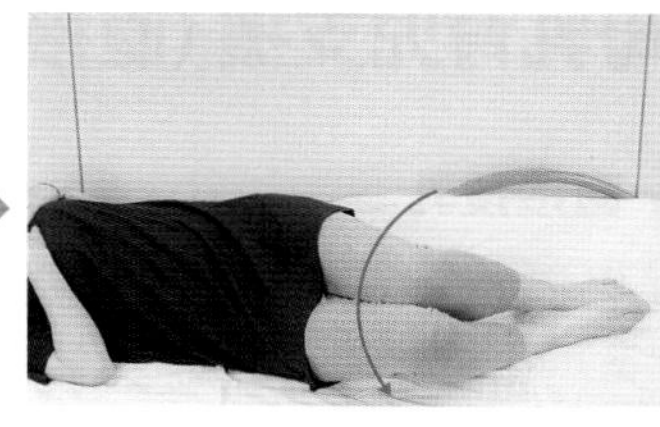

d. 両膝の回転

e. 片膝の回転（反対側も同様に行う）

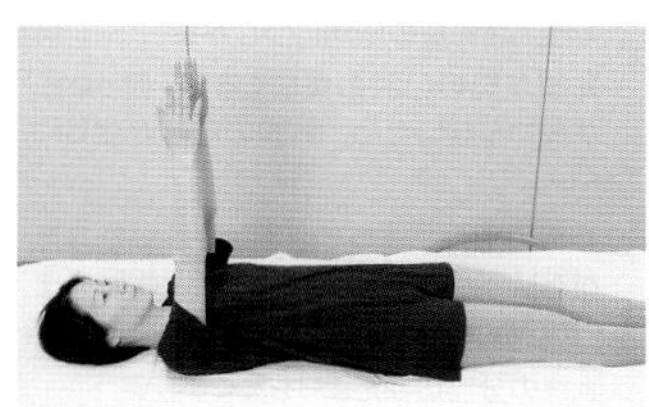

f. 腕の上げ下ろし

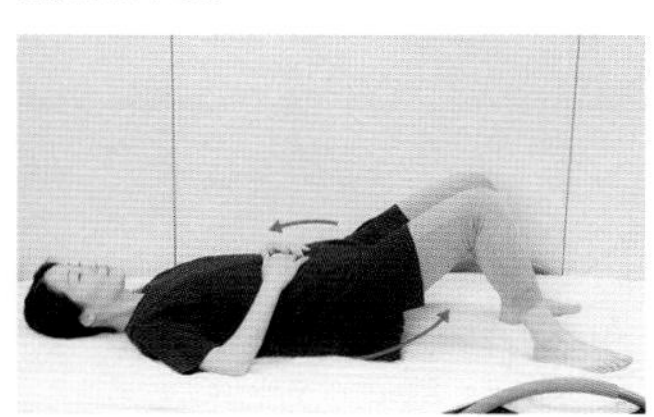

g. 骨盤の傾斜運動

母乳育児支援（直接授乳，搾乳，排気）

直接授乳（文献100，101をもとに作成）

項目	援助および指導内容	根拠・注意点
準備	・授乳間隔に関係なく児の欲求（泣いたとき）に応じて授乳するように指導する	・頻回の授乳は母乳分泌を促進する ・児の食欲を満足させる後乳を児が哺乳できるようにする
	・母親が直接授乳を正しくできるようになるまで定期的に観察し，上手にできない場合は介助して，視覚的・体感的に理解できるように援助する	
	・授乳前に乳頭・乳輪のマッサージ方法を説明し，褥婦が自ら実施できるよう乳頭と乳輪をマッサージする［図1］	・乳頭・乳輪部分がやわらかいと，児は吸いつきやすい ・乳房の過度の充満があると乳頭が扁平になり，児が乳頭や乳輪を含むことが困難
	・乳房に対して児を正しい位置に抱くことができるように指導する［図2］	・吸啜力を強めて圧を十分に加えることができ，哺乳量の増加につながる ・乳頭が児の口腔の奥にくると，偏った圧が加わらないため，乳頭の亀裂が生じにくい
姿勢	・母児の状況に合わせ，安楽で授乳しやすい姿勢を検討し，援助する	・乳房の形態によって飲ませやすい抱き方があり［図3］，抱き方によって吸啜時の圧の加わり方が異なる
母乳の与え方	・最初に含ませる乳頭を授乳ごとに交替するよう指導する	・乳汁の分泌のかたよりをなくす
	・乳汁の貯留が多い乳房から授乳するよう指導する	・乳汁の排出を促すことが可能

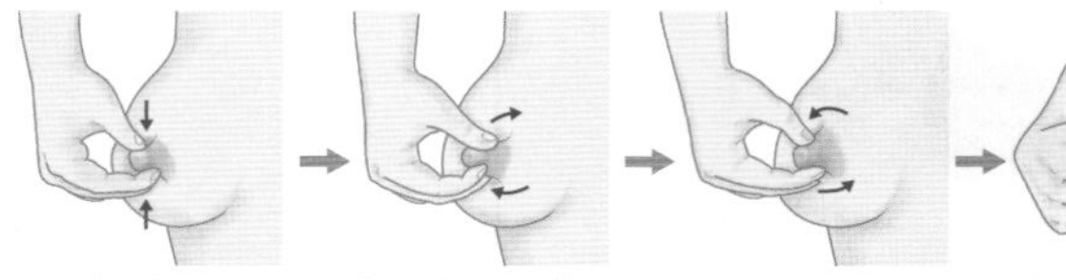

図1 乳頭・乳輪のマッサージ法

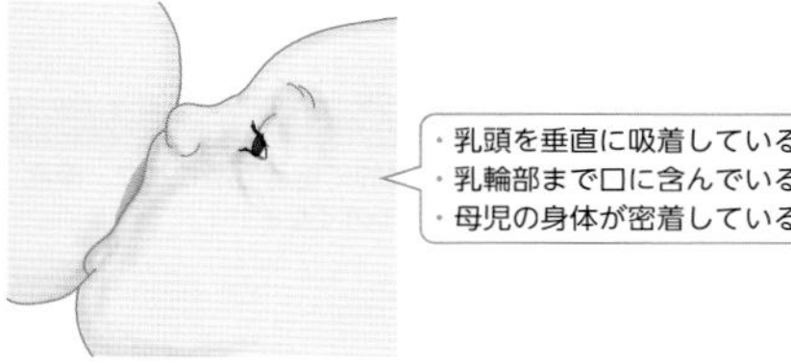

図2 乳房に対する児の適切な位置

Ⅱa 型(おわん型)

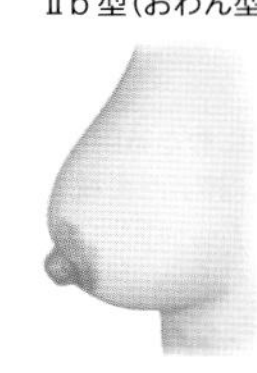

Ⅱb 型(おわん型)

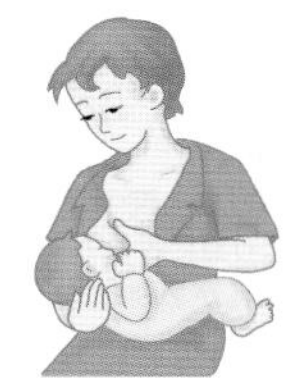

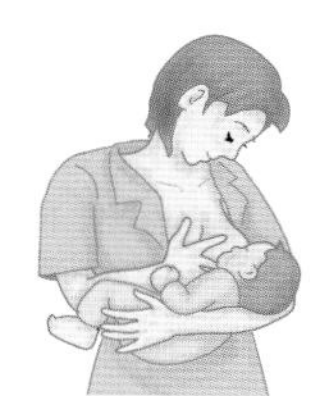

横抱きによる抱き飲み(児の頭部を手で支える)　横抱きによる抱き飲み(児の頭部を腕で支える)

Ⅰ型(扁平)

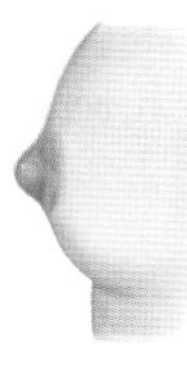

Ⅱa 型(おわん型, 乳房の高さ 5 cm)

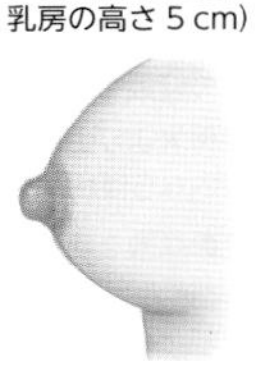

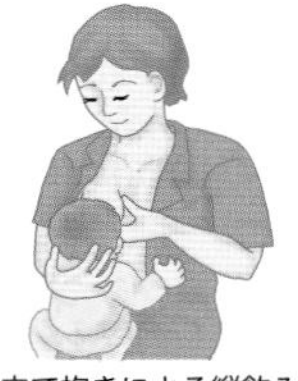

立て抱きによる縦飲み

Ⅲ型

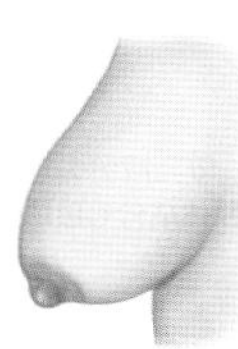

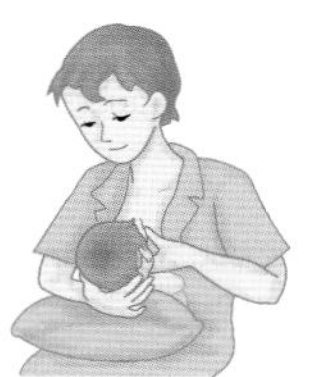

逆抱きによるわき飲み

図3 乳房の形態と児の抱き方

搾乳（文献 102，103 をもとに作成）

項目	援助および指導内容	根拠，留意点
準備	・褥婦に搾乳方法を実際に行って見せた後，褥婦自身が実施できるように援助する	・視覚的・感覚的に指導することで，搾乳方法を理解しやすくなる
	・搾乳では，児への感染予防のため，乳頭を清潔に保つよう指導する	
用手搾乳	・乳管を母指と示指で圧迫して，乳汁を排出させる［図1］	・乳房をしごいたり，力を入れ過ぎると乳房表面が発赤し，傷つくおそれがある
	・残乳がないように指を乳輪部の全周に動かして搾乳するよう指導する	
搾乳器による搾乳	・新生児が NICU/GCU に入院中である，口腔の異常などにより直接授乳が難しい場合は，長期的な搾乳が必要であり，搾乳器の使用を勧める	・長期にわたる用手搾乳は腱鞘炎などを起こし，搾乳を継続できなくなることが多い
	・搾乳器の正しい取り扱い方法を褥婦に指導する a. 乳頭に装着するキャップを密着させる b. シリンジ式の搾乳器では，乳汁の分泌状態を見て少しずつ吸引する	・乳頭・乳輪部にかかる吸引圧を均等にする
搾母乳の保管	・搾母乳を哺乳瓶のままで冷蔵保管（4～6℃）するときは，24 時間以内に使用する	・母乳の腐敗を防ぐ ・冷凍母乳より生母乳に近く，4℃で 24 時間以内ならば細菌は増殖しない
	・長期保存を必要とする場合は，冷凍母乳用のバッグに移して冷凍保存する	・母乳の腐敗を防ぐ
	・搾母乳の取り違えを防ぐために，褥婦の氏名，搾乳日時，搾乳量を明記する	
搾母乳の解凍	・冷凍した搾母乳の解凍は，冷蔵庫内での自然解凍または流水・微温湯による解凍が望ましい．37℃の保温槽で解凍すると時間が短縮できる	・免疫グロブリンである IgA 濃度が変化しない
	・電子レンジによる解凍はしてはいけない	・電子レンジによる加熱で，母乳成分の活性の大半が失われ，抗病原体成分も破壊される

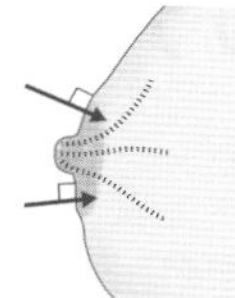
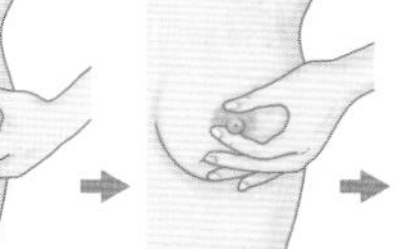
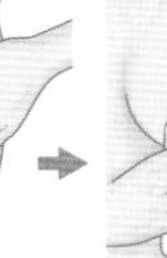
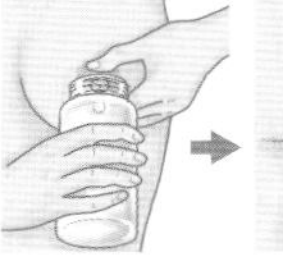
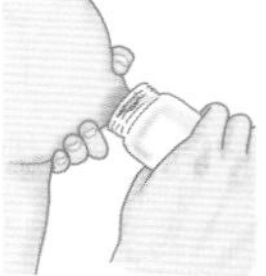

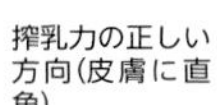
搾乳力の正しい方向(皮膚に直角)

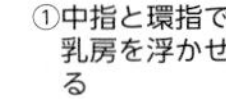
①中指と環指で乳房を浮かせる

②母指と示指でしぼる

③前傾姿勢で乳汁を排出する

④乳汁を入れる

図1 用手搾乳法

排気 (文献 104, 105 をもとに作成)

項目	援助および指導内容	根拠, 留意点
排気の方法	・授乳終了後, 新生児の背部をさすりあげたり, 軽くたたいたりして, 排気を促す	・新生児は母乳とともに空気も一緒に嚥下している ・新生児の胃の噴門部の括約筋は未熟で締まりが緩いため, 排気とともに吐乳しやすい
	・哺乳瓶での授乳後は, 十分に排気させるよう指導する	・児の口と乳首の周囲を完全に密着させることができないため, 人工乳と一緒にたくさんの空気を飲み込んでいる
排気時の体位	・排気時の体位は, 児の胃の部分がまっすぐになるよう立て抱きにする[図2]	・児の上半身を立てれば, 空気は軽いため, 上部に移動し, 排気しやすくなる
	・抱っこに不慣れな褥婦では, その際に児が転落する危険があるため, 大腿部にのせた状態で排気させるよう指導する	

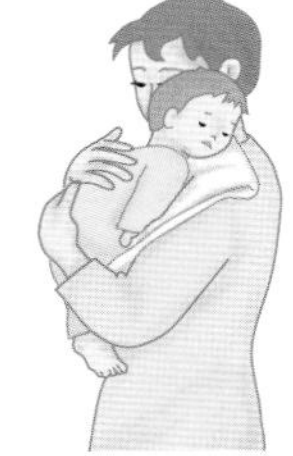
a. 児の顎部を肩にのせる

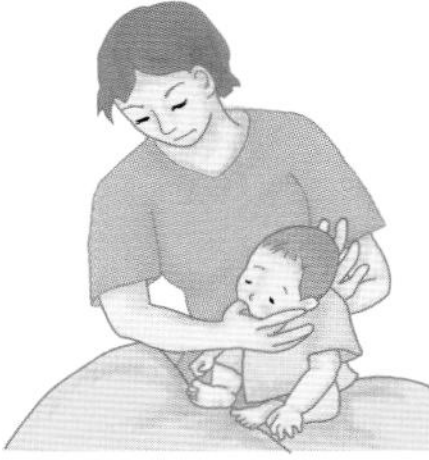
b. 児を大腿部にのせ前傾させる

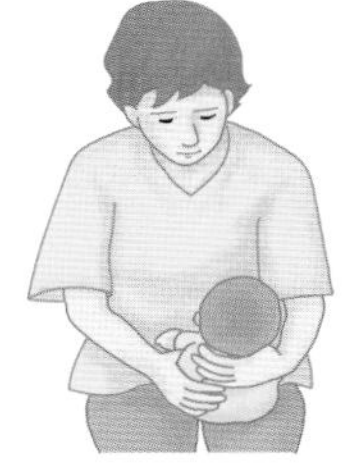
c. 児を大腿部にのせ背部を支える

図2 排気法

乳房トラブル（乳頭痛，乳房痛）のケア

乳頭痛のケア（文献106，107をもとに作成）

項目	援助および指導内容	根拠，留意点
原因の把握	・乳頭の状態（乳頭発赤，血疱，水疱，亀裂などの有無）を観察し，痛みや亀裂の原因に合ったケアを選択する	・乳首痛や亀裂の原因はさまざまあるが，抱き方や授乳方法の改善で大半が解決する
	・授乳後の乳頭の形を観察する．適切に乳頭・乳輪をくわえていれば，授乳後の乳頭は開口部を中心に突出し，変形はなく，授乳前より乳首がやわらかい	・児が適切に吸着できているか判断できる
	・カンジダ感染を原因とするトラブルの場合，刺すような痛みを訴え，乳首は赤く光ったようになる．乳首の治療とともに，児の口腔内の観察が必要	
	・褥婦が直接授乳を拒否するほど痛みが強い，損傷が激しい場合を除き，授乳を続けるよう指導する	・授乳の中断は褥婦に乳房緊満を起こしたり，人工乳首使用による児の乳首混乱を招くなど，新たなトラブルが生じる可能性がある
疼痛	・授乳前に軽く搾乳し，児が吸着しやすい状態にする	
	・トラブルのない側から授乳を開始し，射乳反射を促す	
	・新生児の吸啜時間を短くする	・乳頭の負担を軽減する
	・授乳後，乳頭保護剤，ラノリン，オリーブオイルなどを乳頭に塗布する	・乳頭を保護する
	・乳頭痛がなかなか緩和されない場合は直接授乳を中止し，乳頭の損傷が軽快するまで搾乳を行う	

乳房痛のケア (文献 108，109 をもとに作成)

項目	援助および指導内容	根拠，留意点
観察	・乳房の状態 (熱感，圧痛，局所の発赤，腫脹，硬結の有無など) を観察し，原因に合ったケアを選択する	・間違ったケアは乳房トラブルを悪化させてしまう ・熱感や圧痛を伴うかたく腫脹した乳房緊満は産褥 3 日頃から 6 日にかけて生じ，適切な対応が必要となる
乳房緊満	・乳房緊満が乳房痛の原因である場合，まず児の欲求に合わせた授乳を行い，授乳時間を制限しないよう指導する	
	・乳房緊満が強いときは，軽く搾乳して乳輪をやわらかくしておくよう指導する	・乳輪部がやわらかいと児が吸いつきやすい
	・授乳していないときに，痛みや浮腫を軽減するために冷罨法[図] を行うよう指導する	・乳房を冷やすことで血管が収縮し，うっ血状態が改善する
	・締めつけるようなブラジャーを避けるよう指導する	

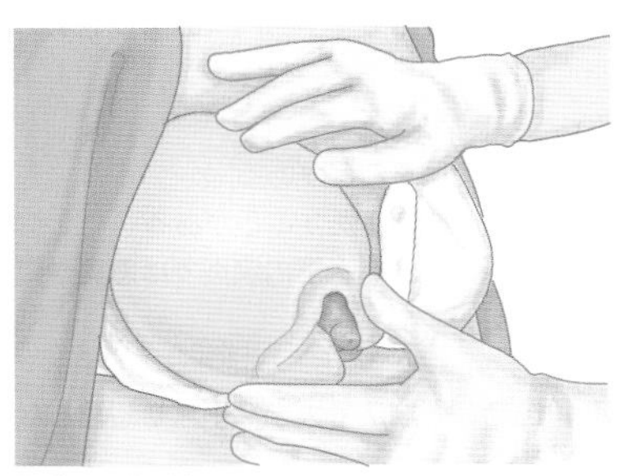

図 乳房の冷罨法

子宮復古不全 (文献 110，111 をもとに作成)

子宮復古不全とは

- 子宮収縮不全のために子宮復古が遅れた状態［図1］
- 子宮は，正常に経過した場合の産褥日数に比べて大きくやわらかく，子宮口の閉鎖も遅れている
- 子宮内膜の再生が遅れ，悪露の減少・性状の変化も異なる
- 原因として最も多いのは子宮内の卵膜・胎盤組織の残存で，次いで子宮内感染．ほかに子宮筋腫，羊水過多や多胎妊娠，巨大児などによる子宮筋の過度な伸展と疲労などがある
- 胎盤剥離面の断裂した血管は，子宮収縮に伴う圧迫・絞扼により止血される．しかし，収縮不全のために止血が不完全となる．悪露はなかなか減少せず，流出も不十分で子宮内に滞留しやすい

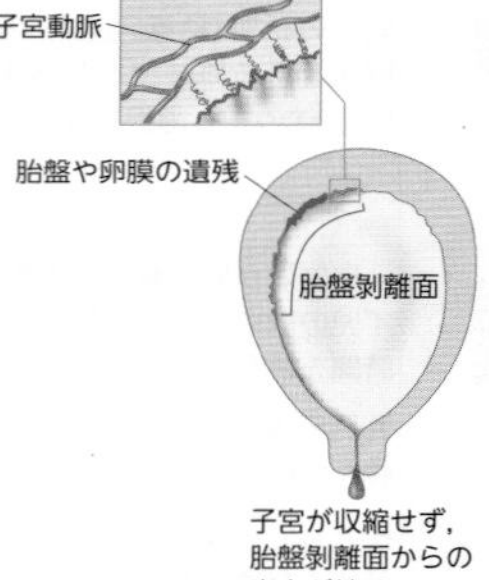

図1 子宮復古不全の子宮

症状

- 赤色悪露の期間が延長し，量も多い
- 悪露には凝血塊や卵膜，胎盤組織が含まれていることがある
- 胎盤ポリープがあれば，産褥後期以降に大出血をきたすことがある
- 子宮内感染があれば下腹部痛や発熱が出現し，産褥子宮内膜炎では悪臭や腐敗臭を伴った悪露となる

治療［図2］

- 外診・内診により子宮底長を確認し，超音波断層法で大きな子宮や短縮しない子宮腔長を確かめることで診断する
- 卵膜や胎盤の遺残，血液の貯留を原因とするものには，子宮収縮薬と抗菌薬による薬物療法を行う
- 薬物療法が無効のとき，産褥早期の場合は子宮腔内の遺残を除去する（子宮内容除去術）．産褥晩期での子宮内容除去術は，容易な場合を除き，危険なため行われない

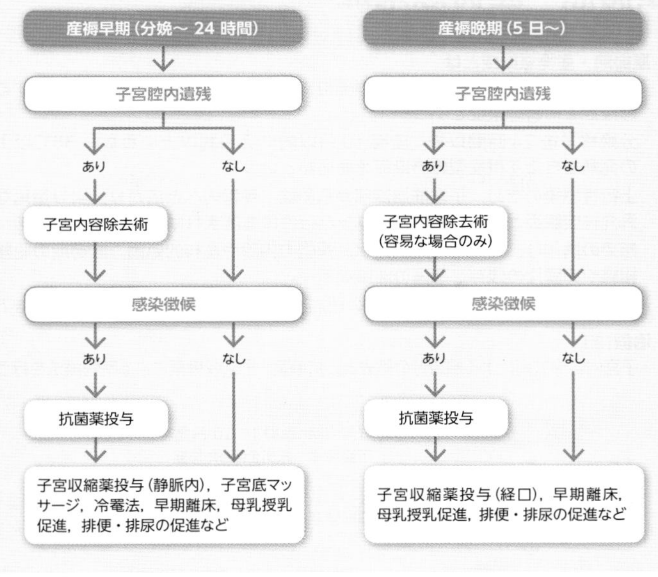

図2 子宮復古不全の病期別治療のフローチャート

ケアのポイント

- 性器出血の増加防止，感染の防止，貧血予防，出血性ショックや播種性血管内凝固症候群（DIC）の回避に向けた介入が必要
- 感染徴候が出現している場合は，原因の除去と感染に対する診療支援・ケアを行う
- 悪露や子宮収縮の状態を確認し，子宮復古不全に関する情報を医師に提供する
- 薬物療法が実施されているときは，医師の指示どおり薬物を準備し，正確に投与する
- 後陣痛を緩和する体位〔シムス位や腹臥位（子宮収縮が良好で子宮内遺残がない場合）〕を工夫する
- 身体的苦痛や疼痛，不快感により生じているセルフケア不足に対する援助を行う
- 退院後も薬物療法（内服）が継続する場合は，服薬指導を行う
- 受診が必要な症状について説明し，異常がみられたらすぐ受診するよう指導する

産褥熱・産褥感染症 (文献 112，113 をもとに作成)

産褥熱・産褥感染症とは

- 分娩時に生じた子宮や産道の創傷部位に起きた細菌感染と，それに続発する感染症を産褥感染症という
- 分娩終了後 24 時間以降，産褥 10 日以内に 2 日間以上にわたり 38℃以上の発熱をきたす重症型の感染症を産褥熱という
- 上行性感染のため，子宮筋層深部から卵管，骨盤内へと広がり，より重篤な汎発性腹膜炎となる．血行性，リンパ行性に進展すれば，敗血症をきたす
- 感染の誘因は，分娩時の前期破水，頻回の内診や産科的処置，産褥期の胎盤組織や卵膜片の残存，悪露の滞留など
- 主な症状は発熱，下腹部痛，子宮の圧痛 (内診時)，悪臭を伴う悪露，膿性帯下

治療 [図]

- 子宮内容除去術による感染源の除去と，抗菌薬・子宮収縮薬による薬物療法を行う

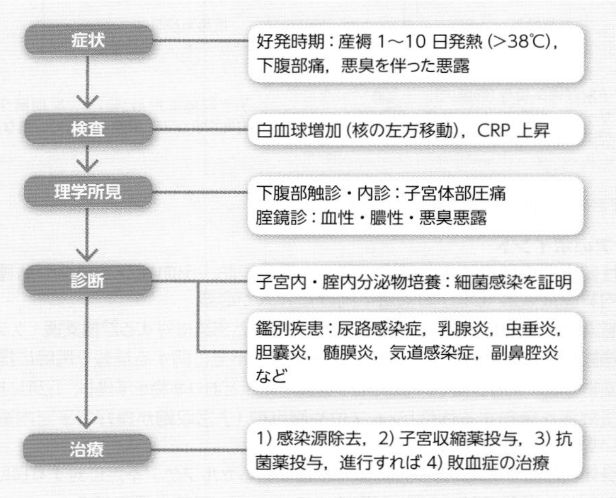

図 産褥熱・産褥感染症治療のフローチャート

ケアのポイント

- 感染が限局している時期は，①異常の早期発見・早期介入に努める，②身体的苦痛の緩和と，身体的問題より生じているセルフケア不足や育児を支援する，③母体の回復が順調に進まないことに対する褥婦・家族の不安を緩和する，がケアのポイントとなる
- 感染が全身に進展した場合，全身状態が重症化し，母体の生命に危機的状況を及ぼすこともある．それを回避する目的で，①全身状態を管理し，診療が円滑に進むための診療支援を行う，②増大している身体的苦痛の緩和とセルフケア不足への援助を積極的に行い，母体の体力消耗を最小限にする，③状態の悪化に伴う褥婦・家族の不安の軽減を図る
- 薬物療法が実施されているときは，医師の指示どおり薬物を準備し，正確に投与する
- 疼痛，苦痛，不快感の緩和のための体位を工夫する
- 発熱による頭痛の緩和や体温を下げるために頭部，腋窩，鼠径部に冷罨法を行う
- 発熱に伴い発汗量が多くなるため，身体の清潔ケアを援助する
- 身体的問題より育児行動ができない場合は，それを支援する
- 褥婦・家族の話をゆっくり聞いたり，病態や検査・処置について丁寧に説明し，不安を緩和する

マタニティブルーズ (文献114，115をもとに作成)

マタニティブルーズとは［図1］

- 分娩直後から7～10日以内に出現し，2週間以内におさまる一過性のうつ状態．2週間以上続く場合は，産後うつ病が示唆される
- 褥婦の約3割に発症するとされ，そのうちの5%が産後うつ病に移行するといわれる
- 発症のピークは分娩後3～5日で，経産婦より初産婦に多い傾向がある
- 分娩を契機とした急激な内分泌環境の変化，出産に伴う身体的苦痛や身体的回復の遅れ，新生児の異常とそれによる母児分離，育児の負担，家族の不十分なサポートなどは，マタニティブルーズを引き起こすストレス要因となる
- 主な症状は，涙もろさ，不安感，易疲労感，孤立感，集中力低下，当惑，頭痛，不眠，食欲不振，怒りっぽさなど

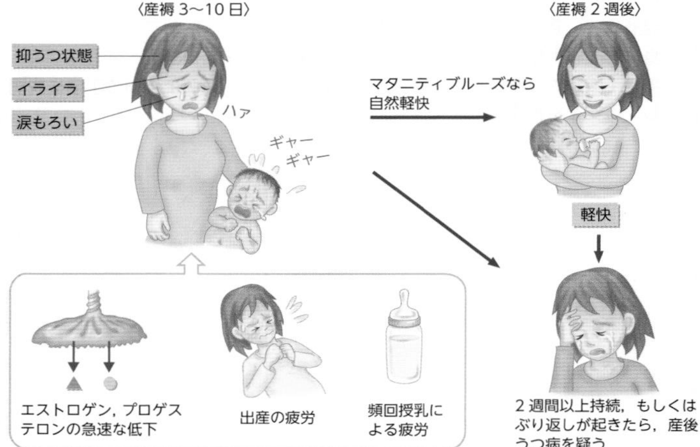

図1 マタニティブルーズの病態

治療［図2］

- 通常，治療しなくても発症から数日以内に自然軽快する．原則として，薬物療法を必要としない

- 受容的・支持的に接するとともに，十分な睡眠を確保し，母体の心身の疲労や負担を取り除くことが重要．場合によっては，少量の抗不安薬や睡眠薬の投与や育児支援が有効
- 入院治療が必要な重症症例では，産後うつ病に移行する可能性もあるため，注意が必要

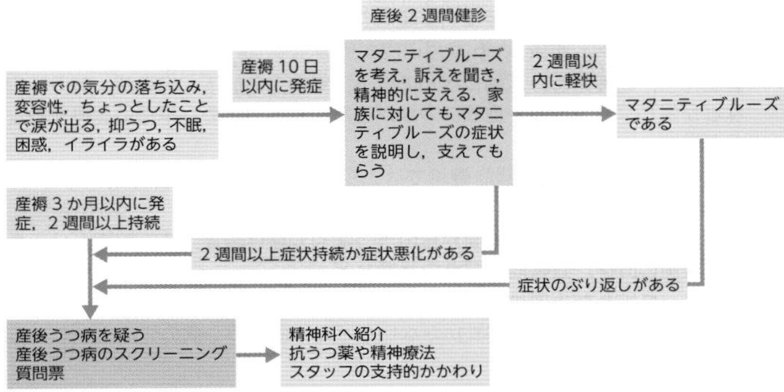

図２ マタニティブルーズへの対処

▶▶ ケアのポイント

- 不安に感じていることや気がかりなこと，困っていることなど，褥婦の話を聞き，受容的・支持的に接する
- ストレス要因を把握し，それに応じた支援を行い，マタニティブルーズを予防する
- 睡眠環境を整え，十分な睡眠を確保できるよう援助する．退院後も睡眠不足にならないよう，睡眠の工夫の仕方を褥婦・家族に指導する
- 褥婦に抑うつ，睡眠不足の進行，疲労の蓄積，感情失禁などがみられた場合は，マタニティブルーズの可能性がある．休息を促す支援とともに，新生児ウエルネスが低下しないよう家族と協力して新生児のケアを実施する
- 退院後の褥婦の負担軽減のため，家族に育児ケアのサポートの必要性を説明したり，実際の方法を指導する
- 家族に退院後の受診のタイミングを具体的に説明する．例えば，褥婦に涙もろい，授乳に時間がかかる，疲労・倦怠感を強く訴えるなどの症状がみられた場合など

産後うつ病(文献 114〜116 をもとに作成)

産後うつ病とは

- 産褥 1 か月以内に急激に発症し，強いうつ状態が 2 週間以上持続するものを産後うつ病という
- マタニティブルーズから移行する産後うつ病もある
- 出現時期は通常，産後 3〜6 か月以内が多い
- 睡眠障害，易疲労感，活動レベルの低下，集中力の低下，自責感，育児不安などが生じ，育児放棄や自殺につながることもあるため，早期に発見することが重要
- 産後 2 週間（退院後 1 週間）健診ではエジンバラ産後うつ病調査票（EPDS）を用いて母体の精神状態をスクリーニングする
- 発症のリスク因子は，妊娠前からのうつ病や双極性障害，不安障害といった精神疾患の既往，妊娠期の抑うつ状態など
- 望まない妊娠や新生児の異常，産科合併症，経済的困窮，パートナーや家族との関係が不安定で精神的支援がないなども，産後うつ病の発症にかかわる

治療

- 精神科の受診・治療が必要であり，専門医を紹介する
- 褥婦に対し受容的・支持的態度で接し，一方的に励ましたり，心配ないと突き放したりしない
- 抗うつ薬による薬物療法や精神療法を行う

ケアのポイント

- 産後うつ病が疑われるときは，専門医の診察を受けられるように支援する
- 不調に気づいても抗うつ薬の母乳への移行を心配して精神科受診を拒むこともある．また，家族によるサポートが必須となるため，家族にも病状や治療に関する情報を提供し，正しく理解してもらう

母性―新生児期

新生児の分類

在胎期間・出生体重・胎児発育曲線による分類

在胎期間

超早産児	妊娠満 22 週以上～満 28 週未満で出生した児
早産児	妊娠満 28 週以上～満 37 週未満で出生した児
正期産児	妊娠満 37 週以上～満 42 週未満で出生した児
過期産児	妊娠満 42 週以上で出産した児

出生体重

超低出生体重児	出生体重 1,000 g 未満の児
極低出生体重児	出生体重 1,500 g 未満の児 (超低出生体重児も含む)
低出生体重児	出生体重 2,500 g 未満の児 (超低出生体重児も極低出生体重児も含む)
正常出生体重児	出生体重 2,500 g 以上～4,000 g 未満の児
巨大児	出生体重 4,000 g 以上の児
超巨大児	出生体重 4,500 g 以上の児

胎児発育曲線

不当軽量児 LFD (light for dates infant) SFD (small for dates infant)	在胎週数に比して出生体重が軽い児で, LFD は出生体重のみが 10 パーセンタイル未満で身長は 10 パーセンタイル以上の児. SFD は出生体重と身長ともに 10 パーセンタイル未満の児	①+②
相当体重児 AFD (appropriate for dates infant)	出生体重と身長ともに在胎週数相応の児, 出生体重が 10～90 パーセンタイルに含まれる児	③
不当重量児 HFD (heavy for dates infant)	在胎週数に対して出生体重が重い児, 90 パーセンタイル以上の児	④

a. パーセンタイル値の意味

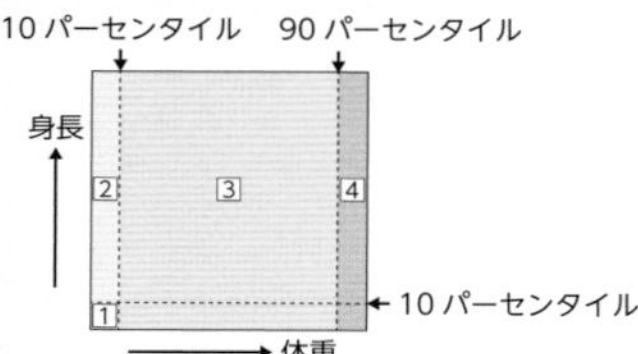

b. 在胎期間別出生体重標準曲線

・この標準曲線に出生体重を照らし合わして評価する. 2本の線をはさむ部分が相当体重児である

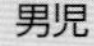
男児

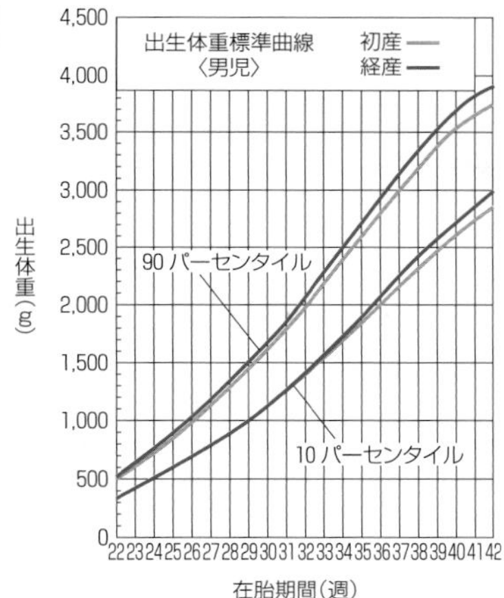

女児

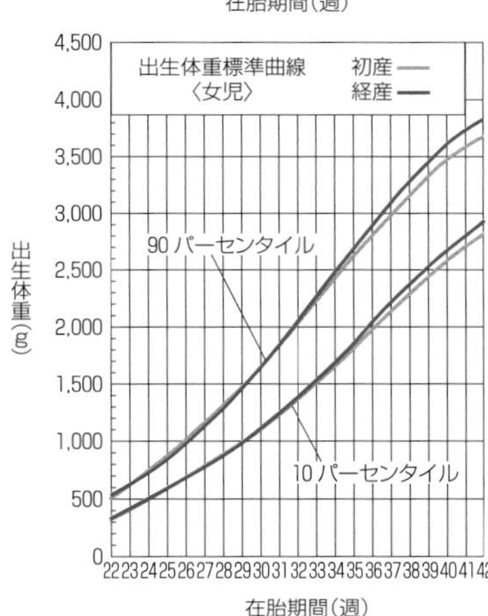

アセスメントと生理的範囲からの逸脱

アセスメント (文献 117，118 をもとに作成)

生理的特徴

	基準 (目安)	生理学的特徴，留意点
体温	腋窩温：36.5〜37.5℃ 直腸温：37.0〜38.0℃	1 日の中で 1℃前後の変動あり．夕方，授乳直後，啼泣後などでは高くなりやすい
呼吸	呼吸数：30〜50 回/分	ガス交換能力が成人の約 1/6，呼吸筋の筋力が弱い，呼吸調節機能が未熟，横隔膜呼吸（腹式呼吸），啼泣時以外は基本的には鼻腔のみを介し呼吸を行っている
心拍数	心拍数：120〜140 回/分	心筋が未熟であることから，最高血圧は 60〜80 mmHg と成人よりも低く，心拍出量も少ない
尿	尿量：生後 1〜2 日 → 50〜60 mL 生後 3 日 → 100 mL 生後 3〜5 日 → 300 mL	排尿回数は出生 24 時間以内は 1〜数回で，尿量は少ないことが多い．出生後 24〜72 時間で尿量が急速に増加し，72 時間以降は安定して 10〜15 回の排尿
便	便の性状：生後 1〜2 日までは胎便（粘稠性の暗緑色の便），その後は移行便（褐色または緑色の便），生後 3〜5 日で普通便（黄色または緑色）となる	母乳栄養では酸臭のあるやわらかめの便が 1 日に 4〜5 回排泄される

生理的変化

生理的体重減少※	生後数日の間に 3〜10%前後の体重減少が生じる．新生児では細胞外液が多く，それが体外に排泄されるのに伴って起こる現象．母乳栄養が順調に進んでいれば，日齢 3〜5 日の間に体重が増加してくる場合が多い
生理的黄疸	血液中のビリルビン値が上昇するため，皮膚が黄染して見える．通常，日齢 2〜3 日から現れ，日齢 4〜5 日をピークとして日齢 7 日以降に徐々に減退していく
生理的嘔吐	生後数時間〜24 時間以内に始まり，2〜3 日間にわたって，羊水（哺乳開始前）または粘液様の吐物を嘔吐する（初期嘔吐）．また，分娩時に母体血を飲み込んだ場合は，血性様吐物のこともある

※生理的体重減少率の求め方：（出生時体重－現在体重）/出生時体重×100

生理的範囲からの逸脱の有無

体重減少 (文献 119 をもとに作成)

- 通常，生後 2～5 日頃に体重減少は止まり，増加に転じる．そして，生後 1～2 週にかけて出生体重に戻る．その後は 1 日あたり 20～30 g，1 週間で 125 g 以上，体重は増加していく [図 1]
- 日本小児学会では，1 日の体重増加 20 g 未満を体重増加不良の目安としている．体重増加不良と判断された場合は，その原因検索を行う
- 体重増加が不良であるものの，全身状態は良好で理学所見に異常がなければ，まず母乳分泌不足や授乳方法の問題がないかを確認する．問題がある場合は，ミルク追加や授乳指導 (p440) が必要となる
- 上記の問題がみられない，または授乳指導やミルク追加を行っても改善がみられない場合は，哺乳力や哺乳量が十分か評価する [次頁図 2]．哺乳力が不十分な場合は，先天性喘鳴などの耳鼻科疾患，先天性心疾患，神経・筋疾患などの検索が行われる

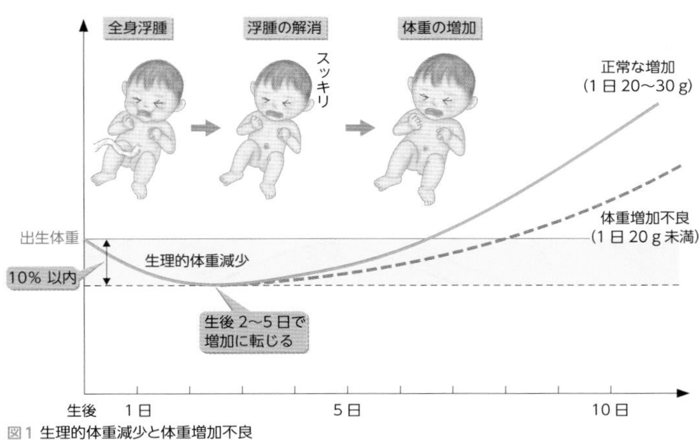

図 1 生理的体重減少と体重増加不良

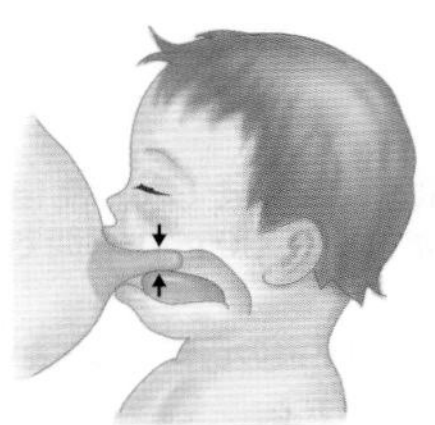

舌と口蓋で乳頭を圧迫．舌と口蓋，乳頭先端とで密閉空間をつくる（乳輪までしっかりくわえさせることが重要）

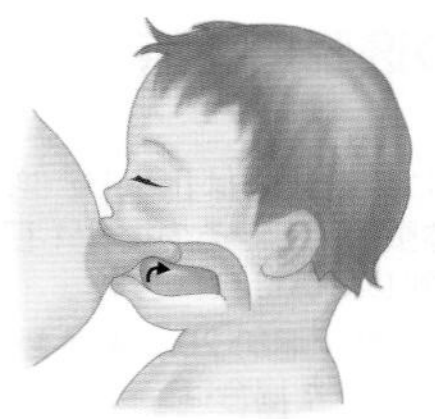

乳輪から乳頭先端へと舌がうねる

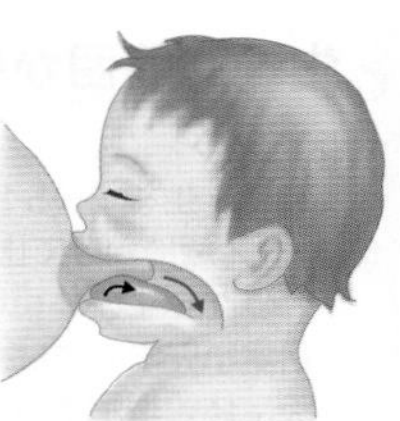

乳頭から乳汁が流出する

図2 適切な吸啜（きゅうてつ）

黄疸

- 自然光の下で黄疸の程度を観察する
- 経皮的黄疸計による病的黄疸のスクリーニングが通常1日1回行われる．黄疸の増強が認められた場合は，血液検査でビリルビン値を測定
- 出現状況（出現時期，増強の速さなど）から，生理的黄疸か病的黄疸かが鑑別される［図3］

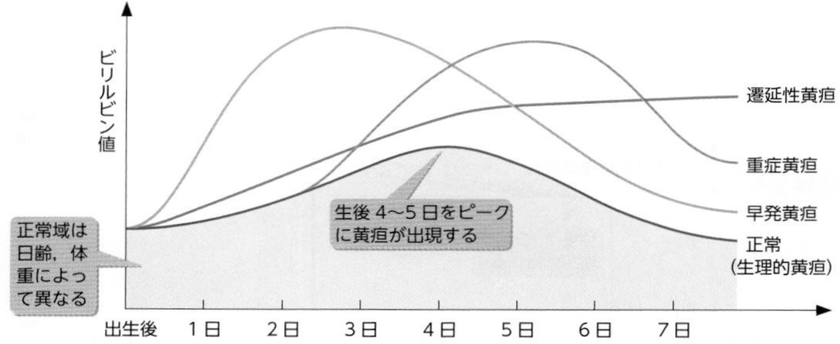

早発黄疸：生後24時間以内に肉眼的黄疸が認められる．急速に溶血が起こる．ただちに治療が必要
重症黄疸：ビリルビン値が基準範囲を超えて高い．早急な治療を行って核黄疸を防ぐとともに，原因検索
遅延性黄疸：未熟性によるものや母乳性黄疸などの比較的問題の少ないものもある一方で，感染症や代謝性疾患，肝疾患などの全身的な疾患の一部症状としてみられるものもある

図3 生理的黄疸と異常な黄疸（文献120より転載）

a. 病的黄疸に対する光線療法の開始基準(文献 121 より転載)

- 核黄疸のリスクが高いと判断された場合には，光線療法が行われる．ビリルビンが沈着した皮膚に光線を照射することで不溶性のビリルビンを水溶性に変化させ，肝臓や腎臓から排泄されやすくする

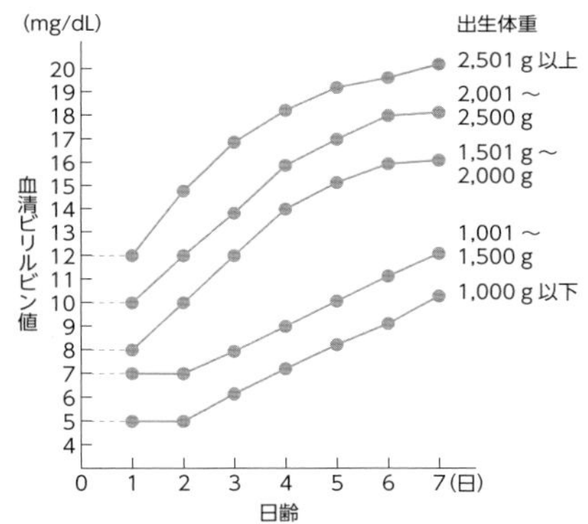

注)
- 出生当日を日齢 0 日とする．
- 下記の核黄疸危険増強因子のいずれかが存在するときには，一段階低い基準線を超えたときに光線療法を考慮する．
  - 新生児溶血性疾患
  - 仮死
  - アシドーシス (pH≦7.25)
  - 呼吸窮迫
  - 低体温 (≦35.0℃)
  - 低タンパク血症
(血漿タンパク質≦5.0 g/100 mL)
  - 低血糖症
  - 感染症

▶▶ 嘔吐(文献 122 をもとに作成)

- 生後数日間に生じる数回の嘔吐は多くの新生児に認められる．悪心・嘔吐の回数，持続期間，吐物の性状などを注意深く観察する
- 下記のいずれかが当てはまる場合は，原疾患による病的嘔吐の可能性が高く，血液検査や X 線検査などを行い，原疾患の診断を進める必要がある

- 嘔吐回数が 5～6 回/日以上
- 嘔吐が数日間以上持続する
- 1 回の嘔吐量が多い
- 噴水状の嘔吐をする
- 吐物が緑色である→緊急性を伴う外科的疾患であることが多い
- 腹部膨満がある
- 胎便が 24 時間以上排泄されない
- 全身状態が不良である (哺乳力低下，皮膚色不良など)

視診

・視診は，触診，計測診，聴診と同時に進める．初めに全身を観察し，次いで系統的に頭部から下へ，体幹から末梢へと観察を進める

情報収集項目とアセスメントの視点 (文献 123 をもとに作成)

全身

情報収集項目	アセスメントの視点
体格・バランス	・何頭身であるかや，体幹と四肢のバランス，胸囲と腹囲のバランスを観察する ・37 週以降 (正期産) に生まれた児は 4 頭身で，それより早いほど頭部の割合が大きくなる．また，四肢は体幹に比べて短く，胸囲よりも腹囲のほうが大きい
姿勢	・四肢の屈曲の度合いや左右対称性をみる ・新生児は屈筋が優位に働き，上肢は W，下肢は M の字のような姿勢をとる
筋緊張・四肢の動き	・上下肢の動きに異常 (動きの片側性，過剰振戦，痙攣など) がないか
皮膚の色	・全身と四肢の皮膚の色が，赤みを帯びたピンク色をしているか ・四肢や口唇周囲にみられる末梢性チアノーゼは病的ではないが，顔面全体や体幹にみられる中心性チアノーゼは何らかの異常が疑われる ・黄疸が生理的範囲を逸脱していないか
皮膚の状態	・発疹や湿疹，落屑，亀裂，出血斑，母斑，血管腫の有無をみる ・便や尿による汚染と皮膚の湿潤により，肛門周囲に失禁関連皮膚炎が生じる場合がある ・全身の落屑や亀裂が著明で，口唇が乾燥している場合には脱水が疑われる
浮腫の状態	・全身性と局所性の浮腫がないか ・全身の著明な浮腫では胎児水腫などが，四肢末端の局所性の浮腫ではターナー症候群などが疑われる
意識状態	・睡眠と覚醒の状態を観察する ・外的刺激に対する反応が最も高いのは，ブラゼルトンの分類で State 4 (p242)

▶▶ **頭部⇒顔⇒頸部⇒胸部⇒腹部⇒背部⇒四肢⇒生殖器⇒肛門**

部位	観察項目
頭部	□頭の大きさと身体のバランス⇒頭部の高さが身長のおよそ 1/4 か □頭部の形，表皮の欠損と外傷の有無
顔	□顔つき⇒気になること（元気がなさそう，何となくおかしい）がないか □眼⇒眼の位置，眼裂の大きさ，眼窩間の広さが適切か．眼球結膜下出血の有無（認められた場合でも臨床的には問題なく，1 か月頃までに自然消失），眼脂の有無（涙目や軽度の眼脂は多くみられ，生理的なもの．2〜3 か月で自然寛解），結膜炎の有無（眼脂の量が多く，黄色の場合は抗菌薬などの点眼が必要） □耳⇒耳の位置，耳介の変形や副耳の有無 □口⇒口唇の異常，口蓋裂，魔歯（出生時にすでにはえている歯）の有無 □顎⇒大きさに異常（小顎症など）はないか □鼻⇒鼻の位置，形状．成熟児では鼻尖に限局した黄白色の点状丘疹（鼻皮脂）がある
頸部	□首の動き⇒同一方向ばかり向いていないか，いずれの方向にも首を動かしているか
胸部	□胸郭の形⇒児を正面から，続いて側方からみて，左右径と前後径がほぼ等しい（円形）か観察する □胸壁の動き⇒胸部と腹部が交互に動いていないか（シーソー呼吸），胸壁が陥没していないか（陥没呼吸） □乳房の大きさ⇒通常，男女とも直径 5〜10 mm．乳房の肥大や魔乳（乳頭から分泌される半透明から白色の液体）を認める場合もあるが，自然に寛解
腹部	□腹部の大きさ，形⇒膨満や陥没がないか．著明な腹部膨満（皮膚が緊張して光沢がある場合）は，腫瘤や胃穿孔などの異常が疑われる □臍部の状態⇒出血がないか（出血がある場合，清潔な綿花で拭き取り，乾燥させる）．臍輪部からの膿性の分泌物，周囲の皮膚に発赤がないか（ある場合は，感染による臍炎が疑われる） □臍帯の乾燥の程度⇒臍脱（臍帯は生後 4〜7 日程度で自然に脱落）の後，自然に乾燥が進んでいるか
背部	□背部の形状⇒背部の非対称性，異常な姿勢（ゆがみ），毳毛（ぜいもう），仙骨部のくぼみ，小瘻孔，嚢胞や腫瘤がないか．脊椎が彎曲していたり，下部脊椎の皮下に嚢胞や腫瘤があれば，二分脊椎が疑われる
四肢	□四肢の屈曲⇒四肢は軽度屈曲し，上肢は W，下肢は M の字の形をとっているか．だらりとしていないか，過剰に筋緊張が強くないか □四肢の状態⇒四肢の動きが活発か，左右対称か，長さの左右差がないか．内反足，外反足ではないか □手足の爪⇒形や伸び方に問題はないか．爪が指頭を越えるのは成熟徴候の 1 つ
生殖器	□男児の場合⇒陰茎の長さ，陰嚢の形や大きさ，しわ，左右差を観察する．成熟児の場合，陰嚢の長さは約 3 cm．陰嚢にしわが少なくむくんだような状態の場合，陰嚢水腫を疑う □女児の場合⇒大陰唇が小陰唇を覆っているか，性器出血や帯下がないか
肛門	□肛門の有無⇒外見上，正常に見える膜様閉鎖の場合もあるため，排便が確認されるまで観察する

触診

情報収集項目とアセスメントの視点 (文献 124，125 をもとに作成)

頭部	泉門の状態	・泉門の大きさを触れて確かめる．大泉門は菱形で，2cm 径程度の大きさ．小泉門は人字縫合の骨重積を触れる ・安静時に上体を挙上しても大泉門の緊張・膨隆がある場合は水頭症，低酸素性虚血脳症，頭蓋内圧亢進，脳浮腫などを疑う ・陥没・狭小がある場合は小頭症，脱水，早期縫合閉鎖症などを疑う
	産瘤，頭血腫，帽状腱膜下血腫の有無，鑑別	・産瘤は産道の圧迫によってできた児頭先進部の皮膚の浮腫とうっ血で，軟らかい餅様に触れる．生後 2 日頃までには消失する ・頭血腫は産道での圧迫によって骨膜が剝離し，頭蓋骨と骨膜の間に生じた血腫．生後 2～3 日に出現し，1 か月以上消失しないことが多い ・帽状腱膜下血腫は帽状腱膜と頭蓋骨の間に生じた血腫．多くの場合は吸引分娩に合併して生じる
胸部	乳房の状態	・乳房肥大や魔乳の有無などを確かめる
頸部	鎖骨骨折の有無	・鎖骨に沿って指を滑らせるようにして触診する．骨折があると段があり，押すとグズグズした感触がある ・巨大児や肩甲骨の娩出が困難であった新生児にしばしばみられる
腹部	緊張，硬さ	・腹部に左手を当て，右手で軽く愛護的に押しながら触診する
四肢	股関節脱臼の有無	・股関節のチェックはオルトラーニ法[図]などで行う

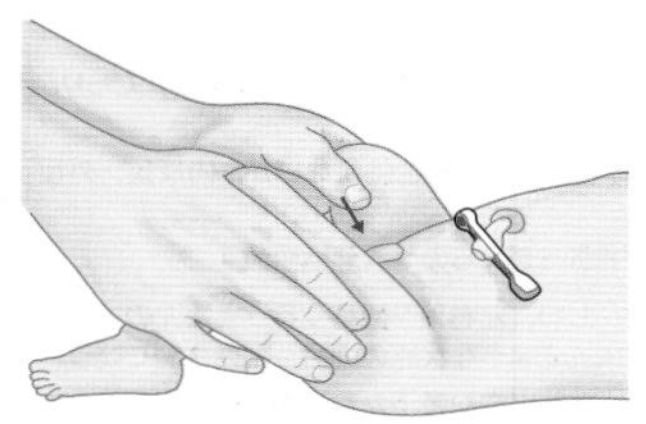

図 オルトラーニ法による股関節の診断

新生児を仰臥位にする．大腿内側に母指を当て，他指は中指を中心に大転子に添え，両膝をつかむ．股関節と膝関節をそれぞれ 90 度屈曲させ，大腿骨頭に向かって圧迫する．クリック音が聞かれる場合は，高度な股関節弛緩が疑われる

神経系検査

原始反射 (文献 126 より転載，一部改変)

・原始反射が減弱・消失している場合は，何らかの脳機能障害を疑う

名称	誘発方法・反応	消失時期	異常所見
自動歩行	新生児の両脇を支えて足底を床に着けると，下肢を交互に動かし，あたかも歩行しているような動作をする	4〜5 か月	脳障害，脊髄障害，末梢神経障害で消失する
口唇追いかけ (ルーティング) 反射	口唇や口角を刺激すると，刺激の方向に顔を向け，口を開いて刺激物をくわえようとする	4〜6 か月	反射がみられない・弱い場合は脳幹障害や先天性筋疾患を疑う
吸啜反射	口の中に指や乳首を入れると強く吸いつく	6 か月	反射がみられないときは脳障害や上部脊髄障害を疑う．6 か月以降もみられるときは前頭葉障害を疑う
手掌把握反射	新生児の手掌に検査者の指を置くと，児は指を屈曲させて握るような動作をする	4 か月	
足底把握反射	児の母趾球を圧迫すると，児の全趾が屈曲する	9 か月	脳障害，二分脊椎などの脊髄，末梢神経障害では消失する
モロー反射	児の頭部をもち上げて急に落とすような動作をしたとき，あるいは大きな音の刺激を与えたとき，まず両上肢を対称的に外転・伸展し，次いで内転・屈曲して，抱きつくような動作をする	4〜6 か月	反射がみられない場合には中枢神経の機能低下や末梢神経障害が，非対称性のときは分娩麻痺や骨折を疑う
緊張性頸反射	仰臥位で新生児の頭を一方に向けると，向いた側の上下肢は伸展し反対側の上下肢は屈曲する	4〜5 か月	

計測診

情報収集項目とアセスメントの視点 (文献 127 をもとに作成)

情報収集項目	アセスメントの視点
体温	・正常児の深部体温は 36.5～37.5℃ ・新生児における部位別の体温測定方法と留意点は表のとおり ・軽度の低体温であれば，温度環境を整え，熱喪失ルートを極力抑える．反対に高体温（深部体温で 38℃以上）の場合には，環境因子の調整や原因（感染症，脱水など）の検索を行う
心拍数	・正常児では成人の約 2 倍で，生後 24 時間ごろは 120～140 回/分 ・心拍数が 100 回/分以下，200 回/分以上，リズム不整のあるときは正常からの逸脱と判断する
呼吸数	・正常児では 40～50 回/分 ・新生児は主に腹式呼吸をしているため，測定時には着衣を広げ，胸部と腹部が観察できるようにする
身長	・満期の新生児では 48～50 cm
体重	・満期の新生児では 2,900～3,100 g ・授乳前後を避け，毎日 1 回，なるべく定刻に測定する
頭部（頭の大きさ，泉門）	・児頭計測器を用いて測定し，出生時の在胎週数に対して適切な大きさか判断する ・新生児の頭蓋骨と径線の名称・標準値は図のとおり ・大泉門は向かい合う 2 枚の骨の間を測定する．標準値は約 2 cm
体幹（胸囲，腰囲，腰幅，肩囲，肩幅）	・標準値は胸囲 32 cm，腰囲 27 cm，腰幅 9 cm，肩囲 35 cm，肩幅 11～12 cm ・仰臥位にして測定する．測定時は不必要な露出を避け，保温に努める

表 新生児における部位別の体温測定方法と留意点

部位	測定方法	留意点
腋窩	腋窩中線に対し 45 度の角度で挿入し，上腕内側と側胸部に密着させる	・腋窩温は深部体温より 0.5～1.0℃低く，直腸温より 0.4℃低い値を示す
直腸温	両足を屈曲位で固定し，体温計の感温部側 2 cm の部分を持ち，肛門に挿入する．約 3 分間そのままの姿勢を保つ	・他の部位より高い温度を示す ・挿入する深さによって測定値に誤差が生じる

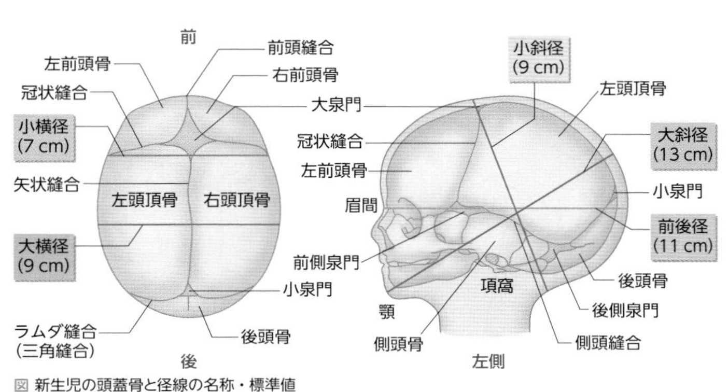

図 新生児の頭蓋骨と径線の名称・標準値

聴診

情報収集項目とアセスメントの視点 (文献 128，129 をもとに作成)

情報収集項目		アセスメントの視点
胸部	呼吸音	・聴診器で聴取する［図 1］ ・新生児は呼吸が浅いため，呼吸音が聞こえにくいことに留意する ・正常からの逸脱として，左右差，連続性副雑音，断続性副雑音がないか確認する
	心音	・聴診器の膜面を心尖部（第 5 肋間胸骨左縁，図 2）に当て，Ⅰ音，Ⅱ音を聴取する ・正常だと，規則正しい比較的澄んだ音に聞こえる ・心雑音がある場合は心疾患の可能性もある．心雑音の部位と程度を注意深く聴取し，その他の症状（活気のなさ，多呼吸，哺乳力不良，四肢冷感など）の有無を観察する
	心拍数	・聴診器を心尖部，心基部に当て，1 分間測定する ・正常だと，出生直後は 150〜180 回/分．24 時間後ごろは 120〜140 回/分で安定する
腹部	腸蠕動音	・腸蠕動音が聞こえることを確認する．生後 30〜60 分経つと聴取できる

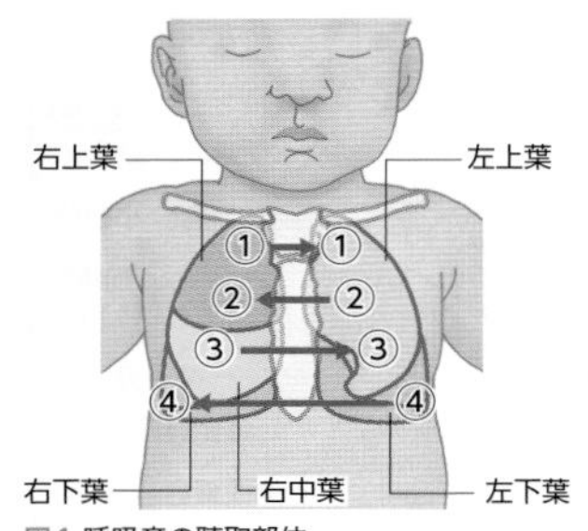

図 1 呼吸音の聴取部位

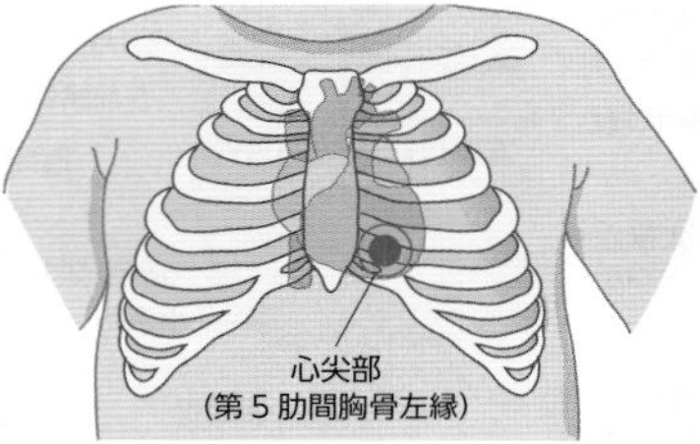

心尖部
（第 5 肋間胸骨左縁）

図 2 心音の聴取部位

アプガースコア，マススクリーニング

アプガースコア

- 出生 1 分後および 5 分後の新生児の状態について，①心拍数，②呼吸，③筋緊張，④反射，⑤皮膚の色の 5 項目で評価する
- 各項目を 0～2 点で採点し，その合計点数で児の状態を評価する［表 1，2］

表 1 アプガースコア

項目	0 点	1 点	2 点
心拍数	なし	100/分未満	100/分以上
呼吸	なし	弱い泣き声／不規則な浅い呼吸	強く泣く／規則的な呼吸
筋緊張	だらんとしている	いくらか四肢を曲げる	四肢を活発に動かす
反射	反応しない	顔をしかめる	泣く／咳嗽・嘔吐反射
皮膚の色	全身蒼白または暗紫色	体幹ピンク／四肢チアノーゼ	全身ピンク

表 2 状態の評価の指標

合計点数	評価
8～10 点	正常
4～7 点	軽症仮死
0～3 点	重症仮死

＊ 4～6 点を軽症仮死とする場合もある

マススクリーニング［表 3］

- 先天性代謝異常のスクリーニングを目的として，新生児全員を対象に実施
- 生後 4～6 日に足蹠部を穿刺し，末梢血を濾紙に吸収させる方法で行われる
- 保護者の申請によって行われるものであり，結果に異常があった場合でも，ただちに「病気が確定した」わけではないことに留意する

表 3 マススクリーニングの主な対象疾患

アミノ酸代謝異常症	フェニルケトン尿症，ホモシスチン尿症，メープルシロップ尿症，シトルリン血症 I 型，アルギニノコハク酸尿症
有機酸代謝異常症	メチルマロン酸血症，プロピオン酸血症，イソ吉草酸血症，メチルクロトニルグリシン尿症，ヒドロキシメチルグルタル酸 (HMG) 血症，複合カルボキシラーゼ欠損症，グルタル酸血症 I 型，βケトチオラーゼ欠損症
脂肪酸代謝異常症	中鎖アシル CoA 脱水素酵素 (MCAD) 欠損症，極長鎖アシル CoA 脱水素酵素 (VLCAD) 欠損症，カルニチンパルミトイルトランスフェラーゼ-1 (CPT-1) 欠損症，カルニチンパルミトイルトランスフェラーゼ-2 (CPT-2) 欠損症，全身性カルニチン欠損症，グルタル酸血症 II 型，TFP 欠損症，CACT 欠損症
糖代謝異常症	ガラクトース血症
内分泌疾患	先天性甲状腺機能低下症，先天性副腎過形成症

養護 (文献 130, 131 をもとに作成)

保温に関するアセスメントの視点と対応例

項目	アセスメントの視点	対応例，留意点
寝具	素材は適切か	保温効果，吸湿性があり，児の身体を圧迫しないものを選択する
	枚数は適切か	児に触れ，四肢末端に冷感があるようなら掛けものを 1 枚追加し，反対に背部に汗をかいているようなら 1 枚減らして様子をみる
衣服	衣服の調整が適切になされているか	室温が 25〜26℃に調整されている場合，服は短着，長着の 2 枚程度が望ましい
湯たんぽ	使用方法は適切か 湯たんぽは児から離して置き，直接当たることによる低温熱傷を防止する	・ゴム製の湯たんぽに 60℃程度の温湯（金属製の湯たんぽの場合の湯温は 80℃程度）を 2/3 程度入れ，空気を抜いてゴム栓を確実に締める．漏れがないか確認した後，カバーをかける ・環境や掛け物の枚数を調整しても低体温が改善されない場合，湯たんぽで児の保温に努める．湯たんぽは児の足元から握りこぶし 1 つ分以上離した場所に置き，その上から掛け物をかけて寝具の中全体を保温する ・保温してから 1 時間前後で体温を測定する

衣服に関するアセスメントの視点と対応例

項目	アセスメントの視点	対応例，留意点
衣類	素材は適切か	①綿 100%，②通気性，吸湿性に富んでいる，③保温性がある，④刺激が少ない，⑤伸縮性があり，体動を妨げない，⑥肌触りがよい，を基準としたものを選択する
	清潔な衣類を着用しているか	最低 1 日 1 回交換する．汚染された際は随時交換する
おむつ	おむつの使用方法は適切か	・固定時は，臍にかからないように両側のテープでとめる ・腹部と大腿部周囲のテープ固定の強さは，看護師の指が 1〜2 本挿入できる程度とする．腹部周囲がきつすぎる場合，腹部の動きを妨げて呼吸に影響を与える．大腿部周囲の場合は，きついと下肢の動きを妨げ，逆に緩いとおむつがずれ，排泄物で衣類を汚染する可能性がある

清潔に関するアセスメントの視点と対応例

項目	アセスメントの視点	対応例，留意点
身体	身体の清潔は保たれているか	・沐浴，ドライテクニック（全身清拭）を適切に行う．沐浴の手順は p474 を参照 ・近年，入院中は沐浴を行わず，ドライテクニックにする施設が増加している．頸部，殿部，陰部，皮膚のくびれた部分は汚れやすいため，部分的に洗うなどのケアを追加することも必要
陰部・殿部	排泄があった場合，おむつ交換が適切になされているか	・正しく交換し，おむつかぶれなどの失禁関連皮膚炎を防ぐ．おむつ交換の手順は p475 を参照
寝具・リネン類	清潔なものを使用しているか	

栄養に関するアセスメントの視点と対応例

項目	アセスメントの視点	対応例，留意点
哺乳	哺乳量は適切か	・新生児が 1 日に必要なエネルギー量（基礎代謝，体温調節，発育，活動など）は 120 kcal/kg/日といわれる（米国小児科学会） ・成乳のエネルギー量をおよそ 60〜70 kcal/dL とすると，3,000 g の児では 500 mL/日以上の哺乳量が必要となる ・規則的授乳・人工乳の児では，生後 1 週間は，1 回授乳量＝日齢×10 mL で 1 日 7〜8 回，あるいは 1 回授乳量＝（日齢+1）×10 mL で 1 日 6 回を目安にする．2 週間で 80 mL/回，1 か月頃では 100〜120 mL/回（1 日量 600〜700 mL）とする ・児が要求したときにほしいだけ与える自律授乳では，哺乳回数は 10〜12 回/日
	哺乳方法は適切か	・哺乳時，児の舌の上に乳首が深くのり，上顎と下顎で乳輪部まで深くくわえられているか確認する［次頁図］ ・乳房の形態に応じた児の抱き方がなされているか確認する（p441）
	母親が児の哺乳欲求サインの読みとりをできているか	・空腹時のサインを母親が理解できるよう支援する ・サインとしては，頰に触るもののほうに口を向け，唇に触れるものに吸いつこうとして口を大きく開ける（探索反射）という行動のほか，［次頁表］に示すようなものがある

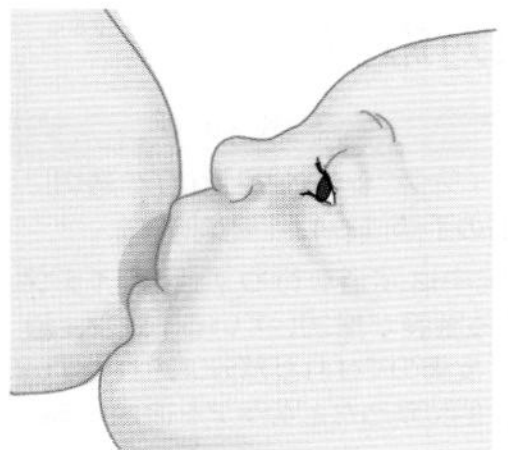

a. 乳房に対して不正確に位置している児

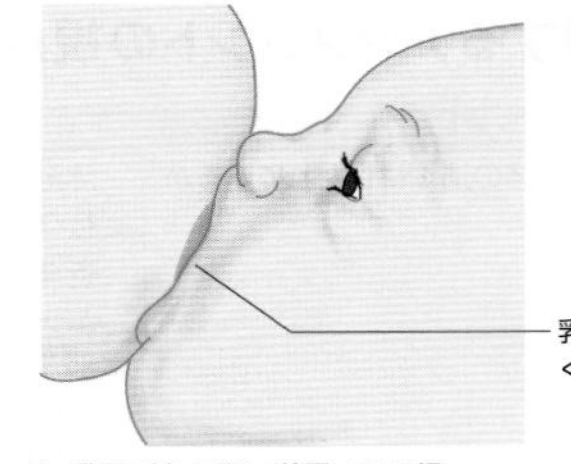

b. 乳房に対して正しく位置している児

図 乳房に対する児の位置

表 児が母乳を飲みたがっている早期のサイン（文献 132 を翻訳）

- 吸うように口を動かす
- 吸うときのような音をたてる
- 手を口にもっていく
- 急速な眼球運動（レム睡眠時）
- クーとかハーというようなやわらかい声を出す
- むずがる

入院環境 (文献 133，134 をもとに作成)

入院環境に関するアセスメントの視点と対応例

項目	アセスメントの視点	対応例，留意点
室温，湿度	室温は 24～26℃，湿度 50～60%に保たれているか	・室内には必ず温湿度計を設置し，随時確認する ・多くの施設は中央管理方式の空調設備であるため，新生児が過ごす環境としては室温が低く，また湿度が低い状態である
照明	児の診察の際には，500 ルクス以上の明るさが保たれているか	・照明に白色蛍光灯を用いる
	普段過ごす室内が必要以上に明るすぎないように配慮されているか	・特に昼間は直射日光が入らないよう，カーテンやブラインドで調節する
音	静かな環境で過ごせているか	・看護師の足音や話し声，ドアの開閉音，医療器具の使用音が児にとって騒音となる場合があることを常に意識する
感染防止	医療者側の感染防止行動が徹底されているか	・「1 処置 2 手洗い」を原則とし，処置前後に衛生学的手洗い，または擦式消毒用アルコール製剤による手指消毒を徹底する ・ケアや処置には，ディスポーザブル手袋を装着し，処置後，廃棄する．同じ手袋を他の児と共用しない
	新生児室のコットの間隔は十分か	・60 cm 以上開けるようにする
	物品や機器の扱いは適切か	・他の児とリネン類，哺乳瓶，医療機器の共用をしない
	児が過ごす部屋（環境）が清潔に保たれているか	・部屋の床面は乾式清掃を基本とし，ほこりが舞い上がらないようなモップを用いる ・コットや部屋の中の物品で高頻度に使用するものは少なくとも 1 日 1 回は中性洗浄剤や消毒用アルコールで拭く
事故防止	取り違え事故の防止策がとらているか	・母子標識を複数個つけ，身体から外れないものを用いる ・入院中は母児ともに標識を装着してもらい，ケアごとに確認する
	転倒・転落事故防止策は十分か	・児の移動には移送用コットを使用する．児を抱いて移動する時は，障害物がないこと，床が濡れていないことを確認してから移動する ・児を処置台，体重計などに載せた際は，看護師はすぐそばに立ち，手をかざして転落を防止する
	窒息・誤飲に対する防止策がとられているか	・掛け物は軽いものを用いて，児の身体を圧迫しないようにする．マットレスや枕は適切な硬さのもの使用し，児が沈まないようにする．児の顔の近くに掛け物やガーゼハンカチなどの窒息の原因となるようなものを置かない ・哺乳後，十分な排気ができたか確認する．不十分と思われるときは児の顔を横に向けるか，側臥位にし，吐乳しても誤飲しないようにする．側臥位にする場合は，背中に折りたたんだバスタオルなどを当てると体位が安定しやすい

新生児の出生から退院までのケア

正期産新生児の出生から退院までのケア (文献135より転載)

		観察	ケア
出産直後	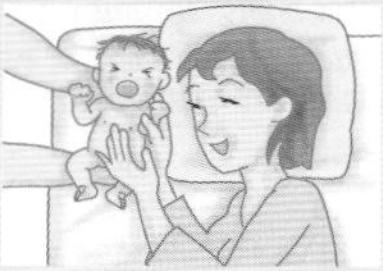 子宮外環境への適応のサポート	・蘇生の必要性の判定(早産児，胎児機能不全などのハイリスク児) ・アプガースコア(1分値，5分値) ・性別，身体計測，外表の大奇形の有無	・保温 ・皮膚をぬぐい，水分を除去する ・気道確保 ・早期母子接触 ・抗菌薬の点眼 ・感染防止 ・個人標識(ネームバンド)の装着
出生当日(日齢0)	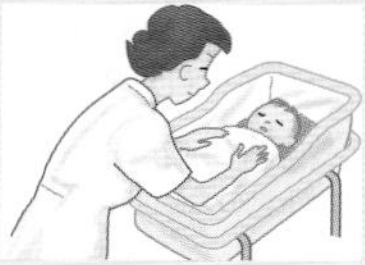 子宮外生活への適応，異常の早期発見	・バイタルサイン ・活気 ・呼吸障害の有無 ・顔貌 ・外表の小奇形の有無 ・神経学的所見 ・分娩時損傷の状態 ・初回排便・排尿の有無　など	・授乳の援助 ・ビタミン K_2 シロップ投与 ・初回診察 ・血糖値測定 ・感染防止
日齢1〜3	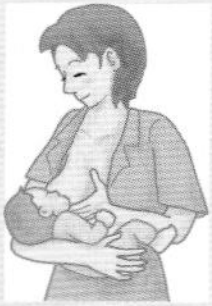 できる限り母子同室 母子関係の確立，保温，栄養，感染防止，異常の早期発見	・バイタルサイン ・活気 ・体重 ・心雑音の有無 ・黄疸の状態 ・皮膚の状態 ・臍部の状態 ・母子関係 ・授乳の状態 ・排尿・排便の状態 ・新生児の行動	・環境調整 ・授乳援助 ・沐浴指導 ・育児相談・支援 ・感染防止 ・検査・処置(必要に応じて)
日齢4〜6(退院)	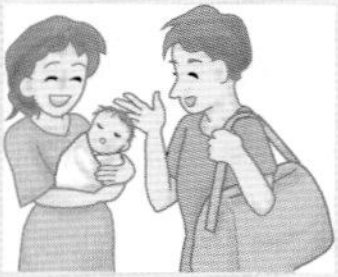 退院の判定，退院指導	・身体計測 ・授乳の状態 ・異常の有無(退院後の受診の必要性) ・黄疸	・新生児マススクリーニング ・総ビリルビン値の測定 ・ビタミン K_2 シロップ投与 ・聴覚スクリーニング検査 ・退院診察・退院指導

分娩室での一般的なケア（母親のそばで行う）（文献 136 より転載，一部改変）

ケア	目的	注意点
1. アプガースコアの採点	出生状況の確認	1 分値，5 分値は必須で，必要時 10 分値を採点する．母子健康手帳に記入する
2. 水分除去，清拭 体温管理	体表の水分，血液除去	水分除去は必要だが，脂肪除去は必要でない
	低体温予防	沐浴は低体温となりやすいため推奨されない
3. 個人標識の装着	新生児の取り違え予防	退院まで外さない
4. 臍処置	臍断端の清潔保持	乾燥を心がける．臍動静脈本数を確認する
5. 早期母子接触	児の心身の状態と母親の愛着行動の確認，母乳育児継続	ルーチンとして行うことが望ましい．母親の心身の状態と児の状態に問題がないことを確認して行う．新生児の落下を防止する
6. 体重・身長・頭囲・胸囲の測定	子宮内発育状態の確認	保温に留意し，まず体重測定を行う．身長や頭囲の測定などは急がない．出生時体格基準曲線から評価する
7. 点眼	新生児眼炎とくに淋菌性結膜炎の予防	抗菌薬の点眼（または眼軟膏の塗布）を出生後 1 時間以内に行う
※8. 鼻腔口腔吸引	気道の確保	10 秒以内で行う
	気管内誤嚥の予防	処置中に後鼻腔閉鎖の有無を確認する
※9. 臍帯血ガス	胎児機能不全の確認	代謝性アシドーシスがあっても，まず呼吸性に改善をはかる．pH 7.25 以上が正常である
※10. 臍帯血検査	胎児機能不全の確認	胎児機能不全による逸脱酵素は 6～12 時間遅れて上昇する
	感染症の確認	先天性感染症では IgM が重要である
※11. 血糖値測定	低血糖の早期発見	足底採血法を用いる．正常新生児の場合は低血糖が疑われる症状の出現時のみ

※ルーチンではなく必要時に行う

沐浴

手順（文献 137 をもとに作成）

1 頭部と殿部を支え，安定させたうえで，湯の中にゆっくりと入れる

2 ガーゼハンカチで眼，顔面，耳を清拭する

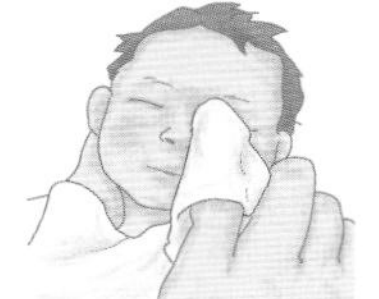

ガーゼハンカチでくるんだ示指を目頭に当て，目尻に向かって拭く

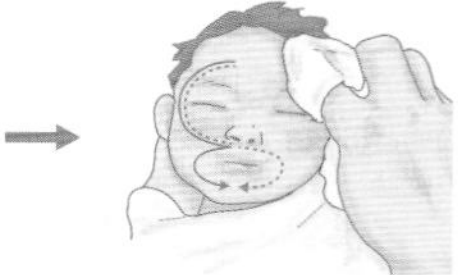

外側に半円を描くようにこめかみを通り，鼻の下，あごに向かって拭き取る

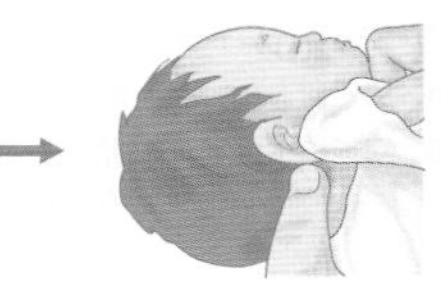

ガーゼハンカチをすすいで絞り，耳介とその裏側を片方ずつ拭く

3 頭部を洗う：ガーゼハンカチに湯を含ませて，毛髪全体を濡らす．ベビーソープを一方の手にとり，頭部全体を包むように輪を描きながら全体を洗う

4 頸部を洗う：沐浴布を頸部から取り外し，一方の手でかけ湯をする．ソープを手にとり，児の首元に母指と示指を広げて当て，手前に引き寄せるように愛護的に洗う

5 上肢を洗う：左右どちらかの上肢から沐浴布を取り外す．ソープを一方の手にとり，肩をくるむように握り，腋窩を洗った後，手のほうに向かってくるくると回しながら洗う（※もう一方の上肢も同様に洗う）

6 胸部から腹部を洗う：沐浴布を上半身から取り外し，ソープを手にとって洗う

7 下肢を洗う：沐浴布を取り外し，ソープを手掌の中に包むようにとり，湯の中の足をくるむように握り，くるくると回しながら鼠径部まで洗う

8 後頸部，背部，殿部を洗う

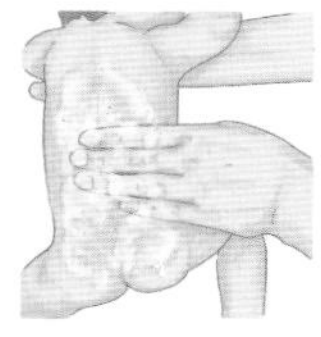

児を腹臥位にする．広げた一方の手を児の胸部全体に覆うように当て，示指～小指までの 4 指をそろえて腋窩の下に沿わせて当てる．もう一方の手でソープをとり，児の後頸部から背部，殿部まで洗い，ガーゼハンカチで石けん分を洗い流す

9 陰部，肛門を洗う：仰臥位に戻し，上半身に沐浴布をかけ直す．陰部→肛門の順で洗う

10 上がり湯をする：沐浴布を取り外す．洗面器の湯を一方の手で持ち，児に洗面器が当たらない程度の近い位置から，下半身，腹部，胸部，頸部の順に静かに湯をかける

おむつ交換

手順（文献 138 をもとに作成）

1 衛生学的手洗いをし，ディスポーザブル手袋を装着する

2 ベッドサイドに必要物品を準備し，児におむつを交換することを伝える

3 掛け物を取り除き，児の長着と短着をたくし上げ，紙おむつを手前に広げる

4 排泄された便と尿の性状・量を観察するとともに，肛門周囲に発赤やただれ（失禁関連皮膚炎の徴候）がないか確認する

5 皮膚の汚れを綿花で取り除き，清潔にする

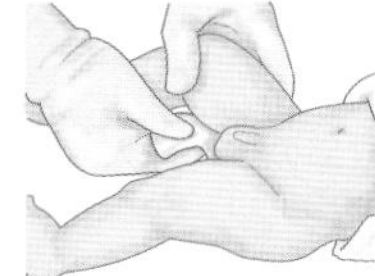

排便のある場合，汚れたおむつの手前のきれいな部分で肛門周囲の便を取り除くように拭き取り，その部分を折りたたんで殿部の下に入れ込む．排泄物に応じた量の綿花を手に取り，便を拭き取る

6 新しいおむつを汚れたおむつの下に敷く．その後，殿部を持ち上げ，汚れたおむつを取り除く

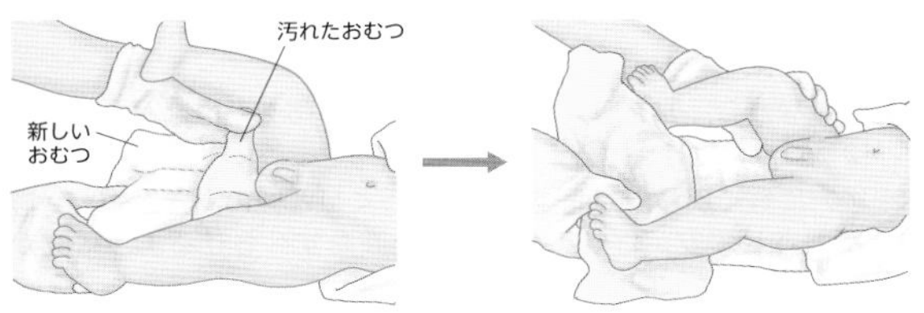

7 ディスポーザブル手袋を外す

8 児の殿部を新しいおむつの上にのせ，おむつを臍より下でまとめる

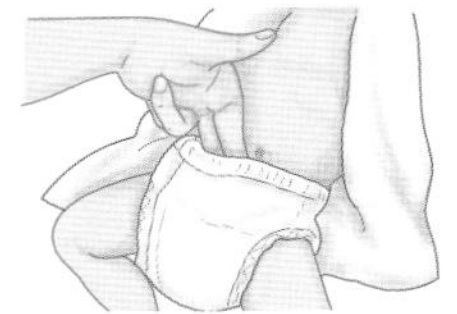

おむつを当てる強さは，児の皮膚とおむつの間に看護師の指が 1～2 本入る程度とする．男児の場合，陰茎を下に向けておむつを当てる

9 児に終了したことを伝え，衣服や掛け物を整える

抱き方・寝かせ方 (文献 139 をもとに作成)

抱き方の手順

1 新生児の後頸部に右手を挿入し，頭部を軽くゆっくりと持ち上げる

2 左手掌を大きく広げ，児の後頸部に挿入し，母指を右耳の後ろ，中指を左耳の後ろに当てる (ⓐ)．左手掌全体で児の後頭から肩甲付近までをしっかり支え (ⓑ)，右手を後頸部から離す (ⓒ)

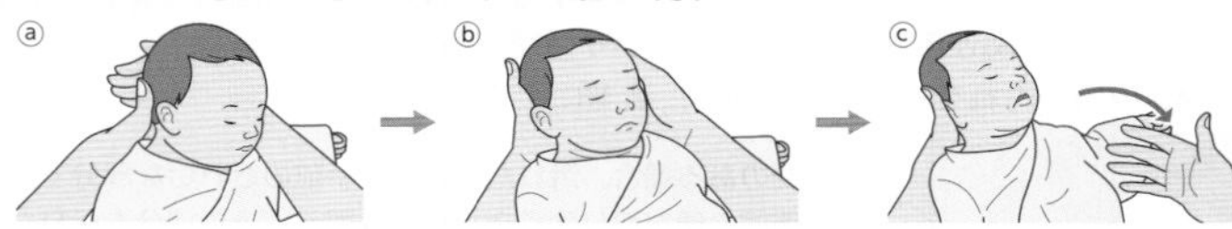

3 右手の母指を児の右鼠径部に当て，残りの 4 指を殿部の下に挿入する (ⓓ)．児を両手でしっかり支え，頭部と殿部を持ち上げる (ⓔ)

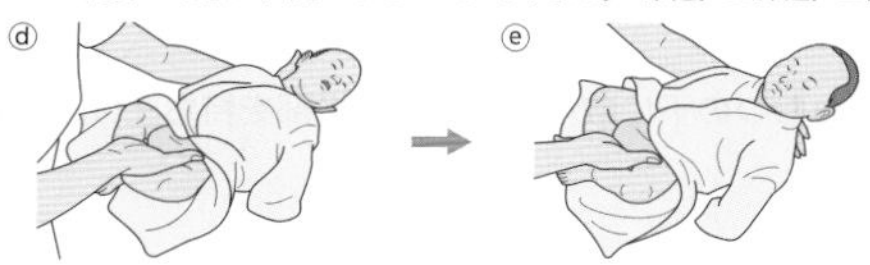

4 前傾姿勢を保ちながら，児を自分の身体に沿わせ，声をかけながら，包み込むようにゆっくりと抱き上げる

5 児の身体を後方に軽く戻し，対面姿勢からゆっくりと児の向きを変え，自分の身体に密着させて安定させる (ⓕ)．左上肢をすべらせるように動かし，左手掌で児の殿部と股関節を支える (ⓖ)

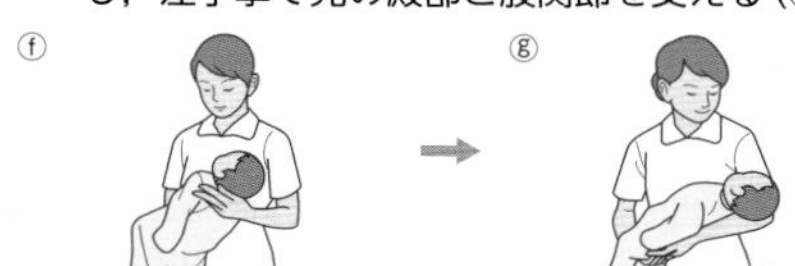

6 左上肢の肘窩が児の後頸部の下にくるようにし，左前腕を肩甲部，体幹に沿わせて，右手で殿部と股関節を支える (ⓗ)

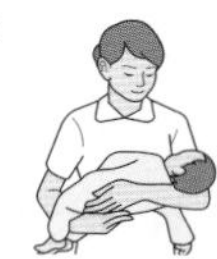

寝かせ方の手順

1 左上肢全体で新生児を包み込むようにしっかりと抱き寄せたまま，右手を児の後頸部に伸ばす

2 児の後頸部に右手掌を挿入し，母指を左耳の後ろ，中指を右耳の後ろに当てる（ⓐ）．右手掌全体で児の後頭から肩甲付近までを，左上肢で殿部を支えながら，児の身体の向きを変え，対面姿勢をとる（ⓑ）

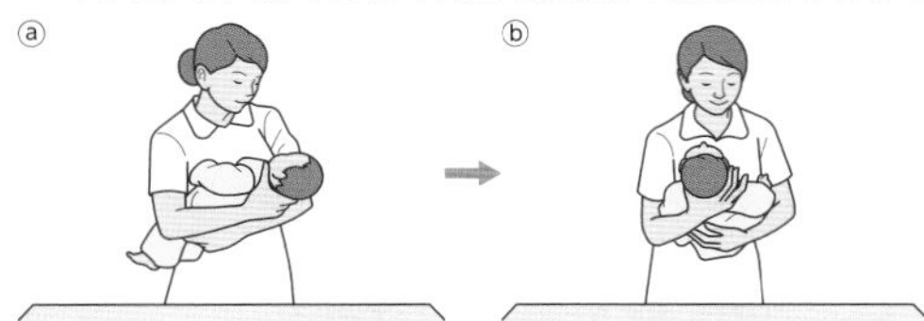

3 前傾姿勢をとりつつ，児をベッド上に近づけ，殿部をゆっくり下ろす（ⓒ）．児の殿部を支えていた左手を離し，右手とともに後頸部に添える（ⓓ）．両手で児の頭部を支えつつ，ベッド上にゆっくりと下ろす（ⓔ）

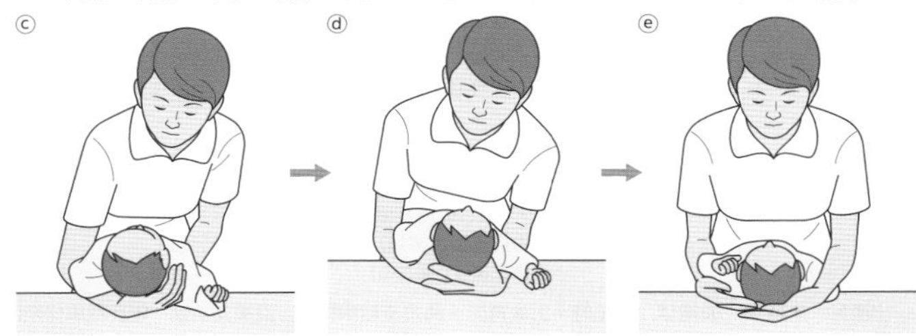

4 衣服やおむつのずれ・乱れを整え，掛け物をかける

出産後の手続き，活用できる社会保障・社会資源

出産後の手続きの例

種類	対象	手続き期限	必要なもの	手続き先
①出生届	全員	出生から14日以内	出生届，母子健康手帳（持参できれば），届け出人の印鑑	父・母の本籍地，届け出人の居住地，子どもの出生地のいずれかの市区町村
②乳幼児医療費助成	全員	出生後速やかに（1か月健診まで）	子どもの名前が載った健康保険証，申請者のマイナンバー（なければ通知カードなどの番号確認書類と運転免許証などの身元確認書類），印鑑など（自治体によって異なる）	居住地の市区町村の窓口
③児童手当	全員	出生月の月末（月後半に出生した場合は，出生の翌日から15日以内）	児童手当認定請求書，印鑑，申請者の振込先口座番号，申請者の健康保険証（写し），申請者と配偶者のマイナンバー（なければ通知カードなどの番号確認書類と運転免許証などの身元確認書類）	居住地の市区町村の児童福祉を担当する窓口
④健康保険証	全員	出生後速やかに（1か月健診時までに作成）	社会保険：申請書，扶養者の本人確認書類，扶養者と子どものマイナンバー 国民健康保険：申請者の国保の保険証/申請者のマイナンバーカード（なければ通知カードなどの番号確認書類と運転免許証などの身元確認書類）/母子健康手帳など（自治体によって異なる）	社会保険：勤務先・社会保険協会 国保：居住地の役所の窓口
⑤出産育児一時金	全員	通常は，出産時に入院・分娩費を全額を立て替えてから，退院後に出産育児一時金の申請する．ただし，「直接支払制度」を利用すれば，退院時に一時金（42万円）を差し引いた入院・分娩費を支払えばすむ	出産育児一時金支給申請書，直接支払制度に対応していないことの証明書，出産費用の領収・明細書の写し，出産費用の領収・明細書の写し，マイナンバーカード（なければ通知カードなどの番号確認書類と運転免許証などの身元確認書類），申請者の振込先の口座番号，健康保険証，印鑑	国民健康保険に加入している人は市区町村に，健康保険に加入している人は加入している保険の保険者または勤務先に請求

種類	対象	手続き期限	必要なもの	手続き先
⑥高額療養費の助成	医療費が高額になった人	通常：退院後 事前認定の場合：出産前	通常：高額療養費支給申請書，病院の領収書，健康保険証，申請者の振込先口座など 事前認定の場合：限度額適用認定証，健康保険証	加入している保険協会（社会保険・国民健康保険）
⑦出産手当金	会社員	産休開始の翌日～2年以内	健康保険出産手当金支給申請書（産院と事業主に必要事項を記入してもらう），健康保険証（写し）	加入している保険の保険者または勤務先
⑧育児休業給付金	会社員	初回：育休開始後～4か月後の末日まで，2回目以降：随時	休業開始時賃金月額証明書，育児休業給付受給資格確認票，（初回）育児休業給付金支給申請書，賃金台帳，出勤簿，母子健康手帳（写し），マイナンバーがわかるもの，など ※手続きに必要な書類は勤務先から受け取る	勤務先
⑨医療費控除	医療費が年間10万円を超えた人	その年の確定申告期間 ※5年さかのぼって申請可	確定申告書，医療費の明細書，領収書（保管する必要あり），申請者の振込先口座，申請者のマイナンバーがわかるもの	居住地の税務署

POINT

- 出産後はさまざま手続きを行う必要がある．本人やそのパートナーに手続きの一覧をまとめたパンフレットなどを渡しておくとよい
- ①～④は本人だけではなく，そのパートナーでも申請手続きができる．パートナー間で負担を分担できるような配慮が大切である
- 出産後に活用できる社会保障・社会資源にはさまざまなものがある．その詳細は次頁以降を参照

活用できる社会保障・社会資源の一覧（文献 140 をもとに作成）

妊娠・出産する女性のための制度

制度	内容	備考
出産育児一時金	被保険者および被扶養者が出産したときに，1 児につき 42 万円が支給される	死産（流産），人工妊娠中絶の場合でも受け取れる．支給方法には受取代理制度と直接支払制度がある
産休（産前休業・産後休業）	産前休業：出産予定日の 6 週間前から（双子以上の場合は 14 週前）請求すれば，取得可能 産後休業：出産翌日から 8 週間は就業できない．ただし，産後 6 週間を過ぎた後，医師が認めた場合は就業可能	産休は雇用形態に関係なく取得可能
育児休業	1 歳に満たない子どもを養育する労働者は会社に申し出ることにより，子どもが 1 歳になるまでの間で希望する期間，休業できる（一定条件を満たすと，最長 2 年まで延長可能）	育休の取得には一定の条件（例：同一事業者に 1 年以上雇用されている，子どもが 1 歳の誕生日以降も引き続き雇用されることが見込まれる，など）が定められているため，勤務先に確認する必要がある
育児休業給付金	育児休業を取得した場合，休業開始前の 2 年間に賃金支払基礎日数が 11 日以上ある完全月が 12 か月以上あり，かつ一定の要件に該当した人に支給される	支給金額や要件は勤務先に確認する
出産手当金	被保険者が出産のために仕事を休み，その間，給与の支払いを受けなかった場合，出産日以前 42 日から出産の翌日以降 56 日目までの範囲内で，仕事を休んだ期間を対象に支給される	加入している保険の保険者または勤務先に請求する．早産，死産（流産），人工妊娠中絶の場合も対象となる

▶▶ 子どもの手当

手当	対象	条件	申請先，備考
児童手当	15歳以下の子どもの保護者	15歳になった次の3月31日まで．所得制限あり	居住地の市区町村の児童福祉を担当する窓口に申請．申請には，請求する人（生活中心者）の保険証，印鑑などが必要
児童扶養手当	父子家庭または母子家庭，それに近い状態で子どもを養育している人	18歳になった次の3月31日まで．障害児は20歳まで．所得制限あり	市区町村の児童福祉を担当する窓口に申請
特別児童扶養手当	政令で定める程度以上の障害を有する子どもを監護している父か母．または父母に代わってその子どもを養育している人	20歳未満．所得制限あり	市区町村の窓口に申請（診断書が必要）
障害児福祉手当	障害が重度でいつも介護が必要な子ども（入院も可）	20歳未満．所得制限あり	市区町村の窓口に申請（診断書が必要）
重度心身障害児・者介護手当	重度心身障害者（児）を介護している人	各自治体で相違がある．所得制限あり	

▶▶ 医療費自己負担の軽減

制度	内容	利用できる人	申請先，備考
未熟児養育医療給付	発育が未熟なまま生まれた乳児（低出生体重児）の入院医療費および入院時食事療養費の自己負担を軽減	出生体重が2,000 g以下の乳児など	市区町村の窓口に申請
入院助産（出産費用の助成）制度	経済的な理由により病院または助産所に入院できない妊産婦を対象に，自治体が指定する助産施設（病院，助産院）で出産した場合，自治体から費用の助成を受けられる	生活保護受給世帯，当該年度分の住民税が非課税の世帯など	福祉事務所または市区町村の窓口に申請．自治体が指定する助産施設での入院が必要であり，事前申請が必要
乳幼児医療費助成（子ども医療費助成制度）	年齢に応じ，乳幼児の医療費の自己負担を全額または一部助成する	健康保険に加入している子ども	市区町村の窓口へ申請．市区町村によって年齢，自己負担の金額に差があり，保護者の所得制限がある
育成医療	心身の障害の軽減，または重症化を防ぐための医療にかかる費用を軽減	18歳未満で，身体に障害，疾病があり，治療による改善が見込まれる子ども	市区町村の窓口に申請．自己負担は原則1割負担．ただし，世帯の所得に応じて1か月あたりの自己負担上限額が設定される

子育てサポート

事業	内容	利用できる人	利用方法，備考
一時預かり事業（一時保育）	出産，育児疲れ，就労，病気などにより子どもを保育できないとき，一時的に保育所で子どもを預かる	保育所に入所していない乳幼児を抱える保護者	事前登録などが必要．市区町村の担当窓口に相談する．子どもの年齢や世帯収入によって利用料が異なる
産前・産後サポート事業	産前・産後の妊産婦の妊娠・出産，子育てに関する悩みや不安などに対して，保健師，助産師，母子保健推進員が相談支援を行う	市町村がアセスメントし，支援が必要だと判断された妊娠中〜産後4か月頃の妊産婦	市区町村の担当窓口に相談する．サービスの種類・内容は市町村によって異なる
産後ケア事業	退院後，一定期間，対象者の居宅または自治体が設置する場所（病院，診療所，助産所など）で，母親の身体回復や心理的安定を促進する．育児を安心して行えるように支援する	出産後1年を経過しない時期で，社会的，精神的に支援が必要と判断された母親，自宅で養育可能な新生児・乳児	市区町村の担当窓口に相談する．サービスの種類・内容，実施場所，利用料金は市町村によって異なる
ファミリー・サポート・センター事業	子育てや家事・介護の援助を受けたい人と行いたい人が会員となり，互いに助け合うシステム	育児や家事の援助を受けたい人，行いたい人（それぞれ会員登録が必要）	事業を行っている施設または市区町村の担当窓口に相談する．援助を受けた人が行った人に直接支払う
ショートステイ事業	児童養護施設や乳児院などで子どもを一時的に預かる	病気や仕事などによって養育が一時的に難しくなった場合や，育児疲れ・看病疲れなどの身体的・精神的な負担の軽減が必要な場合	市区町村の担当窓口に相談する．実施自治体によって利用できる子どもの年齢や利用期間が異なる
養育支援訪問事業	妊娠・出産・育児期に育児支援を特に必要とする家庭に，保健師，助産師などが訪問し，支援する	①妊娠や子育てに不安をもち，支援を希望する家庭，②出産後に育児ストレス，産後のうつ状態など，子育てに不安ある家庭，③養育状態に不安があり，特に支援が必要と認められる家庭，など	市区町村の担当窓口または児童相談所に相談する．無料の場合がほとんどだが，一部市区町村では有料

▶▶ 母親・子どもの保護と育成

場所	内容	利用できる人	利用方法，備考
児童相談所	児童（0〜18歳未満）に関するあらゆる問題の相談（養育相談，保健相談，子ども障害に関する相談，非行相談，育成相談など）に応じ，児童・保護者に対して支援や指導を行う	0〜18歳未満の児童を対象として，父母などの養育者，地域住人，教育関係者，子ども本人	市区町村の担当窓口に相談する
子育て世代包括支援センター	保健師や助産師などが，妊娠・出産・産後の健康状態や発育・発達に関する相談に応じ，必要な情報提供や助言，保健指導などを行う	すべての妊産婦（産婦:産後1年以内），乳幼児（就学前児童）とその保護者	本センターの窓口・拠点は，市区町村の実情に応じて，保健センターや地域子育て支援拠点事業所などに設置されている
市区町村の児童家庭相談窓口	支援・保護を必要とする18歳未満の子どもや子育て家庭において，①子どもに関するあらゆる相談（養育，非行，心身の発達や障害，就学など），②妊産婦の相談（妊娠・出産など），③ひとり親家庭の父母または寡婦家庭の生活上の問題，自立のための相談，などを受け，支援する		市区町村の担当窓口に相談する

Memo

文献

1) 佐世正勝，石村由利子(編)：ウエルネスからみた母性看護過程+病態関連図 第3版．pp4-5，医学書院，2016
2) 前掲1)，pp9-10
3) 前掲1)，pp16-20
4) 前掲1)，pp20-23
5) 石村由利子(編)，佐世正勝(編集協力)：根拠と事故防止からみた母性看護技術 第3版．pp22-28，医学書院，2020
6) 前掲1)，pp23-25
7) 前掲5)，pp36-43
8) 前掲1)，pp25-27
9) 前掲1)，pp27-28
10) 森恵美(著者代表)：系統看護学講座 専門分野Ⅱ 母性看護学[2] 母性看護学各論 第14版．p110，医学書院，2021
11) 前掲10)，p98
12) Brace RA, Wolf EJ: Normal amniotic fluid volume changes throughout pregnancy. Am J Obstet Gynecol 161: 382, 1989
13) 池西静江(監修)，上敷領正子(著)：母性看護実習クイックノート．p48，照林社，2018
14) 前掲10)，pp151-152
15) 前掲10)，pp157-158
16) 前掲10)，p158
17) 前掲5)，pp100-103
18) 笠原トキ子，鈴木愉：イラスト女性の運動．p42，文光堂，1991
19) 前掲10)，pp162-163
20) 前掲5)，pp96-99
21) HugKum ホームページ(https://hugkum.sho.jp/157301)(2021年8月30日閲覧)
22) 前掲10)，pp166-167
23) 前掲10)，pp145-146
24) 前掲10)，pp123-126
25) 日本妊娠高血圧学会(編)：妊娠高血圧症候群の診療指針 2021—Best Practice Guide. p8，メジカルビュー社，2021
26) 日本産科婦人科学会周産期委員会：妊娠高血圧症候群の生活指導および栄養指導．1998
27) 前掲1)，pp343-360
28) 前掲1)，pp93-97
29) 前掲10)，pp408-410
30) 前掲1)，pp151-155
31) 前掲10)，pp420-421
32) 前掲10)，pp406-408
33) 前掲1)，pp201-216
34) 前掲1)，pp398-399
35) 前掲1)，pp408-412
36) 前掲10)，pp196-199
37) 前掲1)，pp413
38) 前掲1)，pp414-415
39) 前掲10)，pp212-214
40) 前掲1)，pp415-416
41) 前掲10)，pp214-216
42) 前掲1)，pp417-420
43) 前掲1)，pp420-422
44) 前掲1)，p423
45) 前掲10)，pp216-219
46) 前掲1)，pp430-431
47) 前掲1)，pp431-433
48) 前掲1)，pp434-438
49) 前掲10)，pp188-195
50) 前掲1)，pp438-440
51) 前掲10)，pp196-198
52) 前掲1)，pp441-443
53) 前掲10)，pp203-204
54) 前掲1)，pp442-450
55) 前掲10)，pp247-258
56) 前掲10)，pp232-235
57) 前掲10)，pp229-231
58) 前掲5)，pp174-197
59) 前掲10)，pp243-245
60) 前掲1)，pp513-525
61) 前掲10)，pp465-467
62) 前掲10)，pp452-457
63) 前掲10)，pp483-485
64) 前掲1)，pp592-599
65) 前掲10)，pp472-479
66) 前掲1)，pp615-634
67) 前掲10)，pp460-461
68) 前掲10)，p480
69) 前掲10)，pp259-260
70) 前掲1)，pp638-639
71) 前掲1)，pp644-646
72) 前掲10)，pp338-339
73) 前掲1)，pp646-649
74) 前掲1)，pp649-652
75) 前掲5)，pp272-277
76) 前掲10)，pp322-345
77) 前掲1)，pp652-653
78) 前掲5)，pp278-285
79) 前掲1)，p654
80) 前掲5)，pp286-287
81) 前掲5)，pp268-271
82) 前掲1)，pp656-661
83) 前掲1)，pp661-666
84) 江守陽子：褥婦の観察，前原澄子(編)：新看護観察のキーポイントシリーズ 母性Ⅱ．p3，中央法規出版，2011
85) 岡田弘二：新産科データブック．p327，医学の世界社，1985
86) 前掲1)，pp666-668
87) 前掲84)，p37，中央法規出版，2011
88) 前掲5)，pp304-306
89) 前掲10)，pp347-351
90) 前掲5)，pp307-311
91) 前掲10)，pp351-352
92) 前掲5)，pp312-317
93) 前掲10)，pp352-353
94) 前掲5)，pp334-335
95) 前掲5)，pp357-359
96) 前掲5)，pp326-336
97) 前掲5)，pp337-342
98) 前掲1)，p654
99) 前掲10)，pp346-349
100) 前掲5)，pp372-380
101) 前掲10)，pp357-359
102) 前掲5)，pp383-388
103) 前掲10)，pp359-362
104) 前掲5)，p379
105) 前掲10)，p362
106) 前掲5)，pp370-371
107) 前掲10)，pp525-526
108) 前掲5)，p371
109) 前掲10)，pp523-524
110) 前掲1)，pp686-698
111) 前掲10)，pp514-515
112) 前掲1)，pp715-731
113) 前掲10)，p515
114) 前掲1)，pp779-796
115) 前掲10)，pp516-517
116) 鈴木利人：知っておきたい精神医学的知識—産後うつ病と産褥精神病．助産雑誌71(4)：268-274，2017
117) 奈良間美保(著者代表)：系統看護学講座 専門分野Ⅱ 小児看護学[1] 小児看護学概論 小児臨床看護総論 第14版．pp54-65，医学書院，2020
118) 前掲1)，pp821-825
119) 前掲1)，pp910-922
120) 前掲1)，p924
121) 村田文也：新生児黄疸の治療指針．小児医学8(2)：148，1975
122) 前掲1)，pp889-890
123) 前掲5)，pp403-413
124) 前掲1)，pp833-834
125) 前掲10)，pp298-300
126) 前掲1)，p835
127) 前掲1)，pp835-838
128) 前掲1)，p838
129) 前掲5)，pp444-446
130) 前掲1)，pp853-855

131) 前掲 10)，pp356-364
132) ILCA: Clinical Guidelines for the Establishment of Exclusive Breastfeeding, 3rd ed. p11, ILCA, 2014
133) 前掲 1)，pp855-857
134) 前掲 5)，pp454-462
135) 前掲 10)，p307
136) 前掲 10)，p308
137) 前掲 5)，pp490-500
138) 前掲 5)，pp486-489
139) 前掲 5)，pp510-514
140) NPO 法人 日本医療ソーシャルワーク研究会(編)：医療福祉総合ガイドブック 2021 年度版．pp230-245，医学書院，2021

Memo

精神

生物学的・心理的・社会的な情報

- 精神疾患をもつ人を対象としたアセスメントでは，生物学的・心理的・社会的な情報（BPS モデル），セルフケアについての情報（オレム-アンダーウッド・セルフケアモデル），認知行動面に関する情報（認知行動理論），対象者の強みに関する情報（ストレングスモデル）などを収集することが基本となる

BPS（bio-psycho-social）モデルにおける情報収集項目とアセスメントの視点

情報収集項目		
生物学的な情報		
現病歴・既往歴	診断名	・精神科の病名および併存する身体疾患の病名 ・主診断と，複数の診断があればすべて把握
	生育歴	・遺伝要因，出生時の外傷などの有無 ・幼少期から発症までの成長・発達状況，養育環境，親・保護者の養育態度など
	病歴	・初発時の年齢，発症の背景，発症後の経過 ・入院の有無．入院があれば入院形態，入院回数・期間 ・通院・服薬の状況，疾患による日常生活への影響，社会的役割の変化など ・地域のサポート状況（資源やケア）
身体・精神	身長，体重，BMI	・体重の増減，BMI の変化の有無
	知的レベル	・知能検査の実施の有無．ある場合は種類と IQ スコアの把握
	精神症状	・精神症状（p512）の状態，日常生活への影響
	身体症状	・身体症状の状態，日常生活への影響 ・身体的苦痛の程度
	セルフケア	・食，睡眠，排泄，清潔などのセルフケア状況
検査	画像検査	・脳の神経画像検査（CT，MRI，fMRI，PET，SPECT など）実施の有無．実施している場合は，種類と結果の把握 ・脳波検査実施の有無．実施している場合は，種類と結果の把握
	血液検査	・検査項目から身体機能や病態，栄養状態，薬剤による影響の有無・程度の把握
	尿定性検査	・検査項目から身体機能や病態，薬剤による影響の有無・程度の把握
	単純 X 線検査	・結果から胸部・腹部の疾患の把握

情報収集項目		
受診と服薬の状況	外来受診の状況	・受診の頻度，受診時の状況，定期的な受診の有無
	処方薬	・向精神薬やその他処方薬の用量，効果，副作用の有無・程度
	服薬状況	・服薬アドヒアランス（患者が処方薬について十分理解し納得したうえでの服用） ・服薬行動（準備や時間遵守状況，自己管理状況など）
	心理・社会的療法	・受けている治療法の種類と効果の程度，アドヒアランス
心理的な情報		
認知	病気，障害への理解，受け止め	・主治医からの病気に関する説明内容 ・病気，障害への理解の状況と受け止め方
	認知の特徴	・物事のとらえ方，受け止め方（認知）の傾向 ・認知が行動・感情・身体面に及ぼす影響
心の発達・自己概念	自己概念	・自身をどのような人だと思っているか
	自己評価	・自身をどのように評価しているか
	性格傾向	・自身から見た場合と他者から見た場合の性格
	発達課題の達成状況	・現在の発達段階と課題の達成状況
対処法	コーピングの特徴	・問題・課題への対処法と傾向
	防衛機制	・よく用いる防衛機制（p500）と特徴
	適応状態	・家庭，学校，職場，地域での適応力と程度
感情	病気，障害による感情への影響	・落ち込み，憂鬱，悲しみ，不安，おそれ，怒り，焦燥，苦悩などの感情と程度
	感情のコントロール法	・怒りや不安などの強い感情をコントロールするためにとっている工夫
社会的な情報		
家族状況	家族構成	・同居する家族の有無，構成
	家族関係	・批判的か，サポーティブかなどの関係性
	家庭内での役割	・家事，子育て，介護などの役割

（つづく）

（つづき）

情報収集項目		
居住	居住環境	・安全安心で静穏な居住環境か ・生活しやすい環境か
	住居契約の状況	・住宅ローン，家賃，公共料金などの支払い状況 ・不利益を被る契約締結の有無
社会保障・社会資源	障害福祉サービスの利用状況	・受けている訓練等給付（p569，就労移行支援，就労継続支援，自立訓練，グループホームなど） ・就労の意欲とそれに対するサポートの有無 ・精神通院医療（自立支援医療）の利用状況 ・相談支援事業の活用の有無 ・精神障害者保健福祉手帳の有無
就労状況	就労先での適応状況	・勤務状況（勤務時間や休息時間，時間外労働の有無，勤務態度など），業務内容と作業遂行力，周囲との人間関係
	職場内での支援状況	・メンタルヘルスに関する職場の取り組み，産業医の有無と支援，上司・同僚などからの支援の有無
経済状況	収入源と収支バランス	・収入源と，十分な生活費を得ているか
	経済的困窮に対する社会保障制度の利用状況	・高額療養費制度や医療費軽減制度の利用の有無 ・生活保護制度の利用の有無，担当者との連絡状況
	支援者の状況	・経済面での支援者の有無，支援者との関係性
就学状況	学校での適応状況	・学習状況（欠席・遅刻などの有無，学習内容の理解度，課題などの達成度など），交友関係，教師との関係性
	学校内での支援状況	・養護教諭，スクールカウンセラーなどの支援の有無，メンタルヘルスに関する取り組み
キーパーソン	患者を支えるキーパーソン	・家族，地域，職域，学校などで患者の支えとなる人
地域	近隣との関係	・近隣との交流関係 ・トラブル経験がある場合，具体的な内容の把握
	地域ネットワーク	・ネットワークとつながりの程度

セルフケアについての情報

オレム-アンダーウッド・セルフケアモデル (文献 1 より転載，一部改変)

・精神疾患によるセルフケアへの影響をアセスメントするうえで，オレム-アンダーウッド・セルフケアモデルが活用される

セルフケア要件	主な観察ポイント
①空気・水・食物(薬)	・食習慣，食行動，食欲，偏食，間食・盗食，異食，拒食，過食 ・極端なやせ，肥満(体重増減，BMI 値) ・栄養状態(貧血，低蛋白血症，低アルブミン血症など) ・水分摂取量・水分摂取行動(水中毒など) ・口渇(向精神薬の有害作用，糖尿病など)，嚥下困難，飲酒，喫煙，薬物乱用 ・拒薬，服薬状況(看護師による管理，自己管理など) ・服薬に対する気持ち(病識，病感との関係)
②排泄・排泄のプロセス	・排泄習慣，排泄行動 ・便秘(便秘の自覚，腹痛，下剤の服用，予防法) ・下痢(回数，下剤の調節，腹痛などの訴え，予防法，水分の補給) ・頻尿，失禁(尿，便)・尿閉(向精神薬の有害作用など) ・生理(周期，生理不順，最終月経，生理痛，閉経年など)
③活動・休息	・無為，過活動(多弁，多動)，過干渉 ・睡眠障害(入眠困難，早朝覚醒，中途覚醒，熟眠感，薬剤の使用など) ・就寝時間，起床時間，日中の活動状況，昼夜逆転 ・規則的な生活，1 週間のスケジュール，余暇活動(趣味，特技など) ・強迫的(儀式的)な行為，金銭管理(看護師による管理，自己管理)，作業能力，家事能力，就労能力，将来への希望や見通し
④孤独・社会的相互作用	・周囲の刺激に過敏か，自他のプライバシー保持能力 ・他者との関係(被害的，依存的，操作的，コミュニケーション障害，人による態度の変更)，家族関係，家族内での役割 ・自閉傾向(1 人で過ごすことが多いかなど)，仲のよい友人，グループをつくっているか ・特定の人に敵意や好意をもっているか，異性との付き合い
⑤体温・個人衛生	・発熱(悪性症候群の症状の 1 つ) ・清潔習慣と清潔行動(更衣，入浴，洗面，髭剃り，化粧などの回数・方法) ・衣類の調節(季節感，気温に適した衣類の選択や組み合わせなど) ・洗濯，身辺整理，掃除・不潔行為に伴う強迫行為
⑥安全を保つ能力	・意識レベル(見当識障害)，注意力の低下 ・自殺企図，希死念慮(絶望感，無力感)，自傷行為 ・自己コントロール感(衝動行為，させられ体験) ・不穏な行動(暴言，怒声など)，現実検討能力 ・暴力，器物破損行為，火の始末，ふらつき(向精神薬の有害作用) ・自分についての表現(自尊感情，自己の過剰評価，過小評価など) ・性的逸脱行為

認知行動面に関する情報(文献 2 をもとに作成)

認知行動理論

- 認知行動理論は，認知療法の基盤である情報処理理論と，行動療法における学習（行動）理論を融合・体系化したものとされる
- 情報処理理論は，人は出来事を知覚し，解釈し，意味づけして環境に適応し，認知的評価が情動や行動に影響を与えるという考え方に基づく．一方，学習（行動）理論は，行動は個体と環境との相互作用で規定されるとし，特定の行動が環境要因との随伴関係によって学習され，維持されているという考えからなる
- 認知行動理論に基づく精神看護では，患者の体験を，環境（状況），認知，行動，気分（感情），身体状態の 5 つの領域[図]から整理し，より適応的に変化・改善させるプロセスを通してセルフコントロールする力を獲得することを目的とする

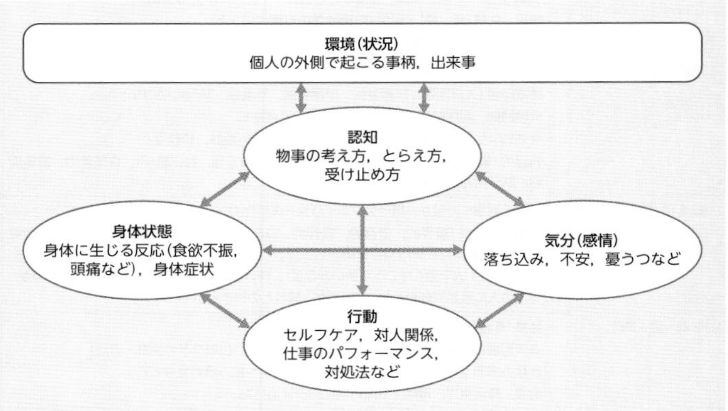

図 5 つの領域の関連図（認知行動モデル）

■図に基づく認知行動理論の基本的な考え方

- 環境（状況）をどうとらえるか（認知）によって，気分，行動，身体状態は変わる
- 5つの領域は互いに関連し合う

例えば，「○月○日，7時．(うつ病で）朝起きれず，出社できない」という状況（環境）があった場合，患者は「こんなこともできない自分はダメだ」と考え（認知），落ち込む（気分）．また，さらに布団に潜り込み（行動），食欲がわかず，頭痛もひどくなる（身体状態）

認知行動理論に基づく精神看護過程の展開

- 認知行動理論では，患者とセラピスト（看護師，医師，心理職等）との協同関係，すなわち患者との出会いから患者の問題・課題を共有し，その解決に向けてともに取り組むことが重視されている
- アセスメント，目標設定，計画立案，認知・行動に関する作業の実施，評価の一連のプロセスを，患者と共有してともに取り組む

アセスメントの進め方

1 下記に示したような包括的な視点から情報を得て，患者の全体像をとらえる

- 診断名
- 症状：精神状態，身体状態
- 現病歴
- 治療状況（薬物療法，心理社会的治療など）
- 家族背景(家族構成，関係，遺伝的素因など)
- 生育歴
- 職歴
- 学歴
- 生活状況：セルフケア，1日の過ごし方，活動と休息のバランス，服薬管理，金銭管理
- 経済状況（保険区分など）
- 対人関係（職場，学校，近隣など）
- 社会的役割（夫，妻，親，職場での役職）
- 既往歴
- 身体合併症
- 適応状態（家庭，職場，学校，地域）
- 対処法
- 強み・長所
- サポート状況（人，社会資源など）

2 上記 1 を行うなかで，患者が抱えている課題や問題に関連する事柄〔環境（状況）〕に対する認知，気分（感情），行動，身体状態について，5つの領域の関連図〔前々頁図〕を用いて患者とともに整理する

3 5つの領域の関連図を作成しながら，どのような認知・行動パターンがあるのか，それぞれの領域がどのように影響し合っているかなどを話し合う

4 患者自身がどのような課題や問題があると考えているか，今後何が必要だと思うかなどについて，言語化を促す

5 患者と一緒に問題・課題を明確にし，目標設定につなげる

※アセスメント以降の看護過程の詳細は，成書（例：認知行動理論に基づく精神看護過程―よくわかる認知行動療法の基本と進め方）を参照

5つの領域の関連図によるアセスメントを進めるうえでのポイント

- 聴いている側がイメージできるように，具体的に話を聴き（いつ，どんな状況の時，何を考え（認知），どのような気分になり，どんな行動をとったか，身体状態はどうだったか），5つの関連図に記入する．初めは学生が記入するが，慣れたら患者が記入する
- 受容・共感的に聴く姿勢をもち，適宜「～という状況で今はつらいのですね」「それは大変でしたね」などの言葉をかける
- 順序通りに話を聴こうとすることや5つの領域の関連図を埋めることばかりに意識が向き，受容・共感的に聴く姿勢がおろそかにならないよう注意する
- 話の内容を適宜まとめたり，ポイントをつかんで返したりする
- 患者が抱えている課題や問題に関連する状況について，何月何日何時の出来事というように，特定の一時点に焦点を当てて話を聴くようにする
  例）○月○日午前9時．気分が落ち込み，布団の中から出れず，出社できなかった
- 関連図に記入した内容は，適宜患者と確認する．何を考えた時（認知），どのような気分が生じ，どんな行動をとったかといった関連性を患者と話し合い，認知・行動のパターンを共有する

Memo

発達段階に関する情報

エリクソンの発達理論 (文献3〜5をもとに作成)

- エリクソンは，人のライフサイクルにおけるこころの発達と社会とのかかわりを重視した発達理論を提唱
- この理論では，ライフサイクルを8つの時期に分け，各時期の特有の発達課題や特徴などが示されている
- それらを把握しておくことで，個人の問題の背景理解やケアの方向性の決定に役立つ

▶▶ 各時期の発達課題と特徴

乳児期 (0〜1歳)
発達課題：基本的信頼　対　基本的不信
こころをつかさどる脳神経系や，その他身体のさまざまな器官が形成される時期．また，この時期に養育者との対人関係づくりが始まる．養育者との間に安定した愛着関係を形成できれば，自己および世界に対する信頼感を体験する．この信頼感はこころの健康な発達の基礎となる．一方，そのような関係を築けなければ，「誰も助けてくれない」という不信感や，自分に対する無力感，自己不全感を身につけてしまう
幼児期初期 (1〜3歳)
発達課題：自律性　対　恥・疑惑
認知機能や感覚機能，運動能力，言語面などが発達していく時期．食事やトイレのトレーニングなどにおいて，幼児は養育者に認められながら，自律性を獲得するが，失敗すると恥じる．分離不安と飲み込まれる不安の間で，次第に養育者との適切な距離を学習する
遊戯期 (3〜6歳)
発達課題：自主性 (積極性)　対　罪の意識
好奇心のままに挑戦を繰り返すことで，自身の体力や知力，能力を確認していく時期．自主性が芽生え，自らの意志で自分が望む方向へ進もうとするが，同時に大人から注意を受けたり，叱られることが多くなり，罪悪感を抱く
学童期 (6〜12歳)
発達課題：勤勉性　対　劣等感
小学校に入学し，生きていくための基礎的な技術や社会生活の中で要求されるさまざまなことを学習する時期．仲間とともに遊んだり，勉学に励むことに喜びを感じる一方で，学習・集団適応に失敗すると劣等感が生まれる

青年期
発達課題：同一性　対　同一性混乱
二次性徴による性成熟と身体的変化に伴い，心理構造も大きく変化し，不安定な心理状態にある時期．自分とは何者かを模索し，「本当の自分」を求めて自分探しをする．自己の定義づけ（同一性の確立）ができれば責任ある社会の構成員となるが，失敗すると，葛藤から精神的な問題などが生じる
前成人期
発達課題：親密性　対　孤立
生まれ育った家庭や学校を離れ，さまざまな人と親密な関係づくりをする一方で，対人関係の問題にも多く直面する時期．長期的・安定的な関係を形成できれば，愛情やこころの安寧を得られる．しかし，人とのかかわりを避けたり，関係づくりを怠れば，孤立する
成人期
発達課題：生殖性　対　停滞
子どもを生み育てる，生徒や部下を育成するなど，次の世代を育てようとしたり，さまざまな作品や観念を生み出そうとする時期．そこに関心が向かないと，自身の願望を満たすことに集中する
老年期
発達課題：統合　対　絶望
身体機能などの衰えを自覚し，死を意識する中で，自分のこれまでの人生を振り返る時期．人生は自分のものであり，自分自身の責任であることを受け入れることができれば，自己の存在や生に対して満足を得られる．しかし，受容できなければ，絶望し，死の不安に怯える

対象者の強み（ストレングス）に関する情報

ストレングスモデルとは（文献6をもとに作成）

- ストレングスとは“強み”と訳され，4つのカテゴリー（①性質/性格，②才能/技能/自信，③環境（資源/社会関係/機会），④関心/熱望）に分類される
- 当事者の“問題”に焦点を当て，それを解決するための計画を立案して実践する，従来の「問題解決モデル」と異なり，その焦点を本人の“ストレングス”に当て，それを活かして支援を組み立てていくもの
- 両者の比較は表1のとおり．各モデルは対立するものではなく，状況に応じて使い分けることが必要

表1 問題解決モデルとストレングスモデルの比較

	問題解決モデル	ストレングスモデル
モデルの適用が適切な場合	・急性期 ・感染症，創傷など	・慢性期 ・療養期
長所	・急性期において，的確かつ速やかに問題解決（治療・ケア）を図れる ・生命にかかわる重大な問題やその可能性をアセスメントし，悪化を防げる	・対象者の希望や意志にもとづくケアプランを立案できる ・在宅や地域，病院で活用できる
短所	・慢性期や療養期においては，問題に焦点を当てたケアプランだけでは，対象者の生活を支えるのが難しい ・対象者の意欲や自信を高めるものではない	・対話をもとにアセスメントすることが原則であるため，集中治療下にある人や意識レベルが低下した状態の人などには適用できない

ストレングスモデルの6つの原則（文献7より引用）

- 実践に迷った場合やこのままでよいか疑問をもった際に，自身の実践や態度がストレングスモデルの原則の方向性に沿っているかチェックするようにする

❶対象者のリカバリーを信じること
❷欠陥ではなく「ストレングス」に焦点を当てること
❸その人の暮らす周囲を“資源のオアシス”としてとらえること
❹本人こそが，リカバリーの旅の監督であると意識すること
❺看護師とその人との関係性を大切にすること
❻リカバリーの場は，その人自身が望む場であること

アセスメントシート（リカバリーの道筋を思い描くためのツール）の例と記入の方法

- 左欄には患者の現在のストレングスに関する情報を，中央欄には患者の希望についての情報を，右欄にはこれまでにどのようなストレングスを使ってきたかを記載する
- 記載が完了したら，今後どのように生活していきたいかについて優先順位を患者とともに決め，計画立案，実践，評価を行っていく

表2 アセスメントシートの例（文献8より転載）

現在のストレングス 私の今のストレングスは? 才能・技能，個人，環境のストレングス	願望・熱望（希望） 何がしたいか? 何が欲しいか?	過去の資源 個人，社会，環境 どんなストレングスを今まで使ってきたか?
	家/日常生活	
	財産・経済/保険	
	就労/教育/専門知識	
	支援者との関係	
	快適な状態/健康	
	レジャー/余暇	
	スピリチュアリティ/文化	

優先順位
1.　　2.　　3.　　4.

POINT

- シートを埋めることが目的ではなく，患者を知り，リカバリーの道筋を共有するための対話の道具として活用する
- シートは患者との対話を通して作成し，できるだけ患者の言葉をそのまま記入する

防衛機制 (文献9，10をもとに作成)

自我の発達段階

- 精神力動理論では，自我の発達段階を，性的欲求の満足にかかわる身体部位によって，①口唇期，②肛門期，③男根期，④潜伏期，⑤性器期に分類している[表]

表 自我の発達段階

口唇期	0歳から生後1歳半くらいまでの乳児期．自分に与えられる満足感を口唇を通じて意識する
肛門期	1歳後半から4歳頃の幼児期の前半．自律が求められ，排泄を通して自尊心が育っていく
男根期	3〜6歳頃までの幼児．自分の性，親の性を意識する
潜伏期	6〜7歳から思春期の始まる12〜13歳の学童期．関心が仲間に向かい，性欲の発達が中断される
性器期	思春期．快楽と禁欲の間で葛藤する．自己を確立する時期

自我の防衛機制

- 防衛機制とは，不安などを感じた際に，一時的にこころの安定を保とうする無意識的なはたらきのことを指す
- どのような防衛機制を用いているかを把握することで，その人の精神機能の発達レベルや自我の発達段階を評価できるとされる

種類	定義	例
否認	現実に起こっていることを認めようとしないこと．現実を過小評価したり，反対に自分を過大評価する．理想化や白昼夢，子どもの空想なども含まれる	酒やギャンブルにおぼれて周囲に迷惑をかけている人が，「やめようと思えばいつでもやめられる．そんな大したことではない」と訴える
投影（投射）	自分のなかに存在する自己のものと認められない不快な感覚や感情を，自分から切り離して，あたかも対象のなかにあるかのように感じとること	心の底では患者に恐怖を抱いている看護師が，「その患者が自分を嫌っている」と思う
取り入れ（摂取）	対象へのあこがれから，自分にはなく，対象のなかに存在するものを，自分のなかに取り込むこと	若い女性が好きな女性タレントの服装や髪型を真似する

種類	定義	例
退行	過去の精神の発達段階に逆戻りし，年齢や社会的役割を明らかに逸脱した未熟な言動をとること	恋人同士が，普段よりも明らかに幼い口調や態度を互いにとる
自己への敵対	本来なら対象を得て発散されるべき敵対的な感情が，対象が存在しないことで，自分に向かうこと	激しい怒りを，自傷行為を行うことで処理する
反動形成	自分のなかに存在する欲求や感情を認めることができない場合に，無意識に正反対の考え・感情を抱いたり，行動様式をとること	内心では激しい敵対心をもっている相手に対して，へりくだった態度を自分でも気づかないうちにとってしまう
分離・解離	自分の内なる感情とその表現が切り離され，相反すること	身近な人の死を経験し，大きく動揺しているのに，平然とした態度をとる
合理化	都合のよい理屈をつけることで，欲求不満による葛藤を隠したり，幼児的な欲求や感情を抑えること	高い枝のブドウを手に入れることができなかったキツネが，「あれはすっぱいブドウだったから，取れなくてよかったんだ」と言う（イソップ物語）
昇華	本来なら社会的に受け入れられにくい強い衝動や欲動を，社会的に有用で価値あることに向けること	衝動的かつ破壊的な行動をとる人が芸術家になる
転換・置き換え	欲求の対象を別のものに置き換えたり，欲求を別の表現形に転換すること	学校に行く時間になると吐き気がする
抑圧	自分のなかに存在する，認めたくない苦痛な感情や記憶を意識から排除し，無意識に押し込めてしまうこと	幼少期に経験した大きな災害のことを覚えていない

POINT

・自我の防衛機制の視点は患者の非適応的な言動や対人関係・精神症状などの背景や意味を理解するうえで 1 つのヒントになる．1 つの仮説としてとらえ，ケアに生かす

身体的な側面に関する情報 (文献 11 をもとに作成)

- 精神科患者は，自身の症状を適切に表現できないことも多く，身体症状の表現と妄想との境界があいまいな場合もある．そのため，バイタルサインやフィジカルアセスメントなどによる客観的な所見が身体疾患を早期に発見する唯一の手がかりとなることもある
- バイタルサインやフィジカルアセスメントの基本の詳細は，「成人・老年」の pp2〜52 を参照
- バイタルサインの異常を認めた際のアセスメントの視点については，下記のとおり

▶▶ 体温

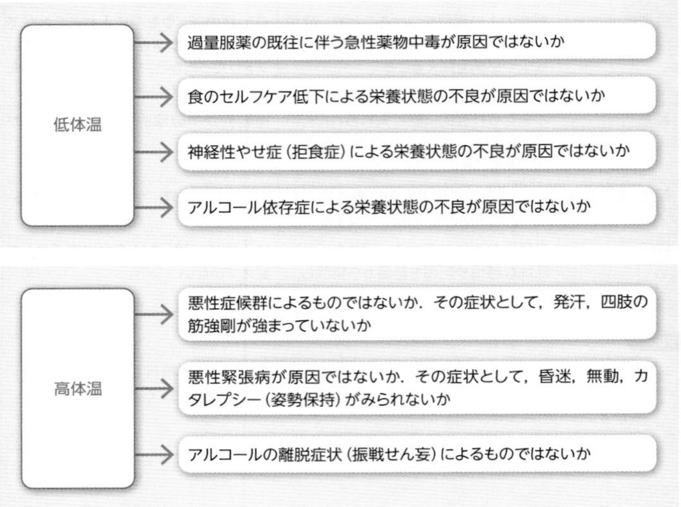

▸▸ 脈拍（心拍）

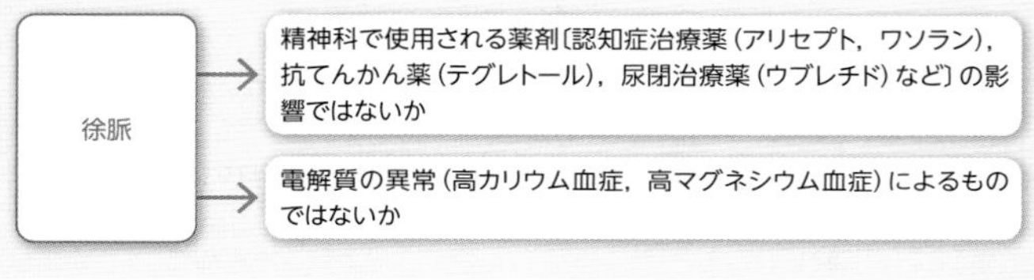
徐脈
精神科で使用される薬剤〔認知症治療薬（アリセプト，ワソラン），抗てんかん薬（テグレトール），尿閉治療薬（ウブレチド）など〕の影響ではないか
電解質の異常（高カリウム血症，高マグネシウム血症）によるものではないか

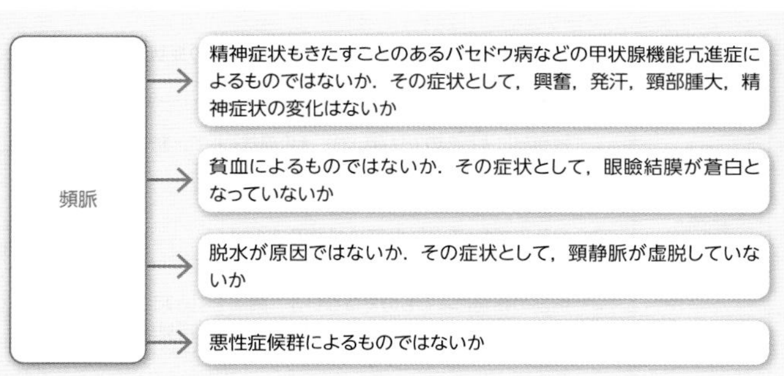
頻脈
精神症状もきたすことのあるバセドウ病などの甲状腺機能亢進症によるものではないか．その症状として，興奮，発汗，頸部腫大，精神症状の変化はないか
貧血によるものではないか．その症状として，眼瞼結膜が蒼白となっていないか
脱水が原因ではないか．その症状として，頸静脈が虚脱していないか
悪性症候群によるものではないか

▸▸ 血圧

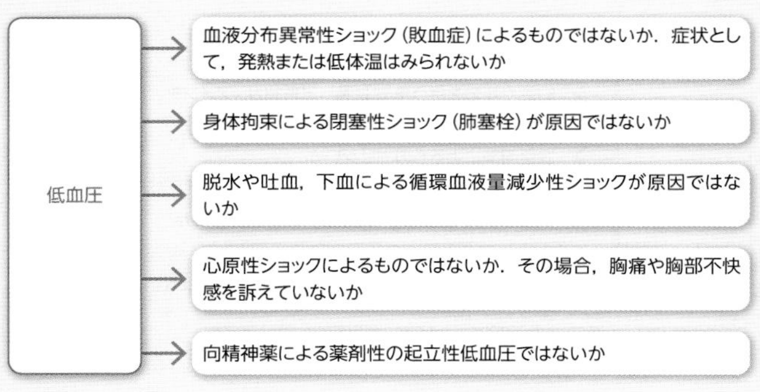
低血圧
血液分布異常性ショック（敗血症）によるものではないか．症状として，発熱または低体温はみられないか
身体拘束による閉塞性ショック（肺塞栓）が原因ではないか
脱水や吐血，下血による循環血液量減少性ショックが原因ではないか
心原性ショックによるものではないか．その場合，胸痛や胸部不快感を訴えていないか
向精神薬による薬剤性の起立性低血圧ではないか

▶▶ 呼吸数

呼吸数の低下

- → 向精神薬の効きすぎによる過鎮静が原因ではないか
- → 意識障害や薬物鎮静による舌根沈下が原因ではないか

頻呼吸

- → 誤嚥などによる肺炎が原因ではないか．その症状として，発熱や酸素飽和度（SpO_2）の低下がみられないか
- → 敗血症によるものではないか．その症状として，発熱や血圧低下はないか
- → 身体拘束などによる肺塞栓が原因ではないか
- → 胸部の疼痛によるものではないか．胸痛を引き起こす重大な疾患（心筋梗塞，肺塞栓，大動脈解離など）を疑う所見はみられないか
- → 悪性症候群によるものではないか

▶▶ 意識レベル

意識障害

- → 幻覚や妄想を伴う意識混濁，思考錯乱（アメンチア）ではないか
- → 過量服薬によるものではないか
- → 抗精神病薬の効き過ぎによる過鎮静ではないか
- → 多飲による電解質異常（低ナトリウム血症）ではないか

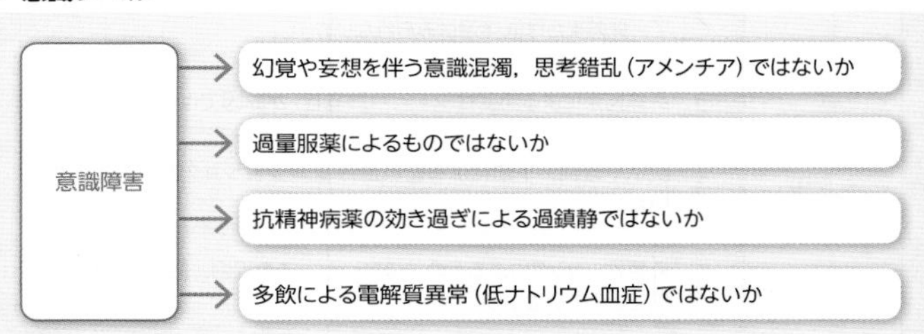

Memo

精神看護実践の基盤となる患者-看護師関係

- 精神看護実践において基盤となるのは患者-看護師関係である
- 精神看護を展開するうえで患者-看護師関係の発展は不可欠である．患者と看護師の関係プロセスそのものが看護であり，この関係確立が看護の目的を達成するために重要となる
- 患者-看護師関係の発展には，ペプロウによる対人関係の看護論，トラベルビーによる人間対人間の関係モデル，認知行動理論における協同関係の考え方が参照できる

ペプロウによる対人関係の看護論

- ペプロウは，看護とは「有意義な，治療的な，対人的プロセス」で，「創造的，建設的，生産的な個人生活や社会生活をめざす，パーソナリティの前進を助長することを目的とした教育的手だてであり，成熟を促す力」と述べている
- また，患者-看護師の関係性について，互いに同等ではあるが異なる人間として，知り合い尊敬するようになる時，看護のプロセスは教育的・治療的なものになるとも述べている
- さらに，患者-看護師関係の発展過程は，①方向づけ，②同一化，③開拓利用，④問題解決の 4 つの局面があり，重なり合って発展していくと唱えた［図，表］

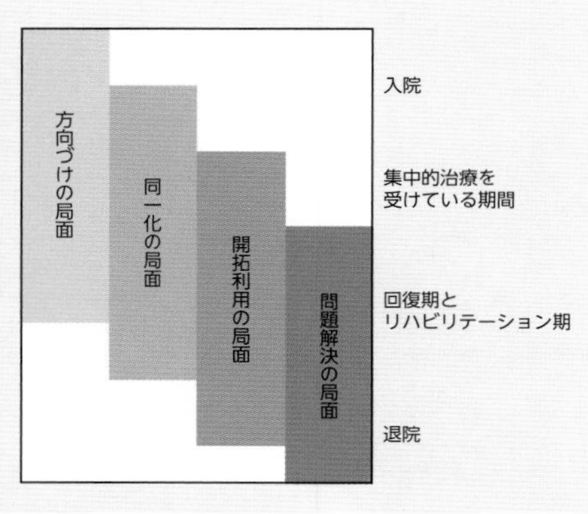

図 ペプロウの 4 つの局面(文献 12 より転載)

表 4つの局面とかかわり方のポイント(文献13をもとに作成)

局面	かかわり方のポイント
方向づけ 患者自身が自分の問題は何かを把握し，必要な援助を求められるよう，看護師が支援していく局面	・患者自身で問題・課題を自覚できるように援助する ・患者の理解できる言葉で治療・ケアの目的を説明する ・患者と問題・課題を共有し，回復に向けた支援をはじめる ・看護師は他職種と協働的に患者を方向づけられるように支援する
同一化 自身のおかれている状況を認識しはじめた患者が看護師に接近し，関係を結ぼうとする局面	・援助の内容を丁寧に説明し，その約束を守り，信頼を得られるよう努める ・親しみやすく，誠実な態度で接する ・同一化が進むことで生まれる患者の変化(自身へのケアに対して深い関心を抱くようになる，など)を観察する
開拓利用 患者が看護師の援助を受けながら，自分で自身の問題に取り組み，解決しようとする方向に向かう局面	・患者自身で問題解決に取り組めるように，看護師は必要に応じて援助する ・患者が依存から自立へ向かう過程で，さまざまな問題(自立にすることに抵抗する，患者-看護師間の関係が前進したり後退する，など)が生じることを十分に認識しておく ・患者の行動の変化を観察し，自立のための努力へと向かわせる
問題解決 患者が自分自身で問題に立ち向かい，新たな目標に向かった動き始める局面	・患者自身で問題に立ち向かい，新たな目標に向かって進めるように支援する ・患者が新たな環境，人間関係に適応できるように教育的にかかわる ・関係の終結は，突然ではなく，段階的に行うように心がける

・この発展プロセスにおいて，看護師と患者は問題解決のために協同することを学び，連動して相互的な役割を担う
・患者を，単に受動的な被援助者ではなく，共同作業者と位置づけている

トラベルビーによる人間対人間の関係モデル

- トラベルビーは，看護とは対人関係のプロセスであり，病気や苦難の体験を予防あるいはそれに立ち向かうように，また必要な時はそれらの体験のなかに意味をみつけだすように援助すること，と述べている
- また，患者が病気や健康状態をどう知覚し評価しているかを理解することの重要性と，患者の体験に意味を見出す役割が不可欠であることを強調している
- さらに，看護の目的は人間対人間の関係の確立を通じて達成されると考え，その対人関係は，最初の出会いに始まり，同一性の出現，共感，同感を経てラポールの段階で確立されると提唱した［図］

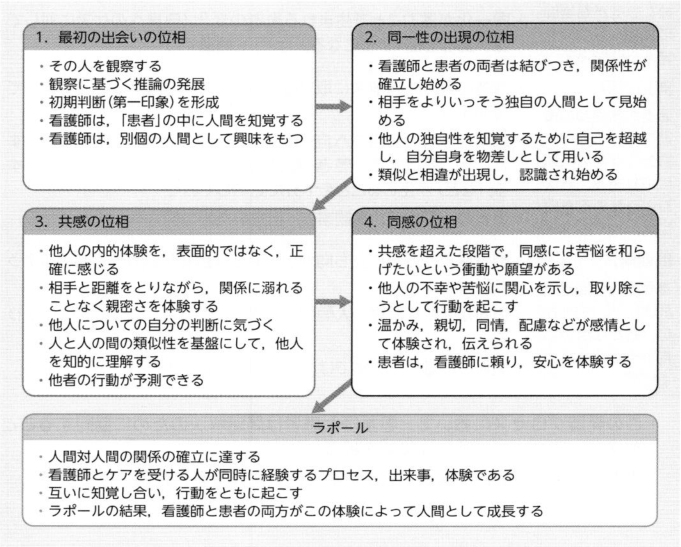

1. 最初の出会いの位相

- その人を観察する
- 観察に基づく推論の発展
- 初期判断（第一印象）を形成
- 看護師は，「患者」の中に人間を知覚する
- 看護師は，別個の人間として興味をもつ

2. 同一性の出現の位相

- 看護師と患者の両者は結びつき，関係性が確立し始める
- 相手をよりいっそう独自の人間として見始める
- 他人の独自性を知覚するために自己を超越し，自分自身を物差しとして用いる
- 類似と相違が出現し，認識され始める

3. 共感の位相

- 他人の内的体験を，表面的ではなく，正確に感じる
- 相手と距離をとりながら，関係に溺れることなく親密さを体験する
- 他人についての自分の判断に気づく
- 人と人の間の類似性を基盤にして，他人を知的に理解する
- 他者の行動が予測できる

4. 同感の位相

- 共感を超えた段階で，同感には苦悩を和らげたいという衝動や願望がある
- 他人の不幸や苦悩に関心を示し，取り除こうとして行動を起こす
- 温かみ，親切，同情，配慮などが感情として体験され，伝えられる
- 患者は，看護師に頼り，安心を体験する

ラポール

- 人間対人間の関係の確立に達する
- 看護師とケアを受ける人が同時に経験するプロセス，出来事，体験である
- 互いに知覚し合い，行動をともに起こす
- ラポールの結果，看護師と患者の両方がこの体験によって人間として成長する

図 人間対人間の関係確立に至る 4 つの位相の特徴（文献 14 をもとに作成）

認知行動理論における協同関係

- 認知行動理論 (p492) では，患者とセラピスト (看護師，医師，心理職など) との協同関係が重視されている．患者との出会いから患者の問題・課題を共有し，解決に向けてともに取り組む関係性である (協同的経験主義)
- 患者の主体性を尊重しながら，患者自身で問題・課題に向き合い改善・解決できるように支援する
- 患者との対等性を重んじ，患者とともに考えたり行動したりするなかで，患者自身で目標を達成できるよう，伴走する役割をとる
- 患者-看護師の協同関係は，精神疾患を抱える患者の主体性を高め，自身で社会生活上の問題・課題に向き合い解決する力を身につけるために必要な関係性といえる

Memo

患者との協同関係構築のためのコミュニケーション

▶▶ 初回時の基本的な態度

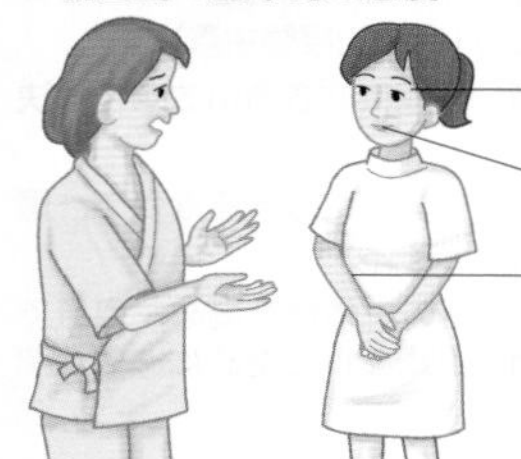

POINT

- 患者へのあたたかさ，受容，共感，誠実さ，信頼感，意思の尊重が，関係構築の基本となる
- 初めての出会いで患者に「話をきちんと聞いてもらえた」と感じてもらうことは，信頼関係の構築の第一歩になる

▶▶ 面接時の位置関係

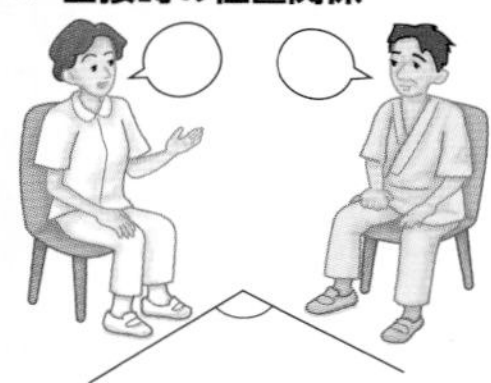

話す時の角度は 90～120 度が適切

- 初対面の場合は斜め 45 度くらいのところから接近すると関係を気づきやすいとされる
- 対象者の内面的な部分に触れる時は 90 度程度の位置関係がよいとされる
- 関係性の構築が不十分な時期においては，並列になることで緊張感が和らぎ，話しやすくなる

POINT

- 位置関係は対象者の状況や対象者との関係性を考慮しながら決めていく
- 面接時の距離は，対象者によって異なるが，1 m 程度確保しておく．特に初対面時は不用意にパーソナルスペースに入らないよう注意する

▶▶ 患者との協同関係を構築するコミュニケーションスキル

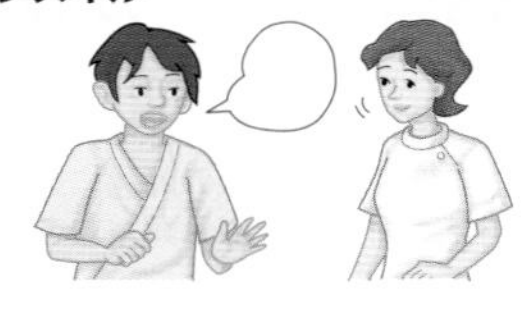

- うなずいたり，相槌を入れる．これらは患者の話を受け入れていることを示す
- 適度に目を合わせ，同じ高さの目線で話を傾聴する．それにより，相手に好意のシグナルが伝わる．患者によってはじっと見られると侵入的と感じ，避けることがある．その場合，視線を適宜ずらす
- 患者の話に応答する際は，患者の話すスピードに合わせる．それにより，相手に会話が心地よいと感じてもらえる
- 患者の話のポイントをつかんで返したり，まとまりにくい話を適宜要約して返す
- 患者の話の背景にある感情や意味に焦点を当てて返す．患者自身が言いたかったことを明確化する
- 患者の困り事，問題，課題に関する見方・考え方を具体化・明確化するために，掘り下げた質問をする（例：「"人生の失格者だ"とのことですが，失格者とはどのような人のことを言っていますか？」）
- 患者の困り事，問題，課題について十分に聴き，解決に向けてともに取り組むことを共有する
- 患者のよいところ，できていることを積極的に支持する
- 治療的作用を意識して，学生自身の考えや気持ち，経験を患者に伝える
- 常に治療や看護について丁寧に患者に説明し，患者の意思を確かめる

POINT

- 実習では，自分の考え・感情を意識し，客観的にとらえられるよう，振り返り作業を行うことが重要．実習指導者や教員に指導を受けながら患者とのコミュニケーション，関係性を見つめ直す姿勢をもつことが大切

精神症状とかかわり方のポイント

・精神症状は，①思考の障害，②感情の障害，③意欲・行動の障害，④知覚の障害，⑤意識の障害，⑥記憶の障害，⑦自我意識の障害，⑧知的能力障害，⑨局所症状に分類される

思考の障害

分類，内容

思考の障害	
思考の流れ（思路）の障害	
観念奔逸（ほんいつ）	考え（観念）がよどみなく浮かび，次々と展開する状態．観念相互の関連性は一応保たれているため，連合弛緩とは異なる．躁状態に特徴的
連合弛緩	考えが脈絡なく出てきて，相互の結びつきが失われている状態．話の内容にまとまりがなく，理解が難しい．統合失調症に特徴的
思考途絶	考えが突然途切れる状態．会話中，急に黙りこむ．統合失調症に特徴的
思考制止	考えが前に進まず，滞る状態．うつ状態に特徴的．思考途絶と異なり，考えが進みにくいだけであるため，忍耐強く待つと返答はある
思考内容の障害	
妄想	不合理的で誤った内容であるが，強い確信をもち，訂正不能であるもの．詳細は次頁を参照
思考体験の障害	
強迫	不合理でばかばかしいと自覚しているが，自分の意志に反して出現し，無理に抑え込もうとすると強い不安を生じる
支配観念	考えが強い感情に伴って意識に固着するもので，それ以外のことが考えられなくなる
作為思考	自分の考えが他者から影響を受け，他者から押し付けられたり，支配されていると思う
考想吹入（こうそうすいにゅう）	自分のものでないとわかっている考えが頭に押し込まれると思う
考想奪取	自分の考えが，外部の人や力で引っ張りだされ，消えてなくなるように思う
考想伝播	自分の考えが外部に漏れ，自分の考えを他者が知っていると思う

▶▶ 妄想

a. 発生過程による分類

一次妄想：脈絡なく妄想が発生するもので了解不能	
妄想知覚	特定の出来事を知覚し，それに誤った意味づけをすること
妄想着想	突然ある観念が頭に飛び込んできて確信すること
妄想気分	自己の外界が変容し，例えば背後から闇が迫りおびやかすような，言葉では言えない不気味で差し迫った感じが押し寄せる状態
二次妄想：状況・感情・性格の反応として妄想の発生が了解可能	

b. 妄想内容による分類

〔被害的内容（被害妄想）：他者から害を受けていると確信するもの〕

・統合失調症に多い

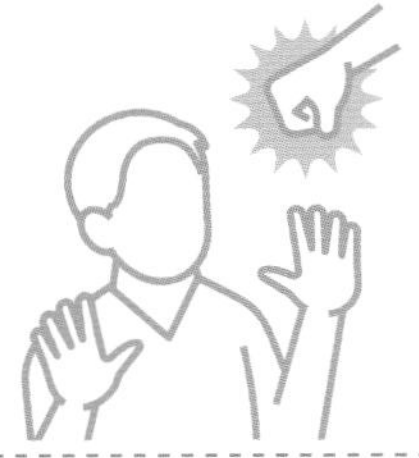

他者から危害を加えられているという被害（迫害）妄想

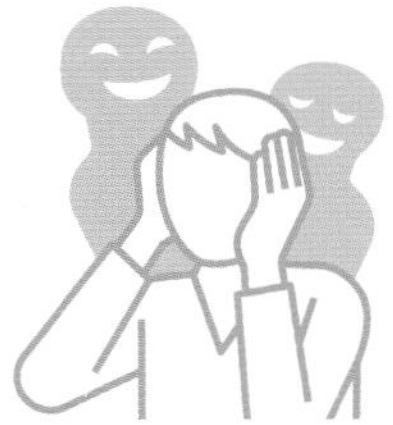

自分が見つめられ監視されているという注察妄想

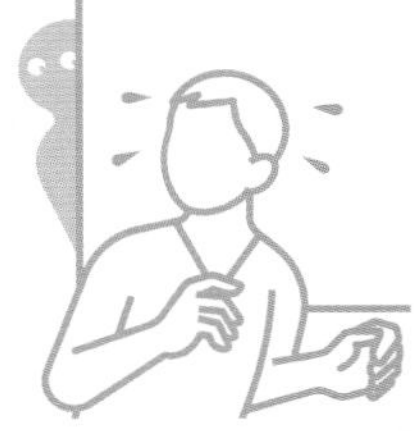

誰かにあとを追われているという追跡妄想

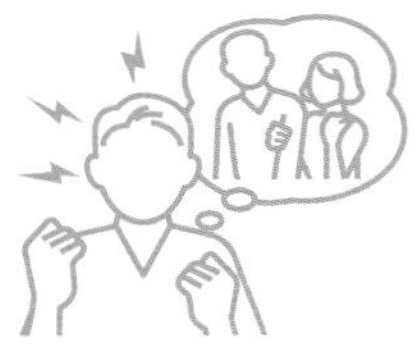

配偶者が他の異性と浮気していると確信する嫉妬妄想

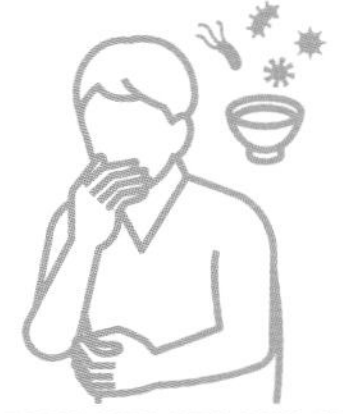

食物に細菌や毒を入れられたりするという被毒妄想

※その他，周囲の人の言動や態度を自分に関係づける「関係妄想」などがある

〔微小的内容（微小妄想）：自己の実際よりも低く評価し，価値のない存在と確信するもの〕
・うつ病に多い

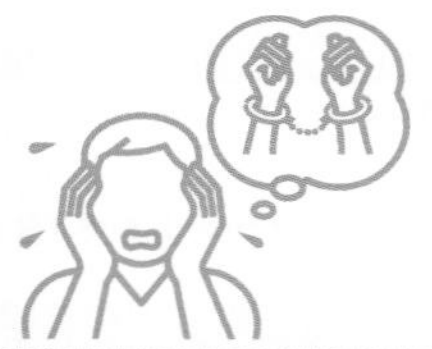

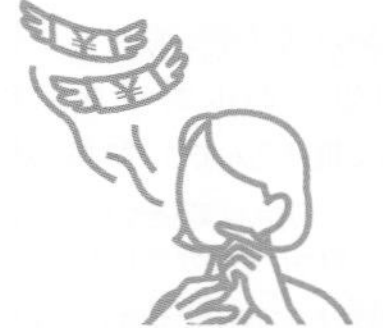

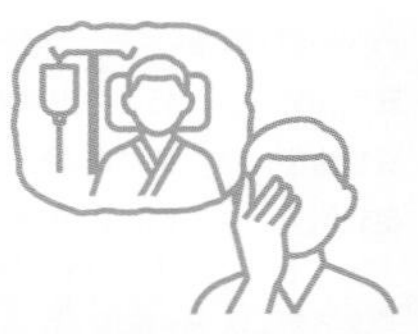

取り返しのつかない誤りを犯して罪深いとする罪業妄想

財産や金銭がなくなってしまったと確信する貧困妄想

どこか身体の一部が具合が悪くて治らないとする心気妄想

〔誇大的内容（誇大妄想）：自分の価値や存在を過大なものと確信するもの〕
・躁状態や統合失調症に多い

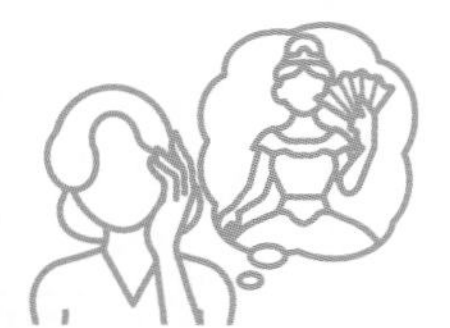

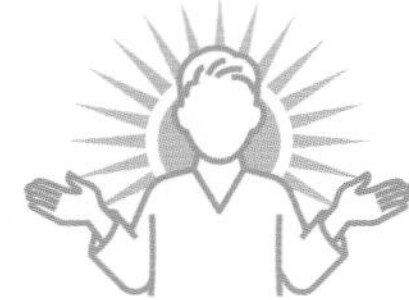

※その他，他者が自分に恋心を抱いていると確認する「恋愛妄想」などがある

高貴な出自であるとする血統妄想

世を救うために選ばれたとする宗教妄想

かかわり方のポイント

- 観念奔逸に対しては，患者の話を聴きつつも刺激にならないように否定や説得はせず，短時間で話を切り上げるようにする
- 連合弛緩では，話の焦点化や要約を試み，話をまとめられるよう援助する
- 思考途絶がみられる場合は，患者が次の言葉を発するまで少し待つか，必要に応じて声をかける
- 思考制止がみられる場合は，返答を焦らせず，待つようにする
- 妄想に関する患者の訴えに耳を傾け，妄想により生じる気持ち（不安やつらさなど）を受け止める．妄想の日常生活への影響の程度について話し合い，妄想への対処法をともに考える
- 作為思考・考想吹入・考想奪取・考想伝播では，まずつらい気持ちを受け止め，患者のできる範囲から，実際はどうなのかという事実を患者と調べてみる
- 強迫行為は，危険な状況でない限り，そっと見守る．やめたくてもやめられないという患者の気持ちを受け止める

感情の障害

分類，内容

感情の障害	
気分の障害	
抑うつ気分	気分が沈み，憂うつで，落ち込んでいく状態．喜怒哀楽の感情がなく，おっくうとなる．うつ病でみられる
爽快（気分）	気分が晴れ晴れとし，こころが弾み，高揚した状態で，幸福感，充実感があり，自信が出てくる．躁状態でみられる
その他の感情の障害	
多幸症（上きげん症）	状況とかかわりなくニコニコし，楽天的で苦悩がなさそうにみえる．脳器質性疾患や酩酊で認められる
情動（感情）失禁	情動の調節がうまくいかず，涙もろくなり，ちょっとした刺激に泣いたり，笑ったり，怒ったり，刺激とは不つり合いな感情反応をみせる
感情鈍麻	生き生きした感情表現が乏しく，表情・身振り・手振りから感情が伝わってこない．感情の平板化ともいう
情動麻痺	大災害などを経験した時，驚愕や恐怖などの一切の情動反応が停止した状態
易刺激性	イライラして怒りがわき，不快感が高まった状態
アンビバレンス（両価性，両価感情）	同一の対象に，愛と憎，快と不快など相反する2つの感情を同時にいだくこと
不安状態	
不安とは，誰でも感じうる，対象のない漠然とした恐れである．恐怖は，特定の対象がある恐れをいう	
パニック発作（不安発作）	突然激しい恐怖や強烈な不快感の高まりが数分以内にピークに達し，多彩な身体症状（動悸，発汗，震え，窒息感，悪心，胸・腹部の不快感など）を呈する

かかわり方のポイント

- 抑うつ気分（状態）にある患者に対しては，落ち着いた雰囲気で，つらい気持ちを傾聴し，十分に受け止める．「頑張りましょう」という言葉は，精一杯やっている患者にとっては負担となるため，控えるようにする
- 爽快気分が軽度の場合，患者はこれが自分にとって調子がよい状態だと思い込みやすく，過活動になりやすいため，患者がそれに気づけるようにする．過活動は爽快気分の重症化につながる．一方，重度の場合は，看護師自身が患者の刺激にならないよう一定の距離をおき，短時間のかかわりを頻回にもちながら観察する

（つづく）

（つづき）

- 情動失禁では，患者を刺激するような質問などをせず，話を傾聴することで心の安定を図る
- 感情鈍麻では，表情の変化がみられず，言葉も少なくなる．興味や希望を引き出すかかわりをもちつつ，患者との距離やペースに留意する．患者の自己決定を見守る姿勢が重要となる
- 情動麻痺状態の患者には，無理に話をさせようとせず，静かに見守り，安心感を与えるようにする．患者が話すことを傾聴し，基本的ニーズを満たせるように働きかける
- 易刺激性のある患者に対しては，距離を取りつつ，簡潔で短時間の接触を心がけ，安全性にも配慮する
- パニック発作に関して，生命の危険に及ぶことはないことを伝えつつ，発作による生活への影響を患者と話し合い，パニック発作への対処法を身につけるよう働きかける

意欲の障害

分類，内容

- 意欲が高まって行動的になる意欲増進と，意欲が下がり行動が減少する意欲減退とがある

意欲の障害	
昏迷	意識は清明だが，意志発動が全く停止してしまう状態
制止	欲動は低下していないが，意志の発動面に障害があり，行動が停滞し，動き出しても円滑に進まない．うつ病にみられる
無為	自発性が低下し，周囲との接触を避け，活動性が乏しい．終日臥床して過ごす．統合失調症の陰性症状
脱抑制（抑制消失）	発動性（自発性）や欲動が通常の意志によってコントロールできないこと．精神運動興奮状態に脱抑制が加わると，運動不穏・攻撃・暴力行為などに結びつく
精神運動興奮	欲動が過度に亢進し，行動量が増加した状態で，まとまりがなく落ち着かない ・躁病性興奮：躁状態で顕著となり，気分爽快で多弁多動．不眠不休で活動し，社会的逸脱行為に至る場合もある ・緊張病性興奮：緊張型統合失調症の始まりにみられる．意志による統制を欠き，欲動が病的に亢進した状態．意志疎通が不良で，急に激しく興奮したり，物を壊したりすることもある

知覚の障害

知覚の障害	
知覚の変容	
感覚過敏・感覚鈍麻	外界からの刺激が通常より強く感じられる状態（例：いろいろな雑音を拾ってしまう）と，逆に弱く感じられる状態（例：何を食べても味がしない）
錯覚	対象を誤った，ゆがんだかたちで知覚すること．錯視や錯聴がある
幻覚	
幻視	実際にその場に存在しない対象が見えること．中毒性，症状性・器質性精神障害に多くみられる．アルコール依存症では虫や小動物が見える小動物幻視などがある
幻聴	実際には存在しない音や声が聞こえること．音やざわめきが聞こえる要素性幻聴，自分に対する批判や悪口，噂などの言葉が聞こえる言語性幻聴があり，後者は幻声ともいう．統合失調症をはじめ，物質使用障害，心因反応など多岐の疾患にみられる
幻味・幻嗅	嗅覚に起こる幻覚．しばしば，水や食事に何か毒や薬剤がまぜられているなど，被毒妄想に結びつく．自分の身体から不快なにおいがするという自己臭症では関係妄想にもつながる
幻触	触覚に関する幻覚．皮膚を虫がはっているなど，身体をありありと触れられると訴える
体感幻覚	温度，痛み，運動，平衡などの体感における幻覚．脳がとけて流れだすなどと訴える

▶▶ かかわり方のポイント

- 錯覚に対しては，それを引き起こす原因の除去に努める（例：①壁やカーテンのシミを虫と間違える→シミの除去，②自動車の騒音を人の話し声と間違える→静かな環境の保証）
- 幻覚は，患者にとっては実際体験していることであるため，現実ではないと否定せず，そのままを受け止める姿勢が必要となる．患者は，否定されると，拒否的・攻撃的反応で自分を防衛しようとする
- 幻覚の内容は患者を苦しめるものが多いため，幻覚により生じる患者の気持ちを受け止め，患者とともに対処法を探し，患者が取り組めるように支援する

意識の障害

分類，内容

意識の障害	
意識混濁	意識の清明度が低下したもので，通常，軽度・中等度・高度の 3 段階か，5 段階（①ややぼんやりした明識困難，②浅眠状態が続く昏蒙，③呼びかけに反応するがほうっておくと眠ってしまう傾眠，④強い刺激で多少反応するが刺激をやめると戻ってしまう昏眠，⑤刺激しても覚醒しない昏睡）に分けられる
意識狭窄	軽度の意識混濁を背景として意識野が狭まるもの．意識野の狭窄している状態にもうろう状態がある．発症の開始と終了は明瞭で，まとまった行動はとれるが，追想が困難で健忘を残すことが多い
意識変容	意識混濁に質的変化が加わり，不安・不穏・緊張などの刺激症状を呈するもの．軽度ないし中等度の意識混濁に活発な精神運動興奮が加わったせん妄がある．幻覚・不安・妄想が出現し，その間の刺激はある程度受け入れられるが，後に健忘を残す

かかわり方のポイント

- せん妄ケアの原則は，①予防，②早期発見，③早期介入
- せん妄の予防策として，日時・場所について繰り返し説明する，時計やカレンダーを目に入りやすい場所に置く，補聴器や眼鏡の使用を勧める，日中は覚醒を促して夜間に良眠が得られるような工夫をする，などが有効
- せん妄のアセスメントスケール（DST，CAM，ICDSC など）を活用し，早期発見に努める
- せん妄のある患者には，穏やかで落ち着いて接し，簡潔で具体的な言葉を用いる．幻覚・妄想に対して訂正や否定はせず，感情に焦点をあてて対応する

記憶の障害

分類，内容

記憶の障害	
記銘力障害	新しいことを覚えらえれない状態
器質健忘と解離性健忘	健忘とは一定の期間の追想ができないこと．器質的疾患による器質健忘と，心的外傷などにより通常は失われない個人情報などを想起できなくなる解離性健忘とがある
逆向性健忘と前向性健忘	逆向性健忘は記憶障害が起きるきっかけとなった出来事より前の一定期間の記憶が失われるもので，その後の出来事や遠い過去の記憶は保たれている．前向性健忘は出来事以前の記憶は保たれているが，その時点以降の新しい出来事を記憶していられなくなるもの
コルサコフ症候群	記銘力障害，健忘，失見当，作話を特徴とする．アルコール依存の離脱による振戦せん妄後に発症，その他頭部外傷などで認められる
再認障害	初めて見るものを過去に見たと感じる既視感（デジャヴュ），いつも見ているありふれた光景をこれまでに見たことがないという未視感（ジャメヴュ）がある

かかわり方のポイント

- 記銘力障害では，新しいことを覚えられないため，日常生活に大きな支障が及ぶ．その日のスケジュールの管理を手助けするなどし，負担や不安の軽減を図ることが重要
- 健忘のある患者で想起できずに不安や焦りを感じている場合はその気持ちを受け止め，時間経過による回復の可能性など，患者が理解できるように説明することが大切

局在症状

分類，内容

・脳血管性障害・脳の外傷・認知症など，大脳の一部の器質的病変や損傷によって生じた機能障害

局在症状	
失語	文字の意味もわかり，相手の話も理解するが，自分から話したり書いたりすることができないものを運動性失語とよぶ．一方，耳は聞こえ，目も見え，話もできるのに，相手の話が理解できず，文字理解も障害され音読できないものを感覚性失語とよぶ
失行	運動麻痺・失調・不随意運動などの運動障害がなく，行うべき行為や動作を十分に理解していながら，習熟しているはずのその動作をすることのできない状態
失認	感覚器は障害されていないのに，知覚した対象が何かわからない認知障害．視覚失認・聴覚失認・触覚失認・身体失認など．対象によって，よく知っている人が誰かわからない相貌失認，よく知った物が何かわからない物体失認，色の名前がわからない色彩失認，自分の指の区別がつかなくなる手指失認などがある

かかわり方のポイント

・失語のある患者に対しては，単語や短い文でゆっくりと話す，非言語的コミュニケーションとしてジェスチャーや絵などを利用する，最初の文字を言うなどしてヒントを与える，などの対応が有効

・失行の治療はリハビリテーションが中心となるが，誤った行為に対して過度な指摘・訂正をしないよう注意する．また，一度に複数の指示をせず，1つのことが終わってから次の指示を出すようにする

・失認もリハビリテーションが中心で，失認の種類や特徴を把握し，それに応じて患者の精神面を支え，根気よく援助する

Memo

統合失調症

▶▶ 統合失調症とは

- 幻覚や妄想，意欲の低下，感情鈍麻などの症状を示す精神疾患である
- 根本的な原因は不明．脳の神経伝達物質ドパミンの代謝異常との説やストレス，さらに複数の遺伝子の関与の可能性も示されている

▶▶ 症状

- 主に陽性症状，陰性症状，認知機能障害，感情症状に分けられる

a. 陽性症状

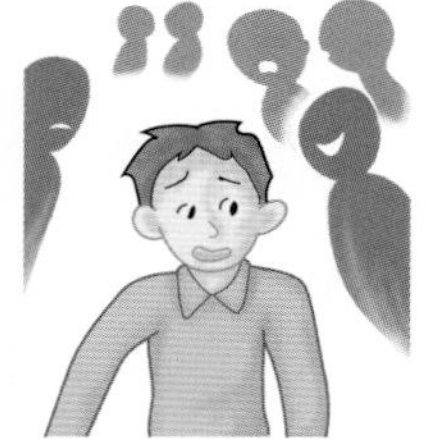

妄想：自分の悪口を言っている，見張られているといった被害妄想が代表的

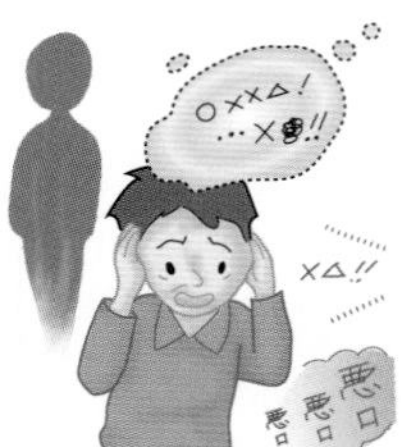

幻覚：幻聴が最も多い．周りに誰もいないのに命令する声や悪口が聞こえたりする．「お腹に塊がある」といった体感幻覚もある

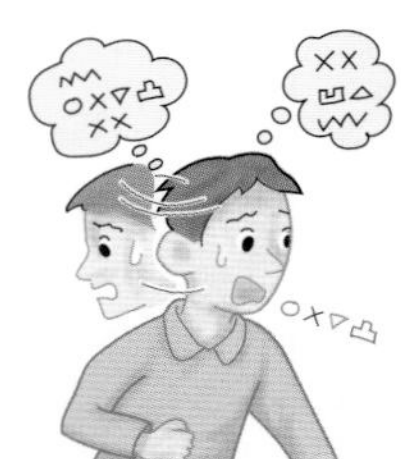

思考障害：思考が混乱して，まとまりのない会話や行動など

b. 陰性症状

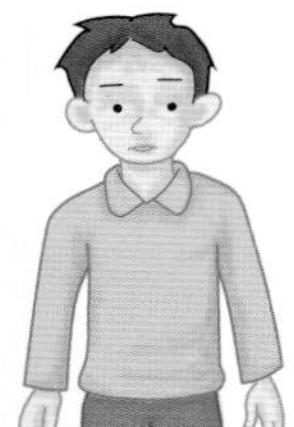

感情鈍麻

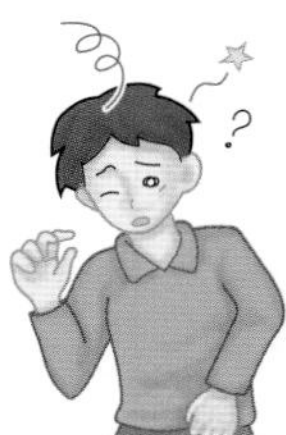

思考の低下

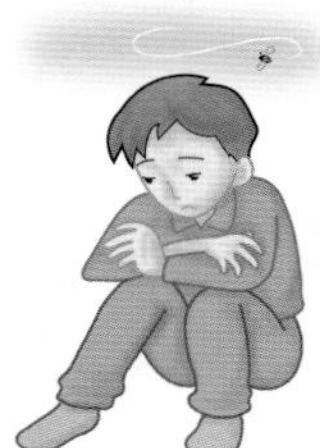

意欲の低下

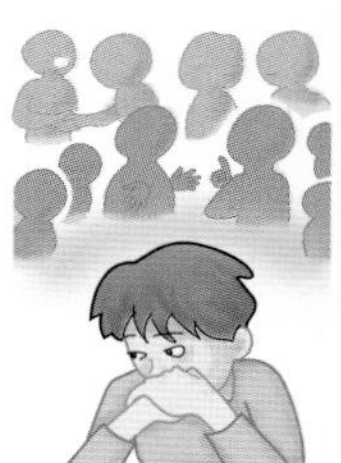

社会的引きこもり

感情鈍麻：喜怒哀楽の表現が乏しくなる．他人の気持ちに共感することが少なくなる	**思考の低下**：思考力が低下し，会話量が少なくなる	**意欲の低下**：自ら何かを行おうとする意欲がなくなる．何事に対しても意欲や気力がわかず，周りのことに興味や関心を示さなくなる	**社会的引きこもり**：自分の世界に閉じこもり，他者とのコミュニケーションをとらなくなる

c. 認知機能障害

- 記憶力の低下：物事を覚えるのに時間がかかるようになる
- 注意・集中力の低下：周りのさまざまな情報や刺激に対して，取るに足らないものを無視して必要なものに注意を集中することができない
- 判断力の低下：優先順位をつけて行うべきことを判断したり，計画を立てることができなくなる

d. 感情症状

- 不安，緊張，抑うつ，情動の不安定など

▶▶ 治療

- 病期（急性期，回復期，維持期）ごとで治療内容は異なる［表］

表 統合失調症の病期と治療内容（文献15より転載，一部改変）

病期	急性期	回復期	維持期
主な目標	症状を減らす	状況を理解する	リカバリーを目指す
主な症状や障害	幻覚妄想・興奮・不眠	不安・抑うつ	対人関係，生活機能の障害
薬物療法 〈生理的視点〉	急性期症状や混乱をおさめる 生活リズム確保	有害作用を減らす 意欲気分改善	再発防止
精神療法 〈心理的視点〉	安心感を提供 治療目標の共有 生活リズム確保	疾病教育 服薬の必要性 対処法の工夫	体重管理 再燃サインを知る セルフモニタリング
リハビリテーション 環境調整 〈社会的視点〉	安心できる環境をつくる 家族への支援（疾病理解）	作業療法 個別プログラム	社会生活技能訓練 包括型地域生活支援 社会参加・就労支援・援助付き雇用

・入院治療の適応：幻覚妄想状態，希死念慮，自殺企図，強い自閉状態，昏迷状態，精神運動興奮状態，他害行為，重篤な合併症など
・薬物療法：抗精神病薬（非定型抗精神病薬が主流）による症状改善・再発予防
・精神療法：支持的精神療法，精神力動的精神療法，認知行動療法
・精神科リハビリテーション：デイケア，作業療法，SST（生活技能訓練）など

▶▶ ケアのポイント

a. 急性期

・他者に脅かされる感覚が強いため，脅威を与えず，安心できる環境をつくり，医療者が味方と感じられるようにかかわる．幻聴や妄想などのつらい体験に寄り添い，共感的にかかわり，患者との関係を築く
・疲弊した心身の回復を促進するため，不足しているセルフケアを支援する

b. 回復期

・病気や薬に対する患者の認識や思いを傾聴し，これまでの患者の対処法やできていたことを確認し，支持する
・疾病教育は一方的に行うのではなく，今後の生活や将来の夢，目標のために，病気とどのように付き合っていけばよいかについてともに考える
・患者と退院後の生活を共有し，再発予防をしつつ，円滑な社会生活を送るための方法を話し合う
・退院後の生活に必要な地域支援サービスなどについて患者を中心とする多職種チームで話し合い，関係機関につなぐ

c. 維持期

・再発を予防し，円滑に地域生活ができるよう症状や日常生活，服薬・通院状況などを定期的に観察し，関係機関と連携しながら支援する
・長期入院により陰性症状が目立つ場合でも，ストレングスの視点から，患者の意欲を高め，情緒的な交流がもてるかかわりを心がける．患者の希望を大切にし，退院に向けて多職種連携しながら根気よく支援する

うつ病

▶▶ うつ病とは

- 気分障害の１つで，気分が強く落ち込み憂うつになる，やる気が出ないなどの精神症状のほか，眠れない，疲れやすい，身体がだるいといった身体症状が現れることがある
- 気分障害には，うつ病のほかに双極性障害（躁うつ病）などがある

▶▶ 症状

- 下記の表に示した，精神症状と身体症状がみられる
- ICD-10 では，①抑うつ気分，②興味と喜びの喪失，③易疲労感，の３つが典型症状とされている
- 抑うつ気分などの症状は，１日のなかでは朝が最も調子が悪く，夕方以降になると少し楽になるという日内変動がある

表 精神症状と身体症状

精神症状	身体症状
・気分が落ち込む	・寝つきが悪い，ぐっすり眠れない，早朝に目が覚める
・何をしても楽しくない	・疲労，倦怠感
・興味がわかない	・食欲減退，体重減少
・むなしい	・頭痛
・集中できない	・肩こりや背中の痛み
・考えが進まない	・喉の渇き
・悪いほうへばかり考えが及ぶ	・便秘，下痢
・「この世の中にいないほうがよい」などの自殺念慮，自殺企図	・身体の痛み

治療

- 治療の基本は，十分な休養と薬物療法である．また，精神療法を組み合わせた治療も行われる
- 十分な休養：休養をとることは，うつ病から回復するために非常に重要
- 薬物療法：SSRI（選択的セロトニン再取り込み阻害薬）やSNRI（セロトニン・ノルアドレナリン再取り込み阻害薬），NaSSA（ノルアドレナリン作動性・特異的セロトニン作動性抗うつ薬）などの抗うつ薬が使用される．重症度によっては三環系・非三環系抗うつ薬を用いることもある．抗うつ薬の種類や副作用の詳細は，p546参照
- 自殺企図の危険性のある場合や重症例では，修正型電気けいれん療法も選択肢となる（p556）
- 精神療法：支持的精神療法，心理教育，認知行動療法が推奨されている．平成22年度に「認知療法・認知行動療法」の診療報酬化，平成28年度から医師と看護師が共同で実施した場合も算定可
- うつ病は境界性パーソナリティ障害，パニック障害，強迫症，アルコール・薬物使用障害，発達障害などの精神疾患を併存する頻度が高い．また，がんや心疾患，慢性疼痛などの身体疾患の併存もある．これらは予後に影響する
- 一旦，うつ病と診断されても，実際は双極性障害の経過中にうつ状態を呈しているという可能性がある．それを考慮した経過観察が重要となる
- 抗うつ薬が効果により，症状が改善，落ち着くには，数か月～1年近くかかる場合が多い［図］．再発のリスクも高いため，患者に対する心理教育が大切になる

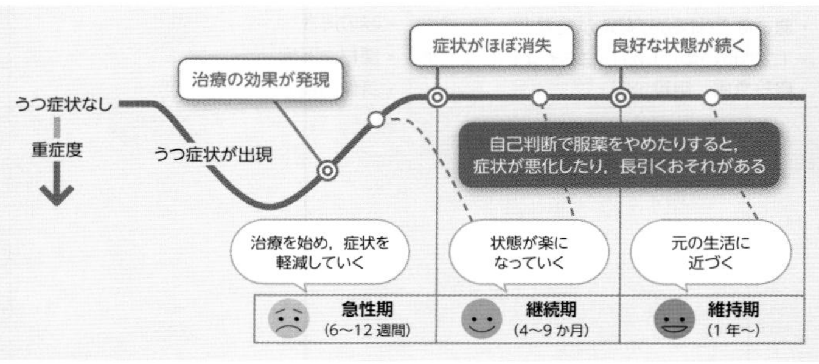

図 うつ病の治療経過（文献16をもとに作成）

- 心理教育では，抗うつ薬の効果の発現には 2～4 週間かかること，一方，副作用は早期に出現することを患者に説明することが重要．根気強く治療を受けることが大切で，よくなったと思って服薬をやめてしまうと離脱症状（めまいや悪心，不眠，発汗，手足のしびれ，イライラなど）が出現したり，再発につながる可能性がある．そのため，つらい時は自己判断せず，主治医に相談するよう伝える

▶▶ ケアのポイント

- 入院時から患者の退院後を想定した看護を展開することが重要
- 抑うつ気分が強く，落ち込んでいる患者に対して，受容・共感的に接する
- 患者自身，すでに精一杯頑張っていることが多いため，安易に「頑張りましょう」と励まさない
- 患者は考えが進まず，問いかけてもすぐ返答ができない場合も多いため，せかさず根気よく待つ
- 患者と，本人の困りごとや問題・課題，退院後の生活や将来への希望などを話し合い，目標を共有し，問題解決や希望の実現に向けて取り組む協同関係を築くようにする．患者自身でこれらに取り組めるようにセルフコントロールする力〔自身の思考（認知）・感情（気分）・行動・身体状態を客観的に眺めて適応的に変容できる力〕を身につけることを目指す
- 抑うつ気分やおっくう感が強い時はセルフケアも進まない．患者のペースを大切にし，患者のできることは自身で行えるようにし，できたことを支持する
- セルフケアや活動範囲を拡大する時は，患者と話し合いながら無理のない達成可能なレベルの目標設定をする．患者が成功体験を積めるように少しずつ範囲を広げる計画を立てることが大切
- 患者の服薬行動，処方薬の作用・副作用の観察，患者の服薬への思いなどの情報を得て，必要に応じて心理教育を行う
- 急性期を脱し，少しずつ活動性が上がってくる時期に，患者とともに活動状況をモニタリングし，患者が達成感などポジティブな感情が得られるような活動を少しずつ生活に取り入れられるように支援する
- 悲観的で極端，偏りのある思考（認知）が浮かぶことで，患者は落ち込んでつらくなり，日常生活に支障の出ることが多いため，患者とそれらの思考について話し合い，患者自身でバランスのよい考えを見つけられるように支援する
- 治療の効果が現れ，活動性が上がってくると，自殺の危険性も高まる．自殺企図の可能性がある場合，まず医療チーム全体で患者の情報を共有する．観察を密にし，患者が死を考える気持ちを傾聴・受容する
- 再発防止に向け，必要に応じて，家庭，職場，学校などとの環境調整を行う．周囲の人々への心理教育を実施するとともに，患者への対応など，困りごとの相談にも乗るようにする

双極性障害

双極性障害とは

- 気分が高揚し，易怒性を伴い，活動性が増加する「躁状態」と，気分が落ち込み，活動性が低下する「うつ状態」が繰り返される疾患
- うつ病に比べて双極性障害は，若年発症で遺伝的傾向が強い
- 双極Ⅰ型障害と双極Ⅱ型障害の2つに分けられる．基本的に躁病相を経験した患者の8割以上がうつ病相も経験するため，双極性障害と呼ばれる
- 双極Ⅰ型障害はうつ病相と躁病相を，双極Ⅱ型障害はうつ病相と軽躁病相をきたす［図］

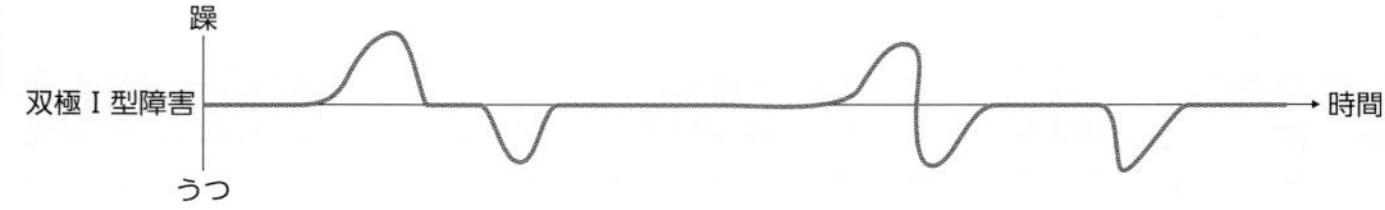

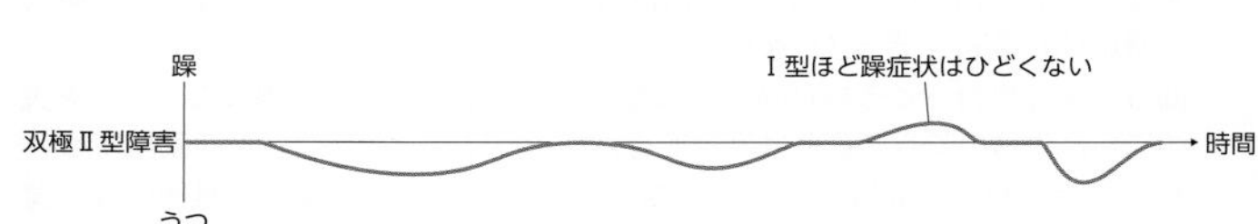

図 双極Ⅰ型，Ⅱ型障害の経過（例）（文献17より転載）

- 患者は，躁病相の期間よりもうつ病相の期間を長く経験し，特にⅡ型に特徴的
- 社会的予後はうつ病よりも不良で，自殺のリスクも高い．予後不良の因子として，発症年齢が若いこと，病前の社会適応の悪さ，アルコール依存などがある
- 再発率が高く，再発を繰り返すことで社会生活機能の低下を招く可能性が高い．躁病相の時に，他者への暴言暴力，高額の借金をつくるなど，社会的逸脱行為により離婚や失職に追い込まれ，社会的孤立に陥るケースも多い

a. 双極Ⅰ型障害

- 躁病相は入院が必要であるほど重篤で，社会生活機能の障害をきたしている
- 躁病相では，夜も眠らずに動き回る，話が止まらない，大声で話し遮られると怒る，アイディアが次々と浮かぶ観念奔逸，注意散漫，イライラ，易怒的，他者への暴言暴力，社会的逸脱行為などがみられる

b. 双極Ⅱ型障害

- 躁病相は入院を必要としない程度のもので，抑うつを基礎に，ある時期から

軽躁状態（社会生活における著しい支障はない程度の躁状態）が加わるものとされる

c. 症状

- 躁状態：①睡眠時間が少なくても身体が元気，②次々とさまざまな活動に参加する，③頭が冴えわたっている，④多弁になる，⑤電話やメールを頻繁にしてしまう，⑥何でもできそうな気がする，⑦些細なことでイライラする，怒りっぽい，⑧浪費や性的逸脱などの逸脱行為など
- うつ病相では，うつ病のような症状（p525）を認めるが，うつ病相の治療薬として，抗うつ薬は推奨されていない

d. うつ病との鑑別

- 双極性障害の場合も，初発はうつ病症状を呈するケースが多いため，鑑別診断が難しい
- 診断には病歴の聴取と，症状や経過の観察が重要．患者にとってうつ病相は苦痛を感じ，自ら訴えることが多いが，躁病相はむしろ体調がよく活動でき，これが本調子であると誤解しやすいため，報告されないこともある．患者だけでなく，家族や周囲の人から情報を得ることも必要

▶▶ 治療

a. 薬物療法

- 気分安定薬（炭酸リチウム）やバルプロ酸を使用．躁状態が中等度以上の場合は，リチウムと非定型抗精神病薬（オランザピン，アリピプラゾール，クエチアピン，リスペリドン）の併用が推奨されている
- 炭酸リチウムは，躁病相，うつ病相，再発予防に効果を発揮するが，高用量で中毒症状を呈するため，定期的な血中濃度の測定が必要．妊娠中は禁忌

b. 精神療法　※薬物療法と以下を組み合わせる

- 心理教育：自分の病気を知り，受け入れ，コントロールすることをサポートする
- 家族焦点化療法：患者と家族が協力して病気に立ち向かえるようにする
- 認知行動療法：物事のとらえ方（認知）や行動を見つめなおし，バランスよく整えることで問題解決を図る
- 再発予防のために，気分と活動の記録表を用いて気分のモニタリングおよび評価をすることや，前駆症状（躁病相，うつ病相に先行する早期の徴候）に注目して対処法を身につけられるよう支援する
- 対人関係-社会リズム療法：社会生活と概日リズムの安定を助け，症状に至る対人関係機能に働きかけ，環境に対処する患者の生活様式の検討・再調整を図る

ケアのポイント

- 躁状態の急性期は活動量が増して動き回るが，物事に集中できず，食事や睡眠も十分とれないため，セルフケアへの援助が必要
- 躁状態の時は少しの刺激でイライラや怒りを表出して攻撃的となるため，会話は短時間で簡潔を心がける．刺激になるような環境を避けるようにする
- 医療チーム内で情報を共有し，対応を統一するように心がける
- 急性期を脱したら，退院後の生活上の課題，将来の希望などを話し合って共有し，患者と目標設定，計画立案をする．患者が目標に向けて取り組めるように支援する
- 再発を防ぐために入院中から患者に気分のモニタリング方法を伝え，患者自身で躁とうつの気分の波と活動との関係を評価できるように支援する．また，躁病相とうつ病相の前駆症状について患者と検討し，前駆症状が出現した時の対処法を話し合うようにする
- 生活リズムを整えることが症状の安定につながるため，毎日の起床・就寝時間，日中の過ごし方を患者が決め，生活できるように支援する
- 再発予防にはきちんと薬を飲み続けることが重要．患者の服薬行動，処方薬の作用・副作用の観察，患者の服薬への思いなどの情報を得て，必要に応じて心理教育を行う

強迫症

▶▶ 強迫症とは

- 自分では不合理なことととわかっていても，ある考えが頭から離れず（強迫観念），何度も同じ確認を繰り返す（強迫行為）．たとえば，「戸締まりをしたか」「電気を消したか」「ガス栓を閉めたか」などを何度確認しても安心できなかったり，「手が汚れているのではないか」という不安から何時間も手を洗い続けたりし，社会生活に支障をきたしている状態を指す
- 発症する平均年齢はおよそ20歳で，成人では男女差はないが，児童・思春期では男児のほうが多い
- うつ病や社交不安障害の合併がみられるケースが多い

▶▶ 症状

- 強迫観念と強迫行為がある
- 強迫観念とは，繰り返し頭に浮かんでくる不合理で非現実的な考えで，患者は自分で抑えることができない
- 強迫行為とは，強迫観念により生じる不安を和らげたり，抑止したりするために繰り返し行う行動のことで，非現実的で過剰である
- 症状が徐々にエスカレートし，強迫行為が長時間に及び，患者の苦痛も強くなることから，日常生活に支障が生じ，社会的・職業的機能も失われる
- 患者は強迫行為をやめたいと思っているがやめられず，苦しんでいる．患者のなかには強迫観念が非現実的だとの自覚に乏しい人もいる
- 家族や周囲を巻き込むケースもある．例えば，自分がきちんと確認できたかについて，家族に繰り返し「大丈夫」との保証を求めたり，家族に強迫行為をさせる場合である．これによって家族や周囲は疲弊し，関係性の悪化につながりやすい
- 日本人によくみられる強迫症状は次頁のとおり[18]

汚染恐怖—洗浄強迫（40〜45%）

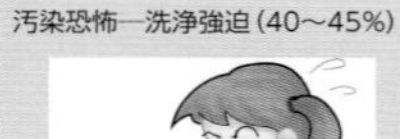
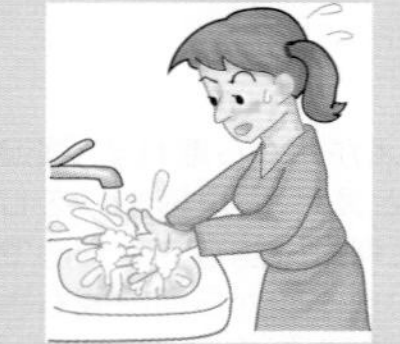

何か不潔と思い触れなくなったり，必要以上に手洗いや入浴を繰り返す

攻撃的な観念—確認（30%）

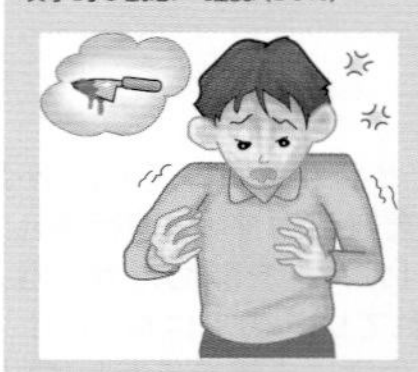

誰かに危害を加えたり，殴ってしまうのではと不安になり，周囲の人や新聞，テレビの報道を確認する

正確性—確認または儀式（30%）

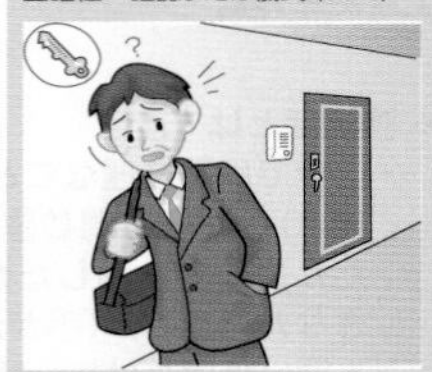

ドアや鍵の閉め忘れ，電気やガスの消し忘れが不安になり，何度も確認する

▶▶ 経過

- 50〜70%は，強いストレスを感じる出来事後に発症するといわれている．発症後も症状を隠して生活することが多く，精神科受診までに長い年月を有するケースもある
- 治療開始までに時間がかかると予後に影響するため，早期発見・早期治療が大切

▶▶ 治療

- SSRI（セロトニン再取り込み阻害薬）による薬物療法，認知行動療法（曝露反応妨害法），両方の併用のいずれかが第一選択となる

a. 認知行動療法

- 強迫観念による不安に立ち向かい，強迫行為をしない“曝露反応妨害法”が有効．例えば，汚いと思うものをさわっても手を洗わない，外出してから鍵をかけたかどうか気になっても確認のために家に戻らない
- “曝露反応妨害法”は，強迫症状の悪循環を止めることを目標に行われる．実施前に，強迫観念（例：本当に鍵をかけたかどうか）→不安感の増大→強迫行為（例：家に帰って鍵をかけたかの確認）→再度の不安感の増大→再度の強迫行為という悪循環を患者と共有することが大切
- 時間とともに不安が下がることを体験することで，強迫行為をしなくても不安が生じにくくなり，強迫観念の頻度も減っていく

b. 薬物療法

- 多くの場合，薬物療法を実施し，抑うつや不安を軽減して動機づけを高めた後，認知行動療法を導入するが，軽症の成人や軽症〜中等度の児童では認知行動療法が優先される
- 高用量のSSRIを8〜12週使用して効果判定を行い，効果が出ない場合は別のSSRIへの変更や抗精神病薬を追加する

▶▶ ケアのポイント

- 患者は，強迫行為を「不合理だ，ばかばかしい」と思っていても，やめることができずに苦しんでいる．また，強迫行為を繰り返しても安心することもできない．それらの気持ちを理解し，受容・共感的にかかわる
- 強迫観念・強迫行為を，援助者側の価値観で批判したり，無意味な行動として禁止しない．患者の自尊心を損なわない
- 患者の強迫行為に圧倒されずに，冷静に距離を保って対応する．完全にやめさせるというよりも，少し改善できればよいくらいの気持ちで強迫行為を見守ることも大切
- 患者がこだわりから自由になり，ほどほどでよしとする心構えを体得できるよう援助する．医療者もこだわりのない，さらりとした態度で接する
- 患者の苦しみや不安，恐怖感を言語化できるように促す
- 強迫症状によりセルフケアが脅かされている場合は，患者のできていることに注目し，維持・向上できるように支持する
- 強迫観念と不安，強迫行為の悪循環（上記，認知行動療法）を患者と共有し，不安が高まってきても強迫行為をしないで様子を見ることで不安の程度がどう変化するかを数値化してモニタリングできるように支援する
- 強迫行為以外の趣味，本人が好きなことに目を向けられるように支援する
- 患者の服薬行動，処方薬の作用・副作用の観察，患者の服薬への思いなどの情報を得て，必要に応じて心理教育を行う
- 家族や周囲を巻き込んでいる場合，患者への対処法などの情報を提供する．患者が家族や周囲との関係を回復できるよう支援する

薬物・アルコール依存症

薬物・アルコール依存とは

- 精神作用物質（アルコール，大麻類，鎮静薬，睡眠薬，コカインやカフェインを含む精神刺激薬，幻覚剤，タバコなど）を摂取しているうちにやめられなくなり，依存や中毒を引き起こし，精神症状やさまざまな臓器障害が現れる
- アルコール依存症では「精神依存」「身体依存」がみられる

症状

a. 薬物依存症

- 統合失調症と似たような幻覚・妄想状態を呈する（覚醒剤精神病）
- 覚醒剤を中止し，幻覚・妄想が改善した後，覚醒剤を使用していないにもかかわらず，再び幻覚・妄想が出現する（フラッシュバック）

b. アルコール依存症

- 大量飲酒中に幻覚に支配され，被害妄想が顕著になる
- アルコール濃度が下がると，情緒障害，手の震え，幻覚（小動物幻視）などがみられるようになる（離脱症状）
- アルコール離脱早期では，最終飲酒から1〜2日目頃より振戦，軽度発汗，幻視，全身痙攣発作，不眠，血圧上昇，集中力低下，幻聴などがみられる
- アルコール離脱後期では，最終飲酒から2〜4日目頃より始まる離脱せん妄で，幻視，見当識障害をきたし，興奮，発汗，発熱，頻脈とともに粗大な振戦が出現する
- アルコールは，健康面にとどまらず，社会面や家庭面など，多方面に影響を及ぼし，長期的にさまざまな問題を生じる［図1］

	早期		後期
健康問題	肝機能異常，高血圧，憂うつ，不安感	≫	肝硬変，不整脈，がん，慢性膵炎，認知症，情動障害，不安障害
社会的問題	遅刻，病欠，集中力の低下，適応力の低下	≫	暴力，事故，怪我，失業
家庭問題	家庭内の喧嘩，子どもに対する常軌を逸したしつけ，責任の放棄	≫	離婚，配偶者および子どもへの虐待，子どもの養育の放棄，親権の喪失

図1 アルコールが及ぼす影響（文献19をもとに作成）

▶▶ 治療

a. 薬物依存症

- 外来治療が基本で，薬物を入手できない環境をつくるための入院も必要
- それまでの薬物に関係していた状況（人間関係，場所，お金，ストレスなど）を整理し，薬物を使わない生活の持続が必要
- 認知行動療法が有効（「依存症集団療法」として診療報酬化）
- 自助グループ（ダルクなど）への参加が必要．ダルク（DARC）は，民間リハビリテーション施設で，デイケアとナイトケアを行っている

b. アルコール依存症

- 目標は「断酒」だが，受け入れられない場合，「減酒」もある
- 断酒治療には，解毒期（アルコールによる離脱症状や併存疾患の治療を行う），リハビリテーション期（社会生活に戻るための訓練をする），アフターケア（現状を維持して再発を防ぐ）の3つのステージがある［図2］
- 各ステージでは，集団精神療法，個人精神療法，認知行動療法，動機づけ面接法などの心理社会的治療が行われる

解毒期	リハビリテーション期	アフターケア
身体・精神症状の治療	社会生活に戻るための訓練	状態維持，再発防止
・離脱症状の治療	・精神療法	・医療機関への通院
・併存疾患の治療	・集団活動	・自助グループへの参加

図2 断酒における治療ステージ（文献20をもとに作成）

- 断酒の継続や社会復帰のためには患者同士の支えが必要であり，自助グループへの参加が不可欠である．自助グループには，断酒会，AA（Alcoholic Anonymous：匿名アルコール依存症者の会）などがある
- 薬物療法として，離脱症状や不安・不眠などの併発症状を軽減させるために，抗不安薬や睡眠薬が用いられる．また，断酒を維持するための薬剤（抗酒薬と飲酒欲求を抑制する薬）も使用される

▶▶ アルコール依存症のケアのポイント

- 離脱症状の時期は全身状態および精神症状を観察し，幻覚やせん妄，不穏症状などがみられる場合は不要なものを置かず，安全の確保を行う
- 休息がとれるように環境を整え，低下しているセルフケアを援助する
- 患者と協同関係を築き，治療への動機づけを高め，社会生活を立て直すための支援を行う．自助グループにもつなげる

不安症群

不安症群とは

- 脅威や精神的ストレスに対して不安を感じることは異常ではなく，自分に警戒を促すために人間に備わっている能力の 1 つである．しかし，不安を制御できなくなった場合には，強い苦痛が出現し，社会生活などに支障をきたす．このような不安が病像の中心をなすような疾患を不安症という
- ICD-10 では「神経症性障害，ストレス関連障害及び身体表現性障害」に分類されている．DSM-5 の不安症群には「パニック症」「広場恐怖症」「社交不安症」のほか，「分離不安症」「選択性緘黙」「限局性恐怖症」「全般不安症」が含まれている

症状

分離不安症/分離不安障害

- 自宅や強い愛着を抱く対象からの分離に際して，発達的に不適切なおそれや分離の回避，過剰な不安などが生じ，それが制御できない
- しばしば小児期に発症するが，成人に現れることもあり，その特徴として身内やペットの死などストレスで発症するケースがみられる

限局性恐怖症

- 「特定の対象や状況への顕著な恐怖と不安」(DSM-5) を抱き，回避行動をとる．高所恐怖，閉所恐怖，血液恐怖，運転恐怖などが含まれる

社交不安症/社交不安障害 (社交恐怖)

- 他者との交流において，注目を浴びる可能性のある社交場面に対して不安や恐怖を感じ，その状況を回避する．スピーチや会食などへの参加を苦手とし，このような場面に遭遇すると動悸や震え，赤面などの症状が出現する

パニック症/パニック障害

- きっかけがなく，突然起こる予期しないパニック発作を認める
- パニック発作が起きると，激しい恐怖や不快感の高まりが数分以内にピークに達し，動悸や息苦しさ，めまい，発汗，悪心，身震い，胸痛，手足のしびれなどを伴う
- 発作が再発するかもしれないという発作のない時も起こる予期不安を生じたり，発作が起こりそうな場所や状況を避けるようになる

広場恐怖症

- パニック様の症状や耐えられないような症状が起こった時に，それから逃げ出すことや援助を受けることが困難と考えるために，多様な状況を恐れ，回避する

・①公共交通機関の利用（例：自動車，バス，列車，船，飛行機），②広い場所にいること（例：駐車場，市場，橋），③囲まれた場所にいること（例：店，劇場，映画館），④列に並ぶまたは群衆の中にいること，⑤家の外に1人でいること，の5つの状況群のうち2つ以上の状況について，顕著な恐怖または不安をもつ

全般不安症/全般性不安障害

・さまざまな出来事や活動に対する過剰な不安と心配が，6か月以上持続する状態
・学業や仕事，経済状態，家族との関係性，健康など日常生活上の多数の事柄に対して，過剰な不安と心配をもつ
・不安（浮動性不安）に伴い，落ち着きのなさ，易疲労感，集中困難，イライラ，筋緊張，睡眠障害といった心身の症状を呈し，日常生活に支障をきたすようになる

▶▶ ケアのポイント

a. 分離不安症/分離不安障害

・分離不安のために不登校となっている場合は，系統的脱感作のような行動療法が有効であり，保健室や相談室を安全基地とすることもある

b. 限局性恐怖症

・恐怖の対象に徐々に自ら近づくようにする曝露療法が用いられることが多い．対象に直面した際に心拍数の増加や息切れなどを感じた場合に用いる呼吸法やリラクセーション法を指導する

c. 社交不安症/社交不安障害（社交恐怖）

・性格的な問題ととらえるのではなく，治療可能な疾患であることを強調し，受診したことを評価して通院継続を促す

d. パニック症/パニック障害

・健康な人でも起こりうる現象であることや，発作のみで死ぬことはないこと，時間が経てば必ず治まることなどを伝えておく．規則正しい生活と十分な睡眠，ストレス解消を心がけ，自律神経を安定させることが予防策として有効
・患者は診察や治療，薬などすべてに対して不安感をもつ．患者・家族教育により不安を低減させることが必要
・タバコ（ニコチン），コーヒー（カフェイン），アルコールなどはパニックを誘発することがある
・曝露療法（認知行動療法）が効果的．予期不安により行動範囲が狭まっている場合（例：自宅にこもり学校に行けない），段階的に不安の軽い行動（例：自宅近くのコンビニに行く）から，不安の軽減を図りつつ試していき，行動範囲を広げるように支援する

摂食障害

摂食障害とは

・拒食，過食，食べ吐き，緩下剤の乱用，他人の前では食事ができないといった食行動に支障をきたす障害

・「太りたくない，やせたい」といった体重に対する過度なこだわりがあり，「自分は太っている」という強い思い込み，自己肯定感の低さなどの心理的要因がある

・診断基準としてDSM-5がよく用いられ，神経性やせ症/神経性無食欲症（anorexia nervosa：AN）と神経性過食症（bulimia nervosa：BN）に分類される

a. 神経性やせ症/神経性無食欲症［表］

・頑固な体重減少に伴い，体重・体型に対する歪んだ認知（やせ願望や肥満恐怖）や食行動への病的な没頭（食べ物の回避や過度な運動など）を認める．一般には拒食症と知られている

・肥満への恐怖とボディイメージのゆがみから極端な食事制限をし，著しいやせと低栄養状態を引き起こすタイプ，および食べては吐くを繰り返して低体重を維持するタイプがある

・思春期から青年期の女性に圧倒的に多い．無月経もほとんどの例でみられ，思春期早期の発症の場合は成長が停止することもある

b. 神経性過食症［表］

・短期間の間に大量の食べ物を食べるむちゃ食い行為を繰り返す．その間は食べることを制御できない感覚が伴う

・一方で，自己誘発嘔吐，緩下剤を飲むなど種々の不適切な代償行為がみられる．神経性やせ症と違ってやせに至らない

症状

a. 神経性やせ症/神経性無食欲症

・低血圧，徐脈，低体温，貧血，無月経，便秘，下肢の浮腫，うぶ毛が濃くなる，皮膚の乾燥，むくみ，骨粗鬆症，痙攣などがみられる

・食行動の異常（拒食→過食→嘔吐→拒食）を認める

・精神症状として，抑うつや不安，強迫性が増強する．根底には自尊心の低下が存在している

・病識がない（自分がやせていると思わない）ため，養育者や医療者との関係が悪化することがある

表 神経性やせ症と神経性過食症 (文献 21 より)

	神経性やせ症		神経性過食症
	(摂食制限型)	(過食排出型)	
特徴	体重や体型の感じ方に障害		
	やせていても太っていると感じる		過食に苦痛を感じ，罪悪感を伴う
食事	食事量を制限する	過食する場合もある	食事量のコントロールができず，頻繁に過食する
やせるための行動	過度に運動をしたりする	食べた物を吐いたり，緩下剤を使用する	
体型	明らかな低体重		正常または過体重
BMI	軽度：17～18.4	重度：15～15.9	正常：18.5～25
	中等度：16～16.9	最重度：15 未満	過体重：25 以上

b. 神経性過食症

- 嘔吐や下痢 (緩下剤乱用時) によりカリウムが失われ，低 K 血症となる場合がある
- 食べだすとやめられない，不安，自己嫌悪，抑うつ状態がみられる
- わずかな体重増加も許せないといった完全癖傾向がみられることも多い

▶▶ 治療

a. 神経性やせ症/神経性無食欲症

- 食行動の改善，それに伴う身体面 (体重増加や月経など) の改善，心理面の改善，学校・職場での適応を目標とする
- 多職種チームで医療を提供する．患者の健康の回復という目標を患者・家族と共有し，目標に向かって協同して取り組む関係を築く
- 心理療法 (認知行動療法，家族療法など) の有効性に関するエビデンスが報告されている
- 薬物療法では，抗精神病薬のオランザピンの適応症が併存する患者の場合，本剤が強迫性の低減，体重増加の助けになる可能性がある
- 毎日 3 食の規則正しい食習慣を促し，少量から段階的に増量する
- 食事を摂取しても急激に体重が増加しないことを確認し，繰り返し実感してもらうことも重要

b. 神経性過食症

- 過食嘔吐の軽減，心理面の改善，学校や職場での適応の援助などを目標とする
- 「過食嘔吐を止めたい」「対人関係を何とかしてほしい」と希望する場合がある．症状軽減と心理的援助の両方が必要であるが，症状が重症で生活破綻をきたしているような場合は症状コントロールを行ってから心理面への援助を行う
- SSRI（選択的セロトニン再取り込み阻害薬）などは症状軽減のエビデンスが示されているが，長期の効果については不明
- 心理的ストレスを軽減する認知行動療法（2018 年より診療報酬化），重要他者との関係性に注目した対人関係療法の効果も示されている

ケアのポイント

a. 神経性やせ症/神経性無食欲症

- 重度の場合は全身状態，血糖値や心電図の観察が重要
- 患者の食やボディイメージに関する思いや感情に受容共感的にかかわり，課題を共有し，体重や心身の状態のモニタリングに取り組む．取り組む中で患者の気づきや変化を引き出す

b. 神経性過食症

- 患者自身が主体的に治療に取り組めるように，非適応的な行動に対する適応的な対処法を患者とともに考える

てんかん

てんかんとは

- 脳内の神経細胞の過剰な電気的興奮に伴い，意識障害やけいれんなどを発作的に起こす慢性的な脳の疾患
- 原因疾患がみつからない特発性（一次性）てんかんと，脳梗塞・脳出血，脳腫瘍，脳炎など脳の病変が原因となっている症候性（二次性）てんかんがある

発作の分類

- てんかんの国際分類（2010 年改訂提案版）による発作の種類は以下のとおり

全般発作
強直間代(きょうちょくかんだい)発作
突然発症する．全身の筋肉が強直して倒れ，意識を失う．上肢は屈曲，下肢は伸展することが多く，全身が弓なりにそりかえることがある（後弓反張(こうきゅうはんちょう)）．呼吸停止とチアノーゼが数秒～10 秒間続く（強直性けいれん）．その後，収縮と筋弛緩を律動的に繰り返し，関節の屈曲伸展運動を示す時期が数 10 秒～1 分間続く（間代性けいれん）
欠神(けっしん)発作
小児期に症状が現れることが多い．けいれんを起こしたり，倒れたりはしない．意識が突然消失し，なんらかの行為中に動作が止まったり，膝が折れたりするように見えることがある．数秒間で意識が戻る
ミオクロニー発作
顔，身体，四肢などどこかの筋肉が突然ピクッと収縮する発作．一瞬のため，自覚することが少ない
部分発作
単純部分発作
意識があるため，発作の始まりから終わりまで症状を自覚している．手足や顔のつっぱり，ねじれ，上肢のけいれん（ジャクソン発作）や知覚症状（暗視・輝光・聴覚・嗅覚・味覚異常），自律神経症状（頭痛や悪心など）などを示す
複雑部分発作
意識障害がみられる発作．動作が突然止まったり，呼びかけても応答がなく，口をモグモグ・クチャクチャさせる，手足をモゾモゾ動かすなど，無意味な動作を繰り返したりする．発作持続時間が短い
二次性全般化発作
単純部分発作または複雑部分発作の症状から始まり，ほとんどの場合は強直間代発作に進展する

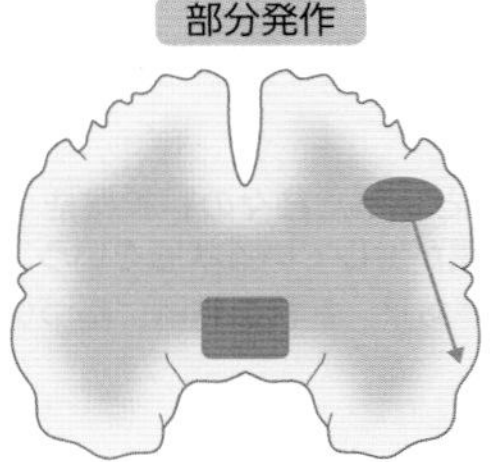

脳の一部が興奮して起こる

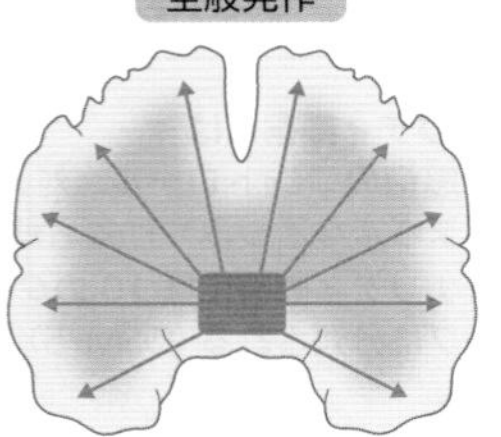

脳の大部分または全体が
興奮して起こる

治療

- 抗てんかん薬を服用する薬物療法が主流で，①規則正しく服用する，②生活リズムを整えて暴飲暴食や睡眠不足を避ける，③服薬を中断しないことが大切
- 薬物療法で発作が抑制されない難治性てんかんに対しては，外科治療を検討する
- 外科治療には発作消失を目指す根治手術と発作の軽減を目的とする緩和手術があり，その 1 つに迷走神経刺激療法がある
- 薬物療法でも発作が抑えられない難治性てんかんの場合，食事療法（ケトン食療法）を検討する

＊ケトン食療法の詳細については，「ケトン食普及会　NPO 法人小児慢性疾患療育会」の Web サイト（http://plaza.umin.ac.jp/~ketodiet/）などを参照のこと

ケアのポイント

- 睡眠不足やストレス，過労，飲酒，薬の飲み忘れなどが発作の引き金となることがあるため，これらを避ける必要がある．こうした引き金により発作を起こした場合は，生活指導や服薬指導を行う
- てんかん発作は通常数秒から数分間にすぎない．発作が起きていない時は普通の社会生活を送ることが可能なため，病気の特性を周りの人が理解し，活動を制限しないよう配慮することも大切
- 家族にはけいれん発作（特に強直間代発作）発生時の対処として，打撲，火傷，外傷を防ぐための安全の確保，嘔吐などによる窒息を予防するための呼吸の確保について説明をする

パーソナリティ障害

パーソナリティ障害とは

- 認知，感情のコントロール，対人関係といった種々の精神機能の偏りがあり，さまざまな苦しみや社会活動の問題が生じている状態をいう
- パーソナリティ障害には10のタイプがあり，症状の特徴に基づいて3つのグループに分類される（DSM-5）

分類

A群パーソナリティ障害―奇妙で風変りな群
妄想性パーソナリティ障害
他者を信用せず，広範な不信感と猜疑（さいぎ）心が異常に高くなる
統合失調質パーソナリティ障害
感情的に冷たく，自信過剰．他者への関心が低く1人でいることを好み，周囲からの評価を気にしない
統合失調型パーソナリティ障害
認知のゆがみと行動の奇矯（ききょう）さが目立ち，周囲からも考え方や行動が特徴的であるという印象をもたれがちである．会話が風変わりで感情の幅が狭く，しばしば適切さを欠く
B群パーソナリティ障害―演技的・感情的で移り気な特性
反社会性パーソナリティ障害
衝動的・攻撃的で罪悪感が欠如している
境界性パーソナリティ障害
激しく揺れ動く不安定な感情により依存と攻撃を繰り返す．慢性的な空虚感・孤独感，見捨てられ不安から自己破壊的な衝動行為がみられ，安定した人間関係を築くことが困難である
演技性パーソナリティ障害
常に注目されていたいという思いが非常に強く，派手な外見や演技的行動様式が特徴である
自己愛性パーソナリティ障害
傲慢・尊大な態度をみせ，自分以外の人間を劣った存在として扱ってしまい，対人関係に問題を抱える
C群パーソナリティ障害―不安や恐怖心が非常に強い
回避性（不安性）パーソナリティ障害
劣等感をもち，批判・否認・拒絶など失敗や他者から否定されることを極度に恐れる
依存性パーソナリティ障害
面倒をみてもらいたいという欲求から過剰なまでに他人に合わせてしまう．物事の判断や決断を行うことができず常に近しい人に依存してしまう
強迫性パーソナリティ障害
自分の中に独自のルールをもち，それに沿って物事に完璧を求める．優柔不断でがんこで柔軟性・開放性・効率性に欠ける

▶▶ 治療

- パーソナリティ障害のタイプのうち，精神科での治療対象として多いのは境界性パーソナリティ障害である
- 長期にわたって患者と治療者が協力して努力を続けることが必要
- 治療の目標
  ①苦痛を緩和する，②起きている問題の原因が（他者や状況ではなく）自分にあることを患者が理解できるよう支援する，③社会的に好ましくない不適応な行動を減らす
- 精神療法や薬物療法が行われる
- 精神療法：支持的精神療法（カウンセリング）や認知行動療法，精神分析的精神療法，弁証法的行動療法が行われる
- 薬物療法：抗うつ薬や少量の抗精神病薬が補助的に使用されることもある

▶▶ ケアのポイント

- パーソナリティ障害のある人は，周りと良好な人間関係を築くことができないため，放置しておくと症状が悪化したり，その他の精神症状が現れることも考えられる．そのため，治療は根気よく継続して行うことが大切となる
- ストレスをためないよう，十分な睡眠や食事をとり，体調を整える
- 対人関係が不安定になりやすいため，相談相手や相談機関をもつことが心の安定につながる
- 一貫性をもった支援を行う
  - 患者がとるべき行動と看護師が支援する内容を明確に提示する「リミットセッティング（限界設定）」を行う
  - 自傷行為や看護師に対する攻撃に過剰に反応せず，一貫した態度で支援をする
  - 看護師によって対応が異なると，分離（split）※のきっかけとなることから，統一したケアができるように，チーム内で共通認識をもっておく

※分離：人は誰でも良い面と悪い面をもって1人の人間であるが，そのようにとらえることができず，他者を「良い人」「悪い人」どちらかでしかみることができないことをいう．幼少期の愛着形成不全が影響していることがある

- 問題行動の背景に注目する
  - 自傷行為や他者への攻撃など問題行動そのものに目を向けていると，患者に対する嫌悪，拒絶といった陰性感情につながりかねない
  - 起こっている問題の背景にどのような出来事があり，どのような感情を抱いているのかに焦点をあてることで，患者を理解しようとし，支え，見守る姿勢となる
- 治療の過程を支える
  - 現実の問題に向き合うことは患者にとって苦痛を伴うため，そのプロセスを支える
  - 行動化ではなく，思考や感情の言語化を促す
  - 見守り，共感を示し，対処できていることには肯定的なフィードバックをする

治療薬と副作用 (文献 22～24 をもとに作成)

<table>
<tr><th colspan="3">薬剤 ※( )は商品名</th><th>副作用と観察のポイント</th></tr>
<tr><td rowspan="5">抗精神病薬(定型抗精神病薬)</td><td>フェノチアジン系</td><td>クロルプロマジン(ウインタミン，コントミン)，レボメプロマジン(レボトミン，ヒルナミン)</td><td rowspan="9">・悪性症候群
・副作用の中で最も重篤なもの
・高熱，筋強剛，意識障害，振戦，発汗，CK 上昇
・錐体外路症状(次頁)
・過鎮静
・傾眠，ふらつき
・パーキンソニズムの無動と抑うつとの鑑別が必要
・自律神経症状
・口渇，鼻閉，かすみ目，便秘，麻痺性イレウス，尿閉(抗コリン性)
・低血圧，めまい(抗ノルアドレナリン性)
・循環器症状
・QT 延長(心室細動に至り，突然死のリスクがある)
・内分泌障害(高プロラクチン血症)
・性機能障害(性欲減退，勃起障害，射精障害，月経障害)，乳汁漏出
・代謝障害
・過食，体重増加
・血糖値上昇(特にオランザピンとクエチアピン)
※クロザピンでは，錐体外路症状の出現は少ないが，無顆粒球症，白血球減少症といった重篤な副作用が報告されている．その他，流涎，傾眠，発熱といった副作用がよくみられる</td></tr>
<tr><td>ブチロフェノン系</td><td>ハロペリドール(セレネース)，チミペロン(トロペロン)，ブロムペリドール(インプロメン)</td></tr>
<tr><td>イミノジベンジル系</td><td>モサプラミン(クレミン)，クロカプラミン(クロフェクトン)</td></tr>
<tr><td>ベンザミド系</td><td>スルピリド(ドグマチール)</td></tr>
<tr><td>その他</td><td>ゾテピン(ロドピン)</td></tr>
<tr><td rowspan="4">抗精神病薬(非定型抗精神病薬)</td><td>SDA</td><td>リスペリドン(リスパダール)，ブロナンセリン(ロナセン)，ペロスピロン(ルーラン)，パリペリドン(インヴェガ)</td></tr>
<tr><td>MARTA</td><td>オランザピン(ジプレキサ)，アセナピン(シクレスト)，クエチアピン(セロクエル)，クロザピン(クロザリル)※</td></tr>
<tr><td>DSS</td><td>アリピプラゾール(エビリファイ)</td></tr>
<tr><td>SDAM</td><td>ブレクスピプラゾール(レキサルティ)</td></tr>
<tr><td rowspan="2">抗うつ薬</td><td>三環系</td><td>イミプラミン(イミドール，トフラニール)，アモキサピン(アモキサン)，クロミプラミン(アナフラニール)</td><td>・コリン関連(口渇，便秘，排尿困難，かすみ目，複視)，ヒスタミン関連(過鎮静，体重増加)，アドレナリン関連(眠気，めまい，立ちくらみ，低血圧，頻脈)</td></tr>
<tr><td>四環系</td><td>マプロチリン(ルジオミール)，セチプチリン(テシプール)，ミアンセリン(テトラミド)</td><td>・主作用である抗うつ効果が発現するのに，人によっては数週間かかる場合がある一方で，副作用は服薬してすぐに出現する．これが原因で服薬を中断するケースがみられるため，十分な説明が必要</td></tr>
</table>

薬剤 ※(　)は商品名			副作用と観察のポイント
抗うつ薬	SSRI	パロキセチン(パキシル), フルボキサミン(デプロメール, ルボックス), エスシタロプラム(レクサプロ), セルトラリン(ジェイゾロフト)	・コリン関連(口渇, 便秘, 下痢), セロトニン関連(悪心・嘔吐, 便秘, 下痢, 頭痛), アドレナリン関連(眠気, めまい, ふらつき) ・副作用として消化器症状が目立つが, 10日～2週間程度で治まる場合が多い ・セロトニン症候群(自律神経系の失調, 発熱, 筋硬直, せん妄). 致死的な副作用として注意が必要 ・服用初期の賦活症候群による自傷行為, 自殺に注意(特に若年者)
	SNRI	ミルナシプラン(トレドミン), ベンラファキシン(イフェクサー), デュロキセチン(サインバルタ)	・悪心・嘔吐, 食欲不振, 口渇, 便秘, 下痢, めまい, 動悸, 振戦, まぶしさ, 頭痛, 尿閉 ・SSRIと比べて消化器症状は軽い ・ノルアドレナリンの作用による動悸, 頻脈, 血圧上昇があり, 循環器疾患の患者には注意が必要
	NaSSA	ミルタザピン(リフレックス, レメロン)	・傾眠, 口渇, 倦怠感, 便秘

(つづく)

錐体外路症状 (文献25をもとに作成)

・定型抗精神病薬で特に起こりやすく, 主に以下の症状がみられる

パーキンソン症候群(パーキンソニズム)

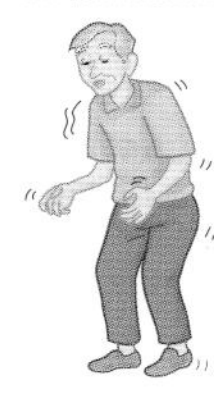

・筋硬直, 振戦, 小刻み歩行, 流涎(りゅうぜん), 仮面様顔貌, 無動
・投与数日～1か月に発症
・抗パーキンソン病薬が奏功

アカシジア

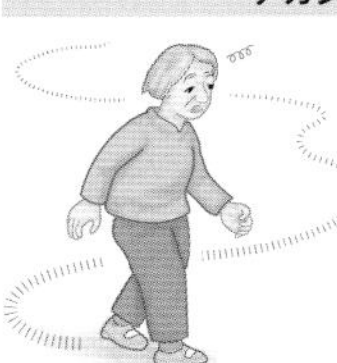

・静座不能(じっとしていられない, 動かずにはいられない状態)
・投与数日～数か月に発症
・抗コリン薬が奏功

ジストニア

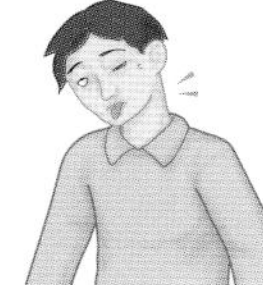

・筋緊張性の不随意運動, 眼球上転, 舌突出, 傾性斜頸(しゃけい)
・投与1～3日に発症
・抗コリン薬が奏功

遅発性ジスキネジア

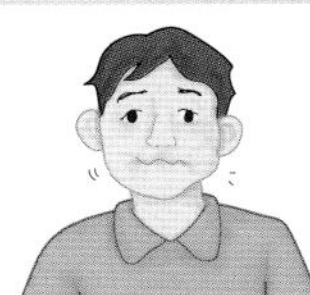

・口をもぐもぐさせる不随意運動
・投与数か月～数年以上経ってから発症. 有効な治療法なし

（つづき）

薬剤　※（ ）は商品名			副作用と観察のポイント
気分安定薬	炭酸リチウム（リーマス）		・リチウムは腎臓より排泄されるため，腎機能障害のある患者ではリチウムが貯留しやすく，リチウム中毒を起こしやすい．定期的な血中濃度の測定を行い，予防に努めることが重要 ・リチウム中毒：発熱，嘔吐，下痢，眩暈（げんうん），運動失調，急性腎不全，意識障害
睡眠薬（ベンゾジアゼピン系の血中濃度半減期による分類）	超短時間作用型（約 2〜4 時間）	トリアゾラム（ハルシオン）	・脱力感，倦怠感，疲労感，ふらつき，集中困難，記憶障害，反射力低下，眠気，めまい ・筋弛緩作用があり，特に高齢者に強く出現する．服用後の移動時に脚がもつれる，踏ん張れないことで転倒し，骨折を生じるリスクがある ・持ち越し（寝ぼけの状態）は特に長時間作用型でよく生じるが，代謝能力が低下している高齢者では短時間作用型でも出現しやすい．車の運転や危険を伴う作業を行わないようように助言する ・アルコールとの併用は厳禁．奇異反応（不安・焦燥の症状が顕著に現れ，怯えるような反応や攻撃的になること）や，服用後から翌日はっきりと覚醒するまでの一切の記憶がないといった健忘症状（前向性健忘）が出現する場合がある ・不眠の原因について，疼痛や瘙痒感などの身体的要因，騒音や部屋の明るさなどの環境的要因などがないか確認し，漫然と睡眠薬の服用が続かないように注意する
	短時間作用型（約 6〜10 時間）	ブロチゾラム（レンドルミン），リルマザホン（リスミー），ロルメタゼパム（エバミール）	
	中間作用型（約 20〜30 時間）	フルニトラゼパム（サイレース），ニトラゼパム（ベンザリン），エスタゾラム（ユーロジン）	
	長時間作用型（30 時間以上）	フルラゼパム（ダルメート），クアゼパム（ドラール）	
睡眠薬	非ベンゾジアゼピン系　超短時間作用型（約 2〜4 時間）	ゾルピデム（マイスリー），ゾピクロン（アモバン）	・ベンゾジアゼピン系睡眠薬より持ち越し効果，依存性，耐性が生じにくい．また，筋弛緩作用も弱いため，高齢者の転倒リスクが少ない利点がある ・ラメルテオンは，肝臓で代謝されるため，肝機能障害のある患者には禁忌
	メラトニン受容体作動薬	ラメルテオン（ロゼレム）	
	オレキシン受容体拮抗薬	スボレキサント（ベルソムラ）	

薬剤　※（　）は商品名			副作用と観察のポイント
抗不安薬	短時間作用型（～6時間）	クロチアゼパム（リーゼ），エチゾラム（デパス）	・ベンゾジアゼピン系睡眠薬同様，筋弛緩作用，前向性健忘の副作用が生じる ・半減期の長いものほど持ち越し効果が生じ，高齢者や肝・腎機能障害の患者は体内に蓄積しやすい ・依存・耐性が生じやすい（特に半減期の短いもの）ため，漫然とした使用を避け，環境調整やリラクセーション法を行うことも必要
	中時間作用型（12～24時間）	ロラゼパム（ワイパックス），ブロマゼパム（レキソタン），アルプラゾラム（コンスタン）	
	長時間作用型（24時間以上）	クロキサゾラム（セパゾン），ジアゼパム（セルシン，ホリゾン）	
	超長時間作用型（90時間以上）	ロフラゼプ酸エチル（メイラックス）	
	ベンゾジアゼピン系以外	タンドスピロン（セディール），ヒドロキシジン塩酸塩（アタラックスP）	・眠気，めまい，倦怠感が現れることがあるため，自動車の運転や危険を伴う作業を行わないように助言する
抗てんかん薬	フェニトイン（アレビアチン，ヒダントール）		・歯肉の増殖がみられ，歯磨きの励行が必要．服薬初期の皮疹に注意する
	フェノバルビタール（フェノバール）		・長期に用いるうちに覚醒低下（低覚醒）による精神症状や行動面でのさまざまな副作用が生じる．小児に使用すると，多動や行動変調をきたすことがある
	カルバマゼピン（テグレトール）		・服用初期にスティーブンス・ジョンソン症候群（口唇・口腔・眼球結膜・外陰部の粘膜の高度の発赤，びらん，出血），造血器障害を起こすことがあり，皮膚性状の変化を細かく観察する ・これらの症状が出現した際には，本剤を速やかに変更する必要がある
	バルプロ酸ナトリウム（デパケン，セレニカ）		・重篤な肝障害による高アンモニア血症を起こすことがある
	※代表的な副作用として，眠気（過鎮静），低覚醒，平衡感覚異常，複視がある．その他，悪心・嘔吐，食欲不振，便秘，排尿困難，肝機能障害など．必要に応じて血中濃度を測定し，効果判定および副作用の予測をする ※カルバマゼピンとバルプロ酸ナトリウムには抗躁作用があり，気分安定薬としても用いられる		

（つづく）

（つづき）

薬剤　※（　）は商品名			副作用と観察のポイント
認知症治療薬	アセチルコリン分解酵素阻害薬	ドネペジル（アリセプト），ガランタミン（レミニール），リバスチグミン（イクセロンパッチ，リバスタッチパッチ）	・投与初期に悪心・嘔吐や食欲不振，腹痛，下痢などの消化器症状，興奮が出現することがある ・レビー小体型認知症では低用量でもパーキンソニズムを起こすことがある
	グルタミン酸NMDA受容体拮抗薬	メマンチン（メマリー）	・投与初期にめまいや頭痛が多くみられるため，転倒に注意する ・てんかんの既往がある患者は，まれではあるが，けいれん発作に注意する ・腎排泄であるため，腎機能障害のある患者は注意が必要

Memo

悪性症候群(文献 25，26 をもとに作成)

▶▶ 悪性症候群とは

- 向精神薬，主に抗精神病薬の服用中や離脱時に起こる最も重篤な副作用で，発熱，強度の筋強剛，手足の震え，流涎(りゅうぜん)，嚥下困難などの錐体外路症状や，頻脈，血圧変動，発汗，頻呼吸などの自律神経症状を呈する
- また，高 CK 血症，痙攣発作，意識障害も出現し，死に至ることもある
- 発生頻度は 0.07～2.2%，死亡率は 10%以下とされる
- 発症の危険因子として，脱水，低栄養，疲弊，感染，脳器質性疾患の併存などの身体的要因が示唆されているが，確実なエビデンスには乏しい

▶▶ 観察・対応のポイント

- 悪性症候群のほとんどは，原因薬剤の投与後，減薬後，あるいは中止後の 1 週間以内に発症し，30 日以内の発症が 96%と大半を占めている
- この時期に下図で示した症状がみられないか注意深く観察する
- 命にかかわる重篤な病態であるため，異変を感じたら，ただちに主治医に報告する

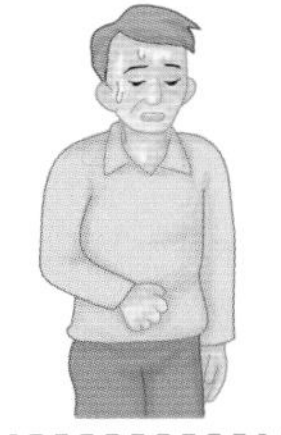

発熱し，汗をかいている

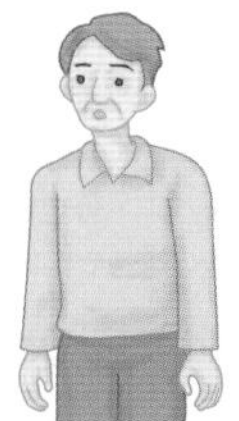

ぼやっとしている

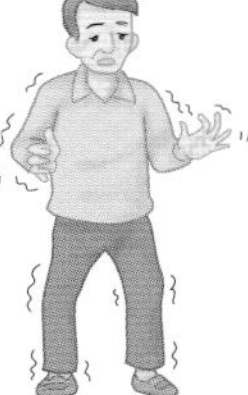

手足が震えている

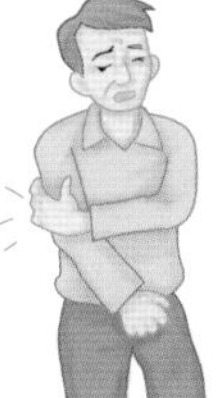

筋肉の痛みを感じている

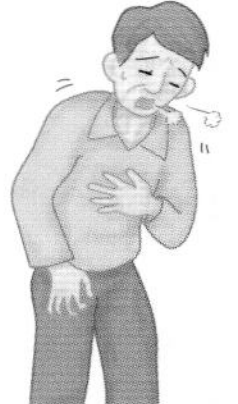

息苦しそうにしている

図 悪性症候群を疑う症状

▶▶ 治療のポイント

- 発症が認められるか，または発症が強く疑われる場合には，速やかに原因薬剤の使用が中止される
- また，全身モニタリングや輸液，ダントロレン投与も行われる

多飲症，水中毒 (文献 27，28 をもとに作成)

▶▶ 多飲症，水中毒とは

- 多飲症とは，飲水に関するセルフケア能力が低下している（水を飲むことを自分でやめられない）ことで，体重が著明に増加するほどの過剰な水分摂取をしてしまい，それにより日常生活に支障をきたしている状態
- 一方，水中毒とは，過剰飲水により希釈性の低ナトリウム血症をきたし，それに随伴して生じる多彩な神経症状や精神症状を示した状態
- 多飲症から水中毒に発展することがあるが，両者は別の状態としてとらえる［表］
- 慢性の入院患者を対象とした疫学調査では，多飲水を呈する者は少なくとも20％存在し，5％には水中毒の既往を認めたと報告されている．ただし，飲水状況を把握しづらい外来通院患者も含めると，相当数の患者が存在していると考えられている

表 多飲症と水中毒の症状の違い (文献 29 より転載，一部改変)

多飲症の症状 （過剰な水分摂取によりもたらされる症状）	水の飲みすぎ（消化器症状）	水分の貯留	慢性化に伴う合併症
	・悪心・嘔吐 ・めまい ・胸やけ ・胃もたれ	・むくみ（下肢，顔面，腸管） ・頻尿，夜尿，尿失禁 ・下痢 ・高血圧 ・循環血液量の増大（血液の希釈）	・巨大膀胱 ・無力性膀胱尿管の拡張 ・水腎症腎不全 ・骨粗鬆症 ・うっ血性心不全
水中毒の症状 （希釈性の低ナトリウム血症によりもたらされる症状）	精神症状	神経症状	合併症
	・イライラ ・ぼんやり ・怒りっぽい ・幻聴など精神症状の悪化	・ふらつき ・手足のふるえ ・不随意運動 ・もうろう状態 ・けいれん ・昏睡 ・頭痛 ・失調状態 ・脱力感 ・無気力 ・意識状態	・肺炎（水分の誤嚥） ・横紋筋融解症 ・敗血症 ・ARDS(急性呼吸窮迫症候群) ・肺水腫 ・急性腎不全 ・DIC（播種性血管内凝固症候群）

▶▶ 多飲症の観察・ケアのポイント

- いつも衣類が濡れていないか，頻回にトイレに行ってないかなど，多飲症を疑う行動がみられないか観察する．また，多飲による消化器症状（悪心，嘔吐，胸やけ）や失禁がないか意識的に観察し，早期発見に努める
- 多飲傾向に気づいたならば，かかわる時間を増やしたり，飲水による体重増加率を適宜測定し，水中毒発作を予防する
- 多飲症患者においては，どの時間帯に飲水が多いか，飲水の誘因は何かを把握し，援助のタイミングの検討や誘因の除去に役立てる
- 体重測定を患者のストレスに十分に配慮しつつ行い，飲水量を把握する
- 水からの注意を逸らしたり，患者・スタッフ間の人間関係を向上することを目的として，レクリエーション（ウォーキング，紙芝居，塗り絵，音楽療法，など）を行うことも有効

▶▶ 水中毒の治療・対応のポイント

- 対症療法として，飲水を制限することを基本とする
- 体重増加率や重症度に応じて，飲水制限とともに，塩化ナトリウムの経口投与や生理食塩液の点滴静注による電解質の補正が行われる
- 軽症であれば，穏やかな飲水制限と排尿指導により改善が見込まれ，必ずしも行動制限は必要ではない
- 普段とは明らかに様子が異なる，急激かつ大幅な体重増加かみられるなど，中等症の場合は，行動制限または１対１以上の監視が必要となる．また，身体的な管理や重症化の防止に向けた対策が求められる
- 意識障害や重篤な身体症状を呈しているなど，重症の場合は，集中的な医学的介入やより高度な治療が可能な施設への転院の検討が必要となる

薬物療法のケア (文献 30，31 をもとに作成)

精神科における薬物療法継続の困難さ

- 薬物療法は治療や症状管理の主体であり，退院後も継続する必要がある
- しかし，精神障害をもつ患者の場合，下記の理由などから服薬の自己管理が難しく，薬物療法の継続が困難なケースも少なくない

  - 病識が乏しく，薬の必要性を理解しにくい
  - 精神障害を認めたくない
  - 職場などで飲みにくい（人に知られたり，詮索されたくない）
  - 有害作用がつらい/薬の効果を感じていない
  - 通院が煩わしい

- 服薬の中断や拒薬・怠薬を減らし，薬物療法を継続にするには，服薬継続のための援助が必要となる

服薬自己管理に向けたアセスメントのポイント

- 服薬の自己管理にかかわる要因について，アセスメントするべき主なポイントは下記のとおり
- 服薬の自己管理が難しい背景には，人それぞれの理由・原因や葛藤が隠れていることが多い．そのことに気づかなければ，服薬継続のための援助につながらないことに留意する

患者に関する要因

- 病気および薬物療法についてどの程度理解しているか
- 病気や薬についてどのように考えているか（セルフスティグマの有無，有害作用に対する不安）
- 認知機能（理解力）の低下はないか
- 入院前の生活や服薬自己管理の状況はどうだったか
- 家族との関係はどうか，支援が得られているか

治療に関する要因

- 治療者–患者で信頼関係がどの程度築けているか
- 薬物療法の効果に対してどのように感じているか
- 有害作用の有無
- 服薬の量や回数についてどのようにとらえているか
- 剤形や錠剤の大きさ，味など，薬の特性に対して不満をもっていることはないか

服薬継続のための援助

- 患者が主体的に治療に取り組むための支援として心理教育を行う．心理教育は教育的，情緒的，行動的の 3 つの側面から介入を行う
- 患者の考え・気持ちを理解することや，患者の決定を尊重することがいずれの介入においても重要となる

▶▶ 教育的介入

a. 内容

- 病気のしくみや薬などに関する知識を提供し，服薬継続の必要性を理解してもらう（症状，薬の効果，副作用，服薬に関する注意，症状悪化のサインなど）
- 患者が服薬を中断したり，服薬の効果に疑問を感じたりしている場合は，一緒に継続の必要性について話し合う
- 有害作用が原因で服薬をやめてしまっている場合には，対処法をともに検討する

b. 看護師の役割

- 教育に参加した患者の情報に対する理解度や，どのような考えや気持ちをもったのか把握する
- 一方的な指導ではなく，患者の経験，意見も教えていただく姿勢でかかわる
- グループで心理教育を行う場合は，患者同士で経験や対処法のアイディアを共有できるよう看護師はファシリテーターの役割を担う
- 服薬に関する希望を患者自身が医師に話すことができるよう，伝え方を支援する

▶▶ 情緒的介入

a. 内容

- 社会的偏見やセルフスティグマなどによって精神障害を受け入れられない患者の葛藤や不安の表出を促し，軽減する

b. 看護師の役割

- 患者に服薬の必要性を理解してもらおうとするのは保留にし，まずは患者の思いを否定せずに傾聴する
- 服薬に対する否定的な思いも安心して話してもらえるような関係性を築く

▶▶ 行動的介入

a. 内容

- 服薬にかかわる行動を患者がとりやすくなるように支援する
- 患者のライフスタイルや薬剤に対する不満などを聴取し，患者の希望に沿った薬物療法が行われるようにする

例)	
毎日飲みたくない	→持効性注射剤の抗精神病薬を用いる（2〜4 週間に 1 回の注射で治療可能）
大きな錠剤やカプセルは飲み込みにくい	→口腔内崩壊錠や貼付薬などの剤形を選択する
飲み忘れや飲み間違いをしてしまう	→飲み忘れに気づいた時の対応を決めておく．一包化調剤や服薬カレンダー，薬ケースを活用する

修正型電気けいれん療法（m-ECT）

（文献 32，33 をもとに作成）

▶▶ m-ECT とは

- 頭部に通電して刺激をする治療法であり，全身麻酔下で筋弛緩薬の投与によりけいれんを起こさずに行われる［図］．週に 2〜3 回実施し，計 6〜12 回で終了するのが標準的
- 即効性が高いことから，強い自殺念慮や拒食による生命の危険がある時などに用いられる
- 主な適応疾患は，重症うつ病，双極性障害，薬物でのコントロールが困難な統合失調症

▶▶ 副作用，有害反応

通電直後	遷延性けいれん，けいれん重積，交感・副交感神経刺激による心血管系合併症（高血圧，頻脈，不整脈，心停止など），遷延性無呼吸，発作後せん妄，口腔内咬傷，皮膚熱傷など
覚醒後に出現し，数時間持続するもの	頭痛，筋肉痛，悪心，見当識障害，せん妄など
治療の反復により出現し，数週間持続するもの	健忘（逆向性，前向性），躁転

▶▶ ケアのポイント

a. m-ECT 施行前

- 患者本人や家族などへのインフォームドコンセントが不可欠
- 実施前 6〜8 時間以上は絶飲食とし，嘔吐による窒息や誤嚥性肺炎を予防する
- 直前に排泄誘導を行う
- 眼鏡やコンタクトレンズ，義歯などを取り外すよう伝える

b. m-ECT 施行後

- 十分覚醒するまでそばで見守り，バイタルサインや全身状態の観察を行う．バイタルサインの変化や上記の副作用に注意する
- 施行後の最初のトイレ歩行時には付き添い，ふらつきやめまいによる転倒を防ぐ
- 食事や服薬の援助にあたっては，少量の水を飲んでもらい，悪心や嚥下状態に問題がないか確認する

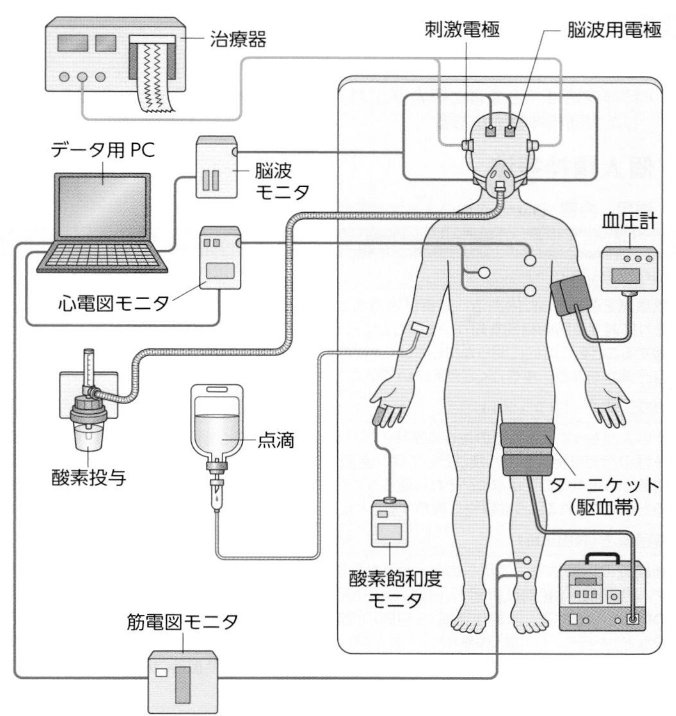

側頭部に貼付した電極を通して頭部に通電し，人工的に発作を引き起こす．施行中は脳波，筋電図，心電図などをモニタリングする

図 m-ECT の実際（文献 34 をもとに作成）

精神療法(文献 35, 36 をもとに作成)

・精神療法は，治療者と患者が 1 対 1 で行う個人精神療法と，集団を媒介とした集団精神療法がある

個人精神療法

種類，内容 ※かっこ内の人名は考案者

洞察に力点をおくアプローチ
精神分析 (フロイト)
無意識を前提とした治療法．患者が治療者との対話を通して症状の背後に隠された不安とそれに対する防衛機制を知り，そのもとにある内的な葛藤や欲求が幼少時の対人関係に起因することを段階的に明らかにしていく．この過程で，患者は自身の内なる感情に気づき，自己洞察を深め，生きにくさが和らいでいく
ロゴテラピー (フランクル)
その人がもっている独自の生きる意味の拠りどころ (実存) を分析し，それを示して生きる責任性の自覚を促すもの．技法としては「逆説志向」と「反省除去」がある．前者は不安の対象から逃れるのではなく，それに逆らって立ち向かわせる．後者は自分の人生に意味と価値を与えてくれるような事物に専念することによって，症状への過剰な注意をそらす
森田療法 (森田正馬)
神経質の治療法で，症状へのとらわれを打破し，「あるがまま」の心的態度の獲得を目指す．治療は，①絶対臥褥期 (7 日間)：終日個室で臥床して過ごし，食事・洗面・トイレ以外の行動を禁止する，②軽作業期 (5 日間)：周囲を観察し，自発的に 1 人で取り組む作業 (日記など) を行う，③ (重) 作業期 (1～2 か月)：生活に即した作業 (動植物の世話，陶芸・料理) を行う，④生活訓練期 (1 週間～1 か月程度)：外泊など社会復帰の準備をする，の 4 つから構成される
内観療法 (吉本伊信)
対人関係における自己の態度を自責的観点から徹底的に内省し，自己の再構築と他者への認知の修正を図ることを目指すもの．狭い静かな場所に 1 人でこもり，親密な人物との関係について「してもらったこと，して返したこと，迷惑をかけたこと」の 3 点を想起するという方法をとる

支持に力点をおくアプローチ（支持療法）
治療者が言語的・非言語的サポートをすることで，患者の苦痛や不安などの軽減を図る．精神分析とは異なり，患者の無意識の過程には踏み込まず，またパーソナリティを大きく変えるような試みはしない．健康的，適応的な側面を支持しながら，患者の問題・課題の解決を図る．最も多く用いられる精神療法で，いわゆるカウンセリングもこの中に含まれる
クライエント（来談者）中心療法（ロジャーズ）
クライエントをそのまま受け入れ，話を傾聴することで，成長と変容を促すもの．治療者の姿勢として，純粋性（ありのままの 1 人の人間としてとらえる），無条件の肯定的態度，共感的理解が原則で，クライエントに解釈・指示を与えることはしない
表現に重きをおくアプローチ（芸術療法）
催眠療法（ミルトン=エリクソン）
注意集中と誘導によって暗示にかかりやすい特殊な意識状態（催眠状態）をつくり出し，症状を除去したり，心理的援助を行う
絵画療法
画用紙やキャンバスに絵を描いていくことで，表現を通しての浄化作用や問題への気づきを目指す．絵画には言語では表現できない感情が投影されたり，無意識の問題が象徴的に表される場合がある
箱庭療法（カルフ）
箱庭を用いて，患者に内的イメージを表現する場を与えることにより，内在する自己治癒力を高める．箱に 2/3 ほど砂を入れ，その砂箱の中で種々のミニチュア玩具（人，動物，植物，乗り物，建造物，怪獣など）を思うままに置いてもらい，好きなものをつくらせるという方法をとる
遊戯療法
さまざまな玩具（絵を描く道具，折り紙，積み木，電車や車のプラモデル，家族や動物の人形，ボードゲームなど）のある遊戯室で子どもを遊ばせ，選ばれる玩具の種類や遊び方などを観察することで，その子どもの不安や怒りなどの感情や，精神症状を判断する

（つづく）

（つづき）

認知・行動に働きかけるアプローチ
認知行動療法（ベック）
認知行動理論に基づき，認知・行動に働きかけることで，セルフコントロールする力を高め，社会生活上の問題・課題の解決を図る．認知（ものの見方や状況のとらえ方）の歪みを検討することでバランスのとれた認知を獲得していく[図]
行動療法
行動（学習）理論を基盤とする．行動は個体と環境との相互作用で規定され，患者の非適応的行動は，誤った学習か，学習すべきことを学習していなかった結果とみなす．非適応的な行動を減弱あるいは除去するとともに，適応的な行動を強化する．技法には，レスポンデント条件付けとオペラント条件付け，社会的学習などがある
系統的脱感作法（ウォルピ）
不安や恐怖の対象（閉所，高所など）に対して不安階層表を作成し，不安・恐怖を体験すると同時にリラクセーション（筋肉の弛緩訓練，深呼吸など）を行い，不安・恐怖を段階的に軽減・消去していく
曝露法
不安や恐怖を引き起こす状況や対象に長時間曝すことで，それに慣れさせ，不安などを軽減・消去していくもの（例：人混みが苦手な社交恐怖の人に，わざと人通りの多い状況で演説をさせる，など）
オペラント技法（スキナー）
望ましい行動をとると称賛や褒美（強化子）が与えられることから，望ましい行動が増え，不適切な行動をとると嫌なこと（弱化子）が起こるため，不適切行動が減るという，強化子と弱化子を工夫して望ましい行動を増やす
モデリング（バンデューラ）
モデル（見本）となる他者を観察させたり，模倣させ，望ましい行動（モデル行動）がとれるようにする（例：イヌ恐怖の子どもに，イヌと楽しく遊んでいる子どもを観察させる）
セルフモニタリング
どういう状況の時，何を考え，どんな気分，行動，身体状態になるかを観察して記録し，気づきを高め，それらを検討・評価する方法．マインドフルネス（「いま，ここに」に意識を向け，自分の感情・思考・行動を観察し，あるがままに受け入れ，それらにとらわれなくなることを目指す技法）もこの中に含まれる

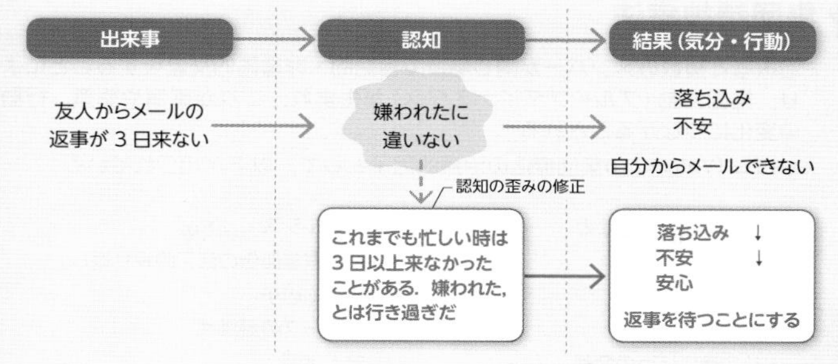

図 認知の歪みの修正

リラクセーション法
自律訓練法（シュルツ）
７つから構成される練習公式を頭の中で唱えることで自己暗示・自己催眠の状態をつくり出し，それによりリラックスを得て，心身の調整を図る
バイオフィードバック
自分では認知できない自己の体内情報（脳波，血圧，心拍数など）を信号（光，音，コンピュータディスプレイへの情報表示）に変換することで患者に知覚させ（フィードバック），より安静な状態を獲得する

集団精神療法

- 治療者と複数のメンバーが同じ場所で言語的・非言語的交流をすることにより，集団力動（グループダイナミクス）が生まれ，これが感情や認識，行動の変化につながるとされる
- ヤロム（Yalom）の集団療法の治療的因子として，以下が知られている

①希望をもたらすこと
②普遍性
③情報の伝達
④愛他主義
⑤社会適応技術の発達
⑥模倣行動
⑦カタルシス
⑧初期家族関係の修正的繰り返し
⑨実存的因子
⑩グループの凝集性
⑪対人学習

▶▶ 種類，内容

集団認知行動療法（cognitive behavioral group therapy：CBGT）

- 個人の認知行動療法と同様に，認知・行動に関する知識・スキルを学習するが，他者の認知や行動に関する体験に触れ，自身の認知・行動パターンを見つめ修正作業しやすくなるといった集団ならではの利点がある
- 対象者は複数名～十数名と幅があり，スタッフは 2 名以上で多職種連携での実施も多い．セッションは構造化され，数回～十数回からなり，1 セッション 50～120 分での実施が多い
- うつ病や不安障害，統合失調症，依存症など多様な精神疾患，また慢性疼痛や過敏性腸症候群などの身体疾患も対象とし，医療だけでなく，教育・職域・矯正施設などでも実施されている

社会生活技能訓練（social skills training：SST）

- 社会生活を営むために必要なスキルを学習することを目的としたもの
- 対人関係のスキル（相手を傷つけないように自分の要求や権利を主張する，相手の顔を見て話す，など）を学んで不適切な対人行動を修正することなどが訓練の中心となる
- 基本的には患者 5～15 名，スタッフ 2 名のグループで行われることが多く，1 回のセッションは 60～90 分で，1 週間に 1～5 回実施される

セルフヘルプグループ（自助グループ）

- 同じ悩みや困難を抱える人（アルコール依存者，薬物依存者，ギャンブル依存者など）が集まり，共感的なやりとりを通して自己洞察を深め，不適切な行動を抑制・改善することを目的としたもの
- サークル状に並べた椅子に座り，「いま，ここで」感じたことや，思い浮かんだことをお互いに自由に語り合うのが基本的なスタイル
- 1 回 50～90 分ほどのセッションを，頻度や回数を決めて行う

サイコドラマ（心理劇）

- 数人の患者とスタッフが集まり，即興劇の形式でさまざまな役割を演じ，それを通して，患者自らが自己洞察や，これまで抑圧してきたより深い感情を解放することを目指す
- さまざまな役割を演じることで，自分でも気づいていなかった感情に気づいたり，他者への理解を深めることができる

※集団精神療法においては，対象者の許可が得られれば，学生が見学で参加可能になることもある．その場合は，何を学ぶのか，何を目的に治療が行われるのかを十分に理解したうえで，参加する

Memo

精神保健福祉法 (文献 37，38 をもとに作成)

精神保健福祉法における権利擁護と看護師の役割

- 精神障害者の権利擁護は，精神保健福祉法の重要な目的の 1 つ
- 入院患者の処遇は，患者の個人としての尊厳を尊重し，その人権に配慮したものとしなければならず，適切な精神医療が確保されなければいけない
- 患者の行動を制限する場合，その制限は患者の症状に応じて必要最小限でなければならない
- 患者の最も近くで入院生活を支援する看護師は，患者の尊厳および人権を守る役割を担っており，またそれらが脅かされやすい状況にあることを念頭に置いておく必要がある

処遇の制限と権利擁護のための措置

- 制限してはならない処遇：信書（手紙）の発受，都道府県等行政機関の職員との面会
- 患者が自由に電話できるように病棟に電話機を設置すること，また精神保健センターや地方法務局人権擁護主管部局等の電話番号を掲げることが規定されている

行動制限

a. 隔離

- 内側から出ることができない部屋（保護室）の中に患者 1 人だけを入室させ，他の患者から遮断する行動制限．12 時間を超える場合は精神保健指定医の判断を要する
- 隔離における遵守事項は下記のとおり．適切に遵守されているか確認する
  - 隔離を行っている閉鎖的環境の部屋に，さらに患者を入室させない
  - 隔離を行った旨・その理由，開始日時・解除日時などを診療録に記載する
  - 隔離の間は，定期的な会話などによる注意深い臨床的観察と適切な医療・保護が確保されなければならない
  - 洗面や入浴，掃除など，患者および部屋の衛生の確保に配慮する
  - 医師は原則として少なくとも毎日 1 回診察を行う
- 看護師は，30 分に 1 回以上の頻度で患者の状態を確認する必要がある

b. 身体拘束

- 衣類または綿入り帯などを使用して患者の身体を拘束し，運動を抑制する行動制限．精神保健指定医が必要と認める場合でないと行えない

・代替方法が見出されるまでの間のやむを得ない処置あり，できる限り早期に他の方法に切り替えるよう努めなければならない
・看護師は，15 分に 1 回以上の頻度で患者の状態を確認する必要がある．また，拘束に伴う身体的弊害（呼吸抑制，肺血栓塞栓症，窒息，深部静脈血栓症，廃用性筋萎縮，関節拘縮，末梢神経障害，イレウスなど）の有無などを注意深く観察する

精神保健福祉法による入院形態

入院形態	定義
任意入院	医師が入院が必要であると判断し，患者がそれに同意して入院となる．原則，患者の意思で，期間や治療経過を問わずに退院できる
医療保護入院	精神保健指定医 1 名が入院の必要を認め，患者が入院に同意しない場合に家族等※のいずれかの同意で入院となる．入院した人に対して，「退院後生活環境相談員」をつけることが義務付けられている
応急入院	入院が必要であるが，患者だけでなく，家族等の同意も得ることができない場合に，精神保健指定医の判断で 72 時間（特定医師の場合は 12 時間）に限定して入院となる
措置入院	直ちに入院させなくては自傷他害のおそれがあると，精神保健指定医 2 名の判断が一致した場合，都道府県知事の措置により入院となる
緊急措置入院	入院しなければ自傷他害のおそれがありかつ緊急を要するが，精神保健指定医 2 名の診察が受けられない場合，72 時間に限り精神保健指定医 1 名の判断で，都道府県知事の措置により入院となる

※「家族等」とは，患者の配偶者，親権を行う者，扶養義務者および後見人または保佐人をいう

▶▶ 入院形態の判断フロー

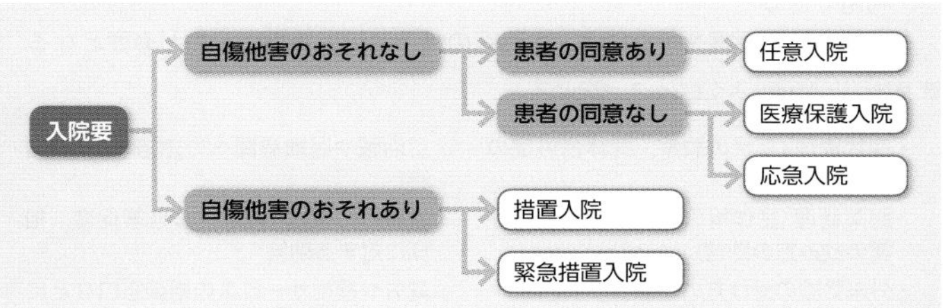

▶▶ 精神保健指定医

・人権の制限にかかわる業務（措置入院，医療保護入院，任意入院者の退院制限，隔離・身体拘束などの判断）を行う．厚生労働大臣が指定する

地域における精神科医療

▶▶ 精神科デイケア，ナイトケア，デイ・ナイトケア，ショートケア

内容	利用できる人	知っておきたいポイント
・グループ活動を通して生活リズムや社会生活能力，コミュニケーション技能，疾患理解，健康管理などを身に着けるリハビリテーション ・プログラムの具体的な内容：創作活動(手工芸，絵画，陶芸など)，スポーツ，心理教育，SST (ソーシャルスキルトレーニング)，認知行動療法，当事者研究，WRAP (元気回復行動プラン)，料理，レクリエーション，社会見学など ・活動時間により，①デイケア (1 日約 6 時間)，②ナイトケア (おおむね午後 4 時以降に 1 日約 4 時間)，③デイ・ナイトケア (日中から夜間も含めて 1 日約 10 時間)，④ショートケア (1 日約 3 時間) に区分される	外来通院中の精神障害者で，主治医が指示した人	・対象は統合失調症が多いが，アルコール依存症，うつ病などを対象とするデイケアもある ・スタッフは精神科医師，作業療法士，看護師，公認心理師，精神保健福祉士などの多職種で構成される ・導入時に個別面接を実施し，利用目的や目標を明確にし，支援計画を立てる ・利用期限は特に設けられていない．患者の利用目的や希望をもとに医療者間で話し合い，利用期間が決められる ・利用者負担はサービス内容および利用方法によって異なる

▶▶ 精神科訪問看護

- 訪問看護ステーション，診療所，精神科病院から専門職 (看護師，精神保健福祉士など) が家庭を訪問し，表のような支援を行う
- 精神科外来に通院中の人で，訪問看護を希望し，主治医が必要と認めた人が利用できる
- 精神科訪問看護を行うには，主治医の精神科訪問看護指示書が必要となる

表 精神科訪問看護による主なケア，サービス

- 症状管理 (症状の観察，身体合併症の早期発見)
- 服薬管理 (副作用の観察と早期発見，薬の飲み方の助言)
- 外来受診の受け方の助言
- 日常生活 (対人関係，睡眠，食事，清潔など) を送るなかでの困難に対する支援・助言
- 主治医や医療機関への連絡・相談 (適時)
- 家族への支援 (病気への理解促進，相談に対する助言)
- 就労や福祉サービスの相談窓口などに関する情報提供

実習における精神科訪問看護のPOINT

- 入院前の訪問看護利用の有無や利用状況，退院後の訪問看護の必要性や患者の希望などをアセスメントする
- 再発を繰り返す，病状が不安定，怠薬や治療中断がある，単身生活などの場合は，精神科訪問看護の導入が検討される

▶▶ 包括型地域生活支援プログラム (assertive community treatment：ACT)

- ACTは，重度かつ慢性の精神疾患もった人が地域社会の中で自分らしい生活を実現・維持できるように包括的な訪問型支援を提供するケアマネジメントモデルの1つ．利用者のリカバリーを目指す
- 入院期間の短縮や地域生活の安定，患者の満足度の向上につながるとされる
- ACTの基本構造は下記のとおり

❶頻回の在宅訪問や生活の場での協働作業など，アウトリーチを主体とする
❷多職種 (看護師，精神科医，精神保健福祉士，作業療法士など) から構成されるチームアプローチをとる
❸心理教育，服薬および日常生活自己管理の支援，家族への援助，スキルトレーニング，社会資源の活用や就労への支援など，多様なサービスを提供する
❹ 24時間週7日対応を原則とし，危機介入にも対応する
❺インフォーマルサポート (家族，友人，雇用主など) とともにかかわる
❻ケアマネジメントの手法に基づく包括的なケアプランを作成し，利用者のニーズに応じたサービスを提供する

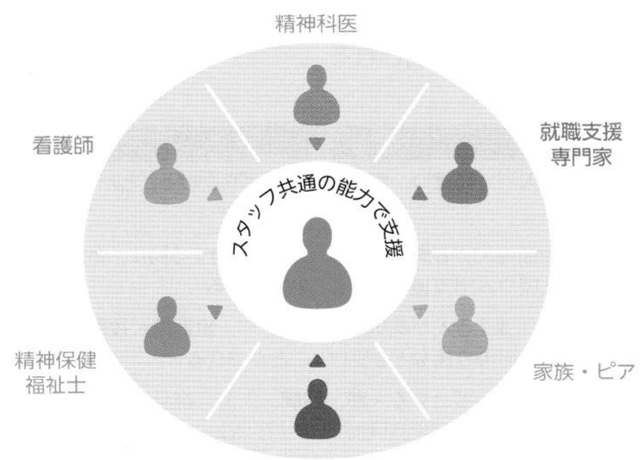

地域で利用できるサービス (文献 39 をもとに作成)

精神通院医療 (自立支援医療)

内容	利用できる人	知っておきたいポイント
精神による疾患で通院医療が継続的に必要な人の医療費の一部を公費で負担する制度	統合失調症，双極性障害，うつ病，てんかん，認知症，薬物依存症などを有し，継続的に精神科の通院が必要な病状にある人	・原則，精神科通院医療費 (外来，処方薬，デイケア，訪問看護など) の自己負担が 1 割となる．世帯の所得や本人の収入に応じて 1 か月あたりの自己負担上限額が定められている ・自立支援医療受給者証は 1 年ごとの更新手続きが必要で，更新日の 3 か月前から延長の申請が可能．更新切れにならないようにサポートを行う

精神障害者保健福祉手帳

内容	対象	等級	申請書類	備考
精神障害者の自立と社会参加の促進を目的としている．手帳が交付されると，さまざまな支援を受けられる	精神障害のために長期にわたり日常生活，社会生活に何らかの援助を必要とする人．ただし，初診から 6 か月以上を経過していること	1～3 級	申請書，医師の診断書または障害年金受給者は年金証書の写しと改定通知書，写真，印鑑	2 年ごとに更新する

障害福祉サービス

- 障害や難病をもつ人の日常生活・社会生活の支援を総合的かつ計画的に行うために障害者総合支援法で規定されたサービスで，大きく分けて自立支援給付 (介護給付，訓練等給付，相談支援) と地域生活支援事業がある
- 市町村に申請し，障害支援区分認定を受ける．1～6 の区分に応じて利用できるサービスの種類，量が決定される

a. 介護給付 (抜粋)

事業	内容
居宅介護 (ホームヘルプ)	自宅で入浴，排せつ，食事の介護などを受けることができる
行動援護	自己判断能力が制限されている人が行動する時に，危険を回避するために必要な支援や外出支援を受けることができる
短期入所 (ショートステイ)	自宅で介護する人が病気の場合などに，短期間，夜間も含めて施設で入浴，排泄，食事の介護などを受けることができる
生活介護	常に介護を必要とする人が，昼間，入浴，排せつ，食事の介護などを受けられるとともに，創作的活動または生産活動の機会が提供される
施設入所支援	施設に入所する人が夜間や休日に入浴，排せつ，食事の介護などを受けられる

b. 訓練等給付

事業	内容
就労移行支援	生産活動その他の活動の機会を通じて，就労に必要な知識・能力向上のための支援サービスを利用できる
就労継続支援 A 型（雇用型）	雇用契約に基づいて働きながら，就労に必要な知識・能力を取得し，就労に向けた支援サービスを利用できる
就労継続支援 B 型（非雇用型）	A 型のような雇用契約を結ばないで働きながら，必要な人は一般就労への移行に向けた支援サービスを利用できる
就労定着支援	就労移行支援などを利用した人が新たに就職した企業で就労を継続できるように次の支援を受けられる：①企業，障害福祉サービス事業者，医療機関などとの連絡調整，②就労に伴って生じる日常生活または社会生活上のさまざまな課題に関する相談，助言
共同生活援助（グループホーム）	夜間や休日，共同生活を行う住居で，相談，入浴，排泄，食事の介護，日常生活上の支援を受けることができる
自立生活援助	障害者支援施設やグループホームなどから一人暮らしに移行した後，1 年間，地域生活支援員などから，食事や掃除，家賃などの支払い，地域住民との関係性の調整，助言などの支援を受けることができる

c. 地域活動支援センター

- 地域生活支援事業の 1 つで，事業の内容によって，Ⅰ型，Ⅱ型，Ⅲ型に分類される
- 地域で生活する人が，日常生活の中で困ったことを相談したり，創作活動や交流活動などを行うことができる

内容	
Ⅰ型	病院などが母体にある．必ず精神保健福祉士や社会福祉士などの専門職員が配置され，医療と福祉の支援を受けられる．レクリエーション活動や地域住民とのふれあいの交流などの機会を得られる
Ⅱ型	専門職員の配置が必須ではない．創作活動，社会との交流，機能訓練，社会適応訓練などが行われる
Ⅲ型	創作活動などの交流の機会を得られる

ピアサポート，当事者研究，WRAP

ピアサポート

ピアサポートとは

- ピアサポートとは，ピア（peer，同じような問題や状況を現在抱えている，または過去に抱えていた仲間）同士で支え合う活動のこと
- 自然発生的なものから，ピア電話相談やピアカウンセリグのように組織的に提供されるものまで，さまざまな形態がある
- ピアサポートに携わる人（ピアサポーター）は，自身の人生経験（精神障害や疾患の経験，サービスを受けた経験，リカバリーの道を歩んでいる経験）を活かして事業所などで働き，患者のリカバリーを手助けする

ピアサポートの対象者ごとの効果，利点（文献 40 をもとに作成）

入院精神障害者	・実際に地域で生活しているピアサポーターの姿から退院後の生活を具体的にイメージできる．それにより，退院意欲が向上したり，具体的に行動するようになる
地域移行後の精神障害者	・仲間がいるという安心感をもつことができ，また地域生活のヒント（生活の知恵やスキル）を得られる．それにより，地域移行・定着が促進する
ピアサポーター	・ピアサポート活動を通じて社会参加の機会が得られる ・他者の役に立つことが自己肯定感や自信を取り戻すことにつながる ・他者に自己の経験を話すことで自分を振り返り，認めることができる
雇用者	・精神障害者への理解が深まり，可能性や能力を発見する機会になる ・ピアサポーターを通じて当事者の率直な気持ちや受け止め方などの意見を聞いたり，入院患者との接点を拡大することにより，支援の質向上につながる

当事者研究

当事者研究とは

- 生きづらさのメカニズムやパターン，問題の背後にある意味を見極め，今までの“自分の助け方”を評価し，それに変わる新しいユニークな“自分の助け方”を，当事者が仲間や関係者，家族ととともに考案する研究活動
- 当事者研究にマニュアルはない．常識にとらわれずに，「研究する」という視点に立ってワイワイ・ガヤガヤと意見を出し合い，楽しみながら展開する
- “研究は専門家がするもの”という前提を覆したという点で意味が大きい

当事者研究の展開の要素

- 日常生活上の出来事，困りごとを素材にする
- “人”と“こと（問題）”を切り離してとらえる．そうすることで，当事者を“問題のある人”ととらえず，当事者と仲間や支援者が同じ側に立ち問題に向き合うことが可能となる

- 自らの抱える症状や苦労を自らの言葉で表現する「自己病名」を考える
- 出来事，苦労の起きるパターン，しくみ，つながり，関連，意味を考える
- 新しい自分の助け方の具体的な方法を考え，練習する
- 日常生活上で「実験」して効果を確かめる
- 研究成果の公開と共有をする

看護における活用方法

- 当事者研究を実践したことがない場合は，これまでに当事者研究で生み出されたスキル（自分の助け方）や，研究例を紹介，伝えることからでも始められる

WRAP

WRAP（wellness recovery action plan，元気回復行動プラン）とは

- 精神障害をもつ当事者の視点から開発されたセルフヘルプのためのプラグラム
- 当事者はグループ活動を通して，あるいは支援者とともに6つの行動プランを作成する
- プランに沿った対応方法を実践することで，困難な状態を軽減・改善することができる

行動プランの内容とプラン作成の進め方（文献41をもとに作成）

Plan 1	元気に役だつ道具箱
元気でいるために，または元気になるために「これまでやってきたこと」「できたかもしれないこと」をリストにする（例：ウォーキングをする，家族と話す，テレビを見る）	
Plan 2	日常生活管理プラン
「いい感じのときの自分はどんなふうなのか」をイメージし，それを言葉にしてみる（例：おおらか，親切，理性的）．次に，元気でいるために毎日やるとよいと思うことのリストを作成する（例：夜○時までには就寝して十分な睡眠をとる，朝○時に起床して日光を浴びる）	
Plan 3	引きがね
気分が悪くなったり，調子を乱されたりする“引きがね”となるような出来事や状況（例：多忙な生活，対人問題，仕事のストレス）のリストを作成する．次に，そのような出来事や状況が起きた場合に，体調が悪くなるのを防ぐためのプランをつくる（例：援助者に相談にのってもらう，深呼吸する）	
Plan 4	注意サイン
自分の内側で起こる注意サイン（例：眠れなくなる，否定的なことばかりが頭に浮かぶ）をリストにする	
Plan 5	調子が悪くなってきているとき
深刻で危険な状態（クライシス）を未然に防ぐために，「調子が悪くなってきたこと」を示すサイン（例：涙もろくなる，自分を責めるようになる）をリストにまとめる．次に，そのような状態を和らげるためのプランを作成する（例：主治医に連絡して指示を仰ぐ，誰かにそばで見守ってもらう	
Plan 6	クライシスプラン
クライシスに陥った場合に備え，家族や友人，援助者に「どのようになったらどう対応してほしいか」をまとめる	

POINT

- 患者が主体的に行うものであるため，看護師主導で作成を進めない．患者がやりたい，やってみようと思えるようなWRAPの紹介や提案を工夫する

精神科におけるチーム医療の考え方と実際

精神科における多職種連携

- チーム医療とは，医療に従事する多種多様な医療スタッフが，各々の高い専門性を前提に，目的と情報を共有し，業務を分担しつつも互いに連携・補完し合い，患者の状況に的確に対応した医療を提供すること
- チーム医療の効果として，①疾病の早期発見・回復促進・重症化予防など医療・生活の質の向上，②医療の効率性の向上による医療スタッフの負担の軽減，③医療の標準化・組織化を通じた医療安全の向上，などが期待される
- 精神科におけるチーム医療のメリットとして，多職種による多次元的なアセスメントが可能なことから，より効果的な支援ができること，患者の多様なニーズに応えられること，疲弊しがちな家族や周囲の負担の軽減につながることがあげられる．一方，デメリットとして，複数意見がまとまらずアセスメントの一元化が困難となる場合もあること，また職種間での葛藤や非協働的で対等な関係構築ができず，一職種がワンマンとなると，患者への一貫した介入ができず患者の回復に支障をきたす可能性があること，などが考えられる
- 昨今精神科では，早期から治療を開始し，短期間で退院を進める医療体制に変化してきているものの，依然として施設内には多数の長期入院患者が存在する．それらの患者が，退院し，安定した地域生活を送るためには，病院・地域における多職種連携によるチーム医療が不可欠である
- そのため，精神科医療に従事するスタッフは，各々の高い専門性を発揮しつつ，対等の立場で意見を述べ，保健や福祉，教育・労働分野など他の分野の専門職とも幅広く連携することが必要
- 病院から地域へ移行した場合には，訪問看護をはじめ，ホームヘルパーや作業所，グループホームなど，さまざまな生活支援サービスを利用することになり，より広い視点での連携・協働が必要となる［図］

精神科でのチーム医療のPOINT

- ポイントとして，①チーム医療の中心は当事者であり，当事者の意思を尊重すること，②チーム全体で目標を共有すること，③他職種の役割を尊重し認めること，④各職種は対等であると常に意識すること，⑤役割の固定観念にとらわれず柔軟に補い合うこと，⑥コミュニケーションをよくとり情報を共有すること，⑦トラブルがあっても患者の利益を最優先にして問題解決にあたること，⑧各職種の役割を最大限に発揮すること，があげられる

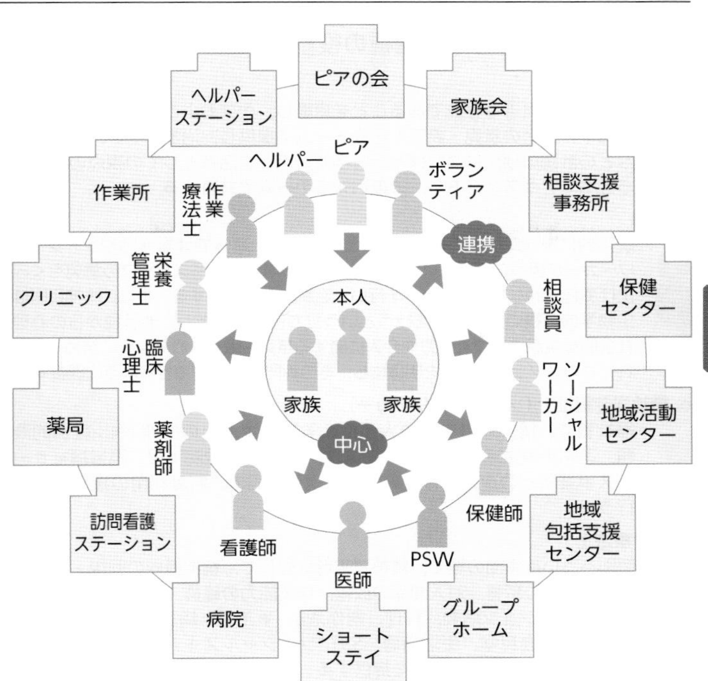

図 地域におけるチームと連携のイメージ(文献 42 より転載，一部改変)

チーム医療における各職種の役割

※ピアサポーターの役割は p570 参照

a. 看護師

患者の最も身近な存在であることを意識し，ケアおよび観察から得られた情報や，患者の意見・希望を医療チームに提供し，治療やケア，退院支援などの計画の検討につなげる．医学的視点と生活者としての視点の両面から患者をアセスメントし，その情報をチームで共有する

b. 医師

現実的にチームリーダーとなることが多いが，海外では看護師やソーシャルワーカーが担うことも多い．リーダーになる場合は，各スタッフの意見をくみ上げて包括的なアセスメントを行い，治療方針を決定する．また，精神科医は生物学的な視点から治療を行うという立ち位置を理解し，他職種からの心理社会的な視点に基づく見方や介入に関する意見を取り入れるように努める．それぞれのスタッフの役割を明確にし，その専門性が発揮できるように調整する

c. 精神保健福祉士（ソーシャルワーカー）

福祉職で，精神障害をもつ人が抱える社会生活上の問題（例：経済的問題，退院後の生活環境への適応）に対する援助や退院支援，障害福祉サービス事業所との連携，行政機関との調整・協働，制度利用の援助などを行う

d. 作業療法士

個別あるいは集団の場で，精神障害者に対して，精神機能の回復・向上，生活リズムの調整，対人関係の改善，作業能力の維持・向上などを図る．レクリエーション活動，料理，創作活動（手工芸，絵画，陶芸など），学習活動，社会見学，生活指導，SST（ソーシャルスキルトレーニング）など，さまざまなプログラムを提供する

※作業療法士が中心となって行う，精神科デイケアやショートケアなどのリハビリテーションについての詳細は p566 参照

e. 公認心理師※・臨床心理士

①臨床心理アセスメント（患者がどのような状態にあるかを面接や観察により把握し，心理検査を実施），②心理カウンセリング（アセスメントの結果にもとづき，カウンセリングや心理療法を実施），③臨床心理学的地域援助（生活環境の改善提案や，必要に応じて職場や学校，家庭の環境改善に働きかける）を行う

※公認心理師法が 2015 年 9 月に公布，2017 年 9 月に施行され，国家資格をもつ公認心理師が精神科医療に携わるようになっている．公認心理師は，①心理に関する支援を有する者の心理状態を観察し，その結果を分析すること，②要心理支援者に対し，その心理に関する相談に応じ，助言，指導，その他の援助を行うこと，③要心理支援者の関係者に対し，その相談に応じ，助言，指導，その他の援助を行うこと，④心の健康に関する知識の普及を図るための教育および情報の提供を行うこと，と定義されている

f. 栄養管理士

病院における栄養サポートチーム (NST) や地域移行支援チームで中心的な役割を担い，患者の栄養状態をアセスメントし，適切な栄養管理を行う．精神科入院患者の栄養に関する課題が多いなか，食習慣や摂食・咀嚼などの栄養摂取能力の観察，栄養教育など，管理栄養士の役割は重要

チーム医療の実際の流れ

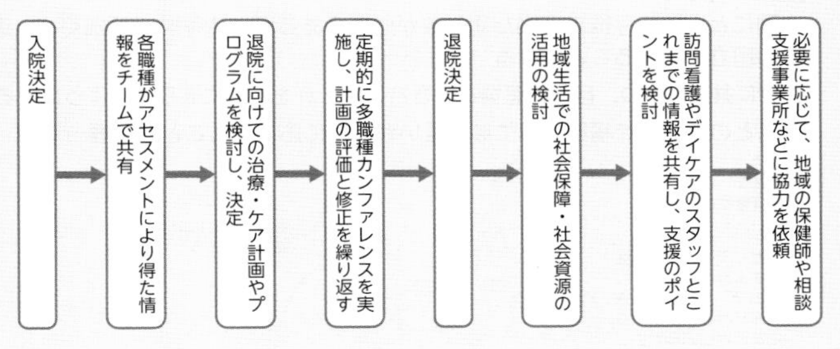

患者とのかかわりで困った時の対応のポイント

(文献 43 をもとに作成)

学生がとる基本的な対応

1 まずは教員・実習指導者に相談し，助言を受ける

・「相談すると評価が下がる」「患者との関係が悪化する」と考え，問題を報告しないままでいると，患者自身の治療や学習のためにならない

2 場合によっては，カンファレンスの議題として提案し，グループメンバーとともに検討する

依存感情を抱かれた場合

▶▶ 対応のポイント

・人間にとって依存欲求を満たす対象が必要であるが，依存関係が続くと，患者の自立を妨げることになる

・患者に共感しつつ，自己の感情と向き合い，それを素直に表現するようにする

・患者との関係性を構築するには，互いが率直に応答することが重要

共感をしながら，
困惑を率直に示す
ひとりでいるのは不安ですよね．
けれど，実習中でAさんだけと話していることが難しいんです
もっとここにいて
話しましょう

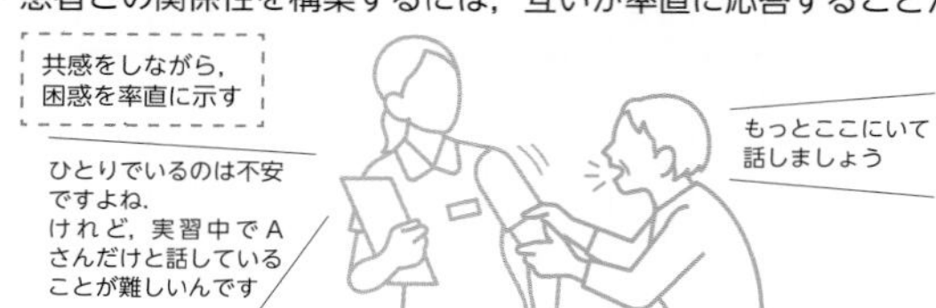

恋愛感情を抱かれた場合

▶▶ 対応のポイント

・患者から好意を寄せるような発言や性的な発言があった場合には，恥ずかしがらず，教員・実習指導者に報告する

・患者に対しては，実習に来ている目的やかかわっている目的を率直に伝える

Bさんに
「好きだ」と言われました

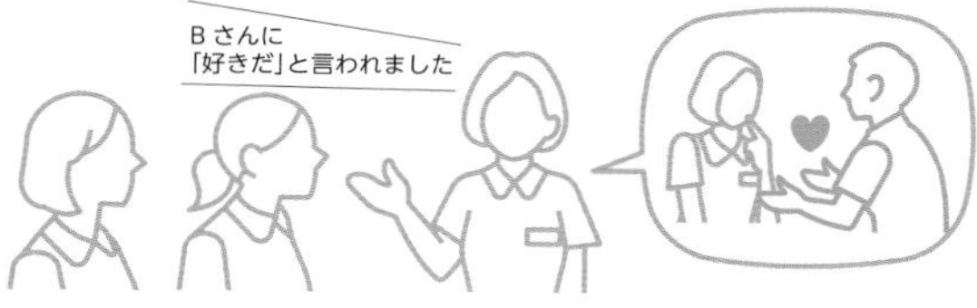

怒りをぶつけてくる場合

対応のポイント

- 患者が怒りを表出することは多い．不機嫌などの怒りの徴候がみられた場合には早めに教員・実習指導者に相談する
- 怒りへの介入はできるだけ早期に行う．怒りの背景にあるものを理解しようとする姿勢で，まずは患者に困っていることを語ってもらい，怒りの要因を明らかにする．そのうえで，要因への対応を行う
- 患者の怒りの感情に巻き込まれないよう，周囲に相談し，冷静にチームで統一した対応をとることが重要

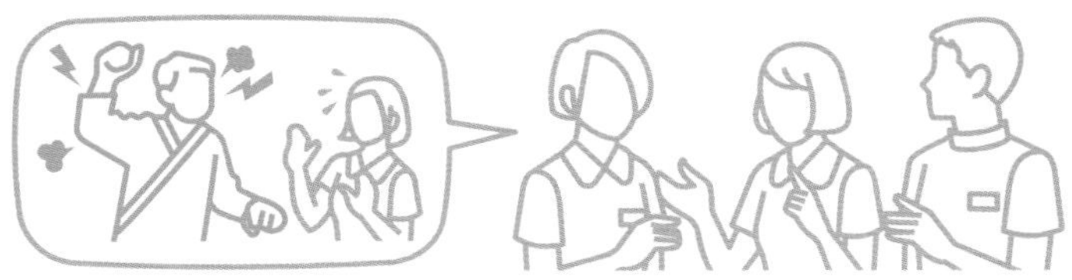

拒絶・拒否をする場合

対応のポイント

- 患者が治療などに関して拒否・拒絶を示す場合には，その背景にある要因について考える
- 実習の場合，患者が学生とのコミュニケーションに困難さを感じている，情報収集のために多くの質問をされ侵入的だと感じている，などが拒否・拒絶の理由となっている場合も多い
- 無理せず拒否できるとは，患者にとって大切な場合もある
- 1人で悩まず，教員・実習指導者に相談することが重要

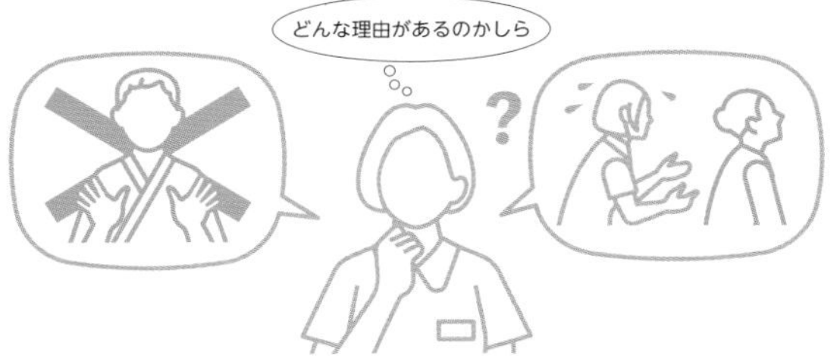

文献

1) 村瀬智子：オレム-アンダーウッド理論, 岩﨑弥生, 渡邉博幸(編)：新体系看護学全書精神看護学②精神障害をもつ人の看護. p244, メヂカルフレンド社, 2016
2) 岡田佳詠(編著)：認知行動理論に基づく精神看護過程―よくわかる認知行動療法の基本と進め方. 中央法規出版, 2016
3) 武井麻子(著者代表)：系統看護学講座 専門分野Ⅱ 精神看護学[1]精神看護の基礎 第6版. pp97-100, 医学書院, 2021
4) 萱間真美, 野田文隆(編)：看護学テキスト NiCE 精神看護学Ⅰ 精神保健・多職種のつながり 改訂第2版. pp48-50, 南江堂, 2015
5) 濱田庸子：ライフサイクルと精神ケア, 三村將(編)：精神科レジデントマニュアル. pp265-266, 医学書院, 2017
6) 萱間真美：リカバリー・退院支援・地域連携のためのストレングスモデル実践活用術. 医学書院, 2016
7) 前掲6), p27
8) チャールズ・A・ラップ, リチャード・J・ゴスチャ(著), 田中英樹(監訳)：ストレングスモデル―リカバリー志向の精神保健福祉サービス 第3版. p137, 金剛出版, 2014
9) 萱間真美, 野田文隆(編)：看護学テキスト NiCE 精神看護学Ⅱ臨床で活かすケア 改訂第2版. pp89-96, 南江堂, 2015
10) 前掲3), pp84-90
11) 本田明：精神科看護師のための体の見かた―バイタルサイン+フィジカルアセスメントで異変のキャッチと状態像の把握がすぐ身につく!. メディカ出版, 2020
12) ヒルデガード・E ペプロウ(著), 稲田八重子ほか(訳)：ペプロウ人間関係の看護論. p22, 医学書院, 1973
13) 前掲12), pp17-44
14) ジョイス・トラベルビー(著), 長谷川浩, 藤枝知子(訳)：人間対人間の看護. pp191-232, 医学書院, 1974
15) 渡邉博幸：統合失調症スペクトル障害, 岩﨑弥生, 渡邉博幸(編)：新体系看護学全書精神看護学②精神障害をもつ人の看護. p73, メヂカルフレンド社, 2020
16) Kupfer DJ: Long-term treatment of depression. J Clin Psychiatry 52 suppl 5: 28-34, 1991
17) 木村敦史：双極性障害および関連障害群, 岩﨑弥生, 渡邉博幸(編)：新体系看護学全書精神看護学②精神障害をもつ人の看護. p80, メヂカルフレンド社, 2020
18) Matsunaga H, et al: Personality disorders in patients with obsessive-compulsive disorder in Japan. Acta Psychiatr Scand 98(2): 128-134, 1998
19) Burge SK, Schneider FD: Alcohol-related problems: recognition and intervention. Am Fam Physician 59(2): 361-370, 1999
20) 樋口進(監修)：アルコール依存症から抜け出す本. pp68-73, 講談社, 2011
21) 摂食障害情報ポータルサイト―専門職の方(https://www.edportal.jp/pro/index.html)
22) 姫井昭男：精神科の薬がわかる本 第4版. 医学書院, 2019
23) 樋口輝彦(監修), 井上幸紀ほか(編)：精神科のくすりハンドブック第2版. 総合医学社, 2016
24) 樋口輝彦, 小山司(監修), 神庭重信ほか(編)：臨床精神薬理ハンドブック第2版. 医学書院, 2009
25) 日本臨床精神神経薬理学会マニュアル作成委員会：重篤副作用疾患別対応マニュアル 悪性症候群. 厚生労働省, 2008
26) 竹林実：抗精神病薬の副作用, 福井次矢ほか(編)：今日の治療指針 2020年版. p1084, 医学書院, 2020
27) 川上宏人, 松浦好徳(編)：多飲症・水中毒, 医学書院, 2010
28) 永嶌朋久, 岸本年史：水中毒への対応, 樋口輝彦ほか(編)：今日の精神疾患治療指針 第2版. pp101-103, 医学書院, 2016
29) 前掲27), p21
30) 前掲15), pp248-250
31) 前掲3), pp285-288
32) 武井麻子(著者代表)：系統看護学講座 専門分野Ⅱ 精神看護学[2]精神看護の展開 第6版. pp293-297, 医学書院, 2021
33) 竹林実：修正型電気けいれん療法, 福井次矢ほか(編)： 今日の治療指針 2021年版. p1058, 医学書院, 2021
34) 濱川孝二, 山門真樹：修正型電気けいれん療法(m-ETC), 池西静江(監修)： 精神看護実習クイックノート. p96, 照林社, 2018
35) 前掲3), pp239-256
36) 天賀谷隆(著者代表)：新看護学15 精神看護 第4版. pp119-123, 医学書院, 2019
37) 精神保健及び精神障害者福祉に関する法律(昭和二十五年法律第百二十三号)
38) 精神保健及び精神障害者福祉に関する法律第三十七条第一項の規定に基づき厚生労働大臣が定める基準(昭和六十三年四月八日)(厚生省告示第百三十号)
39) NPO法人日本医療ソーシャルワーク研究会(編)：医療福祉総合ガイドブック 2021年度版. 医学書院, 2021
40) 厚生労働省：平成26年精神障害保健福祉等サービス提供体制整備促進事業に関する調査研究「ピアサポートの活用状況に関する調査」. 2015
41) メアリー・エレン・コープランド(著), 久野恵理(訳)：元気回復行動プラン WRAP. 道具箱, 2009
42) 福山敦子：地域におけるチーム医療と看護, 萱間真美, 野田文隆(編)：看護学テキスト NiCE 精神看護学Ⅰ 精神保健・多職種のつながり 改訂第2版. p28, 南江堂, 2015
43) 前掲34), pp13-15

その他，付録

感染対策

スタンダードプリコーション (文献 1 より転載)

スタンダードプリコーション (標準予防策)―すべての患者に共通		
手指衛生		・目に見えて汚れのある場合は石けんと流水，そうでない場合は手指消毒薬を使用する．ノロウイルスや芽胞菌に接触した可能性のある場合は，石けんと流水による手洗いが推奨される ・「世界保健機関 (WHO) 手指衛生ガイドライン 2009」は，5 つの場面 (①患者に触れる前，②清潔/無菌操作の前，③血液/体液に触れた後，④患者に触れた後，⑤患者周囲環境に触れた後) において手指衛生をすることを推奨している
個人防護具の着用	手袋	・血液，体液，分泌物，排泄物に触れる可能性のある場合 ・粘膜や傷のある皮膚に触れる可能性のある場合
	マスク，ゴーグル・フェイスシールド	血液，体液，分泌物のはねや飛沫により眼・鼻・口が汚染される可能性のある処置や患者ケアを行うとき (特に吸引，気管挿管)
	ガウン・エプロン	衣類/露出した皮膚が血液，体液，分泌物，排泄物に接触することが予想される処置および患者ケアを行うとき
患者ケアに使用した器材の取り扱い		・汚染されている器材，体液が付着している可能性のある器材の取り扱い時は，汚染状況に合わせた防護具を着用する ・リユースの共有器材は，使用目的と使用部位に対する危険度に応じて処理方法を決定する ・消毒・滅菌の前には，確実な洗浄を行い，異物を除去する必要がある
患者周囲の環境対策		患者周囲の環境表面や，ベッド柵やドアノブなどの高頻度接触表面は日常的な清掃を実施し，汚れやほこりを除去する
リネン		使用済みリネンは，取り扱う医療者や周囲環境へ汚染を拡大させないよう，静かに汚染面を内側にし，身体に密着しないように運搬する
血液媒介病原体対策		・血液・体液で汚染された可能性のある針をリキャップしない ・導入されていれば，安全機能付き鋭利器材を用いる ・使用した鋭利物は耐貫通性専用廃棄容器に入れる ・ベッドサイドで鋭利器材を取り扱う際は，携帯用廃棄容器を使用する ・血液や体液が飛散する可能性のある処置やケアでは，眼・鼻・口を覆う防護具を装着する ・原則としてリキャップは行ってはいけない．やむを得ない場合は，平面にキャップを置き針先で片手ですくう手技を適用する
患者配置		以下の場合は個室管理を検討する ・周囲環境を汚染する (失禁や多量な滲出液が被覆材から漏れるなど) リスクの高い患者，衛生的な環境を維持することへの協力が得られない患者 ・確定診断がされる前の発熱や発疹，下痢など他者に伝播する感染症が疑われる場合
呼吸器衛生/咳エチケット		・咳やくしゃみをしている人には口と鼻をティッシュペーパーで押さえ，可能な限りサージカルマスクを装着するよう指導する ・使用したティッシュペーパーは，手を触れずに廃棄できる容器を準備し，廃棄後，手指衛生を行う ・咳をしている患者と他の患者は 1 m 以上離すように配慮する
安全な注射手技		・1 つの注射器で複数の患者へ薬剤投与をしない ・注射溶液と投与セットは 1 人の患者のみに用い，使用後は適切に廃棄する
腰椎穿刺手技		脊柱管や硬膜下腔にカテーテルを留置したり検査・治療のために穿刺を行うときは，実施者はサージカルマスクを装着する

感染経路別予防策 (文献 2 より転載)

接触感染

主な微生物および疾患：MRSA，MDRP，VRE などの多剤耐性菌，クロストリジウム・ディフィシル関連下痢症，ノロウイルスによる感染性胃腸炎など

	予防策
手袋	入室前に着用し，退室時にはずす
ガウン	患者や周囲の環境に接触する可能性のある場合は，入室前に着用し，退室時前に患者エリア内で脱ぐ
患者配置	原則として個室隔離とする
患者移送	不可欠な場合に制限する．移送時は病原体が検出されている部位からの排泄物や滲出液が周囲を汚染しないように被覆する
患者に使用する器具	患者専用が望ましい．他の患者に使用する場合は，事前に適切な方法で洗浄・消毒を実施する
環境管理	高頻度接触面を中心に最低限 1 日に 1 回は清拭消毒を行う

飛沫感染

主な微生物および疾患：百日咳，流行性耳下腺炎，風疹，インフルエンザなど

	予防策
マスク	病室や患者エリア内に入るときはサージカルマスクを着用する
患者配置	個室隔離もしくは同じ病原体が検出されている患者の集団（コホート）隔離とする．患者間はカーテンなどで仕切り，1 m 以上離す
患者移送	必要最小限に制限する．移送時，患者にサージカルマスクを着用してもらう．患者がマスクを装着すれば，対応する医療者はマスクを着用する必要はない
職員の制限	流行性耳下腺炎，風疹に感受性のある職員は，原則対応しないことが望ましい

空気感染（粒形 5 μm 以下）

主な微生物および疾患：結核，麻疹，水痘など

	予防策
N95 微粒子マスク	入室前に装着し，退室してからはずす．装着時はその都度シールチェックを行う（下記の図） ・肺あるいは喉頭結核患者の接触時 ・麻疹，水痘に感受性のある医療者が当該患者に接触するとき
患者移送	・不可欠な場合に制限する．移送時，患者にサージカルマスクを着用してもらう．患者がマスクを装着すれば，搬送する医療者は N95 微粒子マスクを着用する必要はない ・水痘や結核による皮膚病変は被覆する
職員の制限	麻疹，水痘に感受性のある医療者は原則対応しないことが望ましい

両手でマスク全体を覆い，息を強く吐き，空気が漏れていないかチェックし，密着する位置にマスクを合わせる

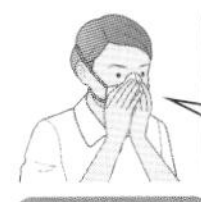

シールチェック

個人防護用具の着用 (文献 3 をもとに作成)

サージカルマスクの着用

- ノーズワイヤーを鼻の形に合わせる
- マスクのプリーツを下あごまで伸ばし，鼻，口を覆う
- 頬とマスクの隙間が少ない，自分の顔にフィットするマスクを選ぶ
- 手指が汚染されるため，使用したマスクの表面には触れない

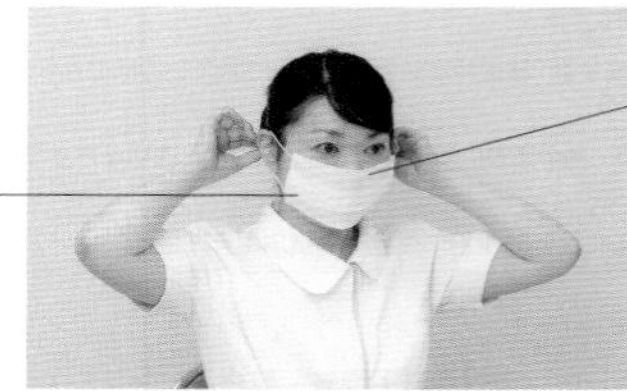

マスクのプリーツを下あごまで伸ばし，鼻，口を覆う

使用したマスクの表面には手指を触れない

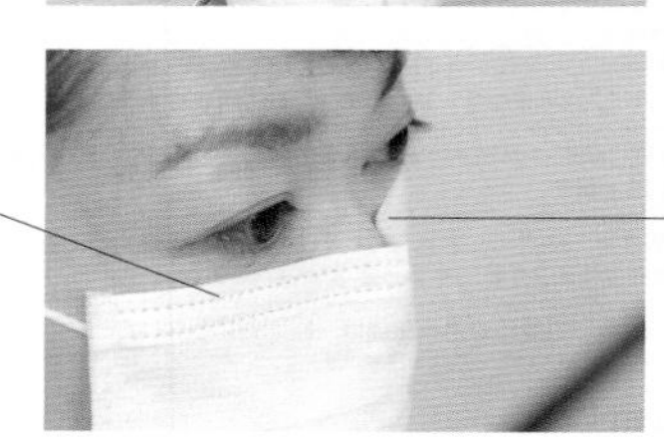

ノーズワイヤーを鼻の形に合わせる

自分の顔にフィットし，頬とマスクの隙間が少ない

ガウンの着用

- ガウンのひもや裾が床につかないように広げる
- ガウンの袖に片方ずつ袖を通し，首のひもと腰のひもを結ぶ

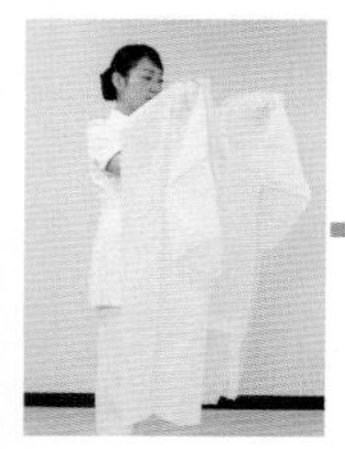
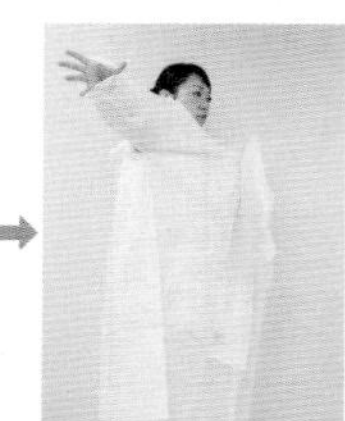
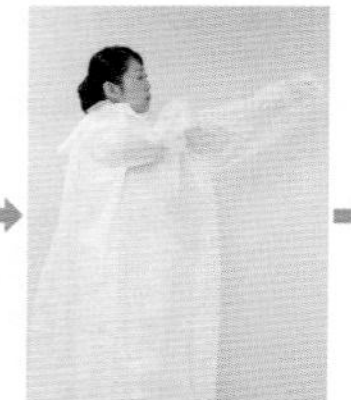
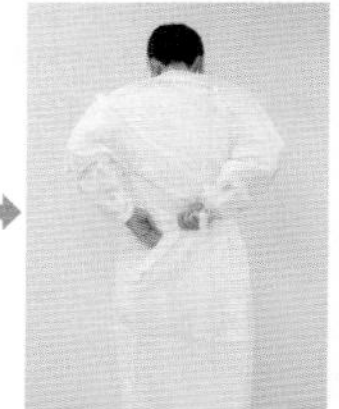

▶▶ エプロンの着用

- エプロンを箱から取り出し，首にかける輪の部分を頭に通す
- エプロンを広げ，腰ひもを後ろに回して結ぶ

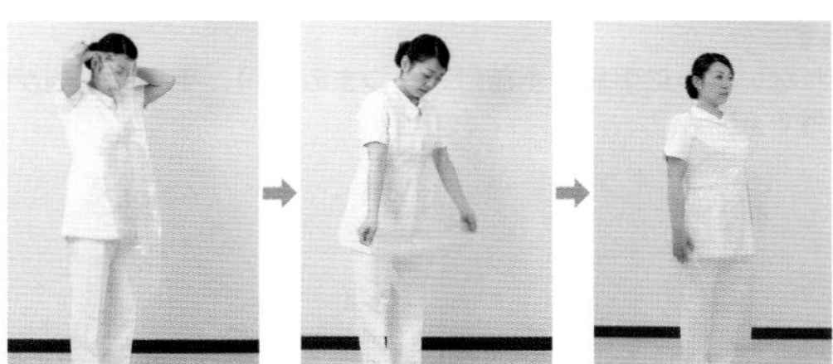

▶▶ ゴーグルの着用

- フレームを両手で持って装着する

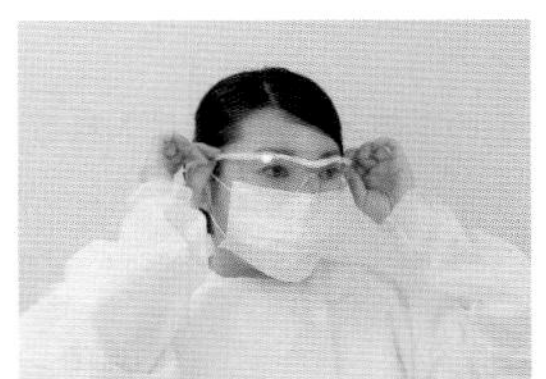

顔全体に感染性微生物が飛散する可能性がある場合はフェイスシールドを使用する

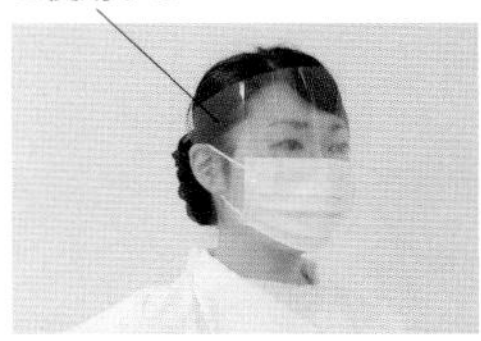

▶▶ 手袋を着用して，個人防護用具の装着完了

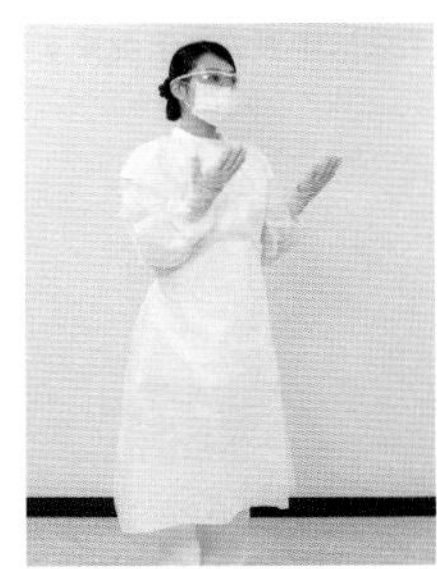

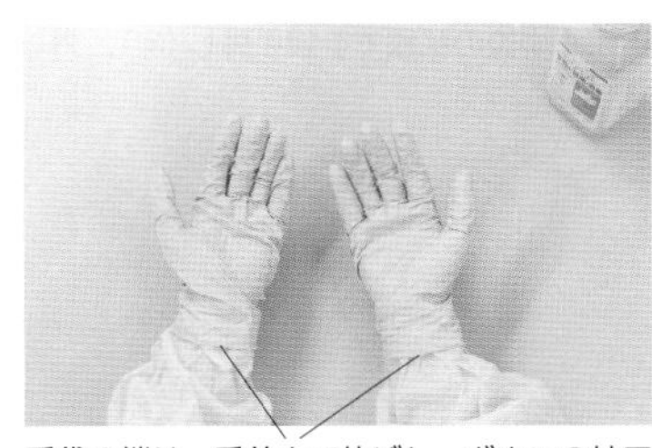

手袋の端は，手首まで伸ばし，ガウンの袖口は手袋の中へ入れる

個人防護用具の外し方 (文献4をもとに作成)

※個人防護用具は身体の前面を「汚染区域」と考える．個人防護用具の着用者が血液，体液，排泄物などの感染性微生物に接触せずに脱ぐことができるかが重要

手袋を外す

- 肌に触れないように手袋の手首付近をつまみ（ⓐ），手袋の外側が内側になるように外す（ⓑ）

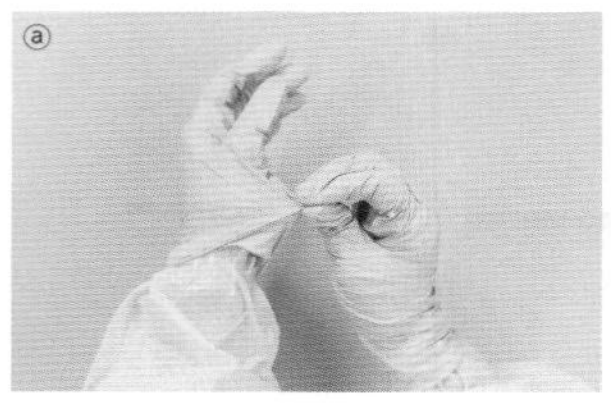

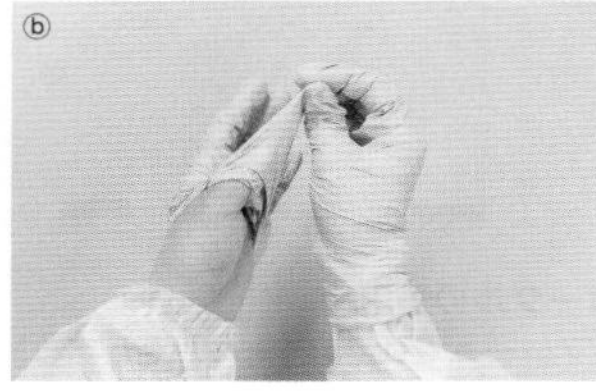

- 外した手袋は手袋をつけた手で持っておく（ⓒ）
- 手袋を外した側の手の指を，手袋をした側の手首と手袋の間に入れる（ⓓ）

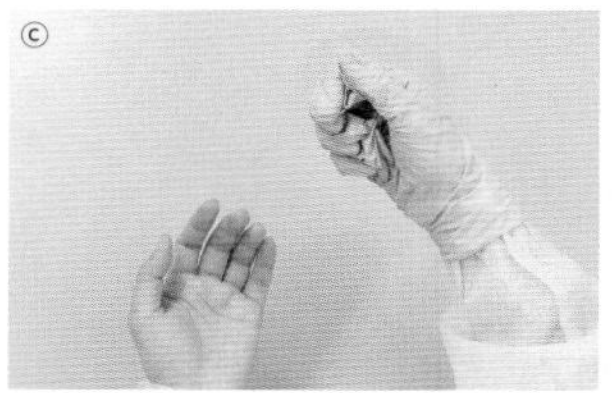

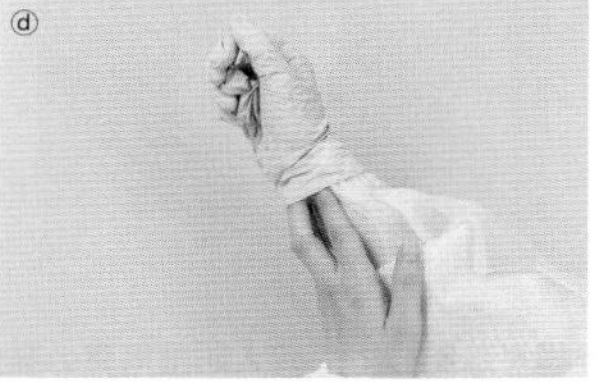

- そのまま中表の状態で手袋を外し（ⓔ），外した手袋は中表のまま廃棄する（ⓕ）

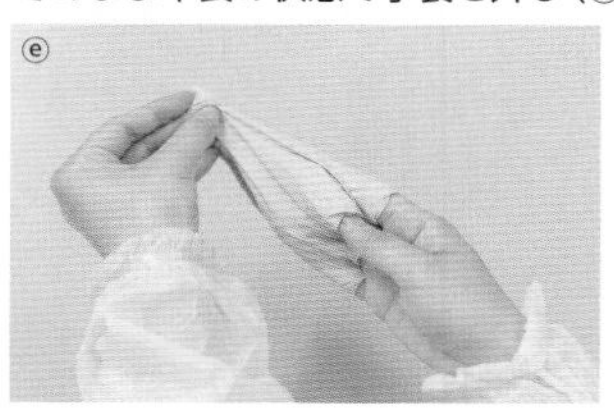

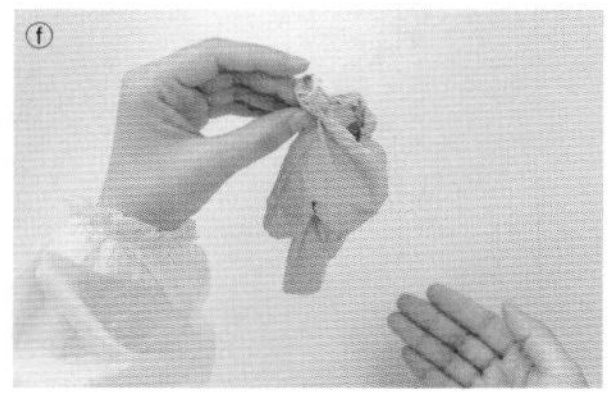

- 手袋を外した後は必ず手指衛生を行う

ガウンまたはエプロンの外し方

- 腰ひも，首ひもを外す
- 袖口の外側に触れないように，指先をもう一方の袖口に入れ（ⓐ），袖口に入れた指先で袖口を引き抜く（ⓑ）

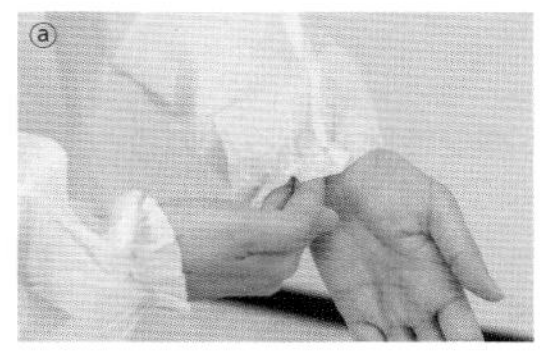
ⓐ

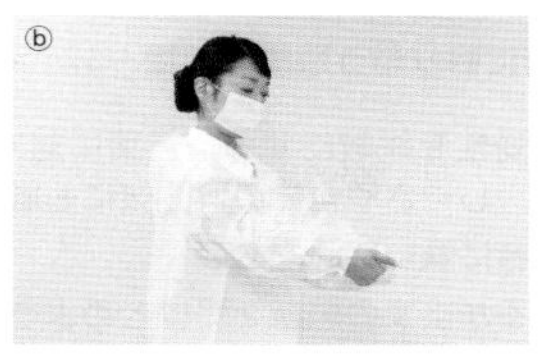
ⓑ

- 袖の中に入った手で，逆の手の袖口をつまみ（ⓒ），腕を引き抜く（ⓓ）

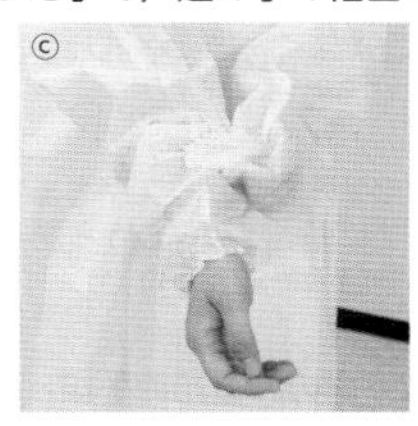
ⓒ

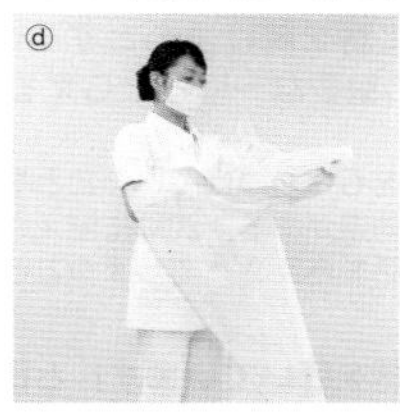
ⓓ

- 両方の腕を引き抜きながら,ガウンを中表にしていき（ⓔ）,小さく丸めて廃棄する（ⓕ）

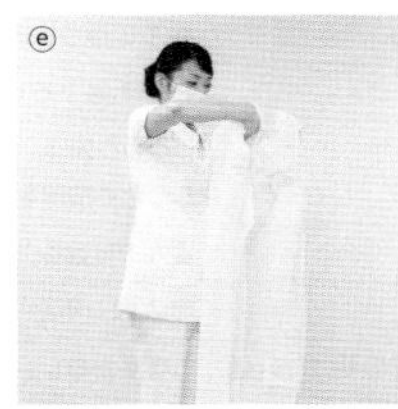
ⓔ

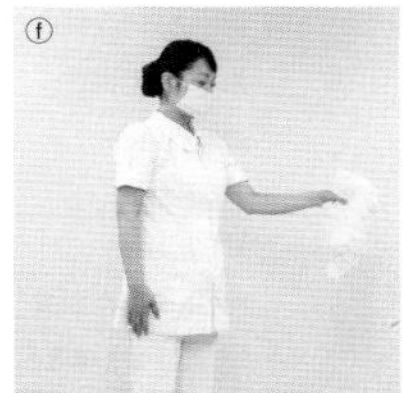
ⓕ

POINT

- ガウンの表面に手が触れないように気をつける
- 血液・体液の付着した個人防護用具は，橙色のハザードマークのついたボックスに感染性廃棄物として廃棄する
- 血液・体液が付着していないものは，施設の方針に沿って廃棄を行う

コミュニケーション

コミュニケーションの基本

患者に寄り添う態度の前提（文献5より転載）

❶感受性を鋭敏にする．言葉に対する感受性はもちろんのこと，表情や視線，しぐさや全体の雰囲気にも敏感にアンテナをはっていく
❷患者に深い関心をもつ
❸あるがままの患者を受けとめようとする気持ちで接する
❹患者の思いを感じ取ろう，わかろうとする姿勢をとる
❺台本に書かれたような声のかけ方ではなく，自分自身の心からの声をかける
❻ただ流暢に話を続けようとするのではなく，じっくり話を聴き，間や無言も会話の重要な一部ととらえる

※相手に関心をもちつづけていることを態度で示しながら沈黙をまもることは，相手の発言を促す効果がある．沈黙に耐えきれずに聴き手のほうから話しだしてしまうことで，相手の話をさえぎってしまうことも多いので注意したい

「あなたの話を聴いています」と伝える際の非言語的手段（文献6より転載）

非言語的手段	適切	不適切
距離	50～150 cm	近すぎる・遠すぎる
身体の向き	相手のほうを向いている	相手のほうを向かない
顔（視線）の高さ	相手と同じ高さ	相手を見下ろす
視線	適度に見る	じろじろ見る，のぞきこむ，しつこく視線を外さない
姿勢	やや前傾	ふんぞり返る，弛緩しきった，緊張した
表情	内容に適した表情	無表情，不必要な笑い
うなずき	「ええ」「なるほど」などの相づち（簡単な言語反応）を同時に用いる	うなずかない，過度にうなずく
タッチ	会話内容やその場の状況により適度に	べたべたと触る
手の動き	必要に応じて動かす程度	衣服や物品などをいじる，顔や頭髪を触る，腕組みをする
準言語的要素（声の大きさ，高さ，流暢さ，沈黙・間など）	聞き取りやすい声量，おだやかなトーン，明確な発音，適切な間のとり方	大声，どなり声，かん高い（裏返った）声，たどたどしい言葉，長すぎる沈黙，圧迫を与える沈黙

座る位置と心理的効果

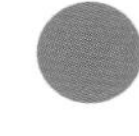

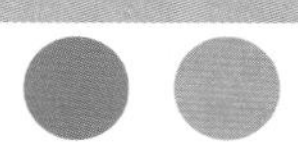

対面の場合
- 正面に向かい合うことで顔や目線から多くの情報を読み取ることができる
- 相手に対して圧迫感や緊張感を与えることもあるとされる

L 字型の場合
- 緊張状態が和らぎやすく，コミュニケーションがスムーズに進む位置関係とされる

横並びの場合
- 視線のプレッシャーを受けることがなく，互いが同じものを見ることができる
- 恋人や夫婦など親しい者同士の位置関係であり，看護師-患者では適さない

オープンエンドクエスチョンとクローズドクエスチョン (文献 7 より転載)

	オープンエンドクエスチョン	クローズドクエスチョン
具体例	・ご気分はいかがですか ・問題と感じることはどんなことですか ・そのことについてご家族とはどのように話されているのですか	・気分はわるくありませんか ・○○が問題なのですね ・そのことについてご家族と話されましたか
長所	・豊富で重要な情報が得られる ・予測していない答え（相手の考えや感情など）も返ってくる可能性がある ・正直な言葉や感情を引き出すことができる ・対話ができる ・心から関心をもってくれていると理解されることが多い	・オープンエンドクエスチョンで答えてもらった内容の確認ができる ・緊急時には時間が節約できる ・痛み，呼吸困難，混乱などがある場合にも端的に情報が得られる ・特定の情報に集中して聞くのに役だつ（チェックリストを用いる場合など）
短所	・質問の要点から避けさせてしまうことが多い ・緊急の状況，混乱，痛み，呼吸困難などがある場合には望ましくない ・話が横道にそれることがある	・脅威を与える可能性が高い ・得られる情報が限られる ・その人にとってなにが問題の核心なのかが語られない ・対話を発展させることができない

話題づくりツール

1月　睦月　January　祝日：元日(1/1)，成人の日(第2月曜)
正月関係
・初夢，1年の抱負，初詣，おみくじ ・厄除け，お年玉，獅子舞 ・おせち料理 ・お雑煮(関西・関東風など) ・七福神(大黒天，恵比寿，弁財天，毘沙門天，福禄寿，寿老人，布袋) ・正月遊び(コマ回し，羽根つき，双六，凧揚げ，福笑い，かるた，百人一首)
春の七草(1/7)
・せり・なずな・ごぎょう・はこべら・ほとけのざ・すずな・すずしろ
魚河岸の初せり
・豊洲市場，まぐろの値段
小正月(1/15)
・小豆粥，左義長(火祭りの行事)
大寒(1/20)
・寒の内，武道の寒稽古
2月　如月　February　祝日：建国記念日(2/11)，天皇誕生日(2/23)
節分(2/3)
・豆まき，やいかがし(いわしの頭・ヒイラギ)，恵方巻き
針供養(2/8，日常の針仕事で折れた針を供養する行事)
・針を刺すコンニャク，豆腐
バレンタインデー(2/14)
・チョコレートなど，淡い思い出
春一番(2月中旬)
・立春から春分までの間に最初に吹く強い南寄りの風

3月　弥生　March　祝日：春分の日（3/20頃）
ひな祭り（3/3）
・桃の節句，雛人形（内裏雛，三人官女，五人囃子，右大臣・左大臣），雛あられ，白酒，草もち，菱もち，ハマグリのお吸い物，ちらし寿司
ホワイトデー
・クッキーなど，淡い思い出
卒業式，送別会
・思い出，写真
お彼岸（春分の日前後7日間）
・帰省，お墓参り，ぼたもち
桜の開花
・桜の開花予想，お花見の準備
大相撲の三月場所
・大阪府立体育館
春の高校野球
・応援しているチーム，得意なポジション

4月　卯月　April　祝日：昭和の日（4/29）
お花見
・桜前線，ソメイヨシノ，大島桜，八重桜，吉野山，花より団子
エイプリールフール（4/1）
・だまされた経験
灌仏会（お釈迦さまの誕生を祝う仏教行事）
・甘茶，天道花（つつじ，シャクナゲ，山吹，高花，八日花）
復活祭（イースター）
・イースターエッグ
入学式・入社式，歓迎会
・思い出，写真
季節の食べ物のイベント
・潮干狩り，たけのこ狩り，イチゴ狩り，山菜採り
ゴールデンウィーク
・予約確保，帰省
競馬
・桜花賞，中山グランド・ジャンプ，皐月賞

5月　皐月　May　祝日：憲法記念日（5/3），みどりの日（5/4），こどもの日（5/5）
八十八夜（5/2 頃，立春から数えて 88 日目を指し，農作業開始の基準日とされる）
・茶摘み，新茶，日本茶（煎茶・番茶・ほうじ茶・玄米茶・玉露茶・茎茶）
端午の節句
・こいのぼり，かしわ餅，ちまき，五月人形（武者人形，鎧兜・弓・太刀，金太郎），菖蒲湯
母の日（第 2 日曜）
・カーネーション，贈り物
春の運動会
・思い出，得意種目
大相撲の五月場所
・両国国技館
競馬
・天皇賞，オークス，日本ダービー
6月　水無月　June
衣替え
・服の収納，クール・ビズ
梅雨の長雨
・雨対策グッズ，アジサイ
梅干つくり
・梅の実（南高梅），赤しそ，土用干し，梅干つくりは 3 年間続けないと縁起が悪い
梅酒つくり
・梅の実（南高梅），ホワイトリカー・氷砂糖
父の日（第 3 日曜）
・贈り物
夏越の祓（6/30，半年の節目を迎える日）
・身の不浄をはらいみそぎを行う，神社の茅の輪くぐり

7月　文月　July　祝日：海の日（第3月曜）
七夕（7/7）
・織姫・彦星（牽牛），七夕祭り，天の川，願いごと，五色の短冊，笹竹
野外活動
・山開き，川開き，海開き
お中元（7/15頃）
・ギフト
土用の丑の日
・うなぎ，平賀源内が考案者
大相撲の七月場所
・愛知県体育館
各地の祭り
・博多祇園山笠（福岡），祇園祭（京都），天神祭（大阪），尾張津島天王祭（愛知県），那智の火祭（和歌山）
8月　葉月　August　祝日：山の日（8/11）
野外活動
・花火大会，海水浴，山登り
戦争関連
・広島の原爆（8/6），長崎の原爆（8/9），終戦の日（8/15）
お盆（8/13～16頃）
・帰省，お盆渋滞，墓参り，迎え火・送り火，盆花（桔梗・萩・ほおずき・山百合など），キュウリやナスの馬・牛人形，盆踊り，浴衣，精進料理
各地の祭り
・阿波踊り（徳島），よさこい祭り（高知），ねぶた祭り（青森），仙台七夕まつり（宮城），花笠まつり（山形），深川八幡祭り（東京），浅草サンバカーニバル（東京），おわら風の盆（富山），エイサー（沖縄）

9月　長月　September　祝日：敬老の日（第３月曜日），秋分の日（9/23 頃）
防災の日（9/1）
・避難訓練
重陽の節句（菊の節句）（9/9，陰陽道では「九」は陽の最上級の数字とされ，陽が重なることから重陽と言われて非常にめでたい日とされる）
・菊祭り，菊酒（長寿祈願），栗ご飯，菊花かぶ．菊の和え物
敬老の日（第３月曜）
・長寿の祝い〔還暦：61 歳，古稀：70 歳，喜寿：77 歳，傘寿：80 歳，米寿：88 歳，卒寿：90 歳，白寿：99 歳，百寿（上寿）：100 歳〕，贈り物
十五夜（9/15）
・中秋の名月，ススキ，月見団子，サトイモ（きぬかつぎ），最中
秋の七草
・萩・尾花・撫子・葛・女郎花・藤袴・桔梗
お彼岸
・墓参り，おはぎ，五目寿司
大相撲の九月場所
・両国国技館
10月　神無月　October　祝日：スポーツの日（第２月曜）
えびす講（10/20）
・恵比寿さま（商売繁盛の神様，右手に釣竿・左手に鯛），十日えびす，家運隆盛・商売繁盛の祈願
～の秋
・読書の秋，スポーツの秋，食欲の秋
紅葉
・紅葉する樹木（イロハモミジ，ヤマモミジ，ハゼ，イチョウ，トチノキ，マンサクなど），紅葉の仕組み（葉緑素，糖分，温度差など）
ハロウィーン
・かぼちゃ飾り（ジャックオーランタン），トリック・オア・トリート
秋のイベント
・運動会，秋祭り，銀杏拾い

11 月　霜月　November　祝日：文化の日（11/3），勤労感謝の日（11/23）
七五三（11/15，子どもの成長を祈願，お祝いする日）
・3・5・7 歳，千歳あめ，着物，神社参り
亥の子餅〔旧暦 10 月（亥の月）の亥の日の亥の刻（午後 10 時ごろ）に食べられる餅〕
・11 月の亥の日，収穫祭
木枯らし 1 号（秋の末から冬の初めにかけて吹く強く冷たい風）
・11 月の酉の日，お酉さま，熊手（商売繁盛，福を取り込む，毎年大きなものに買い替え）
新嘗祭（11/23，新穀を供え，他の神に感謝する日）
・五穀のお供え物（米，麦，粟，豆，キビまたはひえ）
大相撲の十一月場所
・福岡国際センター
12 月　師走　December
お歳暮（初旬から 20 日くらいまで）
・新巻鮭
すす払い（12/13，すすやちりを払い掃除する日）
・正月飾りの松の準備
冬至（12/22 頃，夜が最も長く，昼が短い日）
・柚子湯，冬至かぼちゃ，小豆粥
クリスマス（12/25）
・プレゼント，イルミネーション，キャンドル，ケーキ，サンタクロース
年の市（12 月中旬～下旬）
・しめ飾り，裏白，水引，羽子板
年末の話題
・大掃除，正月飾り，年越しそば，除夜の鐘，なまはげ（秋田県の男鹿地方）

カンファレンス

カンファレンスのコツ (文献 8 をもとに作成)

テーマの決め方のコツ

	テーマ
実習要項に記載されている「実習目的・目標」を参考にする 例）受け持ち患者とのコミュニケーションを通して疾患の受け止め方を知ることができる	例）疾患の受け止め方を引き出すためのコミュニケーションのポイント
実習のなかで生じる「なぜ?」「どうすれば?」に焦点を当てる 例）・なぜ受け持ち患者とコミュニケーションがうまくとれないのか? ・どうすればもっと患者とコミュニケーションをとれるのか?	例）・コミュニケーションに障害をきたす要因について ・コミュニケーションを促進するためにスタッフが行っている工夫
参考書や教科書の目次にあるキーワードを参考にする 例）・慢性心不全患者の自己管理に向けた教育 ・心臓リハビリテーションと看護	例）・食生活・運動・生活活動についての患者教育の具体的な内容 ・リハビリテーションの目的と患者教育の具体的な内容

資料の準備のコツ

何を目的としたカンファレンスかを意識する．どのようなテーマで何を話すのか頭の中で整理する

→

例）受け持ち患者の主にアセスメント内容について話し合うカンファレンス
⇒アセスメント用紙，関連図
受け持ち患者の主にケアについて話し合うカンファレンス
⇒看護計画の用紙
受け持ち患者の摂食・嚥下障害について話し合うカンファレンス
⇒障害の具体的なリスク要因やケアの方法を記載した文献

発言，質問のコツ

伝える内容を３つ要素に分け，ノートにメモしておく

- ①一番言いたいこと，②言いたいことの理由，③結論の３つに内容を分け，メモしておく
- 伝えたいことが頭の中で整理できす，話が脱線してしまう場合に有効

→ 例）①：「私は，受け持ち患者さんの家族対応について～だと思います」
②：「こう考える理由としては～だからです」
③：「よって，～だと考えます」
※①と③の内容が一致していれば，言いたいことが聞き手に伝わりやすい

何を質問すればよいかがわからない場合は，話し手の話がより具体的かつ広がるような質問をする

→ 例）話し手：「○○さん，睡眠薬の副作用で転倒のリスクがあります」
質問者：「具体的にどの薬を服用されているのですか?」

進行上のコツ

テーマや目的をホワイトボードに書いておく

- 参加者が常に目にできるようにし，話の脱線を防止する

→ 例）テーマ：○○さんの転倒予防について
目的：具体的な予防策を検討し，実行可能なものを導き出す

冒頭でゴールを明確する

- カンファレンスで何を達成させたいかを最初に示す

→ 例）「今日は，みなさんと○○さんの転倒予防について話し合い，予防策を具体的に出せればと思います」

多数の意見が出され，結論に迷う場合には，実行可能なものを採択し，まとめとする

→ これによりカンファレンスの内容をその日で終わらせるのではなく，明日からの援助につなげることができる

必要に応じて教員や実習指導者に助言をもらう

- 教員や実習指導者も参加者であるため，話が行き詰ったときや困ったときには，意見を求める

→ 例）「～について不確かであるため，ご助言をいただけませんか？」
「～の点についてアドバイスをいただけないでしょうか？」

報告

実習指導者への報告(ホウ)・連絡(レン)・相談(ソウ)の流れ (文献9をもとに作成)

1 時間を確保する

- 相手に報告を受ける時間があるか確認する

例)「□□さん(看護師の名前)．△△号室の○○さんの午前の報告をしたいのですが，よろしいでしょうか？」

- 「今は忙しく，あとで」と言われたら，いつが都合がよいか必ず確認する

例)「いつごろだと，よろしいでしょうか？」

- 廊下など，多くの人が通る場所で報告する際は，個人情報保護の観点から，患者の本名を“受け持ち患者さん”に言い換える

2 前振りを行う

- おおまかな報告内容を伝える

例)「午前中は環境整備と足浴を行いました．そのことについて報告します」

3 本題に入る

- 実施内容を正確かつ簡潔に，責任をもって伝える
- 報告のポイントとしては，①結論から話す，②実施内容の説明，③実施の効果とその理由の説明，④評価の今後の展開があげられる［表］

4 質疑応答を行う

- 援助を実施するなかで疑問に思った点などがあれば，質問する
- 実習指導者に質問されて答えられなかった場合には，「わかりません」で終わせず，明日までに調べておくことを伝える

5 相談する

- 受け持ち患者への看護の方向性やコミュニケーションのあり方など，迷っていることがあれば，相談する

報告で気をつけること

- 報告や相談の際は「看護師さん」とは呼ばないようにする．その日の受け持ち看護師の名前を覚えておき，「□□さん」と呼びかける
- 曖昧な表現は避ける．また，専門用語を使う

例)「おそらく」「たぶん」「～な感じがする」「あまり～」「いっぱい」

- 語尾を濁さない

  例)「そう思ったのですが……」「〜と感じたのですが……」

- 伝え方の切り口を“自分中心”にしない．“患者中心”にする

  ×（私が）清潔のアセスメントをし，（私が）足浴の計画を立てたので実施したい

  ○（患者は）ベッド上での行動制限により清潔が阻害されているというアセスメントから，（患者は）足浴の援助が必要であるため，実施したい

表 報告のポイント

ポイント	報告内容の例
1. 結論から話す ・援助は実施できたか？　うまくいったのか？など ・バイタルサインなどは，まず数値やS/Oデータを伝える	○○さんの9時のバイタルは，熱36.2℃と平熱で，脈拍は70回/分，血圧120/74 mmHgと安定していたため，足浴を行いました(結論)．
2. 実施内容の説明 ・5W1Hで実施内容を説明する what　何 why　なぜ who　誰が（誰と） when　いつ where　どこで how　どのように	○○さんの足浴の目的は，清潔にすることとリラックスを図ることでした（what）（why）． 教員にサポートしてもらいながら，9:00〜9:20の約20分間，ベッド上仰臥位でベースンを用いて実施しました（who）（when）（where）（how）．
3. 実施の効果とその理由の説明 ・援助の実施により得られた効果（あまりない場合やネガティブな場合もある）を伝える ・効果に対する理由，根拠を述べる	足浴を実施したことで，足部を清潔にすることができました（効果）．足部に汚れはみられず，臭気もなくなりました（理由）． また，実施後，○○さんはリラックスされた様子でした（効果）．○○さんの表情は穏やかで，「さっぱりした，気持ちよかった」と笑顔でおっしゃっていました（理由）．
4. 評価と今後の展開 ・目的を果たすことができたか評価する．不十分だった場合は，その原因も含めて話す ・予測されることや今後のプランがあれば，伝える	足部の汚れや垢を落とせ，○○さんに心地よさを提供することができました．また，終了後のバイタルは安定しており，安全・安楽に実施することができました（評価）． ただ，湯につかったことで少し疲れた様子もみられたので，○○さんの体力に合わせて足浴を考えていく必要があると思いました（予測，プラン）．

急変時の報告

SBAR（エスバー）

- 急変時に患者の状態を即座にチーム内に伝達するためのコミュニケーションツール
- S は situation（状況），B は backgroud（背景），A は assessment（アセスメント），R は recommendation and request（提案・要求）を表す
- SBAR の形式に当てはめて報告することで，ポイントが絞られ，わかりやすく伝わる

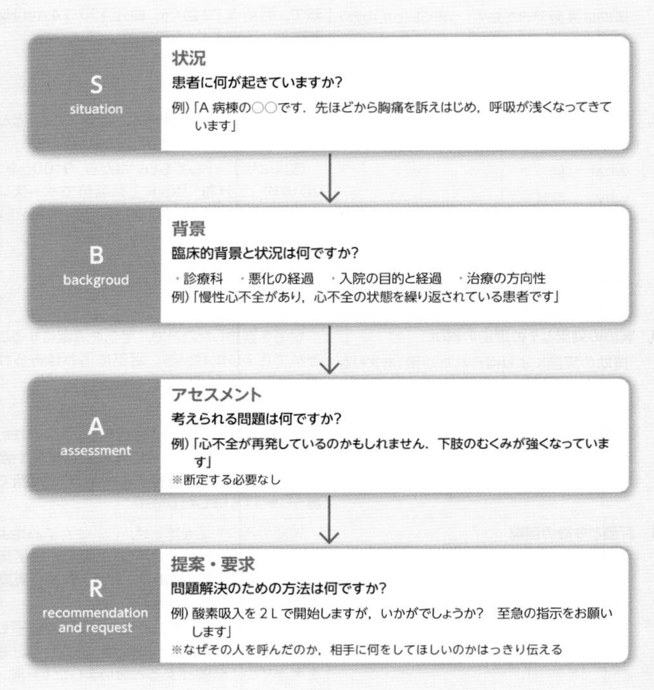

Memo

実習に臨むにあたってのチェックリスト

持っていく物（例）

- □ **トートバッグ**
  - A4 サイズの資料が渡されることもあるため，それが収まる少し大きめのサイズがよい
- □ **学生証や名札など所属・氏名の確認できるもの**
- □ **実習要項**
- □ **実習記録**
  - 個人情報が含まれるため，公共の乗り物や公共の場で開かないよう注意する
- □ **メモ帳**
  - リング付きのものはページを切り離すことができ，個人情報漏えいのおそれがあるため，避ける
- □ **クリップボード（バインダー）**
  - 立ったままメモを取る機会が多いため，文字をしっかりと記入できるよう準備しておく
- □ **事前学習ノート，担当患者専用ノート**
  - 患者の観察項目や疾患別の症状，必要な技術などをまとめたノートを用意しておくと安心
- □ **参考書，教科書**
- □ **筆記用具（多色ボールペンなど）**
  - 異常値・異常所見は赤字，正常値・正常所見は青字など，記入する内容によって色分けできるものがよい．書類へのサインが必要な場合もあるため，黒色は必須
- □ **クリアファイル（数枚，提出物用）**
- □ **白の不織布マスク**
- □ **秒針付き時計**
  - 呼吸や脈を測定する際に使用する．病院によっては清潔を保つ目的から腕時計が不可の場合もあるため，クリップ式のナースウォッチを用意する
- □ **聴診器**
- □ **電卓**
  - 点滴の滴下数や BMI などの計算をする際に役立つ
- □ **ペンライト＋定規**
  - 瞳孔を観察する際に使用する
- □ **弁当，水筒**
- □ **糖分補給ができる菓子（昼休みに手早く食べられるチョコレート，ラムネなど）**
- □ **ハンドクリーム**
  - 手指衛生を頻回に行うため，手が荒れやすい．強い香りのついていないものを選択する
- □ **これまで勉学を頑張ってきた自分を信じる気持ち**

身だしなみ

□ 髪色が明るすぎないか，メイクが濃くないか，ピアスをしていないか

□ 白衣はしわや汚れがなく，清潔か

□ 爪が伸びていないか，マニュキュアを塗ったままにしていないか

□ シンプルで清潔なナースシューズか（白い無地のもの）

□ ヘアピンやヘアゴムで髪をまとめているか

□ 手持ちの名札を身につけているか

□ 靴下またはストッキングを履いているか

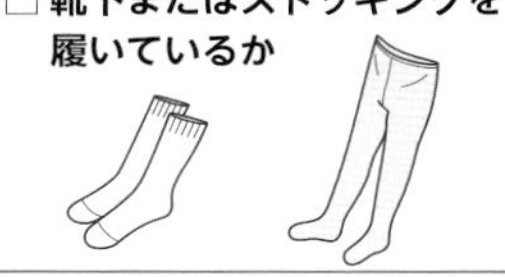

連絡先，連絡方法

□教員，実習指導者，実習先の連絡先を知ってるか

教員	TEL：	メール：
実習指導者	TEL：	メール：
実習先	TEL：	メール：

□ 実習場への通学経路，所要時間を把握しているか

□ トラブル（寝坊，事故，体調不良など）発生時の連絡先，連絡方法をわかっているか

□ 災害発生時の対処方法を把握しているか（通学中，実習中）

略語

一般状態		
BP	blood pressure	血圧
BS	blood sugar	血糖
HR	heart rate	心拍数
P	pulse	脈拍
R	respiration	呼吸
T, BT, KT	(body) temperature	体温
VS	vital sign	生命徴候

疾患		
AFL (AF)	atrial flutter	心房粗動
AF (Af)	atrial fibrillation	心房細動
AMI	acute myocardial infarction	急性心筋梗塞
AP	angina pectoris(ラテン語)/appendicitis	狭心症/虫垂炎
ASO	arteriosclerosis obliterans	閉塞性動脈硬化症
CHF	congestive heart failure	うっ血性心不全
CI	cerebral infarction	脳梗塞
COPD	chronic obstructive pulmonary disease	慢性閉塞性肺疾患
CPA	cardiopulmonary arrest	心肺停止
CPE	chronic pulmonary emphysema	慢性肺気腫
DIC	disseminated intravascular coagulation	播種性血管内凝固症候群
DM	diabetes mellitus	糖尿病
GERD	gastroesophageal reflux disease	胃食道逆流症
HAV	hepatitis A virus	A 型肝炎ウイルス
HBV	hepatitis B virus	B 型肝炎ウイルス
HCV	hepatitis C virus	C 型肝炎ウイルス
HT	hypertention	高血圧
LC	liver cirrhosis	肝硬変
MCI	mild cognitive impairment	軽度認知障害
MI	myocardial infarction	心筋梗塞
PVC	premature ventricular contraction	心室期外収縮
SAH	subarachnoid hemorrhage	くも膜下出血
SAS	sleep apnea syndrome	睡眠時無呼吸症候群
SSS	sick sinus syndrome	洞不全症候群
TIA	transient ischemic attack	一過性脳虚血発作

治療・医療処置		
A ライン	artery line	動脈輸液路
ACLS	advanced cardiac life support	二次救命処置
AED	automated external defibrillator	自動体外式除細動器
BLS	basic life support	一次救命処置
CAPD	continuous ambulatory peritoneal dialysis	持続携帯式腹膜透析
CPR	cardio-pulmonary resuscitation	心肺蘇生法
DC	direct current defibrillator	(直流) 除細動器
DIV	intravenous injection by drip	点滴静脈内注射
HD	hemodialysis	血液透析
HOT	home oxygen therapy	在宅酸素療法
IC	informed consent	インフォームドコンセント
ICD	implantable cardioverter defibrillator	植込み型除細動器
IM	intramuscular injection	筋肉内注射
IV	intravenous injection	静脈内注射
IVH	intravenous hyperalimentation	中心静脈栄養
op	operation	手術
PM	pacemaker	ペースメーカー
SC	subcutaneous injection	皮下注射
V ライン	vein line	静脈輸液路

・新たに出合った略語があれば，下記のリストに書き込んでください

略語	正式名	意味

略語	正式名	意味

実習で活用できるメモフォーマット

- 必要なメモフォーマットをコピーし，実習に持っていくノートに貼り付け，使用してください
- フォーマットに記入した内容は，記録の作成や実習指導者への報告などの際に活用してください

バイタルサイン (文献 10 をもとに作成)

項目		日時			
		入院時	月　日　時　分	月　日　時　分	月　日　時　分
体温					
脈拍	脈拍数				
	リズム				
	大きさ				
	立ち上がりの遅速				
	緊張度				
呼吸	呼吸数				
	深さ				
	リズム				
	努力呼吸				
	Spo_2				
血圧					
意識	意識レベル				
	JCS/GCS				
その他					

問診内容 (文献 11 をもとに作成)

・問診の必要のない項目は飛ばしたり，追加が必要な項目は空欄に新たに加え，患者の個別性に合わせてカスタマイズしてください

日付：　月　日	報告：　時　分	アセスメント
自覚症状		
具体的なもの	□倦怠感 □口渇 □かゆみ □頭痛 (性状：　) □めまい □呼吸困難感 □息切れ □胸痛 (性状：　) □動悸 □腹痛 (性状：　) □胃部不快感 □腹部膨満感 □悪心 □食欲不振 □その他 (　)	
出現時期	□　時頃	
程度	□少し □かなり □ひどく	
昨日との比較	□変化なし □やや改善 □かなり改善 □悪化	
患者の様子，心理面		
具体的なもの	□良好，いつもと変わらない □不安 □落ち込み □失望 □悲壮感 □怒り □ショック □緊張 □興奮 □落ち着かない □その他 (　)	
睡眠状況		
就寝時間	□　時　分	
起床時間	□　時　分	
睡眠の質	□不良 □ふつう □良	
睡眠障害の有無	□入眠困難 □中途覚醒 □早朝覚醒 □熟眠障害	
食事摂取状況		
前日夕方	□全量 □一部 (主菜　割/副菜　割)	
朝	□全量 □一部 (主菜　割/副菜　割)	
昼	□全量 □一部 (主菜　割/副菜　割)	
服薬状況		
薬剤の飲み忘れ	□無 □有 (薬剤名：　)	
頓服薬の使用	□無 □有 (薬剤の種類：　/使用時間：　時頃/効果：　)	
排尿		
回数	□　回/日	
性状 (色調)	□淡黄/水様透明/黄褐色/赤褐色/ダイダイ色/乳白色	
排便		
回数	□　回/日	
性状 (硬さ)	□兎糞状/硬い/やや硬い/ふつう/軟便/泥状/水様	

処方薬

- 受け持ち患者の処方薬をまとめられるフォーマットです
- 服用時間の記入については，例えば，朝の食前と就寝前に内服する薬剤ならば，「食前」「朝」「就寝前」に○をつけてください

薬剤名	服用時間			作用	副作用
	食前	朝・昼・夕	起床時・食間		
(1 回用量　　　)	食後		就寝前・頓用		
	食前	朝・昼・夕	起床時・食間		
(1 回用量　　　)	食後		就寝前・頓用		
	食前	朝・昼・夕	起床時・食間		
(1 回用量　　　)	食後		就寝前・頓用		
	食前	朝・昼・夕	起床時・食間		
(1 回用量　　　)	食後		就寝前・頓用		
	食前	朝・昼・夕	起床時・食間		
(1 回用量　　　)	食後		就寝前・頓用		
	食前	朝・昼・夕	起床時・食間		
(1 回用量　　　)	食後		就寝前・頓用		
	食前	朝・昼・夕	起床時・食間		
(1 回用量　　　)	食後		就寝前・頓用		
	食前	朝・昼・夕	起床時・食間		
(1 回用量　　　)	食後		就寝前・頓用		
	食前	朝・昼・夕	起床時・食間		
(1 回用量　　　)	食後		就寝前・頓用		
	食前	朝・昼・夕	起床時・食間		
(1 回用量　　　)	食後		就寝前・頓用		
	食前	朝・昼・夕	起床時・食間		
(1 回用量　　　)	食後		就寝前・頓用		
	食前	朝・昼・夕	起床時・食間		
(1 回用量　　　)	食後		就寝前・頓用		

1 日のスケジュール，実施内容

- 左側には患者スケジュール（検査，治療，リハビリテーションなど）と自分のスケジュールを書き込んでください
- 右側には実施内容と気づいた点を書き込んでください
- どちらか片方，または組み合わせて使用し，実習記録の作成時などに役立ててください

月　日（　）

時間	患者スケジュール	自分のスケジュール
:		
:		
:		
:		
:		
:		
:		
:		
:		
:		
:		
:		
:		

月　日（　）

時間	実施内容	気づいたこと
:		
:		
:		
:		
:		
:		
:		
:		
:		
:		
:		
:		
:		

文献

1) 北里大学病院看護部・北里大学東病院看護部（編）：ナースポケットマニュアル．p94，医学書院，2017
2) 前掲 1)，p95
3) 任和子，井川順子，秋山智弥(編)，京都大学医学部附属病院看護部(編集協力)：根拠と事故防止からみた基礎・臨床看護技術　第2版．pp716-720，医学書院，2017
4) 前掲 3)，pp721-725
5) 茂野香おる（著者代表）：系統看護学講座　専門分野I　基礎看護学［2］基礎看護技術I　第18版．p32，医学書院，2021
6) 前掲 5)，p49
7) 前掲 5)，p51
8) 照林社編集部：プチナース　2021年4月号―玉先生の解剖生理／勉強のコツ／付録（2点）：実習に強くなる本＋実習メモ製作キット．pp16-24，照林社，2021
9) 田中美穂，蜂ヶ崎令子：［看護学生のための］実習の前に読む本．pp30-39，医学書院，2015
10) 前掲 8)，①バイタルサインの書式
11) 前掲 8)，③報告に使える書式II（患者さんへの問診内容）

索引 精神

索引 その他，付録